Katja Watermann

Kunsttherapie bei Persönlichkeitsstörungen: Theorie und Praxis

Katja Watermann

Kunsttherapie bei Persönlichkeitsstörungen: Theorie und Praxis

Eine qualitative Studie in der forensischen Psychiatrie

Mit einem Vorwort von Prof. Dr. Andreas Brenne

kopaed (muenchen)
www.kopaed.de

Bibliografische Information Der Deutschen Nationalbibliothek
Die Deutsche Nationalbibliothek verzeichnet diese Publikation in der Deutschen Nationalbibliografie; detaillierte bibliografische Daten sind im Internet über http://dnb.ddb.de abrufbar

Zugleich: Osnabrück, Universität, Fachbereich Kultur- und Sozialwissenschaften, Dissertation 2017, Referenten: Prof. Dr. Andreas Brenne, Prof. Peter Steineke

ISBN 978-3-86736-414-0
eISBN 978-3-86736-695-3

Druck: docupoint, Barleben
Layout: Andreas Reimer

Arnulfstraße 205, 80634 München
Fon: 089. 688 900 98 Fax: 089. 689 19 12
e-mail: info@kopaed.de
Internet: www.kopaed.de

INHALT

Vorwort von Prof. Dr. Andreas Brenne

In der vorliegenden Schrift setzt sich Katja Watermann mit der Wirksamkeit kunsttherapeutischer Verfahren in klinischen Zusammenhängen auseinander – und beschreitet Neuland! Zum einen geht sie einem Desiderat der kontinentalen Kunsttherapie nach, die zwar Praxisberichte vorzulegen weiß, aber sich der Kultur einer empirischen Überprüfung von Wirkungen entzieht. Zum anderen vergrößert sie das Feld der kunstpädagogischen Expertise, die sich zumeist profiliert und mit unterschiedlichen Formen der Kunstvermittlung auseinandersetzt, aber den Bereich der klinischen Kunsttherapie lediglich streift. Die vorliegende Arbeit hat das Potential dies zu ändern – gründet sich doch das thematisierte therapeutische Setting auf eine vertiefte Kenntnis der kunstpädagogischen Fachkultur.

Die komplexe Studie umfasst die Darstellung und Analyse spezifischer Verfahren der kunstpädagogischen Kunsttherapie im Hinblick auf therapeutische Zielsetzungen, wobei deren Wirksamkeit einer dezidierten Überprüfung unterzogen wird. Dies geschieht durch ein von der Verfasserin entwickeltes mehrstufiges Analyseverfahren, das mittels einer qualitativen Triangulation latente Sinnstrukturen sozialer Praxen in therapeutischen Settings sichtbar macht und so eine anschlussfähige Analyse der Wirksamkeitsempfindung der Patienten vorlegt. Dieses innovative Vorhaben verdichtet kunsttherapeutische Theoriebildung und zeigt gleichzeitig neue Wege der kunsttherapeutischen Praxisforschung auf.

Doch zunächst widmet sich die Untersuchung grundlegenden Voraussetzungen und theoretischen Annahmen. So wird das der Studie zugrunde liegende Krankheitsbild von Menschen mit Persönlichkeitsstörungen informativ aufgearbeitet. Ausgehend von Manualen wie ICD-10 beschreibt Katja Watermann unter Bezugnahme auf die aktuelle Literatur die unterschiedlichen Symptome und Verhaltensdispositionen der thematisierten Psychopathologien. Daraufhin werden therapeutische Optionen und Perspektiven der Erkrankung beschrieben und Möglichkeiten der kunsttherapeutischen Behandlung erörtert, die im Kern humanistisch ausgerichtet ist und sich an vorhandenen Ressourcen orientiert. Im Zentrum der Therapie steht die Entwicklung von Lebensperspektiven in einer prekären Situation, da eine Rückkehr in ein normales Leben den meisten Patient*innen nicht möglich ist. Darauf folgt die für den Therapierahmen wichtige Auseinandersetzung mit der Beziehung zwischen Patient und Therapeut und die damit verbundenen expliziten und impliziten Rollenzuschreibungen, wobei der Patient als gleichberechtigtes und autonom agierendes Wesen anerkannt wird.

Das folgende Kapitel thematisiert erhellend und übersichtlich die Geschichte und Morphologie kunsttherapeutischer Modellbildung im Hinblick auf die jeweiligen Bezugssysteme. Dabei kommen die bedeutenden Ansätze in ihrer Divergenz zur Sprache. Während das anthroposophische Modell einer esoterischen Entwicklungslehre folgt, beziehen sich andere Modelle auf Erkenntnisse der Psychologie, der Heilpädagogik oder der Kunstpädagogik. Die Zielsetzungen betonen unterschiedliche Aspekte, die kompensatorisch, gestaltungsorientiert, materialorientiert, biographieorientiert oder auch gesundheitsorientiert ausgerichtet sind. Dabei werden auch Gemeinsamkeiten herausgearbeitet, die sich auf die Trias von Klient, Therapeut und Werk beziehen.

Nach dieser überzeugenden Bewertung und Gewichtung kommt die Verfasserin abschließend zu einer Positionierung, auf der das von ihr vertretene Behandlungsmodell aufbaut. Die Kennzeichnung „künstlerisch-kunstpädagogisch" ist insofern stimmig, als dass hier zwei Komponenten der Kunstpädagogik hervorgehoben werden. Dabei geht es zum einen um den Begriff der „ästhetischen Erfahrung", ein durchaus schwer zu bestimmender Begriff, der sich auf die Selbstwahrnehmung in der Interaktion mit dem Wahrgenommenen bezieht. Zum anderen ist die Entwicklung einer gestalterischen Expertise bedeutsam. Insofern vertritt die Verfasserin ein kunsttherapeutisches Konzept, das auf künstlerischen Verfahren aufbaut und sich in der akademischen Lehre in der Tradition des Bauhauses wiederfindet.
Nach dieser grundlegenden, theoretischen Fundierung kunsttherapeutischen Handelns, wird das untersuchte Behandlungskonzept detailliert vorgestellt. Eine wichtige Rolle spielt dabei die ausführliche Anamnese, in der persönliche Zielsetzungen und Vorhaben sensibel thematisiert werden. Dabei stehen die gestalterischen Vorhaben der Patient*innen im Zentrum, wobei deren Entwicklung durch Werkgespräche und ein Abschlussgespräch begleitet werden. Die Behandlung ist proportional strukturiert und in Anfangs- und Einstiegsphase, kreativen Hauptteil sowie Reflexionsphase unterteilt. Des Weiteren ist zu bemerken, dass unterschiedliche Sozialformen und personale Konstellationen zum Einsatz kommen. In diesem Zusammenhang werden auch die Peers hinzugezogen und deren Dynamik produktiv genutzt. Zusammenfassend lässt sich festhalten, dass die Methode sprachliche Reflexivität mit gestalterischen Phasen stringent und synergetisch verbindet, mit dem Ziel der Weiterentwicklung der schöpferischen Potentiale der Patienten.
Nachdem der Rahmen des zu untersuchenden Settings erhellend und nachvollziehbar beschrieben wurde, geht es im fünften Kapitel um die Entwicklung eines adäquaten Forschungsarrangements auf der Basis einer entfalteten Fragestellung. Dabei setzt sich Katja Watermann grundsätzlich mit den Möglichkeiten empirischer Forschung auseinander und entscheidet sich bezogen auf die Forschungsfrage für das qualitative Paradigma. Die Begründung liegt im explorativen Charakter der Studie, die grundsätzliche Einblicke in potentielle Wirkungszusammenhänge des favorisierten Therapiesettings zu ermitteln sucht. Zentrale Erhebungsmethode ist die „Grounded Theory" die durch die „Dokumentarische Bildanalyse" ergänzt wird, wobei es sich um eine Transformation der „Dokumentarischen Methode" von Ralf Bohnsack handelt.
Im sechsten Kapitel werden die unterschiedlichen Datensätze verdichtend mit den jeweiligen Methoden untersucht und analysiert. Thema ist die Offenlegung der subjektiven Sinnzuschreibungen im Hinblick auf die Wirksamkeit der kunsttherapeutischen Projekte. In einer komparativen Analyse werden Theoreme abgeleitet, die zu einer ersten lokalen Theorie des Empfindens von Wirksamkeit kunsttherapeutischer Maßnahmen verdichtet werden, wobei es auch um die Identifizierung von Gelingensbedingungen geht. Dabei kommt Katja Watermann zu dem Ergebnis, dass „Prozesshaftigkeit" eine zentrale Kategorie ist. Es wird dabei deutlich, dass die Therapie weniger als Entwicklung einer gestalterischen Expertise zu werten ist, sondern vielmehr auf die Bewältigung der gegenwärtigen Lebenssituation abzielt. Triangulierend wird ein selbst entwickeltes Instrument zur Erfassung und Dokumentation des therapeutischen Prozesses (IBAKP) hinzugezogen. Dieses innovative Modell dokumentiert individuelle Entwicklungslinien und Befindlichkeiten im gestalterischen

Prozess. Im Ergebnis wird sichtbar, dass die Patient*innen die Therapie insofern positiv einstuften, da sie sich mit ihren Arbeiten identifizieren konnten.
In einem nächsten Schritt wird triangulierend eine Analyse der Artefakte vorgenommen. Dabei wird geprüft, ob die Selbsteinschätzung der Patienten mit den bisherigen Ergebnissen zur Deckung kommt bzw. ob andere Aspekte thematisiert wurden. Die verwendete Methode der „Dokumentarischen Video- und Bildinterpretation" wird hier erstmals auf die Analyse bildnerischer Artefakte übertragen und schließt somit eine Lücke in der (kunst-)pädagogischen Forschung. Fokus der Bildanalyse ist die Haltung der Produzenten gegenüber dem therapeutischen Setting auf der Basis der thematisierten Narrative. Formale und stilgeschichtliche Facetten werden zugunsten der Intention des Produzenten vernachlässigt. Die Auswertung der Bilder zeigt, dass die Arbeiten prospektiv Auswege aus einer wenig perspektivreichen Situation aufzeigen.
Die abschließende Diskussion bündelt nicht nur zusammenfassend die Ergebnisse der drei Datensätze, sondern widmet sich umfassend der Reflexion des gesamten Forschungsprozesses. Dies ist insofern sehr ertragreich, da es in der Studie neben der Beantwortung zentraler Fragestellungen auch um die Weiterentwicklung und wissenschaftliche Professionalisierung des Forschungsfeldes Kunsttherapie geht. Des Weiteren diskutiert Katja Watermann die Ergebnisse im Spiegel der aktuellen Literatur und weist Schnittmengen und Übergänge zur kunstpädagogischen Forschungsliteratur auf.
Die Arbeit ist eine beeindruckende und vor allem materialreiche Untersuchung zur Wirkung kunsttherapeutischer Arbeit und ein wichtiger Beitrag zur Praxisforschung. Als explorative Pilotstudie zeigt sie profund, wie methodisch kontrolliert kunsttherapeutische und kunstpädagogische Praxis beforscht werden kann. Es ist zu hoffen, dass durch die vorliegende Studie die Debatte um die Wirksamkeit und Qualität kunsttherapeutischer Arbeit neu eröffnet wird. Dies sollte auch für die schulische Kunstpädagogik im Kontext des Inklusionsparadigmas von größtem Interesse sein!

Münster im Januar 2018

Prof. Dr. Andreas Brenne

1 Einleitung

Diese empirische Studie geht der Frage nach, wie männliche Patienten mit Persönlichkeitsstörungen, die in der forensischen Psychiatrie untergebracht sind, kunsttherapeutische Verfahren subjektiv erleben und welche Bedingungen und Faktoren sie als förderlich einschätzen. Ergänzend wird die Sichtweise der betreuenden Kunsttherapeutin[1] und der am Forschungsprojekt beteiligten Kunststudentinnen erfasst sowie Hinweise von Ärzten, Psychologen, Ergotherapeuten und Gesundheits- und Krankenpflegern berücksichtigt.
Kunsttherapie kommt in vielen unterschiedlichen Feldern zum Einsatz. Sie findet sich im pädagogischen, medizinischen, psychologischen, rehabilitativen sowie präventiven Bereich und wird je nach Einsatzfeld, Methode und Indikation als Einzeltherapie, Gruppentherapie oder Einzeltherapie in der Gruppe angeboten. Sie findet statt in geschlossenen und offenen Gruppen oder auch im Rahmen von offenen Ateliers und Kunstprojekten. In der Regel steht den Patienten ein breites Materialangebot für ihre kreative Auseinandersetzung zur Verfügung wie Farben, Ton oder Speckstein. Laut Kraus (2007) ruft Kunsttherapie vielfältige positive Effekte hervor. Sie kann seiner Meinung nach dazu beitragen, das Selbstvertrauen und Selbstwertgefühl aufzubauen, soziale Kompetenzen zu entwickeln, psychische Stabilität zu erlangen, verloren gegangene kreative Fähigkeiten wiederzuentdecken und Gefühle auszudrücken (vgl. Kraus, 2007, S. 10). Kunsttherapie hat erst eine junge Forschungstradition, der es weitgehend an einer etablierten Expertise fehlt. Trotz vermehrter Literatur und Forschungsarbeiten in diesem Bereich, ist es noch nicht gelungen, diese Behandlungsform ausreichend wissenschaftlich zu begründen und im deutschen Gesundheitswesen fest zu verankern. Kunsttherapie weist einen hohen Bezug zur Praxis auf und der Nachweis spezifischer Wirkmechanismen durch kunsttherapeutische Interventionen ist schwierig. Vielerlei Komponenten beeinflussen die Wirkung dieser Behandlungsform, wie das Material, die Therapeut– Patient Beziehung oder auch die Individualität des Patienten oder des Therapeuten. Vergleichbar mit der Kunstpädagogik gilt vielfach noch die Auffassung, dass kunsttherapeutische Praxis und wissenschaftliche Theoriebildung kaum miteinander zu vereinbaren sind. Und dies aus zweierlei Gründen. Auf der einen Seite sind künstlerische Prozesse und therapeutisches Handeln häufig so komplex und individuell, dass wissenschaftliche Analysen kaum geeignet scheinen, theoretische Konstrukte überzeugend und valide, d. h. gültig, zu interpretieren. Auf der anderen Seite sind wissenschaftliche Ansätze und analytische Resultate oft nur schwer auf die Praxis zu übertragen und ihr Nutzen für diese Behandlungsform zu gering (vgl. Brenne, 2007, S. 12). Das allgemeine Forschungsdefizit spiegelt sich auch in Bezug auf Patienten mit Persönlichkeitsstörungen in der forensischen Psychiatrie wider.
Persönlichkeitsstörungen sind „vielleicht das Zeitthema unseres Faches (...) und unserer Gesellschaft" (Schmidt-Quernheim, 2008, S. 110). Die Betroffenen zeigen in ihrem Erleben und Verhalten beständige Muster, die sich deutlich von den Erwartungen der soziokulturellen Umwelt unterscheiden. Ihr Verhalten, Denken und Erleben zeichnet sich durch

[1] Im Rahmen dieser Arbeit wird zur Bezeichnung von Personen entweder eine geschlechtsneutrale oder die männliche Form verwendet, außer es soll kenntlich gemacht werden, dass explizit zwischen Frauen und Männern unterschieden wird. Dies dient lediglich der besseren Lesbarkeit. Gemeint sind stets beide Geschlechter.

starre und unangepasste Verhaltens- und Reaktionsmuster aus, die sich in verschiedenen sozialen und persönlichen Lebenssituationen äußern (vgl. Dilling, Mombour & Schmidt, 2000, S. 225). Im klinischen Rahmen stellen Patienten mit Persönlichkeitsstörungen besonders hohe Ansprüche an das Personal, fordern dieses in hohem Maße heraus und gelten nicht selten als schwer behandelbar. Im Maßregelvollzug gehören Persönlichkeitsstörungen zu den Diagnosen, die am häufigsten gestellt werden (vgl. Schmidt-Quernheim, 2008, S. 110).

Das vorrangigste Ziel der Unterbringung im Maßregelvollzug ist, dass der betroffene Patient nach dem Aufenthalt geheilt ist oder sich sein Zustand insoweit verbessert hat, dass von ihm keine Gefahr mehr für die Bevölkerung ausgeht. Patienten sind im Maßregelvollzug, weil sie gefährlich sind, dennoch geht es im Gegensatz zum Strafvollzug hier nicht um „schuldorientierte Sühne oder Bestrafung“ (Schmidt-Quernheim, 2008, S. 93), sondern um ‚Besserung und Sicherung‘. Ein weiterer Unterschied ist, dass im Maßregelvollzug die zeitliche Unterbringung von vornherein nicht befristet ist. Um zu untersuchen, wie sich kunsttherapeutische Verfahren auf Patienten mit Persönlichkeitsstörungen, die in der forensischen Psychiatrie untergebracht sind, auswirken und um zu ermitteln, wie effektive Konzepte und Behandlungsmethoden für diese Patientengruppe aussehen müssen, wurde im Vorfeld der Studie ein spezielles kunsttherapeutisches Konzept entworfen, das einem künstlerisch-kunstpädagogischen Ansatz folgt und 66 Therapieeinheiten sowie vielfältige Arten von Reflexionsgesprächen beinhaltet. Im Mittelpunkt der vorliegenden Untersuchung steht dabei die Frage, wie die Patienten aus ihrer Sicht die Wirksamkeit kunsttherapeutischer Verfahren erleben. Um den komplexen Untersuchungsgegenstand zu erforschen, werden drei verschiedene Datensorten mit Hilfe von drei unterschiedlichen qualitativen Methoden bzw. Verfahren eingesetzt und trianguliert. Zur Anwendung kommen ausgesuchte Aspekte der ‚Grounded Theory‘ zur Analyse von Patienteninterviews, vornehmlich Gesichtspunkte der ‚Dokumentarischen Bildinterpretation‘ zur Auslegung von Bildern sowie das ‚Instrument zur Beobachtung und Auswertung kunsttherapeutischer Prozesse‘ (IBAKP) zur Interpretation des kunsttherapeutischen Behandlungsverlaufs bei Patienten. Angestrebt wird bei der gesamten Auswertung nicht die Objektivierung und Validierung der Interpretationen, sondern deren Komplementarität.

1.1 Zielsetzung der Arbeit

Die vorliegende Arbeit hat zum Ziel, neues Wissen über die Wirksamkeit kunsttherapeutischer Verfahren bei der beschriebenen Patientengruppe zu erfassen sowie deren subjektive Einschätzung zu generieren. Zusätzlich sollen ausgewählte Aspekte der kunsttherapeutischen Behandlung aus der Perspektive der beteiligten Kunststudentinnen sowie Professionellen (Psychologen, Ärzte und Pflegekräfte) ermittelt werden. Die Ergebnisse dieser Studie sollen bestehende Besonderheiten der Patientengruppe innerhalb einer additiven kunsttherapeutischen Behandlung aufdecken und hierdurch einen Beitrag zur kunsttherapeutischen Wirksamkeitsforschung leisten. Ferner sollen Ansatzpunkte zur Entwicklung effektiverer Konzepte und Methoden zur kunsttherapeutischen Behandlung bei männlichen Patienten mit Persönlichkeitsstörungen in der forensischen Psychiatrie aufgezeigt werden, die am zugrundeliegenden Störungsbild und der aktuellen Lebens- bzw. Unterbringungssituation ansetzen.

1.2 Aufbau der Arbeit

Die Arbeit ist in drei Bereiche gegliedert. Im ersten Bereich – Kapitel 2 bis 4 – wird das theoretische Vorverständnis in Bezug auf das zu untersuchende Forschungsfeld beschrieben sowie das Behandlungskonzept der Studie ausführlich dargelegt. Im zweiten Bereich – Kapitel 5 und 6 – wird der Forschungsansatz vorgestellt sowie die Untersuchungsmethoden in ihrer Theorie eingehend behandelt. Im dritten Bereich – Kapitel 7 bis 9 – werden die Ergebnisse dargestellt, ausgewertet und interpretiert.

Das der Einleitung folgende Kapitel 2 beschreibt, was unter der Diagnose Persönlichkeitsstörungen zu verstehen ist, und wodurch sich diese Patienten in ihrem Erleben und Verhalten auszeichnen. Kapitel 3 beschäftigt sich mit dem Thema Kunsttherapie. Eingegangen wird dabei auf ihre Geschichte, die derzeitig bestehenden unterschiedlichen Ansätze sowie auf die Chancen, die diese Therapieform eröffnet. In Kapitel 4 wird das der Untersuchung zugrundeliegende Behandlungskonzept umfänglich beschrieben. Um nachvollziehen zu können, worauf sich die Ergebnisse dieser Studie beziehen, werden gleich zu Beginn des Kapitels die Ziele und Grundbedingungen des Behandlungskonzepts erläutert, die Bedeutung von Gesprächen innerhalb der Kunsttherapie thematisiert und wesentliche Bedingungen, Verläufe und Methoden der praktischen Behandlung veranschaulicht. Auch widmet sich dieser Abschnitt der Klärung, was sich hinter dem Begriff Maßregelvollzug und hinter dem § 63 StGB verbirgt. Das daran anschließende Kapitel 5 beschreibt, welcher Forschungsansatz, welche Forschungsstrategie und welche Methoden und Datensorten angewendet werden, um die Forschungsfragen dieser Studie zu untersuchen. Auch wird die teilnehmende Population und Stichprobe beschrieben und auf den Zugang zum Forschungsfeld eingegangen. Kapitel 6 befasst sich mit den angewandten Untersuchungsmethoden. Es führt den Leser theoretisch in die drei unterschiedlichen Methoden bzw. Verfahren ein. Der erste Abschnitt beschäftigt sich mit der Auswertung durch ‚Grounded Theory'. Gleich zu Anfang werden die relevant erscheinenden Forschungsfragen präzisiert und die methodischen Vorgehensweisen dargestellt. Der zweite Abschnitt befasst sich mit dem ‚Instrument zur Beobachtung und Auswertung kunsttherapeutischer Prozesse' (IBAKP), dessen Konzept und dessen Fragestellung. Zudem erfolgt eine Einleitung in das Thema Dokumentation in der Kunsttherapie. Aufbauend darauf wird auf die Entwicklung des IBAKP eingegangen und alle entwickelten Formulare erläutert. Der dritte Abschnitt hat die Auswertung durch ‚Dokumentarische Bildinterpretation' zum Inhalt. Nach der Präzisierung der Forschungsfrage, erfolgt eine Einführung in die Problematik der Untersuchung von Bildern sowie eine ausführliche Einleitung und Beschreibung der theoretischen Grundlagen. In Kapitel 7 werden die Ergebnisse der drei qualitativen Untersuchungen dargestellt und ausführlich aufgezeigt. Der erste und umfassendste Teil befasst sich mit der Auswertung von Interviews durch ‚Grounded Theory'. An dieser Stelle werden die Ergebnisse der einzelnen Forschungsfragen – orientiert am paradigmatischen Modell der ‚Grounded Theory' – deskriptiv vorgestellt. Danach werden auf der Basis des ‚Instruments zur Beobachtung und Auswertung kunsttherapeutischer Prozesse' (IBAKP) zwei kontrastierende Fälle dargestellt und die Ergebnisse veranschaulicht. Abschließend wird eine Auswahl von Bildern, die während des Forschungsprojekts von den Teilnehmern gemalt wurden, in Anlehnung an die ‚Dokumentarische Bildinterpretation', einer detaillierteren Betrachtung unterzogen und deren Resultate ausgeführt. Kapitel 8 hat die Diskussion der drei einzelnen Untersuchungsfelder zum Inhalt. Deren Ergebnisse werden kurz zusammengefasst und in den Forschungskontext eingebunden. Zusätzlich werden kritische Anmerkungen in Bezug auf die angewandten Methoden benannt. In Kapitel 9 wird das Gesamtergebnis der Untersuchung vorgestellt. Abschließend erfolgt ein Ausblick auf zukünftige Forschungsansätze.

1.3 Derzeitiger Forschungsstand

Kunsttherapeutische Forschung ist im Vergleich zu anderen wissenschaftlichen Bereichen in Deutschland eine noch recht junge Fachrichtung (vgl. Henn & Gruber, 2004, S. 9). Im Gegensatz dazu zeigt ein Vergleich mit den USA oder auch Großbritannien, dass die Kunsttherapie dort schon seit Jahrzehnten zum Behandlungsangebot medizinischer, rehabilitativer, psychotherapeutischer und pädagogischer Einrichtungen gehört, wissenschaftlich nachgewiesen und etabliert ist. Während im deutschen Gesundheitswesen Behandlungsformen wie die verbale Psychotherapie, Musiktherapie oder Ergotherapie anerkannt sind, ist die Kunsttherapie noch nicht akkreditiert. Trotz differenzierter Fachliteratur und einer Zunahme an Forschungsarbeiten in Bezug auf die Grundlagen dieser Therapieform, fehlen noch immer ausreichend allgemeingültige Konzepte, Wirkungsnachweise und Belege über Behandlungserfolge. Ein Grund dafür liegt sicherlich in der seit Jahren bestehenden Forderung in der Medizin, die Wirksamkeit therapeutischer Maßnahmen mit Hilfe statistischer Methoden nachzuweisen, deren Goldstandard die randomisierte Studie ist. Diese Methode soll die Zusammenhänge zwischen Ursache und Wirkung feststellen und gewährleisten, dass bestimmte therapeutische Interventionen auch das gewünschte Therapieergebnis liefern (vgl. Kiene, 2002, S. 110–111). Ein weiterer Grund für die fehlende Akzeptanz in Deutschland kann zudem darin gesehen werden, dass sich die Vertreter der vielfältigen Schulen mit ihren unterschiedlichen Methoden und Ansätzen immer noch über allgemeingültige Grundbegriffe uneins sind und sich zu wenig programmatisch an der Sache orientieren. Und nicht zuletzt liefert Ingeln (2002) einen weiteren Grund für dieses Forschungsdefizit, in dem sie feststellt: „Was bei vielen Praktikern fehlt, ist das Bewusstsein über die Notwendigkeit von Forschung, das Wissen um die konkrete Forschungsmethodik und über Möglichkeiten postgraduierter Forschungsprojekte“ (Ingeln, 2002, S. 307).

Die Wirksamkeit von Kunsttherapie durch adäquate Methoden nachzuweisen, ohne dabei wie Petersen (2002) es ausdrückt, eine „gegenwertig blühende Landschaft Künstlerischer Therapien in kurzer Zeit“ (Petersen, 2002, S. 11) zu nivellieren, ist wohl das bedeutendste Thema, dem sich jede Ausbildungseinrichtung und jeder Kunsttherapeut stellen muss, wenn dieses Behandlungsverfahren zukünftig gesichert existieren soll.

Aktuell finden sich nur wenige empirische Studien, die speziell der Frage nachgehen, welche Faktoren in der Kunsttherapie wirksam sind und wie sich ihre Wirksamkeit ausdrückt. Studien mit vergleichbaren Schwerpunkten, wie sie in dieser Arbeit verfolgt werden, konnten nicht gefunden werden. Die Suchheuristik erfolgte mit den Begriffen ‚Kunsttherapie‘ ‚Forensik‘ und ‚Persönlichkeitsstörungen‘ sowie mit der englischen Übersetzung ‚art therapy‘ ‚personality disorder‘ und ‚forensic‘. Bei Letzteren gilt es zu beachten, dass ‚Kunsttherapie‘ nur stark eingeschränkt durch ‚art therapy‘ übersetzt werden kann. Sowohl im englischsprachigen als auch im niederländischen Sprachraum werden in der Regel alle künstlerischen Therapieverfahren wie Kunst-, Musik-, Drama-, Tanz- und Bewegungstherapie und manchmal sogar das kreative Schreiben gemeinsam gedacht und unter diesem Begriff verortet. Eine direkte Übersetzung bzw. Gleichstellung des Wortgebrauchs kann somit nicht erfolgen.

Entsprechend der angeführten Suchheuristik wurden die Datenbanken PsycInfo, Psyndex, ERIC, CINAHL, Pre-CINAHL, Britischer Verbundkatalog & British Library, Gemeinsamer Bibliotheksverbund, Bibliotheksverbund Berlin-Brandenburg, Französischer Verbundkatalog, PsycArticles, JADE, Library of Congress, Arts & Humanities sowie SAGE durchsucht und 14 Studien gefiltert. Das Fazit ist, dass alle gefundenen Ergebnisse den Suchkriterien nur in begrenzter Form entsprechen und keine der Studien die Suchheuristik in Gänze erfüllt. Auffallend ist, dass zwar zunehmend mehr Forschung in diesem Bereich betrieben wird, die Perspektive der betroffenen Patienten in den gefundenen Studien aber kaum Berücksichtigung findet. Die recherchierten Arbeiten setzen sich vor allem aus Fallberichten von Kunsttherapeuten sowie Expertenmeinungen zusammen. In Bezug auf die gefilterten Fallstudien und Expertenmeinungen ist hervorzuheben, dass bei der Recherche zudem zwei quantitative Studien gefunden wurden, von denen aber beide mit so niedrigen Fallzahlen arbeiten, dass daraus keine signifikanten Ergebnisse ableitbar sind. Somit kann keine der beiden Studien den Kriterien der evidenzbasierten Forschung mit ihrem Goldstandard, dem randomisierten Kontrollgruppendesign, gerecht werden. Die Suche nach vergleichbaren Studien mit den genannten Begriffen zeigt ferner, dass es im Bereich der Musiktherapie deutlich mehr Arbeiten gibt, als im Gebiet der Kunsttherapie. Gleiches gilt für die stichprobenartige Suche mit den Begriffen ‚art therapy' und ‚incarcerated' und ‚jail' sowie ‚prison'. Nachfolgend werden einige der wichtigsten Studien, die zu dem hier vorliegenden Thema gefiltert werden konnten, kurz vorgestellt.

Springham und Whitaker (2015) untersuchen in ihrer Arbeit mit dem Titel ‚How do art therapists structure their approach to borderline personality disorder?' wie Kunsttherapeuten ihre Arbeit mit Patienten mit einer Persönlichkeitsstörung vom Borderline-Typ strukturieren und wie kunsttherapeutische Forschung auch unter stressvollen Bedingungen gelingen kann. Die internationale Befragung erfolgte mittels schriftlicher Erhebung. Die Autoren kommen zu dem Ergebnis, dass die kunsttherapeutischen Behandlungsansätze bei dieser Patientengruppe noch zu ungenau sind und raten daher an, die strukturellen Bedingungen der Kunsttherapie besser zu reflektieren (vgl. Springham & Whitaker, 2015, S. 31–39). Mit den persönlichen Erlebnissen von Kunsttherapeuten befasst sich auch Mills (1995) in ihrer Veröffentlichung mit dem Titel ‚Outpatient Art Therapy with Multiple Personality Disorder: A Survey of Current Practice'. In der quantitativen Erhebung werden 43 nordamerikanische Kunsttherapeuten nach ihren Erfahrungen in der Behandlung mit Patienten mit multipler Persönlichkeitsstörung (multiple personality disorder) befragt. Mills arbeitet heraus, dass das zentrale therapeutische Anliegen der Therapeuten im ‚Pacing' (übersetzt: Schritt halten) und ‚Containment'[2] durch die Kunst liegt sowie in einem verbesserten Umgang mit der chronischen Suizidalität der

[2] Containing-Funktion: Patienten im Maßregelvollzug spalten viele konflikthafte Gefühle und Beziehungserfahrungen aus ihrem Erleben ab und projizieren diese u.a. auch auf den Therapeuten. Stellt sich der Therapeut sozusagen als Container für diese Gefühle zur Verfügung und vermittelt ihm, dass er diese empfängt und versteht, gibt er dem Patienten auch zu verstehen, dass sie ‚ertragbar' und nicht nur destruktiv sind (vgl. Schmidt-Quernheim, 2008, S. 125).

Patienten. Darüber hinaus stellt die Autorin fest, dass sich das persönliche Anliegen der Kunsttherapeuten darauf richtet, zu mehr Selbstfürsorge sowie Selbsteffektivität durch professionelle Weiterentwicklung zu gelangen (vgl. Mills, 1995, S. 253–256). Die Fallstudie von Murase (2015) mit dem Titel ‚The art of communication through drawing: The case of „Mr. R," a young man professing misanthropy while longing for connection with others', beschreibt den kreativtherapeutischen Prozess des an einer schizoaffektiven Störung leidenden Patienten Mr. R. Dieser fällt durch aggressives und gewalttätiges Verhalten gegenüber seiner Familie auf. Da sowohl eine psychotherapeutische als auch medikamentöse Behandlung des Patienten nicht den gewünschten Erfolgt zeigt, wird ihm eine kreativtherapeutische Maßnahme verordnet, an der er über einen Zeitraum von sechs Monaten mit insgesamt zehn Einheiten teilnimmt. Die Studie macht deutlich, dass es Mr. R durch seine Werke gelingt, seine Emotionen zum Ausdruck zu bringen. Außerdem kann festgestellt werden, dass sich in der Gestaltung seiner Werke der psychologische Prozess des Patienten ablesen lässt. Seine Aggressionen konnten in der kreativen Therapie abgemildert werden, und im zwischenmenschlichen Kontakt wurden Anfeindungen durch sein entwickeltes Kontakt- und Respektbedürfnis abgelöst. Auch berichten die Familienmitglieder des Patienten, dass er durch die kreative Therapie inneren Frieden gefunden habe (vgl. Murase, 2015, S. 81–116).

Die kunsttherapeutische Fallstudie von Engle (1997) mit dem Titel ‚Art Therapy and Dissociative Disorders', schildert den kunsttherapeutischen Prozess einer Frau mit dissoziativer Störung. Die Autorin findet heraus, dass der kunsttherapeutische Prozess die Patientin darin unterstützt, Validierungsstrategien für traumatische Erlebnisse der Vergangenheit zu entwickeln und für sie zu einem Ausgangspunkt für die Auseinandersetzung mit persönlichen und inneren Konflikten wird. Außerdem kommt Engle zu dem Ergebnis, dass die künstlerische Gestaltung einen Beitrag leisten kann, dass der Kunsttherapeut die unbewussten Zustände von Patienten besser versteht (vgl. Engle, 1997, S. 246–254). Die Fallstudie von Lamont, Brunero und Sutton (2009) mit dem Titel ‚Art psychotherapy in a consumer diagnosed with borderline personality disorder', skizziert elf kunsttherapeutische Einheiten bei einem Patienten mit einer Persönlichkeitsstörung vom Borderline-Typ. Die Autoren kommen zu dem Schluss, dass die zentrale Funktion von Kunsttherapie im nonverbalen Ausdruck von Emotionen besteht (vgl. Lamont, Brunero & Sutton, 2009, S. 164–172).

Eine weitere Arbeit ist die von Liedtke (2013) über ‚Kunsttherapie im ambulanten Setting der Eingliederungshilfe mit persönlichkeitsgestörten Menschen'. Die Autorin stellt in ihrem Artikel anhand eines Einzelfalls dar, welche Qualität die tiefenpsychologisch fundierte Kunsttherapie leisten kann und welche Bedingungen hierfür notwendig sind. Die Autorin kommt u. a. zu dem Ergebnis, dass eine Arbeit mit dem Unbewussten erst möglich ist, wenn die „therapeutische Beziehung partnerschaftlich und *ich*-stärkend geführt wird" (vgl. Liedtke, 2013, S. 276).

Von Spreti (2005) veranschaulicht in ihrem Artikel ‚Kunsttherapie bei Borderline-Störungen', dass das kreative Gestalten für diese Patientengruppe eine entlastende Funktion hat und zu einer Art symbolischen ‚Agierfeld' werden kann, die eine „heilsame Distanz zum destruktiven Erleben" (von Spreti, 2005, S. 127) birgt. Laut ihrer Aussage kann unter bestimmten Bedingungen die Kunsttherapie im Rahmen eines integrativen Behandlungsangebots innerhalb einer psychiatrischen Akutstation eine sinnvolle und stabilisierende Methode darstellen (vgl. von Spreti, 2005, S. 134). Zu beachten ist auch die Arbeit von Smeijsters und Cleven (2006) mit dem Titel ,The treatment of aggression using arts therapies in forensic psychiatry: Results of a qualitative inquiry'. Im theoriegeleiteten ersten Teil der Studie stellen die Autoren fest, dass künstlerische Therapien bzw. Kreativtherapien das Rückfallrisiko von forensischen Patienten verringern. Im anschließenden zweiten Teil erfolgt eine qualitative Interviewstudie mit 31 Kreativtherapeuten aus dem forensischen Setting von zwölf unterschiedlichen Einrichtungen in den Niederlanden und Deutschland. Mithilfe von halboffenen Fragebögen, Interviews und Fokusgruppen vergleichen sie deren implizites Wissen über Indikation, Zielsetzungen, Interventionen und Intentionen und überführen die Ergebnisse in konsensbasierte kreativtherapeutische Behandlungsmethoden. Darüber hinaus untersuchen die Autoren das Problemgebiet ,destruktive Aggression' in der forensischen Behandlung. Hierbei kommen Smeijsters und Cleven zu dem Ergebnis, dass es durch den experimentellen und handlungsbasierten Ansatz in den künstlerischen Therapien möglich ist, konkrete Zielsetzungen wie die Stimmungsregulation, die Impulskontrolle, die Regulation von Emotionen oder die Verhaltensplanung im Werk zu integrieren und aggressive und destruktive Impulse zu mindern (vgl. Smeijsters & Cleven 2006, S. 37–58).

Die Dissertation ,Art psychotherapy with adult offenders who have intellectual and developmental disabilities' von Hackett aus dem Jahr 2012, befasst sich dagegen mit der Evaluation der Effektivität von Kunsttherapie bei forensischen Patienten mit leichter Intelligenzminderung und leichten Entwicklungsstörungen. Die Untersuchung erfolgt anhand von vier Fallstudien, bei denen ein pre-treatment, treatment und ein post treatment Assessment mit unterschiedlichen Messzeitpunkten durchgeführt wird. Dabei kommen folgende Messinstrumente zum Einsatz: Core Conflictual Relationship Theme (CCRT), Daily Self-Rating Scale for specific symptoms, Personal Problem Scale, Modified Overt Aggression Scale (MOAS), Brief Symptom Inventory 18 (BSI-18), Glasgow Anxiety Scale for adults with Intellectual Disabilities (GAS-ID), Glasgow Depression Scale for people with a Learning Disability (GDS-LD) und Rosenberg Self-Esteem Scale (RSES). Die Autoren finden heraus, dass eine post-therapeutische Reduktion aggressiven Verhaltens in Interaktion mit anderen Menschen zustande kommt, eine post-therapeutische Verbesserung persönlicher Problembereiche (Personal Problem Scale) erfolgt und eine positive Veränderung interpersonaler Schemata (CCRT) auftritt (vgl. Hackett, 2012, S. ii). Teasdale (1997) illustriert in seinem Artikel ,Art therapy as a shared forensic investigation' anhand eines Fallbeispiels, welche Zielsetzung die Kunsttherapie als spezialisierte Behandlungsmodalität für forensische Patienten hat. Der Autor definiert Kunsttherapie als einen Prozess, für den sorgfältige und grundsätzliche Regeln, ein gemeinsames Commitment, eine eindeutige interpersonale Rollenverteilung sowie verständliche Zielvereinbarungen und herausfordernde und empathische Assessments zur Rückkopplung benötigt werden (vgl. Teasdale, 1997, S. 32–40).

In der Arbeit ,To Find a Voice: Art Therapy in a Women's Prison' von Merriam (1998), veranschaulicht die Autorin anhand mehrerer Fallbeispiele, wie inhaftierte Frauen mit schweren traumatischen Erfahrungen den kunsttherapeutischen Prozess nutzen, um ihre Emotionen in einer angemessenen Art zum Ausdruck zu bringen. Mittels der Fallbeispiele wird deutlich, wie es den Frauen gelingt, zu ihren Gedanken, Gefühlen und Fantasien in der sicherheitsbietenden Interaktion mit dem künstlerischen Werk Kontakt aufzunehmen (vgl. Merriam, 1998, S. 157–171).

Ein Artikel, der sich mit der Bedeutung von

Kunsttherapie bei 20 älteren (50+) weiblichen und zudem traumatisierten Inhaftierten im Gefängnis beschäftigt, ist der von Hongo, Katz und Valenti (2015). Unter dem Titel ‚Art: Trauma to therapy for aging female prisoners' beschreiben die Autoren, wie die betreffenden Frauen mit ihrem Trauma umgehen und wie sie dieses wahrnehmen. Für die Untersuchung nahmen die Inhaftierten an sechs kunsttherapeutisch-künstlerischen Einheiten teil. Die Autoren benennen fünf zentrale Themen, die durch Kunsttherapie erreicht werden. So finden die Inhaftierten einen Zugang zu ihren Träumen, erhalten die Möglichkeit sich mit sich selbst, dem Werk und der Therapiegruppe verbunden zu fühlen und können ihre Gefühle ins Werk übertragen. Ein weiteres Fazit ist, dass die Frauen ein gemeinsames Verständnis erreichen und auch uneigennützige Belange vertreten lernen (vgl. Hongo, Katz & Valenti, 2015, S. 201–207). Cohen-Liebman und Gussak (2001) gehen in ihrer Arbeit ‚Investigation vs. intervention: Forensic art therapy and art therapy in forensic settings' auf die Unterschiede zwischen forensischer Kunsttherapie als investigatives, d. h. aufdeckendes Verfahren und forensischer Kunsttherapie als Intervention ein. Dabei interessieren sie besonders die Abweichungen hinsichtlich der Behandlung, den Behandlungszielen und der Rolle der Kunsttherapeuten. Die Autoren machen deutlich, dass investigative forensische Kunsttherapie und forensische Kunsttherapie als Intervention als zwei voneinander unabhängige und selbstständige Ansätze betrachtet werden müssen, die nur der Begriff ‚forensisch' eint. Beide Ansätze unterscheiden sich in ihren Modi des praktischen kunsttherapeutischen Handelns: erstens im investigativen Ansatz und zweitens als Werkzeug in den forensischen Interventionen innerhalb eines idiografischen Settings (vgl. Cohen-Liebman & Gussak, 2001, S. 123–135).

Die Recherche des derzeitigen Forschungsstandes macht deutlich, dass es in Bezug auf die hier vorliegende Untersuchung weder Arbeiten mit vergleichbaren Ergebnissen gibt, noch Schriften vorliegen, die speziell die Perspektive der Betroffenen intensiv in den Blick nehmen. Daher wird mit der qualitativen Studie zur subjektiven Wirksamkeit kunsttherapeutischer Verfahren bei männlichen Patienten mit Persönlichkeitsstörungen in der forensischen Psychiatrie eine fundamentale Forschungslücke geschlossen.

Im nachfolgenden Kapitel wird dargelegt, was unter dem Begriff Persönlichkeitsstörungen zu verstehen ist, wie sie diagnostiziert werden und welche Behandlungsansätze diesbezüglich bedeutsam sind.

2 Persönlichkeitsstörungen

Menschen mit Persönlichkeitsstörungen sind in psychiatrischen Kliniken und hier insbesondere auf allgemeinpsychiatrischen und psychotherapeutischen Stationen und im Maßregelvollzug immer häufiger zu finden. Sie stellen als Patienten besonders hohe Ansprüche an das gesamte Personal, wie Pflegekräfte, Ärzte, Psychologen und Therapeuten und fordern diese in hohem Maße. Einige Patienten mit bestimmten Formen von Persönlichkeitsstörungen zeigen sich in der Interaktion häufig wenig kooperativ, schaffen es kaum, sich an Regeln zu halten und machen es allen Beteiligten schwer, eine notwendige Kontakt- und Beziehungsaufnahme zuzulassen. In der Praxis fallen sie zudem dadurch auf, dass sie häufig Anweisungen unterlaufen, sich nicht an vereinbarte Therapieziele halten, aus Erfahrungen nicht zu lernen scheinen und immer wieder neue Verhaltensweisen und Strategien entwickeln, die eine konstruktive Zusammenarbeit mit ihnen schwierig macht. Um Patienten mit Persönlichkeitsstörungen zu behandeln, benötigen alle Interaktionspartner ein besonderes Wissen und ein vertieftes Verständnis dafür, warum Patienten mit diesem Störungsbild sich so verhalten, so denken und so handeln wie sie es tun. Daher soll im folgenden Abschnitt beschrieben werden, was unter Persönlichkeitsstörungen zu verstehen ist und wodurch sich diese Patienten auszeichnen.

2.1 Was sind Persönlichkeitsstörungen?

Menschen mit Persönlichkeitsstörungen zeigen in ihrem Erleben und Verhalten anhaltende Muster, die sich auffallend von den Erwartungen der soziokulturellen Umwelt unterscheiden. Ihr Verhalten, Denken und Erleben ist durch starre und unangepasste Verhaltens- und Reaktionsmuster gekennzeichnet, die sich in verschiedenen sozialen und persönlichen Lebenssituationen äußern. Primär gelten Persönlichkeitsstörungen als „komplexe Störungen des zwischenmenschlichen Beziehungsverhaltens“ (Fiedler, 1999, S. 119). Die meisten Wissenschaftler gehen davon aus, dass Persönlichkeitsstörungen in erster Linie interpersonelle Störungen sind (vgl. Barnow, 2008, S. 18; vgl. Sachse, 2006, S. 11 & vgl. Fiedler, 1999, S. 119).

Da jeder Mensch bestimmte Eigenarten oder Persönlichkeitsstile hat, stellt sich die Frage, wo der Unterschied zwischen einer Persönlichkeitsstörung und einem Persönlichkeitsstil liegt. Folgt man der Definition von Häcker und Stapf (2004) zum Begriff der Persönlichkeit, besteht Einigkeit darüber, dass sie „ein bei jedem Menschen einzigartiges, relativ stabiles und zeitlich überdauerndes Verhaltenskorrelat darstellt“ (Häcker & Stapf, 2004, S. 696). Anders ausgedrückt heißt das, dass ein Mensch normalerweise in der Lage ist, in verschiedenen Situationen und in Kontakt mit unterschiedlichen Menschen beständig und sinnvoll zu handeln und sich wechselnden Situation anpassen zu können (vgl. Michel & Novak, 2004, S. 310). Einen Persönlichkeitsstil macht demnach aus, dass eine Person zum einen zwar gewisse Grundsätze hat, an die sie sich orientiert und nach der sie handelt, aber zum anderen auch in der Lage ist, flexibel auf sich verändernde Gegebenheiten und Bedürfnisse zu reagieren. So zeichnen sich beispielsweise manche Menschen dadurch aus, dass sie auffallend gewissenhaft und ordentlich sind, aber dennoch in der Lage scheinen, alles stehen und liegen zu lassen, wenn es die Situation erfordert. Im

Gegensatz dazu steht bei einem Menschen mit einer Persönlichkeitsstörung immer das *Muss* und damit die Unveränderbarkeit der eigenen Handlungs- oder Denkweise an erster Stelle (vgl. Barnow, 2008, S. 18). Ein Mensch mit einer zwanghaften Persönlichkeitsstörung würde beispielsweise immer darauf achten, seine Arbeit fehlerfrei und akkurat zu verrichten, egal wie sich eine Situation gestaltet und wie unpassend diese Reaktion für andere erscheint, denn eine Unterlassung würde zu lang andauerndem Stress und extremer Angst führen, um beispielsweise nicht für unordentlich und unfähig gehalten zu werden.
Die Übergänge von Persönlichkeitsstilen zu Persönlichkeitsstörungen sind fließend und kontextabhängig. Angesichts der Einzigartigkeit eines jeden Menschen und der Fülle an Erlebnissen und Erfahrungen, die er in seinem Leben gemacht hat, ist eine allumfassende Theorie der Persönlichkeit problematisch. Der Blick auf einen Menschen und sein Verhalten kann angesichts seines historischen, kulturellen und sozialen Hintergrunds immer nur selektiv sein, und die Beurteilung durch Außenstehende ist stets geprägt durch eigene Ansichten, Erfahrungen und theoretisches Wissen. Dies gilt es zu berücksichtigen, will man die Ausprägungen menschlichen Verhaltens verstehen und richtig einordnen. Dazu differieren auch unterschiedliche Auffassungen und Richtungen psychologischer und psychiatrischer Ansätze in der Beurteilung dieses Störungsbildes. Die Einordnung, wann eine Persönlichkeitsstörung vorliegt, ist unter den gegebenen Umständen daher schwer zu treffen und sollte nur nach einer ausführlichen Untersuchung und Anamnese vergeben werden, auch um einer Stigmatisierung der betreffenden Person vorzubeugen. Der Begriff der Persönlichkeitsstörung intendiert leider zu Unrecht, dass es sich bei diesem Störungsbild um die gesamte Persönlichkeit handelt, die gestört ist und nicht nur um einzelne Verhaltensweisen, Denkweisen und Empfindungen der betreffenden Person. Der umfassende Begriff Persönlichkeitsstörungen wird als Diagnose für behandlungsbedürftige Abweichungen der Persönlichkeitsentwicklung verstanden (vgl. Fiedler, 2007, S. 26).

2.2 Die Persönlichkeitsstörungen in den Klassifikationssystemen ICD 10 und DSM-IV-TR

Psychiatrische Störungen werden aktuell mit Hilfe von zwei Klassifikationssystemen eingeordnet, der internationalen ICD 10, eine Abkürzung für International Statistical Classification of Diseases und dem amerikanischen DSM-IV-TR, als Abkürzung für Diagnostic and Statistical Manual of Mental Disorders, der American Psychiatric Association (APA). Beide Klassifikationssysteme weisen seit ihrer Entwicklung deutliche Übereinstimmungen auf und auch die allgemeine Definition von Persönlichkeitsstörungen ist in der ICD 10 und im DSM-IV-TR fast identisch (vgl. Bronisch, 2003, S. 5 & vgl. Barnow, 2008, S. 28).[3] In den Klassifikationssystemen werden eine Anzahl an Verhaltensmerkmalen aufgelistet, die insgesamt ‚idealtypische' Beschreibungen von Betroffenen darstellen sollen (vgl. Saß & Jünemann, 2000, S. 11) sozusagen Prototypen bestimmter Arten von Persönlichkeitsstörungen. Beide Diagnosesysteme beschreiben Persönlichkeitsstörungen als typische Interaktionseigenarten einer Person,

[3] In beiden Systematiken wurden seit ihrer Entwicklung objektivere Beurteilungsvorgaben entwickelt. So taucht im ICD 10 und im DSM-IV-TR ausschließlich der Begriff der Störung und nicht mehr der der Krankheit auf. Auch wird eine Persönlichkeitsstörung nicht mehr durch eine intuitive Beurteilung eines Diagnostikers festgelegt, sondern durch die Analyse konkreter Verhaltensindikatoren und Verhaltensmuster einer Person (vgl. Fiedler, 2007, S. 26).

die beständig, unflexibel und wenig sozial angepasst ist. Eine Diagnose sollte aber nach beiden Systemen erst dann gestellt werden, wenn die Schwierigkeiten, die die Störungen nach sich ziehen, die berufliche und private Leistungsfähigkeit massiv beeinträchtigen und es außerdem zu subjektiven Problemen kommt (vgl. Fiedler, 2007, S. 32).
Da das Klassifikationsmodell ICD 10 international Verwendung findet, wurde es bei der Diagnosestellung der an der Untersuchung teilnehmenden Patienten angewandt.
Die ICD 10 unterteilt die klinischen Syndrombereiche psychischer Störungen in Kapitel V (F) in zehn Kategorien (F0–F9). Unter der Ziffer F6 finden sich die Persönlichkeits- und Verhaltensstörungen (F6). Diese sind wiederum in neun Untergruppen unterteilt (F60–F69), die ihrerseits wieder in Untertypen gegliedert sind. Zu den wichtigsten Persönlichkeitsstörungen gehören, die paranoide PS, die schizoide PS, die dissoziale PS, die impulsive PS, die emotional instabile PS vom Borderline Typus, die histrionische PS, die anankastische PS, die ängstlich vermeidende PS und die abhängig asthenische PS (vgl. Linden, 2008, S. 229). Eine detaillierte Beschreibung dieser Persönlichkeitsstörungen wird an dieser Stelle nicht vorgenommen, da sie in der entsprechenden Fachliteratur[4] zu finden ist.
In der ICD 10 werden die Persönlichkeits- und Verhaltensstörungen (F60–F69) und die damit einhergehenden Verhaltensmuster und Zustandsbilder eines Menschen allgemein als „Ausdruck des charakteristischen, individuellen Lebensstils, des Verhältnisses zur eigenen Person und zu anderen Menschen" (Dilling, Mombour & Schmidt, 2000, S. 225) begriffen, von denen sich einige während der Kindheit oder Jugend aufgrund anlagebedingter Einflüsse oder auch sozialer Erfahrungen entwickeln, während sich andere im späteren Leben herausbilden (vgl. Dilling, Mombour & Schmidt, 2000, S. 225).

Zusammenfassung
Zusammenfassend lässt sich feststellen, dass Persönlichkeitsstörungen in erster Linie interpersonelle Störungen sind. Für die Vergabe dieser Diagnose müssen verschiedene Kriterien erfüllt werden, auch um einer Stigmatisierung der Betroffenen entgegen zu wirken. Die Entstehung der verschiedenen Persönlichkeitsstörungen wird als eine Art Anpassungsleistung an frühere Bedingungen begriffen, die aber im Erwachsenenalter inadäquat und dysfunktional ist. Die Betroffenen sind nur bedingt in der Lage, ihre alten und unflexiblen Verhaltensweisen und Interaktionsauffälligkeiten zu verändern und sie dem aktuellen Umständen anzupassen. Sie zeigen zeitlich, situativ und interpersonell immer die gleiche Tendenz auf Gegebenheiten zu reagieren (vgl. Linden, 2008, S. 227). Menschen mit Persönlichkeitsstörungen „zeigen lediglich extreme Ausprägungen »normalen« psychischen Funktionierens!" (Sachse, 2006, S. 22).

2.2.1 Ethische Leitlinien und Diagnostik

In der Fachliteratur wird immer wieder darauf verwiesen, wie schwierig es ist, Persönlichkeitsstörungen zu erkennen und welche Gefahren mit einer vorschnellen Diagnose verbunden sind. Peter Fiedler (2007) greift dieses Problem in seinem Kapitel ‚Die Grundrechte des Menschen' (Fiedler, 2007, S. 34) auf. Er stellt fest, dass nicht jede Persönlichkeitsstörung und jeder Persönlichkeitsstil gleich ist und es zwischen den Störungen als auch den Stilen bedeutende Unterschiede gibt. Denn nicht selten treffen seiner Ansicht nach vie-

[4] Einen umfassenden Einblick geben bspw. Sven Barnow (2008) in Persönlichkeitsstörungen: Ursachen und Behandlung & Gerhardt Nissen (2000) in Persönlichkeitsstörungen. Ursachen-Erkennung-Behandlung.

le Kriterien, die in den Diagnosesystemen aufgeführt werden, auch auf Menschen zu, die durchaus in ihrer Umwelt zurechtkommen. Andererseits lassen sich bei genauerer Betrachtung ebenso Menschen finden, die durch rücksichtsloses, extrem ichbezogenes und unsoziales Verhalten auffallen, aber gesellschaftlich angesehen sind. Fiedler schlägt daher drei übergreifend, ethische Leitlinien vor, die die generelle Diagnose einer Persönlichkeitsstörung rechtfertigen. Seiner Meinung nach darf die Diagnose einer Persönlichkeitsstörung nur dann vergeben werden, wenn folgende Aspekte zutreffen:

1. Die betreffende Person muss selbst unter ihrer Persönlichkeit leiden, und/oder
2. die Störung muss zu einer Exazerbation, d. h. Verschlimmerung oder Risikoerhöhung verschiedener anderer psychischer Störungen führen und/oder
3. bei den Betroffenen müssen aufgrund ihrer Persönlichkeitseigenarten erhebliche soziale Konsequenzen vorliegen, wie Verstöße gegen das Gesetz oder existenzielle Probleme (vgl. Fiedler, 2007, S. 34).

Trifft von diesen Kriterien nicht mindestens eine zu, handelt es sich bei den auffälligen Eigenarten einer Person laut Fiedler nicht um eine Persönlichkeitsstörung, sondern nur um markante persönliche Stile eines Menschen (vgl. Fiedler, 2007, S. 35).

2.3 Therapie der Persönlichkeitsstörungen

Bei Persönlichkeitsstörungen handelt es sich nicht, wie früher angenommen, um therapieresistente Störungen. Die Behauptung, dass Betroffene mit diesem Störungsbild nur schwer oder gar nicht behandelbar sind, ist laut Fiedler falsch (vgl. Fiedler, 2007, S. 296). Persönlichkeitsstörungen können durchaus durch veränderte Umweltbedingungen und insbesondere durch psychotherapeutische Maßnahmen verbessert und positiv beeinflusst werden (vgl. Nissen, 2000, S. 6). Alle Persönlichkeitsstörungen entwickeln sich durch ein ungünstiges und multiples Zusammentreffen spezifischer psychosozialer und gesellschaftlicher Faktoren und Prozesse. Das lässt den Schluss zu, dass auch deren Behandlung nur dann sinnvoll ist, wenn die zum Einsatz kommenden therapeutischen Maßnahmen vielfältig sind und ein großes Spektrum verschiedenartiger Techniken beinhalten. In erster Linie zählen hierzu die verschiedenen psychotherapeutischen Maßnahmen, die medikamentöse Behandlung sowie der Einsatz soziotherapeutischer und pädagogischer Vorgehensweisen (vgl. Saß & Jünemann, 2000, S. 25).

2.3.1 Behandlungsansätze bei Persönlichkeitsstörungen

Obwohl sich bereits seit 1955 andeutet, dass sich Psychopharmaka nicht nur für die Behandlung von Psychosen eignen und Arzneistoffe, wie Neuroleptika und Antidepressiva bereits in der ärztlichen Praxis bei s. g. Neurosen eingesetzt werden, hat diese Art der Therapie in der Vergangenheit eine nur untergeordnete Rolle gespielt. Folgt man der Ansicht von Linden (2008) ist ihr Einsatz aber theoretisch durchaus sinnvoll, wenn nicht sogar medizinisch primär angezeigt (vgl. Linden, 2008, S. 232). Dose (2008) führt an, dass „Pharmako- wie Psychotherapie möglicherweise zwar auf unterschiedlichem Weg, aber mit gemeinsamer neurobiologischer «Endstrecke» gestörte psychische Vorgänge zu beeinflussen vermögen“ (Dose, 2008, S. 373). Psychotherapeutische Behandlungsansätze, die sich bei der Therapie von Persönlichkeitsstörungen besonders bewährt haben und für die es Wirksamkeitsnachweise gibt, wurden vor allem auf der Grundlage psychodynamischer und kognitiv-verhaltenstherapeutischer Therapieverfahren entwickelt. Ein Beispiel für ein psychodynamisch orientiertes Verfahren ist die Interpersonelle Psychotherapie nach Sullivan. Ein kognitiv-verhaltenstherapeutischer Ansatz ist die bekannte Dialektisch-Behaviorale Therapie (DBT) nach Linehan, die speziell für die Behandlung von Borderlinestörungen entwickelt wurde. Dieses Verfahren, das u. a. in einem Behandlungsmanual detailliert beschrieben wird, folgt einem eindeutig strukturierten Verlauf und setzt ein breites Spektrum an kognitiven und behavioralen Therapietechniken ein. Neben der Einzeltherapie gibt es beispielsweise das Fertigkeitentraining, Übungen zur Selbstwahrnehmung oder zur Verbesserung der sozialen Kompetenzen (vgl. Linehan, 1996, S. 5&6). Ein weiteres Beispiel für eine Erfolg versprechende Behandlung, ist die Therapie in Form eines Selbstsicherheits- und Angstmanagementtrainings bei Betroffenen mit ängstlich vermeidender Persönlichkeitsstörung (vgl. Linden, 2008, S. 233).

Trotz vielfältiger Therapieansätze verschiedener Schulen scheint aktuell kein Ansatz dem anderen überlegen. Laut Barnow sollte daher das zukünftige Ziel sein, eine allgemeine Psychotherapie für die Behandlung von Persönlichkeitsstörungen zu entwickeln, die sowohl neue Lernerfahrungen transportiert als auch unspezifische Wirkeffekte untersucht und nutzt, wie eine empathische Grundhaltung des Therapeuten sowie eine verbesserte therapeutische Beziehung (vgl. Barnow, 2008, S. 321).

2.3.2 Allgemeine therapeutische Prinzipien der Behandlung

Persönlichkeitsstörungen gelten als Langzeiterkrankungen, und eine vollkommene Wiederherstellung aller gesunden Anteile scheint, trotz spezieller Behandlungsmethoden, eher ausgeschlossen. Was erreicht werden kann, ist ein Abklingen oder auch eine Verringerung auftretender Probleme und negativer Ergebnisse, die mit dieser Störung verbunden sind (vgl. Linden, 2008, S. 233). Das Ziel der meisten psychotherapeutischen Konzepte ist, Defizite bei psychischen Störungen zu verändern oder gar zu heilen. Dieser Ansatz lässt sich auf die Therapie von Persönlichkeitsstörungen aber nur bedingt übertragen. Anders als bei anderen psychischen Störungen geht es bei der Behandlung von Persönlichkeitsstörungen nicht um eine Symptomänderung, sondern eher um eine zwischenmenschliche Neuorientierung. Die Therapie soll den Betroffenen in erster Linie Strategien vermitteln, die ihnen den Umgang mit alltäglichen zwischenmenschlichen Problemen ermöglichen und sie zudem befähigen, Krisen- und Konfliktsituationen besser einzuschätzen und selbständig zu lösen (vgl. Fiedler, 2007, S. 320).

In der Regel dauert eine Therapie mehrere Jahre und fordert vom behandelnden Therapeuten zweierlei. Erstens benötigt er ein profundes Wissen über die Ausdrucksformen der verschiedenen Persönlichkeitsstörungen und zweitens ist es wesentlich, dass er die Emotionen der Betroffenen als Ursache für diese Störung begreift und nicht als Konsequenz, wie es ‚normalerweise' der Fall ist. Persönlichkeitsstörungen sind komplexe Störungen des zwischenmenschlichen Beziehungsverhaltens. Dies zeigt sich, wie zuvor beschrieben, auch im Miteinander zwischen Therapeut und Patient. Daher sind auch bei den einzelnen Persönlichkeitsstörungen typische aber unterschiedliche Verhaltensweisen zu erwarten. Patienten mit narzisstischer Persönlichkeitsstörung oder Borderline-Persönlichkeitsstörung reagieren beispielsweise auf Kritik sehr empfindlich. Dies kann zu einem Machtkampf zwischen Patient und Therapeut werden, zu Entwertungen führen und damit nicht selten einen Abbruch der Therapie nach sich ziehen. Bei Patienten mit paranoider Persönlichkeitsstörung sind dagegen die Themen Sicherheit und Geborgenheit ein zentrales Thema der Beziehungsgestaltung.

Menschen mit Persönlichkeitsstörungen verhalten sich damit in der Therapie so, wie sie es auch sonst tun. Linden (2008) schlägt daher allgemeine Richtlinien vor, die bei der Behandlung von Patienten mit Persönlichkeitsstörungen therapeutisch hilfreich sind und gleichzeitig auch den Behandler vor einer Überforderung schützen. Er führt drei Regeln an, die für das wechselseitige Aufeinanderwirken von Therapeut und Patient wesentlich sind und zu einem positiven Verlauf der Therapie beitragen. Die drei obersten Regeln sind:

1. Die Psychopathologie der Störung äußert sich in der Interaktion des Patienten mit dem Arzt/Therapeut, so dass die Interaktion zwischen Arzt und Patienten selbst zum diagnostischen und therapeutischen Arbeitsfeld wird.

2. Sekundäre Anpassungsstörungen, Lebensprobleme und dergleichen sind nicht oder nur am Rande Thema für die Therapie.

3. Da die unmittelbare Kommunikation aufgrund der Erkrankung gestört ist, müssen Behandler und Patient lernen, die «eigentliche Intentionalität» des Gegenübers zu erkennen und quasi an der Störung vorbei miteinander zu kommunizieren. (Linden, 2008, S. 235)

Über diese drei Regeln hinaus sind laut Linden (2008) – im Vergleich zur normalen Reaktion eines Menschen – aber noch weitere grundsätzliche Fähigkeiten eines Therapeuten wichtig wie Empathie, uneingeschränktes Akzeptieren, Selbsteinbringung, emotionale Wärme und Geduld (Tab. 1). Empathie wie sie u. a. auch bei Carl Rogers (1983) beschrieben wird, ist die Fähigkeit, sich in einen Menschen einzufühlen, d. h. mit- und nachzuempfinden, wie es ihm geht und ihm dies mitzuteilen (vgl. Rogers, 2013, S. 23–24). Menschen mit Persönlichkeitsstörungen sind selber häufig nicht in der Lage ihre Stimmung einzuordnen, schlimmer noch, sie sind ihnen zumeist hilflos ausgeliefert. Wenn sie dann, entgegen ihrer sonstigen Erfahrungen erleben, dass sie verstanden werden, reagieren sie häufig dankbar und offen. Durch eine empathische Grundhaltung des Therapeuten erlangen sie eine größere Einsicht in ihre Gefühlswelt und Gedanken. Beim uneingeschränkten Akzeptieren geht es um die Fähigkeit, sich nicht abzuwenden oder die therapeutische Beziehung zu unterbrechen, wenn der Patient spannungsgeladen, vorwurfsvoll oder gereizt reagiert. Dass er unter Spannung steht, ist sein Grundproblem und dass sich andere abwenden, alltäglich. Sein Verhalten ist pathologisch und der Grund dafür, warum er in die Therapie kommt.

Wie bereits dargelegt, werden in der Therapie und gerade in der Interaktion zwischen Therapeut und Patient Persönlichkeitsstörungen festgestellt und behandelt. Dies lässt den Schluss zu, dass auch die Reaktionen und Empfindungen des Therapeuten im Kontakt mit dem Patienten Hinweise auf die Psychopathologie der Persönlichkeitsstörungen liefern. Diese Selbstwahrnehmung kann der Behandler sinnvoll nutzen, indem er dem Patienten beispielsweise Rückmeldungen darüber gibt, wie er auf ihn oder andere wirkt. Wenn er sich und seine Wahrnehmung

Professionelles Vorgehen	«Normale» Reaktion
Empathie	Unverständnis und Irritiertheit
unkonditionales Akzeptieren	Ablehnung, Zurückweisung
Selbsteinbringung	Vorwürflichkeit
emotionale Wärme	direkte emotionale Reaktion, Verstimmtheit
Pat./Therapeut – Interaktion von der Metaebene betrachten	Selbstbetroffenheit, Selbstverteidigung
Unterscheidung von Kern- und Folgeproblem	Fixiertheit auf Sekundärfolgen
Erarbeitung kompensatorischer interaktioneller Fertigkeiten	Aufforderung und Ratschläge zur Besserung
Geduld	Bedrängung, Ungeduld

Tabelle 1: Prinzipien supportiver Therapie bei Persönlichkeitsstörungen (Linden, 2008, S. 234)

einbringt, eröffnet sich für den Patienten die Chance, sich und sein Verhalten besser zu verstehen und in der Folge besser zu kontrollieren. Der Patient kann durch die Selbsteinbringung des Therapeuten lernen, zwischen Ursache und Wirkung zu unterscheiden. Und nicht zuletzt ist Geduld und eine hohe Frustrationstoleranz des Therapeuten gefragt, gerade auf dem Hintergrund, dass es sich bei Persönlichkeitsstörungen um chronische Störungen handelt, deren Behandlung in der Regel Jahre dauern kann (vgl. Linden, 2008, S. 235–237 & vgl. Sachse, 2006, S. 9).

Die vorgestellten Leitlinien und Prinzipien nach Linden (2008) lassen sich auf alle an der Therapie beteiligten Therapeuten, wie Psychologen, Sozialarbeiter, Pflegemitarbeiter und Kunsttherapeuten übertragen und gelten darüber hinaus sowohl für Teams in psychiatrischen Kliniken als auch für Beratungsstellen oder Wohneinheiten. Überall dort, wo mehrere Professionelle mit Menschen mit Persönlichkeitsstörungen arbeiten, ist es besonders wichtig, dass alle Mitarbeiter miteinander kooperieren, sich über die Behandlungs- und Umgehensweisen mit dem Patienten einig sind und sich ihm gegenüber widerspruchsfrei verhalten. Dies setzt eine zutreffende Diagnose und einen hohen Informationsaustausch innerhalb des Teams voraus. Beides kann helfen, eine konfliktfreie Atmosphäre zu schaffen, einen besseren Zugang zum Patienten zu entwickeln und ihn ferner dazu zu motivieren, notwendige Entwicklungsschritte und Veränderungen zuzulassen (vgl. Sachse, 2006, S. 9).

2.3.3 Therapie bei forensischen Patienten mit Persönlichkeitsstörungen

Wie soll mit zum Teil gewalttätigen und kriminellen Patienten, die unfreiwillig durch einen richterlichen Beschluss in die forensische Psychiatrie eingewiesen wurden, therapeutisch umgegangen werden? Und was ist zu tun, wenn die Betroffenen keinen Sinn in der Behandlung sehen oder die Therapie gar boykottieren? Antworten darauf geben Untersuchungen zur Behandlung von (Sexual-) Straftätern. Diese machen deutlich, wie es dazu kommt, dass manche Therapeuten selbst kaum motivierte, schwierige und ablehnende Patienten erfolgreich behandeln und andere nicht (vgl. Fiedler, 2007, S. 303).

Optimistische Grundeinstellung und ressourcenorientierte Therapie

Bis in die 1990er-Jahre wurde davon ausgegangen, dass der Erfolg einer Behandlung mit der Schwere der Persönlichkeitsstörung in Verbindung steht. Eher durch Zufall fand aber eine Forschungsgruppe heraus, dass der Erfolg erstens eng damit verbunden ist, wie das Therapeutenteam zusammengesetzt ist und zweitens, wie sehr sie einen Therapieoptimismus, d. h. Glauben an den Erfolg ihrer Tätigkeit, nach außen und innen vermitteln können. Therapeuten, die nicht von ihrem Gelingen überzeugt sind, handeln demnach weniger effektiv. Darüber hinaus wurden noch weitere Merkmale gefunden, die für eine erfolgreiche Therapie ausschlaggebend sind. So ist es bei der Arbeit mit Betroffenen, die zum Teil zu brutaler Kriminalität neigen wichtig, in wieweit es der optimistische Therapeut versteht, nicht gegen die Person des Patienten zu arbeiten, sondern mit ihm gemeinsam etwas gegen seine ungünstigen Lebensumstände, seine unsozialen zwischenmenschlichen Reaktionen und seine kriminellen Taten zu unternehmen. Pessimistische und damit weniger erfolgreiche Therapeuten sind häufig nicht in der Lage zwischen der Person des Betroffenen und seinen negativen und kriminellen Handlungen zu unterscheiden. Sie arbeiten eher konfrontativ, um bei den Betroffenen eine Einsicht in ihre negativen Verhaltensweisen zu erreichen. Eine Einsicht in diesem Sinne ist aber nicht das Ziel der Therapie bei Persönlichkeitsstörungen, „sondern die konstruktive Entwicklung neuer Lebensperspektiven und Handlungsmuster, die dann systematisch eingeübt werden, weil sie hoffen lassen, dass kriminelle Handlungen zukünftig überflüssig werden“ (Fiedler, 2007, S. 304). Es geht also darum, nicht defizitär, sondern ressourcenorientiert mit dem Patienten zu arbeiten, d. h. seine vorhanden Stärken und Fähigkeiten zu fördern, um ihn bei der Bewältigung realer Probleme zu unterstützen.

Selbstwertgefühl, Respekt und Wertschätzung

Das Erlernen neuer Verhaltensmuster und zwischenmenschlicher Interaktionsstrategien, wie es bei der ressourcenorientierten Behandlung angestrebt wird, setzt ein gesundes Selbstwertgefühl des Betroffenen voraus. Und Konfrontationsstrategien führen eindeutig nicht dazu, das Selbstbewusstsein des Patienten zu steigern. Auch Respekt und Wertschätzung gegenüber anderen und sich selbst kann sich nur entwickeln, wenn es am eigenen Leib erfahren oder von anderen vorgelebt wird. Hier haben alle an der Therapie beteiligten eine wesentliche Vorbildfunktion. Begegnet ein Therapeut dem Patienten also mit Ablehnung und Skepsis, und schafft er es nicht, die Person und sein kriminelles Verhalten zu trennen, provoziert er die Reaktanz des Patienten und vergibt damit die Chance, dass dieser neue Verhaltensstrategien erlernt und sich in Zukunft sozialer verhält. Darüber hinaus verstärkt der Therapeut in der Folge auch seine eigene pessimistische Grundeinstellung gegenüber dem Patienten. Eine kaum aussichtsreiche Basis für eine erfolgreiche Therapie. In diesem Zusammenhang ist besonders aufschlussreich, dass gerade bei (sexual)delinquenten Patienten im Maßregelvollzug oder im Gefängnis wiederholt eine negative Beziehung zwischen Konfrontation und Verlauf der Therapie festgestellt werden konnte (vgl. Fiedler, 2007, S. 302–306).

Nachdem in diesem Kapitel auf die Diagnose und die Behandlung von Persönlichkeitsstörungen eingegangen wurde, erfolgt jetzt eine Einführung in das Thema Kunsttherapie. Zu Beginn wird eine mögliche Entstehungsgeschichte dieser Therapieform entworfen. Danach erfolgt ein Überblick über die derzeit bestehenden vielfältigen kunsttherapeutischen Ansätze. Abschließend wird der in dieser Studie angewandte künstlerisch-kunstpädagogische Ansatz ausführlicher vorgestellt.

2 Persönlichkeitsstörungen

3 Kunsttherapie

Kunsttherapie wird häufig als ein Tätigkeitsfeld erlebt, das nicht unbedingt mit Therapie in Verbindung gebracht wird. Und dies vielleicht deshalb, weil die eigenen unmittelbaren Bedürfnisse im Mittelpunkt stehen, experimentiert und Neues erfahren werden kann und das in der Regel ohne Druck, der von außen auf die Klienten ausgeübt wird.
Im Unterschied zu anderen Therapieformen, bei denen in erster Linie die Beziehung zwischen Klient und Therapeut im Mittelpunkt der Behandlung steht, greift die Kunsttherapie auf ein drittes Bindeglied zurück: das künstlerische Medium. Das erweiterte Beziehungsdreieck Klient – Therapeut – Werk eröffnet durch die Dimension des *Dritten* vielfältige Möglichkeiten, um miteinander in Kontakt zu kommen, therapeutische Schwerpunkte zu legen und neue Erkenntnisse in Bezug auf das eigene Erleben und Verhalten zu gewinnen (Abb. 1).
Vielfach dokumentierte Vorzüge künstlerischer Therapieformen, wie die Ressourcen-, Handlungs-, Erlebnis- und Beziehungsorientierung erfahren durch die Erweiterung des Bildernischen eine besondere Rolle (vgl. Mechler-Schönach, 2005, S. 12). Der kunsttherapeutischen Dreiheit Klient-Therapeut-Werk liegt die Triade Werk-Machen-Betrachten zugrunde, die auch für andere künstlerische Therapieformen wie die Musik-, Tanz- und Dramatherapie von Bedeutung ist (vgl. Mechler-Schönach, 2005, S. 12). Je nach kunsttherapeutischer Ausrichtung und Konzeption werden die Beziehungen innerhalb dieser sogenannten kunsttherapeutischen Triade (Abb. 2) unterschiedlich stark gewichtet, wie später noch in Kapitel 3.2 gezeigt werden wird.
Kunsttherapie kommt in vielen unterschiedlichen Feldern zum Einsatz: im pädagogischen, medizinischen, psychologischen, reha-

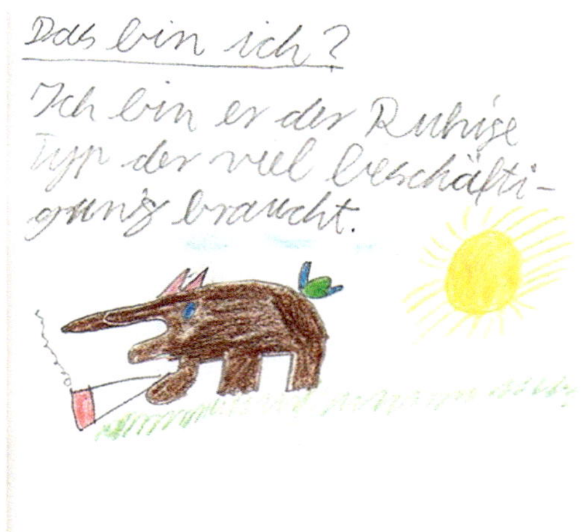

Abbildung 1: „Das bin ich": Zu Beginn der Kunsttherapie wurden die Teilnehmer gebeten, in nur 10 Minuten ein Bild zu einem gestellten Thema anzufertigen. Die Ergebnisse dieser kreativen Übung wurden in der Anfangsrunde in der Gruppe reflektiert. Sie halfen den Teilnehmern häufig dabei, Erkenntnisse über die eigene Person zu gewinnen und sich in andere Teilnehmer besser einzufühlen.

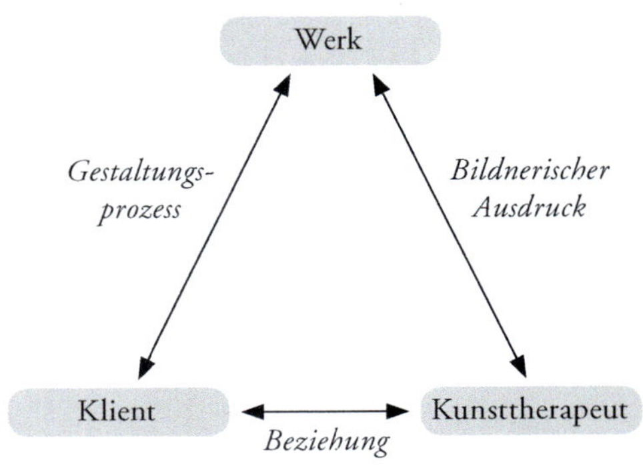

Abbildung 2: Kunsttherapeutische Triade (vgl. Mechler-Schönach, 2005, S. 12; vgl. Petersen, 2002, S. 18; vgl. Sinapius & Ganß, 2006, S. 13)

bilitativen, präventiven und im forensischen Bereich. In der Regel wird sie als Co-Therapie eingesetzt, d. h. als Ergänzung zu den von Ärzten und Psychologen geleisteten Therapieangeboten. Dies macht Sinn, wenn man bedenkt, dass die meisten Störungen auf vielfältige Ursachen zurückzuführen sind und die Verknüpfung mit anderen Therapieformen die Heilungs- bzw. Besserungschancen erhöht.
Je nach Einsatzfeld, Methode und Indikation wird Kunsttherapie als Einzeltherapie, Gruppentherapie oder Einzeltherapie in der Gruppe angeboten. Sie findet statt in Form von geschützter Einzeltherapie, in geschlossenen und offenen Gruppen oder im Rahmen von offenen Ateliers oder in Form von Kunstprojekten. Gearbeitet wird in der Regel mit vielfältigen Materialien wie Farben, Ton, Speckstein, Holz, Gips, Gebrauchsmaterialien oder Gegenständen aus der Natur (vgl. Kapitel 3.2.5.2). Mal wird eher direktiv gearbeitet, in dem beispielsweise Themen oder Materialien zur Bearbeitung vorgegeben werden oder nicht-direktiv, wenn zum Beispiel dem Patienten überlassen wird, was und wie er sich ausdrücken möchte. Eine künstlerische Begabung ist für eine kunsttherapeutische Behandlung nicht erforderlich. Auch wenn mit künstlerischen Mitteln gearbeitet wird, geht es in der Kunsttherapie nicht darum ‚anerkannte' Kunst zu schaffen. Wozu Kunsttherapie dient und was sie erreichen will, lässt sich meiner Meinung nach folgendermaßen erklären (vgl. Watermann, 2009, S. 8):

> In der Kunsttherapie soll mithilfe künstlerischer Medien ein neuer Zugang zum eigenen kreativen Potenzial gefunden werden, um es für einen notwendigen Entwicklungsprozess nutzbar zu machen. Kunsttherapie bietet die Möglichkeit sich nonverbal auszudrücken, fördert die individuelle Ausdrucksform und stärkt das Selbstvertrauen. Kunsttherapie ist eine kognitiv[5], aber auch sinnlich – praktische Auseinandersetzung mit der Welt. In dem sich der Teilnehmer künstlerisch betätigt, macht er sich wortwörtlich ein Bild von dem, was ihn interessiert, was ihn bewegt.

Über diese Wirkungen hinaus lassen sich aber noch weitere positive Effekte von Kunsttherapie benennen, die Werner Kraus (2007) folgendermaßen zusammengefasst hat. Seiner Ansicht nach können Patienten und Klienten in der Kunsttherapie:

- verloren gegangene kreative Fähigkeiten wiederentdecken,
- Selbstvertrauen und Selbstwertgefühl aufbauen,
- sich ihrer Mit- und Umwelt verstärkt öffnen,
- in der Gruppenarbeit soziale Erfahrungen machen und soziale Kompetenzen entwickeln,
- psychische Stabilität erlangen und damit Lebensfreude zurückgewinnen.

Im Bereich der Klinik kann die Aufgabe der Kunsttherapie darin bestehen,

- bei schwer zugänglichen Patienten eine (zunächst nonverbale) Kontaktmöglichkeit anzubahnen und damit auch Wege für andere therapeutische Verfahren zu eröffnen,
- schwer fassbare innere Prozesse anschaubar zu machen und so deren bewusste Verarbeitung einzuleiten,
- Gefühlen wie Ängsten, Erwartungen und Sehnsüchten gestaltend Ausdruck zu verleihen,
- verborgene kreative Kräfte zu aktivieren

[5] Im Sinne von Wahrnehmen und Erkennen.

und damit gesunde Persönlichkeitsanteile zu stärken. (Kraus, 2007, S.10)

3.1 Eine Geschichte zur Entstehung der Kunsttherapie

Die Werke, die im Spektrum Kunst und Psychiatrie angesiedelt sind, bilden ein Stück Psychiatriegeschichte ab und spiegeln gesellschaftliche Wertvorstellungen und einen Teil Kunstgeschichte wider. Die Werke von Menschen, die außerhalb unserer Gesellschaft stehen, wirken faszinierend und erfahren eine immer größere Beachtung. Sie führen uns eine andere Sicht der Dinge vor Augen und lassen uns teilhaben an Erfahrungen und Sichtweisen, die uns zumeist eher fremd und kaum zugänglich sind. Auch namhafte Künstler, wie Pablo Picasso, Paul Klee, Oskar Schlemmer, Joan Miro, Max Ernst und Jean Dubuffet waren begeistert von den Werken, die beispielsweise von Menschen mit geistiger oder psychischer Einschränkung erschaffen wurden. Sie ließen sich von ihnen inspirieren und reagierten künstlerisch darauf. Hartmut Kraft (1986) führt als einen möglichen Beweggrund für ihr Interesse folgendes Argument an: „Künstler – zumindest die besten unter ihnen – reagieren auf die stete Entwicklung ihres sozialen und kulturellen Umfelds und geben den dabei stattfindenden Veränderungen des Gewohnten und Alten eine neue Form." (Kraft, 1986, S. 9)

Die Kunsttherapie wurde in ihrer Geschichte von vielerlei Wissenschaften und Theorien beeinflusst, die weit über den Bereich der Kunst hinausgehen. Wie sie sich genau entwickelt hat, lässt sich nicht mit Bestimmtheit rekonstruieren, dazu sind die Einflüsse zu vielfältig. Nachfolgend soll daher ein Ausschnitt ihrer Entwicklung aus künstlerischer und kunstpädagogischer Sicht aufgezeigt werden.

In der vergleichsweise jungen Geschichte der Psychiatrie wurde bildnerischen Dokumenten von Patienten kaum ein Wert beigemessen, geschweige denn diese gesammelt. Auf dem Hintergrund gesellschaftlicher Kunstvorstellungen wurden die Arbeiten nicht als kreative Werte, sondern vielmehr als Ausdruck krankhafter Vorstellungen verstanden (vgl. Kraft, 1986, S. 29). So ging es den meisten Psychiatern weniger um eine künstlerische Betrachtungsweise als vielmehr um den Versuch, die Werke unter medizinischen Gesichtspunkten zu betrachten und diese diagnostisch zu nutzen. Die Psychiater waren der Meinung, so Michel Thévoz (1997), dass sie damit „feste Wechselbeziehungen zwischen bestimmten Stilmerkmalen und umschriebenen Formen der Geistesstörungen festlegen können" (Thévoz, 1997, S. 1). Abgesehen von wenigen Ausnahmen änderte sich diese Sichtweise erst ab dem Jahr 1810.

Nachfolgend sollen wichtige Eckpunkte auf dem Weg zur Etablierung künstlerischer Therapien im psychiatrischen Kontext beispielhaft angeführt werden.

Im Jahr 1810 veröffentlicht der Arzt John Haslam eine Abhandlung als Rechtfertigung für die Zwangsunterbringung seines Patienten James Tilly Matthews mit dem Titel ‚Illustrations of Madness'. Der Fall Matthews erregte schon zu Lebzeiten große Beachtung, da sich seine Angehörigen intensiv für seine Entlassung einsetzten. Der im Bethlem-Hospital in London zwangsuntergebrachte Matthews, bei dem im Nachhinein eine paranoid-halluzinatorische Form der Schizophrenie diagnostiziert wurde, hatte u. a. Texte geschrieben, Kupferstiche angefertigt und eine Maschine, den Air-Loom (dt. Luftwebstuhl), zeichnerisch dargestellt (vgl. Douglas, 1997, S. 37). Er tat dies, um durch die „Konkretisierung der Maschine in ihrer Darstellung etwas Ruhe zu finden, durch vermeintliche Kenntnis der Ursachen quälender

Empfindungen diesen besser begegnen zu können", so Hartmut Kraft in seinem Buch Grenzgänger zwischen Kunst und Psychiatrie (Kraft, 1986, S. 56).

1887 erscheint erstmalig in deutscher Sprache das Werk ‚Genio e follia' (dt. Genie und Irrsinn) von Cesare Lombroso. Der italienische Arzt und Professor für gerichtliche Medizin und Psychiatrie charakterisiert in seinem Werk Schriftsteller wie Jean Jacques Rousseau und Heinrich von Kleist als Genies mit Geistesstörung und vergleicht sie mit Patienten, die unter Wahnvorstellungen leiden. 1906 veröffentlicht der deutsche Internist und Psychiater Fritz Mohr eine Abhandlung mit dem Titel ‚Über Zeichnungen von Geisteskranken und ihre diagnostische Verwertbarkeit'. Mohr nahm an, dass die Werke von Menschen mit einer psychischen Erkrankung wie ein klinisches Krankheitssymptom objektiv analysiert werden können (vgl. Kraft, 1986, S. 59). 1907 veröffentlicht der französische Psychiater Paul Meunier unter dem Pseudonym Marcel Réja das Buch ‚L'Art chez les Fous' (dt. Die Kunst bei den Verrückten). Schon der Titel des Buches und der klare Hinweis auf den Begriff Kunst zeigen, dass Meunier den Werken der Patienten eine ganz andere Wertigkeit beimisst als seine Kollegen zuvor. 1921 erscheint das Buch ‚Ein Geisteskranker als Künstler' von Walter Morgenthaler. Es ist das erste Werk, dass einem einzelnen Künstler gewidmet ist: dem an einer Schizophrenie erkrankten Adolf Wölfli. Morgenthaler, schweizer Psychiater und Psychotherapeut und Chefarzt der psychiatrischen Klinik Waldau bei Bern, hatte schon 1910 ein kleines Museum eingerichtet und damit darauf aufmerksam gemacht, welch heilende Wirkung eine künstlerische Beschäftigung während der Behandlung haben kann. Ein Jahr später, 1922, kommt das Buch ‚Bildnerei der Geisteskranken' von Hans Prinzhorn heraus. Der Psychiater und Kunsthistoriker Prinzhorn hatte eine (Lehrmittel-) Sammlung mit ca. 450 Werken von Menschen mit psychischer Erkrankung übernommen, die vermutlich auf die Gründung von Emil Kraeplin zurückgeht. Prinzhorn baute sie in der kurzen Zeit von nur zwei Jahren (1919–1921) auf ca. 5000 Bilder und Objekte von Patienten aus verschiedenen Ländern aus. Er schuf damit eine Sammlung, die heute noch als einzigartig und in Bezug auf das Thema Kunst und Psychiatrie als richtungsweisend gilt. Im Gegensatz zu seinen psychiatrischen Kollegen, auf die das Werk keinen Eindruck machte, reagierten die Künstler seiner Zeit begeistert darauf, allen voran die Surrealisten. Prinzhorn gilt als einer der wesentlichen Vorreiter, die die Kunst psychiatrisch erkrankter Menschen einer breiten Öffentlichkeit zugänglich machte (vgl. Kraft, 1986, S. 52 ff; vgl. Thévoz, 1997, S. 1 ff; vgl. Navratil, 1999, S. 19 ff). Eine Ausstellung mit Werken aus dieser Sammlung wurde nach Stationen in Charleroi, Heidelberg, Lausanne und London auch in Osnabrück (1997) unter dem Titel ‚Wahnsinnige Schönheit' gezeigt. 1956 schreibt der schweizer Psychiater und Psychoanalytiker Ludwig Binswanger das Buch ‚Drei Formen missglückten Daseins. Verstiegenheit, Verschrobenheit, Manieriertheit'. In diesem setzt er tiefenpsychologisches Denken und kunstgeschichtliche Sichtweisen in Beziehung und vergleicht sie miteinander. Dabei kommt er zu dem Ergebnis, dass die Werke von Menschen mit einer psychiatrischen Erkrankung nicht als Kunst zu bewerten sind, da ihnen der Bezug zur kulturellen Kunst fehlt. Dieses Argument führt zu einem der wichtigsten Kennzeichen jener Kunst, die später durch Jean Dubuffet als ‚Art brut' (dt. rohe, ungebildete Kunst) bezeichnet wird (vgl. Navratil, 1998, S. 1). Da Dubuffet mit seinen Ansichten über die Werke von sogenannten Außenseitern stark die kulturelle Kunst

prägte und mit seinen Sichtweisen zudem die Entwicklung zu einer späteren Kunsttherapie einleitete, soll auf sein Wirken nachfolgend ausführlicher eingegangen werden.
Der französische Maler und Bildhauer Jean Dubuffet (1901–1985) lernt über den Maler Max Ernst schon 1923 das Buch ‚Bildnerei der Geisteskranken' von Hans Prinzhorn kennen. 1942 entschließt sich Dubuffet sich ganz der Malerei zu widmen, um damit „seiner Auffassung von Kunst Ausdruck zu verleihen und – vollkommen unbeschwert von den Problemen professioneller Künstler – seine Neugier zu befriedigen, seine Phantasie spielen zu lassen", so Andreas Franzke über den Künstler (Franzke, 1990, S. 20). Dubuffet macht überraschend schnell Karriere als Maler. Er beschäftigt sich in erster Linie mit der figürlichen Darstellung und setzt sich damit grundsätzlich von der zu dieser Zeit vorherrschenden abstrakten Kunst ab (vgl. Franzke, 1990, S. 11). 1945 reist Dubuffet mit seinem Künstlerkollegen, dem Schriftsteller Jean Paulhan, in die Schweiz und erhält Einblick in psychiatrische Anstalten. Dort entdeckt er unter anderem die Werke von Adolf Wölfli und Aloïse Corbaz. Diese Kunst begeistert ihn so sehr, dass er in der Folgezeit beginnt, Werke zu sammeln und darüber zu publizieren. Die Reise in die Schweiz ist für Dubuffet der Beginn, sich bis an sein Lebensende im Jahr 1985 intensiv mit den Werken von Menschen mit Psychiatrieerfahrung auseinanderzusetzen. 1948 gründet Dubuffet u. a. mit André Breton die ‚Compagnie d'Art Brut', die er 1972 dem Château de Beaulieu in Lausanne übergibt. Die umfangreiche Sammlung wird heute in der Collection de l'Art Brut verwahrt. Dubuffet, der sich u. a. auch für Kinderzeichnungen sowie Werke von Autodidakten und sozialen Außenseitern interessiert, war immer auf der Suche nach der ursprünglichen Kreativität, denn ihn faszinierte die intuitive, nicht durch akademische Lehre beeinflusste Herangehensweise. Seine Aufmerksamkeit erregte gerade die Kunst, die aus einem zutiefst seelischen Bedürfnis heraus entsteht, die sich keinen gesellschaftlichen Regeln unterwirft, ganz eigene ästhetische Kriterien beherzigt und nicht das Interesse verfolgt, gemocht oder gar gekauft zu werden. Dubuffet ging es darum zu zeigen, wie unverdorben, ursprünglich und authentisch die Werke von Menschen seien können, die außerhalb der Gesellschaft stehen. Der Herausgeber des Katalogs ‚Im Rausch der Kunst. Dubuffet & Art Brut', Jean-Hubert Martin (2005) schreibt in seinem Vorwort über den Künstler und den Begriff Art Brut:

> Dubuffet schuf damit eine neue ästhetische Kategorie, die für die moderne Kunst bis heute von besonderer Bedeutung ist. Sie unterscheidet sich deutlich von den Ismen der Moderne. Denn es geht gerade nicht um einen bestimmten Kunststil, sondern um eine ästhetische, formale und inhaltliche Vielfalt. (Martin, 2005, S. 10)

Dubuffet prägte mit seiner Sichtweise auf die Ausdrucksformen nichtakademischer Kunstschaffender nicht nur die kulturelle Kunst, sondern ebnete mit seinem Wirken auch den Weg zu einer späteren Etablierung der Kunsttherapie.
Zur Zeit des Nationalsozialismus findet der Austausch über diese außergewöhnliche Kunst ein jähes Ende. Menschen mit einer Behinderung werden als unwert bezeichnet und in Euthanasieprogrammen ermordet. In der Wanderausstellung ‚Entartete Kunst' (1937–1941) werden ihre Werke neben den Arbeiten von Künstlern wie Otto Dix, Max Ernst, Ernst Ludwig Kirchner, Paul Klee, Käthe Kollwitz, Paula Modersohn-Becker und Oskar Schlemmer gezeigt (vgl. Müller & Schubert, 2001, S. 9–11). Erst nach dem zweiten

Weltkrieg und erneut durch das Engagement Dubuffets geprägt, kommen die Werke von Außenseitern wieder in das Blickfeld des künstlerischen Interesses. Es werden weitere Ausnahmekünstler entdeckt, wie beispielsweise der schweizer Maler und Musiker Louis Soutter (1871–1942). Soutter, Cousin des Architekten Le Corbusier, wird mit 52 Jahren aufgrund starker Verhaltensauffälligkeiten gegen seinen Willen in die Psychiatrie eingewiesen. Während seiner Unterbringung zeichnet er und entdeckt für sich die Fingermalerei. Diese Technik wird in der Folge zu einer Inspirationsquelle für Künstler wie Arnulf Rainer und A.R. Penck (vgl. Schröder, 1997, S. 15). Soutter zählt zu den wichtigsten Vertretern der Art Brut.
Ein ganz anderes Beispiel in der Geschichte der Kunst und Psychiatrie findet sich in England. Hier richtet der Künstler Adward Adamson im Jahr 1946 ein kunsttherapeutisches Studio im Netherne Hospital ein, um damit eine praktische und direkt auf den Heilungsprozess der Patienten ausgerichtete Therapie mithilfe der Kunst einzusetzen. In seinem Studio bietet er den Patienten verschiedenartige dynamische Behandlungsformen an, wie das Malen, das Töpfern, die Bildhauerei, das Modellieren und den Holzschnitt. Anthony Stevens schreibt über den Künstler und dessen Arbeit innerhalb der Klinik:

> Dort fanden die Patienten einen Hafen des Friedens und der Gesundheit. Sie konnten ihre Welt erforschen und ihr Ausdruck verleihen – und diese Ausdrucksformen wußte ‚Adamson' mit Sensibilität und Mitgefühl aufzunehmen. ‚Edward Adamson' hatte nicht nur eine Vision, sondern auch das Talent und das Charisma diese Vision in die Tat umzusetzen. Er wußte intuitiv, daß eine Beziehung zwischen Kreativität und Heilung besteht, und er wußte um die Bedeutung eines heiligen Raumes (eines ‚temenos'), in dem diese Verbindung hergestellt werden konnnte. Sein Genius liegt in der Schaffung eines ‚ermöglichenden Raumes'. (Stevens, 1983, S. 9)

Adamson ging davon aus, dass durch das Malen und Gestalten die Einzigartigkeit der Teilnehmer zum Ausdruck kommt. Damit dies in der Kunsttherapie gelingen kann, bedarf es seiner Meinung nach folgender Bedingungen:

> Ich glaube, daß jeder, der diese Arbeit machen möchte, vor allem Künstler sein muß. Ein Künstler hat die stille Autorität seiner Berufung und kann aus diesem Sachverstand heraus den individuellen Ausdruck willkommen heißen. Ein Künstler hat die einzigartige Stellung, das Rätsel einer Reise mit unbekanntem Ziel zu lösen. Er kann suchen, ohne zu wissen, was er finden will, und dennoch sein Ziel erkennen, wenn es sich auftut. Er muß geduldig warten können und das Paradoxon ertragen, passiv und gleichzeitig äußerst wachsam zu sein. Der Künstler ist auch vertraut mit seinem Selbst und steht deshalb denen näher, die mit ihren Problemen ringen müssen. Die Hauptaufgabe besteht darin, ein Katalysator zu sein, der das Eintreten des heilenden künstlerischen Prozesses ermöglicht. (Adamson, 1984, S. 14)

Im Jahr 1981 eröffnet der Psychiater Leo Navratil in der niederösterreichischen Landesnervenklinik Maria Gugging ‚Das Haus der Künstler'. Er sieht seine Arbeit in der Tradition von Morgenthaler und Prinzhorn. Navratil führt jeweils zu Beginn seiner Behandlungen mit all seinen ausschließlich männlichen Patienten Zeichentests zu dia-

gnostischen Zwecken durch. Hierbei stellt er fest, dass selbst Patienten, die nie von sich aus auf die Idee gekommen wären zu zeichnen, interessante Werke hervorbringen. In der Folge untersucht er, ob sich die Zeichnungen von Männern mit psychotischer Erkrankung während des Behandlungsverlaufs verändern. Er findet heraus, dass die Werke, die im Krankheitszustand entstanden sind, in vielen Fällen ungewöhnlicher und interessanter wirken als diejenigen, die in guter seelischer Verfassung erzeugt worden sind. Darüber hinaus stellt er fest, dass die Originalität der Werke während des Gesundungsprozesses abnimmt. Navratil beginnt aufgrund dieser Erkenntnis vor allem die chronisch erkrankten Patienten zum Zeichnen zu bewegen, deren Werke ihm besonders interessant erscheinen. (vgl. Navratil, 1998, S. 2). Für einige talentierte Männer, zu denen u. a. Johann Hauser, Oswald Tschirtner, August Walla aber auch der Dichter Ernst Herbeck zählen, gründet er ‚Das Haus der Künstler', in dem sie gleichzeitig arbeiten und wohnen können. Mittlerweile sind einige der ‚Gugginger', wie sie in Fachkreisen genannt werden, anerkannte Künstler und zählen zur offiziellen Kunstszene.
In den 1968er-Jahren verändert sich das kulturelle, politische und wirtschaftliche Selbstverständnis der Gesellschaft. Themen, wie die persönliche Entwicklung und Selbstverwirklichung aller Bürger sowie die Förderung und Integration von Menschen mit Behinderungen werden als gesellschaftliche Aufgabe begriffen (vgl. Müller & Schubert, 2001, S. 10). In Italien kommt es zu einer Anti-Psychiatrie-Bewegung, die die Schließung der Anstalten fordert und zu einem vorurteilsfreien Miteinander aufruft. Beispielhaft sei hier das in den 1970er-Jahren künstlerische Experiment von Franco Basaglia angeführt: Das große Theater des Marco Cavallo. Phantasiearbeit in der Psychiatrischen Klinik Triest. Das Experiment, an dem sich Künstler, Patienten, Ärzte und Mitarbeiter der Klinik beteiligen, fand im Rahmen eines Therapieprogramms statt. Die Intention des Projekts war, alle Beteiligten zu gemeinsamer Fantasiearbeit und individueller Ausdrucksfähigkeit anzuregen, um damit u. a. kreative Fähigkeiten freizusetzen. Die mitwirkenden Künstler des Experiments (1979) schreiben hierzu:

> Wir haben begriffen, daß es zwei Versionen von Kreativität gibt: eine, zu der uns der Beruf verpflichtet, und eine andere, die aus der ständigen Konfrontation mit der Wirklichkeit entsteht. Bei unserer Arbeit in Triest versuchten wir, beiden Lesarten schöpferischer Tätigkeit gleichzeitig zu folgen. Wir waren (und sind) davon überzeugt, daß Menschen nur auf diese Weise ihre Fähigkeiten zu entfalten, ihre Lebensprobleme zu verstehen und zu bewältigen vermögen. (Basaglia, Mele, Velludo, Basaglia & Stradiotto, 1979, S. 12)

Das bei dem Projekt entstandene blaue Pferd Markus (Marco Cavallo) wurde 1973 von einer riesigen Menschmenge begleitet durch Triest geführt. Es wurde zum Symbol der Anti-Psychiatrie-Bewegung und verkörperte damit den Wirklichkeit gewordenen Traum von einem Kollektiverlebnis (vgl. Burk, 1979, S. 251). Henning Burk schreibt über die Erlebnisse während des Experiments:

> Patienten, die bis dahin zur Nicht-Kommunikation verurteilt waren, wurden verstanden, fingen an zu erzählen und begannen gemeinsam zu gestalten. Ärzte lösten sich von ihrer angestammten Funktion, indem sie unter ihrer Rolle des Psychiaters neue Beziehungsmöglichkeiten eines kollektiven Körpers entdeckten, zu dessen Symbol das Pferd Markus wurde. In allen Beteiligten wuchs das Bedürfnis nach einem Freiraum, in dem man Tanz, Gesang,

> Zeichnungen, Versammlungen, Gesten, Worte, Geschichten, Körper darstellen konnte. (Burk, 1997, S. 251)

Anfang der 1970er-Jahre kommt es in Deutschland aufgrund vermehrter Diskussionen um neue sozialpsychiatrische Konzepte zu einer grundlegenden Psychiatriereform. In der Behindertenpädagogik gewinnt die Integration von Menschen mit Beeinträchtigungen an Bedeutung. Große Behinderteneinrichtungen werden dezentralisiert und zugunsten kleinerer Wohneinheiten umgewandelt oder große Anstalten ganz geschlossen, wie die Klinik Blankenburg in Bremen. In den darauffolgenden Jahren erregen zudem Thesen wie ‚Kulturpolitik ist Gesellschaftspolitik' (1976) oder ‚Kultur für alle' die Gesellschaft. Sie verfolgen das Ziel, die Bedürfnisse sowie die Teilhabe aller Bürger am kulturellen Leben zu fördern (vgl. Scheytt, 2006, S. 23). Mitte der 1980er-Jahre entstehen die ersten Kunstwerkstätten, wie das Blaumeier Atelier in Bremen, das mit seinem kulturellen Angebot auf die Schließung der Klinik Blankenburg reagiert oder auch das Atelier Sonnenuhr e.V. und das Theater Ramba Zamba in Berlin. Zudem wird in Münster das Kunsthaus Kannen gegründet, das seit dem Jahr 2000 u. a. als ‚Modellprojekt Gemeinschaft behinderter Künstler' ausgezeichnet ist.

Mittlerweile ist die Kunsttherapie in pädagogischen und sozialen Praxisfeldern und Rehabilitationsbereichen, wie der Psychotherapie, Psychiatrie und Psychosomatik, praktisch nicht mehr wegzudenken. Und das, obwohl die Kunsttherapie als eigenständiger Berufsstand anders als in den USA, England und den Niederlanden, nicht offiziell anerkannt und aufgrund des Psychotherapeutengesetzes in der psychotherapeutischen Versorgung nicht vorgesehen ist (vgl. Menzen, 2001, S. 24).

3.2 Kunsttherapeutische Ansätze – Ein Überblick

Eine einheitliche Definition, was genau unter Kunsttherapie zu verstehen ist oder was sie auszeichnet, gibt es derzeit nicht. Aufgrund ihrer Geschichte ist die Kunsttherapie durch unterschiedliche Wissenschaften und Disziplinen geprägt, wie der Kunstwissenschaft, der Kunstpädagogik, der Kunstgeschichte, der Pädagogik, der Medizin und der Psychologie. Aktuell finden sich in Deutschland eine Vielzahl unterschiedlichster kunsttherapeutischer Ansätze und Methoden. Baukus und Thies (1997) zählen in ihrem Buch ‚Kunsttherapie' beispielsweise sieben repräsentativ zu nennende kunsttherapeutische Ansätze auf. Hierzu rechnen sie den psychiatrischen, den künstlerisch-kunstpädagogischen, den heilpädagogischen, den psychotherapeutischen, den anthroposophischen, den rezeptiven und den integrativen Ansatz (vgl. Baukus & Thies, 1997, S. 1 ff). Menzen (2001) benennt dagegen nur sechs kunsttherapeutische Richtungen, zu denen seiner Meinung nach der kunstpsychologische, der kunstpädagogische und kunstdidaktische, der ergotherapeutische, der heilpädagogisch-rehabilitative, der kreativ- und gestaltungstherapeutische und der tiefenpsychologische Ansatz gehören (vgl. Menzen, 2001, S. 13–22) (Tab. 2).

Die unterschiedlichen kunsttherapeutischen Klassifikationen sind nicht immer klar voneinander abzugrenzen, auch, weil sich deren Ansätze und Methoden überschneiden. Aktuell zeigt sich ein eher verwirrendes Bild verschiedenster kunsttherapeutischer Ansätze, schulischer Ausbildungen und Anwendungsformen. In der Kunsttherapie scheint vieles möglich zu sein: Es gibt beispielsweise Kunsttherapeuten, die eine therapeutische und künstlerische Ausbildung an einer ausgewiesenen Hochschule erlangt haben. Dazu auch Quereinsteiger, die

Karl-Heinz Menzen	Peter Baukus und Jürgen Thies
1. Kunstpsychologischer Ansatz	1. Psychiatrischer Ansatz
2. Kunstpädagogischer und kunstdidaktischer Ansatz	2. Künstlerisch-kunstpädagogischer Ansatz
3. Ergotherapeutischer Ansatz in der Psychiatrie	3. Heilpädagogischer Ansatz
4. Heilpädagogisch-rehabilitativer Ansatz	4. Psychotherapeutischer Ansatz
5. Kreativ- und gestaltungstherapeutischer Ansatz	5. Anthroposophischer Ansatz
6. Tiefenpsychologischer Ansatz	6. Rezeptiver Ansatz
	7. Integrativer Ansatz

Tabelle 2: Kunsttherapeutische Ansätze im Vergleich nach Menzen (2001) & Baukus und Thies (1997)

keine künstlerische Ausbildung besitzen und sich eher auf die Deutung der Werke ihrer Patienten konzentrieren und bisweilen die Grenze der Esoterik berühren, aber auch Psychotherapeuten, die die Werke ihrer Patienten als eine Ergänzung zu ihrer eher auf Sprache ausgerichteten Behandlung nutzen. Werner Kraus (2007) fasst die derzeitige Situation in seinem Grundlagenbuch ‚Die Heilkraft des Malens' folgendermaßen zusammen: „*Die* Kunsttherapie gibt es nicht. Es gibt (fast) so viele Kunsttherapien wie Kunsttherapeuten" (Kraus, 2007, S. 9). Im klinischen Bereich finden folgende fünf Ansätze am häufigsten Verwendung:

1. Der heilpädagogische Ansatz
2. Der anthroposophische Ansatz
3. Der kunst- und gestaltungstherapeutische Ansatz
4. Der tiefenpsychologische Ansatz
5. Der künstlerisch-kunstpädagogische Ansatz

Nachfolgend werden die aufgeführten kunsttherapeutischen Richtungen näher erläutert und deren Ziele kurz beschrieben.

3.2.1 Der heilpädagogische Ansatz

Die heilpädagogische Kunsttherapie wird seit den 1990er-Jahren als Fach im Rahmen der wissenschaftlichen Disziplin Heilpädagogik angeboten. Sie entwickelte sich ab 1860 und durchlief mehrere Stationen. Eingeführt wurde sie durch die Heilpädagogen Jan-Daniel Georgens und Heinrich Marianus Deinhardt. Ab 1920 orientierte sie sich an den aktuellen ganzheits- und gestaltpsychologischen Ansätzen, um sich ab 1990 neurologisch auszurichten (vgl. Menzen, 2001, S. 18). Die heilpädagogische Kunsttherapie zielt darauf ab, die Wahrnehmung von Menschen mit Teilleistungsstörungen, Lernbehinderungen oder geistiger Behinderung zu erweitern. Dabei versucht sie den Menschen ganzheitlich zu betrachten, zu behandeln und zu integrieren. Der heilpädagogische Ansatz wendet sich aktuell den neurologischen Gesichtspunkten spezifischer Störungsbilder zu. Zu ihnen gehören beispielsweise die Störungen der Sinne, der Motorik und des Sozialverhaltens. Die heilpädagogische Kunsttherapie hat hierzu, so Menzen (2001), *„ein Konzept basal-ästhetischer Stimulation* entwickelt, das mit Hilfe bildnerisch- und inszenatorisch-gestalterischer Materialien und Techniken geschädigte und behinderte Körper- und Sinnesfunktionen kompensiert“ (Menzen, 2001, S. 499). Da Kunsttherapie eine Kommunikation ohne Sprache ermöglicht und soziale Kompetenzen fördern kann, wird sie in diesem Bereich mit Erfolg angewandt (vgl. Thomas, 2007, S. 21).

3.2.2
Der anthroposophische Ansatz

Die anthroposophische Kunsttherapie geht auf den Philosophen Rudolf Steiner (1861–1925) und die Ärztin Ina Wegmann zurück. Gemeinsam entwickelten sie in den Jahren 1921 bis 1925 die Grundzüge der anthroposophischen Medizin. Diese geht davon aus, dass der Mensch als schöpferisches Einzelwesen „in soziale Verhältnisse, Naturtatsachen und in das kosmische Weltgefüge“ (Pütz & Glöckner, 1997, S. 237) eingebunden ist und das der Mensch Anteil an der Welt hat und diese wiederum ein Teil von ihm ist. Krankheit tritt dann auf, so Markus Treichler (1996),

> wenn im Menschen die naturgegebenen Grenzen nicht eingehalten werden können; die Grenze zwischen Innenwelt und Außenwelt, die Grenze zwischen Entstehen und Vergehen, zwischen Auflösung und Ablagerung, zwischen Schlafen und Wachen, die Grenze zwischen Leib und Seele, zwischen Selbst und Welt.
> Krankheit ist eine Grenzüberschreitung, die sich im Menschen vollzieht. Die Grenze kann nicht eingehalten werden, es kommt zu einem Übertritt, zu einer Verletzung, zu einer Störung, zu einer Durchlässigkeit, zu einem »Grenzzwischenfall«. (Treichler, 1996, S. 27).

Tritt der Krankheitsfall ein, versuchen die Vertreter dieser medizinischen Richtung das Zusammenspiel der Wesensglieder des Menschen, zu denen sie den physischen Leib, den Ätherleib, den Astralleib und die Ich-Organisation zählen, wieder in ein harmonisches Zusammenspiel zu bringen. Sie sind der Ansicht, dass jeder Mensch Ressourcen für den Heilungsprozess in sich birgt, die es zu fördern und zu unterstützen gilt.
In der anthroposophischen Medizin werden fünf Künste eingesetzt: die Plastik, die Malerei, die Musik, die Dichtung und Sprache sowie die Eurythmie. In der Kunsttherapie setzt man auf die konkrete künstlerische Auseinandersetzung mit Materialien und Gestaltungsprozessen, die gezielt, je nach Störungsbild, in Form von Übungen eingesetzt werden.

3.2.3
Der kunst- und gestaltungstherapeutische Ansatz

Seit den 1960er-Jahren entwickelte sich eine weitere kunsttherapeutische Richtung: die tiefenpsychologisch und analytisch ausgerichtete Gestaltungstherapie. Sie hat ihren Platz vor allem in der klinischen Gruppenpsychotherapie. Die Kunst- und Gestaltungstherapie fußt auf der psychoanalytischen Theoriebildung des Mediziners Sigmund Freud (1856–1939). Außerdem ist sie stark verbunden mit der analytischen Psychologie von Carl Gustav Jung (1875–1961) und anderen darauf aufbauenden psychodynamisch ausgerichteten Kunsttherapien, wie sie in den 1940iger Jahren beispielsweise von der amerikanischen Pionierin Margaret Naumburg ins Leben gerufen wurden. Der kunst- und gestaltungstherapeutische Ansatz unterscheidet sich stark von den kunsttherapeutischen Richtungen, die den künstlerischen Prozess in den Mittelpunkt ihrer Arbeit stellen. In der Gestaltungstherapie, so formuliert es Erich Franzke, „werden künstlerische Kriterien nicht als Massstab angelegt“ (Franzke, 1989, S. 11). Ziel dieser Therapieform ist es, Unbewusstes mit Hilfe von Materialien wie Farben, Stein und Ton symbolisch zu verbildlichen, das Ergebnis zu bearbeiten und in den Entwicklungsprozess des Patienten zu integrieren. Gertraud Schottenloher (1992) schreibt hierzu: „Der Schwerpunkt liegt auf dem spontanen Prozeß des Gestaltens, auf dem Bewusstwerden und Durcharbeiten der Bildaussagen und auf der Eröffnung neuer Handlungsmöglichkeiten“ (Schottenloher, 1992, S. 7). Darüber hinaus wird eine Einsicht in unbewusste Konflikte als Ursachen der Erkrankung angestrebt. Der Klient soll mit Hilfe der Kunst- und Gestaltungstherapie und in der Beziehung zum Therapeuten „korrigierende emotionale und soziale Erfahrungen machen“ so Helena Schrode (Schrode, 1995, S. 12). Abgespaltene, verdrängte oder auch bislang unbewusste psychische Themen sollen integriert werden, um die Ich-Strukturen sowie die Identitätsbildung des Klienten zu fördern (vgl. Schrode, 1995, S. 12).

3.2.4 Der tiefenpsychologische Ansatz

Die tiefenpsychologisch ausgerichtete Kunsttherapie geht wie die Kunst- und Gestaltungstherapie auf die Lehren von Freud und Jung zurück. Freud ging davon aus, dass sich im symbolischen Ausdruck Triebschicksale erkennen lassen, d. h., dass sich Probleme, Krisen und Konflikte in ihnen widerspiegeln. Freud und Jung waren der Auffassung, „dass sich im Vorgang des Symbolisierens seelische Konflikte ästhetisch-bildnerisch dokumentieren können“ (Menzen, 2001, S. 21). Trotz dieser Gemeinsamkeit bewerteten Freud und Jung den symbolischen Ausdruck in den Werken ihrer Patienten unterschiedlich und setzten ihn zu anderen Zwecken ein. Die Anhänger Freuds sehen die Ursachen für Störungen in einer frühen Triebgeschichte. Sie legen den Schwerpunkt auf die Bedeutung des Symbols. Eine bekannte Vertreterin der psychoanalytisch ausgerichteten Kunsttherapie ist Gisela Schmeer. Sie schreibt über die Bedeutung bildnerischer Produkte: „Regressive und progressive Dynamik, spaltende und zentrierende Bewegung, all das wird im Bild sichtbar, (ab)fühlbar und nachvollziehbar. Das Bild wird zum Helfer, zum Dritten, der auf bisher Übersehendes hinweist, Botschaften, Ressourcen und Lösungen anbietet“ (Schmeer, 1994, S. 14). Karl Stockreiter (1997) fasst in seinen Ausführungen über Edith Kramer, eine der großen Vorreiterinnen des psychoanalytischen Ansatzes, die Bedeutung der Psychoanalyse für die Kunsttherapie folgendermaßen zusammen:

> Das psychoanalytische Wissen ist erforderlich – oder sagen wir, nützlich –, um jene Voraussetzungen herzustellen, die den schöpferischen Prozeß, der als das hauptsächliche Agens angesehen wird, in Gang zu bringen und zu fördern. Außerdem können durch die Untersuchung der psychischen Prozesse, die bei der Entstehung eines Kunstwerks beteiligt sind, Blockaden und Störungen der kreativen Arbeit erkannt und beseitigt werden. Kurz formuliert läßt sich sagen: Die Analyse ist die Vorarbeit für die Synthese, die durch künstlerische Symbole erreicht wird. (Stockreiter, 1997, S. 91)

Die Anhänger der jungschen Richtung richten ihr Hauptaugenmerk auf den Kontext des spezifischen Lebenslaufs ihrer Patienten. Sie nutzen künstlerische Medien, um beispielsweise regressive Zustände herbeizuführen sowie unzensierte und gefühlsorientierte Zustände zu erleben, Spannungen zu reduzieren und verdrängte Emotionen (Katharsis) freizusetzen (vgl. Menzen, 2001, S. 21–22). Im Gegensatz zum gestaltungstherapeutischen Ansatz legen die meisten Vertreter dieser Richtung großen Wert auf eine künstlerische Ausbildung und eine Tätigkeit als Künstler.

3.2.5 Der künstlerisch-kunstpädagogische Ansatz

Da sich die hier vorgestellte Studie am künstlerisch-kunstpädagogischen Ansatz orientiert, soll er an dieser Stelle ausführlicher beschrieben werden.

Der künstlerisch-kunstpädagogische Ansatz bezieht sein Wissen hauptsächlich aus den Gestaltungslehren der Bauhauszeit (vgl. Thomas, 2007, S. 20). Das Staatliche Bauhaus in Weimar existierte von 1919 bis 1933 und wurde von Walter Gropius, der das geistige Fundament legte, als Kunstschule gegründet. Gropius holte richtungsweisende Künstler der damaligen Avantgarde wie Johannes Itten (1888–1967), Paul Klee (1879–1940) und Wassily Kandinsky (1866–1944), aber auch Handwerker ans Bauhaus, die in der Lehre und im Unterricht tätig waren. Sein Ziel war es, die Kunst von der Industrialisierung zu befreien und das Kunsthandwerk neu zu beleben. Traditionell eher voneinander getrennte Bereiche, wie die Bildende Kunst, die Angewandte Kunst und die Darstellende Kunst, wurden konzeptionell miteinander verbunden, was eine innovative Wirkung auf die einzelnen Bereiche zur Folge hatte. Noch heute steht der Begriff Bauhaus weltweit für die Avantgarde der Klassischen Moderne. Obwohl Gropius anfänglich ein pädagogisches Konzept verfolgte, kann weder von einem einheitlichen Bauhausstil noch von einer übereinstimmenden Bauhauspädagogik gesprochen werden, dazu waren Gropius aber auch die Lehrenden zu unterschiedlich und zu individualistisch (vgl. Wick, 1988, S. 10–11). Der Vorteil dieser Tatsache war jedoch, dass sich vielfältige theoretische und praktische Ansätze gleichberechtigt nebeneinander entwickeln konnten, die aktuell für therapeutische Tätigkeitsbereiche von großem Nutzen sind (vgl. Bader, 1997, S. 74). Besonders geprägt wurde die künstlerisch-kunstpädagogische Kunsttherapie durch Itten, Klee und Kandinsky. Alle drei gingen davon aus, dass „die Beziehungen zwischen Bewegung, Form, Geist, Seele und Körper insbesondere aus dem emotionalen, nicht aus dem intellektuellen Bereich heraus erfolgen und entscheidende Bedingungen für die künstlerische Tätigkeit sind" (Thomas, 2007, S. 20). Itten legte beispielsweise mit seinen praktischen Methoden großen Wert auf das individuelle Erleben seiner Schüler. Dies war für ihn die Grundbedingung künstlerischen Schaffens. Um seine Schüler individuell zu erreichen und einzustimmen, führte er beispielsweise mit ihnen morgendliche Entspannungs- und Atemübungen durch. Itten war es wichtig, dass sich seine Schüler mit ihren verschiedenartigen Temperamenten und Begabungen angesprochen fühlen, da erst dadurch eine schöpferische Atmosphäre entsteht, die authentisches Arbeiten fördert (vgl. Itten, 1975, S. 8). Heute steht dieser Ansatz im Mittelpunkt der künstlerisch-kunstpädagogischen Kunsttherapie.

Zusammenfassend schreibt Roswitha Bader über die Künstler Itten, Kandinsky und Klee und ihre Bedeutung für die Therapie:

> Mit seinen ganzheitlichen, pädagogischen Methoden erweiterte Itten das herkömmliche Bild der Kunst auf den stark sensitiven Bereich. Kandinsky gelang es, eine rational durchdachte Lehre für Farben und Formen zu erstellen, die

> subjektives Kunsterleben zu objektivieren versucht. Klee schließlich dehnt sein Kunstideal auf einen nahezu «kosmischen» Bereich aus. Alle drei verbindet das subjektive Element in der Begegnung mit der Kunst, ein Bereich, der heute auf therapeutischem Gebiet von großem Interesse ist. (Bader, 1997, S. 81)

Die heutige künstlerisch-kunstpädagogische Kunsttherapie ist ähnlich wie die Kunstpädagogik eine Maßnahme, die ästhetische Erfahrungen und ganzheitliches Erleben ermöglichen will und zur Selbst- und Weltwahrnehmung anregen möchte. Wünsche, Empfindungen und (spontane) Eindrücke sollen auf eine individuelle Art und Weise gestalterisch ausgedrückt und bewusst gemacht werden, um darauf aufbauend das eigene Erleben und Verhalten zu verändern. Die Entstehung eines Werks wird dabei von den vier Faktoren Klient, Material, Motiv und Therapeut bestimmt. Eine Abbildung von Reinhard Pfennig, die für den Bereich der künstlerisch-kunstpädagogischen Kunsttherapie modifiziert wurde, soll dies veranschaulichen (Abb. 3).
Im Mittelpunkt des künstlerischen Prozesses steht das Werk. Es wird vor allen Dingen durch die drei Faktoren Klient, Material und Motiv bestimmt. Direkten Einfluss auf das Werk, das Motiv sowie das Material hat in erster Linie der Klient. Der Therapeut hingegen beeinflusst das Werk und den damit verbundenen künstlerischen Prozess nur mittelbar. Er hat eher eine begleitende Funktion. Er regt an, in dem er, je nach Intention der Therapie, Themen oder Materialien vorschlägt, technische Hinweise gibt oder den Reflexionsprozess des Klienten fördert. Beide, Therapeut und Klient, stehen während des Prozesses in beständiger aber flexibler Verbindung.

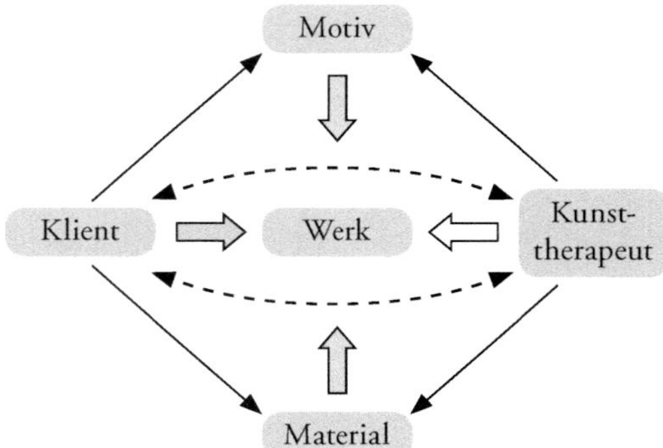

Abbildung 3: Das Werk in der Kunsttherapie im Spannungsfeld zwischen Klient, Material, Motiv und Therapeut (Modifizierte Abbildung nach Pfennig, 1959, S. 53)

Im Gegensatz zur Kunstpädagogik, die primär erzieherische Intentionen verfolgt, ist die Zielsetzung dieses kunsttherapeutischen Ansatzes, Veränderungen in Richtung einer Verminderung von seelischen oder seelisch bedingten körperlichen Störungen zu ermöglichen. Von Therapie kann dann gesprochen werden, wenn positive Veränderungen der Persönlichkeit oder des Lebensstils ermöglicht oder gefördert werden, die über die Behandlungszeit fortbestehen. Grundlage für diesen Prozess ist: sich selbst besser kennen zu lernen, die Umwelt realistisch einzuschätzen und sich zu ihr in Beziehung zu setzen (vgl. Schottenloher, 1992, S. 136).

3.2.5.1
Ästhetische Erfahrungssituationen schaffen

In der künstlerisch-kunstpädagogischen Kunsttherapie geht es nicht darum ‚anerkannte' Kunst zu schaffen. Vielmehr ist es ihre Intention, subjektorientierte ästhetische Erfahrungsprozesse im Wahrnehmen, Denken und Handeln zu ermöglichen. Unter ästhetischen Erfahrungen sind ganz allgemein intensiv erlebte positive Erfahrungen zu verstehen, die wir beispielsweise im Alltag bei ‚Ereignissen und Szenen' machen, „die das aufmerksame Auge und Ohr des Menschen auf sich lenken, sein Interesse wecken und, während er schaut und hört, sein Gefallen hervorrufen" (Dewey, 1980, S. 11). Dies kann beispielsweise ein spannendes Fußballspiel sein, das wir live miterleben und das uns ganz in seinen Bann zieht, oder das Feuer im Kamin, dass wir intensiv betrachten und dessen Glut uns magisch anzieht. Der amerikanische Pädagoge und Philosoph, John Dewey (1859–1952), von dem das oben angeführte Zitat stammt, war der Meinung, dass das Wahrnehmungsverhalten des Menschen grundsätzlich von seinem Interesse geleitet wird und seine Fantasie und sein Gefühl immer Anteil nimmt, sobald er in einer geistigen und körperlichen Tätigkeit aufgeht. Der Mensch bleibt somit kein kühler Beobachter, sondern versinkt in diesem Augenblick ganz im Erleben dieser Wahrnehmung (vgl. Dewey, 1980, S. 11). Für Dewey baut das Lernen grundsätzlich auf Erfahrung auf, und Selbstverantwortung galt für ihn als die Ausgangsbasis für dauerhaften Lernerfolg. Der Kunstpädagoge Georg Peez (2005), der sich mit den Ansätzen Deweys intensiv beschäftigt hat, fasst den Zustand während einer ästhetischer Erfahrung folgendermaßen zusammen: „Das völlige Involviertsein in eine Tätigkeit in Verbindung mit der Faszination, die vom Wahrnehmungsakt innerhalb dieser Tätigkeit selbst ausgeht, kennzeichnet die Initiation ästhetischer Erfahrung" (Peez, 2005, S. 14). Peez (2005 & 2005) hat die Strukturmomente ästhetischer Erfahrung in Form einer chronologisch geordneten Aufzählung zusammengestellt, die vor allem auf den Aussagen Deweys beruhen. Diese soll nachfolgend wiedergegeben werden. Die Auflistung beginnt an dem Punkt, an dem sich ein Mensch für etwas interessiert und endet an der Stelle, an der er sich über das Erlebte mitteilt:

- Aufmerksamkeit für Ereignisse und Szenen, die Gefallen und Interesse wecken;
- Unmittelbares Erleben der Wahrnehmung;
- Offenheit und Neugier;
- Versunkensein im Augenblick;
- Selbstgenügsamkeit;
- Emotionales Involviertsein;
- Genuss der Wahrnehmung selbst;
- Freude, Spaß;
- Lustempfinden;
- Spannung;
- Überraschung;
- Staunen;
- Erleben von Subjektivität;
- Individualität in der Wahrnehmung;
- Anregung der Fantasie;
- Entdeckung von neuen Assoziationen zu scheinbar Bekanntem und Gewohntem;
- Erleben von Prozesshaftigkeit in der Wahrnehmung;
- Reflexion über die eigene Wahrnehmung;
- Reflexion bewirkt die nötige Distanz zum eignen Wahrnehmungserleben, zum Abschluss der ästhetischen Erfahrung;
- Voraussetzung für die Reflexion ist Wissen und Einsicht, die sich aus früherer Wahrnehmung und Erfahrung ergibt;
- In-Beziehung-Setzen der eigenen ästhetischen Erfahrung mit kulturellen und künstlerischen Produkten;
- Festhalten der ästhetischen Erfahrung in ästhetischer Produktion;
- Mitteilen dessen, was die ästhetische Aufmerksamkeit zwingend erregte (kommunikativer Aspekt). (Peez, 2005, S. 14–15 & vgl. Peez, 2005; S. 20)

Ästhetische Situationen, Prozesse und Erfahrungen sind demnach solche, in de-

nen der Mensch mehr subjektorientiert als zweckorientiert lernt, also entdeckend tätig ist. Es sind Situationen, in denen er bevorzugt eigene Erfahrungen machen kann, als sich vornehmlich auf vorgefertigtes Wissen zu stützen und so zudem emotional beteiligt ist und sich nicht nur auf das Rationale verlässt (vgl. Kirchner, 2009, S. 12). Ästhetische Erfahrungen können auf zweierlei Art und Weise gemacht werden. Erstens kann dies rezeptiv geschehen, d. h. in Form von Bildbetrachtungen oder zweitens produktiv, indem individuell mit Materialien gearbeitet wird. Für die letztgenannte Methode, die hauptsächlich Verwendung findet, werden speziell die sinnlich-ästhetischen Qualitäten künstlerischer Ausdrucksmittel genutzt und gezielt in der Behandlung eingesetzt. Dem Material und den damit gemachten Erfahrungen kommen zentrale Rollen zu, wie nachfolgend aufgezeigt wird.

3.2.5.2 Materialerfahrungen und ihre Bedeutung

Material lässt sich bearbeiten, verändern, beeinflussen und dies auf schöpferische oder auch zerstörende Art. Ursprung und Endzustand eines Materials sind nach der Bearbeitung immer unterschiedlich und die Spuren der Veränderung erkennbar. Das Gestalten mit Ton, Gips und Kleister, das Bearbeiten von Holz und Stein oder das Malen mit Farben regen auf unterschiedliche Art und Weise an und ermöglichen neue Erfahrungen und in der Folge neue Erkenntnisse.

Durch das Kritzeln, Reißen, Schmieren, Kleben, Malen und Bauen können intensiv positive Erfahrungen gemacht werden, die über das Visuelle hinaus auch den häufig vernachlässigten Tast-, Geruchs-, Geschmacks- und Hörsinn ansprechen und damit einem ganzheitlichen Ansatz folgen. Die künstlerisch-kunstpädagogische Kunsttherapie will das Empfinden und Wahrnehmen unterschiedlicher Form- und Veränderungsmöglichkeiten von Materialien ermöglichen, um darüber die Sinnestätigkeit und Wahrnehmung zu fördern. Gestaltungsprozesse werden nicht als bloßes Mittel zum Zweck eingesetzt, um das fertige Produkt für einen sprachlichen Austausch zwischen Klient und Therapeut zu nutzen. Vielmehr wird zweierlei beabsichtigt: Erstens soll der Teilnehmer herangeführt werden, die Materialien und Prozesse, die er während des Gestaltens kennengelernt und erfahren hat, intensiv zu erleben, um darüber die Eigenart und Wesenszüge der Dinge zu erfahren, wie beispielsweise ihre unmittelbare Beschaffenheit, ihren Geschmack und ihren Duft (vgl. Marburg, 1997, S. 60). Darüber hinaus können bildnerische Prozesse, so Georg Peez, „zur Konfliktlösung und zur Entwicklung neuer Bewältigungsmodi dienen. Stereotype Verhaltensweisen werden durch bildnerische Praxis wieder flexibler, weil Erfahrungen durch bildnerische Auseinandersetzung neu strukturiert werden“ (Peez, 2005, S. 39). Und zweitens ist es die Intention dieser kunsttherapeutischen Richtung, dass der Klient die gemachten Erfahrungen reflektiert, neue Verhaltensweisen kennenlernt und sich diese aneignet. Auf diesem Wege kann die eigene Identität und das Selbstwertgefühl gestärkt, Persönlichkeit gebildet und das eigene Erleben und Verhalten positiv verändert werden.

Ein weiterer wichtiger Aspekt der künstlerisch-kunstpädagogischen Kunsttherapie ist ihre kompensatorische Funktion. Unter Kompensation ist ganz allgemein Ersatz und Ausgleich zu verstehen (vgl. Wichelhaus, 1995, S. 35). Materialerfahrung und ästhetisch-bildnerische Prozesse haben kompensatorische Wirkungen, die aber nicht mit Erholung und Entspannung gleichzusetzen sind.

3.2.5.3
Zur kompensatorischen Funktion der Kunsttherapie

Ein wichtiges Anliegen der Menschen ist es gesund zu sein und dies nicht nur in körperlicher sondern auch in seelischer Hinsicht. Seelisch gesund zu sein, ist eine wesentliche Bedingung, um selbstbestimmt am Leben teilzuhaben, seine individuellen Fähigkeiten zu entwickeln und sein Potenzial einzubringen. Die zunehmende Technologisierung, Digitalisierung und das verstärkte Konsumverhalten führen in unserer Gesellschaft aber vermehrt zu einer Entfremdung der Menschen untereinander, aber auch von sich selbst (vgl. Wichelhaus, 1995, S. 35). Wichtige Ressourcen werden nicht oder nur einseitig genutzt, und für ganzheitliche Erfahrungen und sinnliche Erlebnisse besteht kaum Platz (vgl. Steineke & Watermann, 2009, S. 77). Eine etwaige Folge der zunehmenden Erfahrungs-, Handlungs- und Kommunikationsverluste (vgl. Richter-Reichenbach, 2007, S. 10) zeigt sich möglicherweise in der immer größer werdenden Zahl von Menschen, die sich aufgrund einer psychischen Erkrankung in Behandlung begeben. Laut Fehlzeiten-Report 2012 des Wissenschaftlichen Instituts der AOK (WIdO) nimmt vor allem die Anzahl der psychischen Erkrankungen kontinuierlich zu. Allein seit 2004 ist, so Uwe Dreh (2012), „die Anzahl unserer Versicherten, die aufgrund einer psychischen Erkrankung in Behandlung sind, um 40 Prozent gestiegen“ (Dreh, 2012, S. 1). Die Kunstpädagogin und Kunsttherapeutin, Barbara Wichelhaus, schrieb schon 1995 zur Situation in unserer Gesellschaft: „Man muss nicht Kulturpessimist sein, um zu erkennen, daß wir uns in einer «Umbruchsituation» befinden, die in alle Lebensbereiche des Menschen verändernd eingreift, Lebenssituationen und Lebensgestaltung bestimmt und vielfach als Mißstand krisenhaft erlebt und erfahren wird“ (Wichelhaus, 1995, S. 16). Kunsttherapie kann angesichts dieser Umstände dazu dienen, konstruktiv auf diese Lage zu reagieren. In dem sie durch ästhetische Erfahrungsprozesse neue Handlungsansätze und Reflexionsmöglichkeiten bietet, kann der Mensch wieder aktiv, selbsttätig und ganzheitlich in Kontakt zu sich selbst, der Umwelt und in Beziehung zu anderen treten. Auf diese Weise können notwendige und individuelle Voraussetzungen geschaffen werden, sich in der Welt besser zurechtzufinden und in ihr zu bestehen. Dem spürbaren persönlichen und gesellschaftlichen Missstand setzt Kunsttherapie „ästhetisch - ganzheitliche Selbsttätigkeit, Primär- und Verursachererfahrungen entgegen“ (Richter-Reichenbach, 2007, S. 10).

Basis:
Ästhetische Erfahrungssituationen und Prozesse initiieren
↓
Methoden:
Materialerfahrung fördern, Reflexionsanreize schaffen, Einsichten begünstigen
↓
Intention:
Selbstfindung – Autonomie – Identitätsbildung sowie
positive Veränderungen im Erleben und Verhalten
bewirken

Abbildung 4: Basis, Methoden und Intention künstlerisch-kunstpädagogischer Kunsttherapie.

Zusammenfassend ist es das Ziel dieser Kunsttherapie, Erlebnis-, Ausdrucks- und Handlungskompetenzen zu fördern. Sie will helfen, über ästhetische Erfahrungsprozesse ganzheitlich die Sinne zu schärfen, die Wahrnehmung zu schulen und sich als aktiv schöpferischer Mensch zu erleben, um somit wichtige Erkenntnisse über die eigene Person zu gewinnen (Selbstfindung), Autonomie zu entwickeln, den Weg zu einer Identitätsbildung zu ebnen sowie das eigene Erleben und Verhalten positiv zu verändern (Abb. 4).
Im nachfolgenden Kapitel wird das Behandlungskonzept der vorliegenden Studie vorgestellt. Es werden wesentliche Hintergründe und Rahmenbedingungen beschrieben und die angewandten Methoden ausführlich dargestellt.

4 Behandlungskonzept – Hintergründe, Rahmenbedingungen und Methoden

Dieses Kapitel gibt einen konkreten und praxisnahen Einblick in das Behandlungskonzept der Untersuchung, das zum großen Teil auf den Grundgedanken des künstlerisch-kunstpädagogischen Ansatzes aufbaut (vgl. Kapitel 3.2.5). An dieser Stelle werden die tatsächlich durchgeführten Übungen und Methoden vorgestellt, die während der Intervention zum Einsatz kamen.
Um zu verdeutlichen, worauf sich die in Kapitel 7 dargestellten Ergebnisse der drei methodischen Untersuchungen beziehen, werden einleitend die Ziele und Grundbedingungen des Behandlungskonzepts erläutert (Kapitel 4.1). Anschließend wird auf die Bedeutung von Gesprächen innerhalb der Kunsttherapie Bezug genommen (Kapitel 4.2) sowie wesentliche Bedingungen, Verläufe und Methoden der Behandlung konkretisiert (Kapitel 4.3). Mit der Offenlegung und genauen Beschreibung des Behandlungskonzepts soll dem Leser ermöglicht werden, möglichst zuverlässige Kausalaussagen (Ursache-Wirkungs-Beziehungen) in Bezug auf die Untersuchung ziehen zu können. Abschließend wird in Kapitel 4.4 auf die spezielle Unterbringungssituation der Patientengruppe eingegangen. Es wird u. a. erläutert, was sich hinter dem Begriff Maßregelvollzug verbirgt, wie sich der Maßregelvollzug vom Strafvollzug unterscheidet und welche Behandlungsansätze in der forensischen Psychiatrie von Bedeutung sind.

4.1 Das kunsttherapeutische Behandlungskonzept

In der Kunsttherapie kommt der Förderung von Entwicklungsprozessen durch die Aktivierung von Ressourcen eine wesentliche Rolle zu (vgl. Schemmel, Selig & Janschek-Schlesinger, 2008, S. 29). Das heißt, dass das Augenmerk während der Behandlung in erster Linie auf die Potenziale und Stärken der Patienten gerichtet ist und nicht die Ursachen für Probleme und Störungen im Vordergrund stehen. Die Teilnehmer sollen vor allem darin unterstützt werden, eigene Fähigkeiten und Perspektiven zu entdecken und diese für die Gestaltung der Zukunft zu nutzen (vgl. Schemmel, Selig & Janschek-Schlesinger, 2008, S. 28–29). Um dies zu erreichen, setzt die Kunsttherapie die praktisch kreative Auseinandersetzung und den therapeutischen Dialog ein. Beide, Gestaltung und Gespräch, bilden die wesentlichen Bausteine einer kunsttherapeutischen Behandlung.
Das Ziel der vorliegenden Studie war, ein kunsttherapeutisches Behandlungskonzept mit der beschriebenen Patientengruppe durchzuführen, um darüber Erkenntnisse über ihre subjektiven Sichtweisen zu gewinnen. Um dies zu erreichen, wurde im Vorfeld der Untersuchung ein spezielles kunsttherapeutisches Konzept entworfen, das einem künstlerisch-kunstpädagogischen Ansatz folgte und 66 Therapieeinheiten sowie vielfältige Arten von Reflexionsgesprächen umfasste.
Kunsttherapie, aber auch Therapien im Allgemeinen, sollten immer die spezifischen Bedürfnisse des Klientels berücksichtigen und auf sie zugeschnitten sein (vgl. Aissen-Crewett, 1997, S. 29). Um ein geeignetes kunsttherapeutisches Therapieprogramm für männliche Patienten mit Persönlichkeitsstörungen im Maßregelvollzug zu entwickeln, wurden zum einen Strukturen, Übungen und Methoden in das Programm aufgenommen, die im Vor-

feld an unterschiedlichsten Patientengruppen erprobt worden waren. Zum anderen flossen in das Konzept aber auch persönliche Erkenntnisse und Einschätzungen von Patienten ein, die während oder nach einer kunsttherapeutischen Behandlung von ihnen geäußert worden waren oder die in mehrfach durchgeführten schriftlichen Fragebögen zur ‚Selbsteinschätzung und Behandlungszufriedenheit' evaluiert werden konnten. Gerade diese persönlichen Einschätzungen lieferten wichtige Hinweise darauf, welche Strukturen, Übungen und Methoden sich für eine kunsttherapeutische Intervention besonders eignen. Insbesondere von den Patienten aus der forensischen Psychiatrie wurden folgende Aspekte immer wieder positiv bewertet und hervorgehoben: An erster Stelle wurde genannt, dass gerade die Kombination aus selbstständiger, selbstbestimmter, experimenteller und nicht leistungsorientierter aber auch zielorientierter, strukturierter sowie direktiver, d. h. geleiteter Kunsttherapie förderlich ist. Weiterhin wurde hervorgehoben, dass die Einbeziehung verschiedener Sozialformen (vgl. Kapitel 4.3.4) wichtige Erkenntnisse über eigene Einstellungen und Fähigkeiten ermöglicht, und die Therapie darüber hinaus abwechslungsreich und spannend macht. Außerdem wurde angeführt, dass neben der künstlerischen Praxis auch die Reflexion in Form von regelmäßig stattfindenden Werkgesprächen und Anfangs- und Abschlussrunden mit der gesamten Gruppe wichtig und aufschlussreich ist. Als weiterer Aspekt wurde immer wieder hervorgehoben, dass nur eine zeitlich intensive Kunsttherapie mit mindestens 1 ½ Stunden am Tag und wenigstens zwei Terminen in der Woche ein prozesshaftes und damit befriedigendes Arbeiten ermöglicht. Einen weiteren Aspekt betraf das Material. Hier äußerten viele Patienten, dass die große Auswahl an Materialien und damit verbundenen Techniken reizvoll und anregend ist und überdies zu einem reicheren Erleben und Empfinden führt. Auch wurde von den Patienten die Teilnahme von Kunststudierenden als bereichernd empfunden. Erstens fühlten sich die Patienten durch die tatkräftige und wohlwollende Unterstützung durch die Studierenden wertgeschätzt, zweitens konnten sie sich an den Verhaltensweisen der oft Gleichaltrigen orientieren und neue, ungewohnte Umgangsformen kennenlernen. Drittens erhielten sie durch die Kunststudierenden künstlerisches Wissen, und viertens erlebten sie sie als wichtiges Brückenglied zwischen geschlossener Klinik und Außenwelt. Das kunsttherapeutische Behandlungskonzept, das letztendlich für diese Untersuchung entworfen wurde, versuchte die Hinweise der Patienten zu berücksichtigen und mit den bisher gemachten eigenen Erfahrungen der Untersuchungsleiterin zu verbinden.

Nachfolgend soll ein Einblick in die Zielsetzungen, Methoden und Inhalte der verschiedenen Gespräche gegeben werden, die bei der Untersuchung zum Einsatz kamen.

4.2 Gespräche in der Kunsttherapie – Methoden, Ziele und Inhalte

Im Rahmen des kunsttherapeutischen Behandlungsprogramms fanden regelmäßig Gespräche statt. Diese unterschieden sich sowohl in ihrer Zielsetzung als auch in der Art und Weise ihrer Durchführung. Bevor die Inhalte und Ziele der Gespräche ausführlicher vorgestellt werden, soll eine kurze Einführung in die angewandte Gesprächsmethode erfolgen.

4.2.1 Zur Gesprächsmethode

Alle Gespräche, die mit den Teilnehmern durchgeführt wurden, orientierten sich an der klientenzentrierten Methode, die von Carl R. Rogers (1902–1987) entwickelt und von Reinhard Tausch und seinen Schülern weiter ausgebaut wurde. Das besondere Merkmal dieses Ansatzes ist, dass der Therapeut bzw. Berater seinem Klienten keine Ratschläge gibt und seine Aussagen nicht interpretiert, sondern ihn stattdessen darin unterstützt, sich selbst besser wahrzunehmen, sich mit seinen Gefühlen auseinanderzusetzen und neue Sichtweisen und Lösungsmöglichkeiten zu entwickeln. Der Therapeut hält sich im Gespräch mit seinem Klienten somit weitestgehend mit eigenen Bewertungen zurück und praktiziert eine eher non-direktive Gesprächsführung. Das Ziel der klientenzentrierten Methode ist es, die Ressourcen und das Veränderungspotenzial der Klienten zu nutzen, um sie darin zu befähigen, zukünftige Probleme besser zu lösen (vgl. Weinberger, 2004, S. 33). Um dies zu erreichen, sind auf Seiten des Therapeuten bzw. Beraters drei Basisvariablen oder wie es Jürgen Kriz (2007) formuliert „drei Aspekte einer Begegnungshaltung“ (Kriz, 2007, S. 173) notwendig: Empathie und Verbalisierung, auch einfühlendes Spiegeln genannt, Annehmen und Wertschätzen sowie Echtheit und Selbstkongruenz. Für den Klienten ist die Basisvariable die Selbstexploration (vgl. Weber, 1996, S. 27).

4.2.2 Zu den Zielen und Inhalten der verschiedenen Gesprächsarten

Vor, während und nach der kunsttherapeutischen Behandlung fanden mehrere Gespräche zwischen den Patienten und der Kunsttherapeutin statt. Es gab fest eingeplante, methodische Gespräche, wie ein allgemeines Informationsgespräch, ein Erstgespräch und ein Zielplanungsgespräch. Ferner wurden drei Reflexionsgespräche durchgeführt, die im weiteren Verlauf Werkgespräche genannt werden. Zum Ende der Maßnahme fand zudem ein Abschlussgespräch statt. Je nach Bedarf wurden des Weiteren mehrere Kurzkontakte und immer wieder kurze Gespräche zwischen den Teilnehmern, der Kunsttherapeutin und den Kunststudierenden durchgeführt. Außerdem sah das Behandlungskonzept vor, dass jede Therapieeinheit mit einem Reflexionsgespräch begann und mit einem solchen endete.

Für die Durchführung der Gespräche wurde der Arbeitsraum der Kunsttherapie oder das darin befindliche Büro genutzt. Diese Räumlichkeiten waren den Teilnehmern vertraut und boten zudem die Sicherheit, nicht durch Mitpatienten oder Mitarbeiter gehört oder beobachtet zu werden. Alle Werkgespräche sowie das Abschlussgespräch wurden aufgezeichnet und zusätzlich ein ausführliches Protokoll der Besprechungen angefertigt. Die dabei vorliegenden Werkreihen der Teilnehmer wurden zudem vor Ort fotografiert. Sowohl für die Aufzeichnungen als auch für die Fotodokumentation liegen Einverständniserklärungen aller Patienten vor.

Als Nächstes werden die verschiedenen Gesprächsarten, die bei der Untersuchung zum Tragen kamen ausführlicher vorgestellt. Der Übersicht halber wurde eine Tabelle erarbeitet, die die wichtigsten Aspekte zusammenfasst (Tab. 3).

Art des Gesprächs	Zeitpunkt, Dauer und Sozialform des Gesprächs	Inhalte und Ziele des Gesprächs
Informationsgespräch	◆ Vier Wochen vor Beginn der Intervention ◆ Ca. 50 Minuten ◆ In der Kleingruppe	◆ Gegenseitiges Kennenlernen ◆ Rahmenbedingungen der Intervention erläutern ◆ Einverständnis der Teilnehmer einholen ◆ Schriftliche Informationen zur Intervention ausgeben
Erstgespräch	◆ Zwei Wochen vor Beginn der Intervention ◆ Ca. 50 Minuten ◆ Einzelgespräch	◆ Interessen/Vorerfahrungen und Materialwünsche erfragen ◆ Motivation der Teilnahme klären ◆ Stärken und Schwächen ermitteln ◆ Erwartungen und Ziele erörtern ◆ Rahmenbedingungen der Intervention ausführlicher erläutern ◆ Zielplanungsbogen ausgeben und vorstellen
Zielplanungsgespräch	◆ Ca. eine Woche vor Beginn der Intervention ◆ Ca. 50 Minuten ◆ Einzelgespräch	◆ Ziele und Umsetzungsmöglichkeiten auf Grundlage des Zielplanungsbogens erarbeiten und verbindlich festlegen
Werkgespräch 1–3	◆ Ca. einen Monat nach Beginn der Intervention, danach Wiederholung im Rhythmus von zwei Monaten ◆ Ca. 50 Minuten ◆ Einzelgespräch	◆ Künstlerische sowie subjektive Prozesse anhand vorliegender Werke reflektieren ◆ Ziele aus dem Zielplanungsgespräch reflektieren ◆ Neue Ziele für die Kunsttherapie erarbeiten und festlegen
Abschlussgespräch	◆ Zum Ende der Intervention ◆ Ca. 30 Minuten ◆ Einzelgespräch	◆ Effekte aus Sicht der Teilnehmer auf ihr Erleben und Verhalten herausarbeiten ◆ Persönliche Bedeutung der Maßnahme eruieren ◆ Zufriedenheit mit dem Behandlungskonzept ermitteln

Tabelle 3: Art, Zeitpunkt, Dauer sowie Inhalt und Ziele der durchgeführten Gespräche während der kunsttherapeutischen Intervention *(Fortsetzung nächste Seite)*

Kurzkontakt	◆ Nach Bedarf ◆ Ca. 15 Minuten ◆ Einzelgespräch	◆ Auslöser für aktuelles Problem erörtern ◆ Gefühle regulieren helfen ◆ Hilfestellung geben und Problemlösung erarbeiten
Small talk, Sachgespräche und kurze Gespräche mit emotionalem Charakter	◆ Nach Bedarf ◆ Ca. 5 Minuten ◆ Einzel- und Gruppengespräch	◆ Beziehung herstellen und festigen ◆ Motivation und Bedürfnisse klären ◆ Technik und Umgang mit Materialien erläutern
Reflexionsgespräch	◆ Regelmäßig zu Beginn und zum Ende einer Therapieeinheit ◆ Ca. 5 –15 Minuten ◆ In der Gruppe	◆ Befindlichkeit klären ◆ Ziele, Wünsche und Erwartungen erörtern ◆ Aktuellen kreativen Prozess reflektieren

4.2.2.1 Das Informationsgespräch

Das Informationsgespräch leitete die Maßnahme Kunsttherapie ein und war das erste Gespräch, das mit den Teilnehmern durchgeführt wurde. Vier Wochen vor Beginn wurden die Männer hierzu in kleinen Gruppen, oder wenn dies nicht möglich war, auch einzeln in die Kunsttherapie eingeladen. Das Informationsgespräch, dass ca. 50 Minuten dauerte, diente in erster Linie dazu, sich gegenseitig kennenzulernen, Fragen von Seiten der Patienten bezüglich des Forschungsprojekts zu klären und den zeitlichen Rahmen, die Räumlichkeiten sowie die Möglichkeiten der Maßnahme vorzustellen. Auch wurde an dieser Stelle noch einmal persönlich das grundsätzliche Interesse der Teilnehmer an der Maßnahme eingeholt. Zum Abschluss des Informationsgesprächs wurde den Teilnehmern die Einverständniserklärung vorgestellt und mit der Bitte überreicht, diese zum bevorstehenden Erstgespräch unterschrieben wieder mitzubringen. Zusätzlich erhielten sie, quasi als Gedankenstütze, den Flyer ‚Kunsttherapie in der forensischen Psychiatrie', der hierfür extra im Vorfeld entworfen worden war.

4.2.2.2 Das Erstgespräch

Zwei Wochen bevor die Kunsttherapie begann, wurde mit den einzelnen Teilnehmern ein Erstgespräch vereinbart, dass einer ersten Beziehungsanbahnung diente und zudem darauf abzielte, die Motivation sowie die Wünsche, Ziele und Interessen aber auch die Stärken und Schwächen eines Teilnehmer zu eruieren. Zudem erfolgte ein ausführlicher Rundgang durch die kunsttherapeutischen Räume, bei dem die zur Verfügung stehenden Materialien und deren Anwendungsmöglichkeiten erläutert sowie Vorerfahrungen, Kenntnisse aber auch Vorlieben bezüglich der Methoden und der Materialien thematisiert wurden. Daran anschließend erhielt jeder Teilnehmer einen ‚Projektplan', auf dem

ausführlich die wichtigsten Maßnahmen und Informationen, wie die zeitliche Rahmenbedingungen, der Einsatz wissenschaftlicher Tests und die Durchführung regelmäßiger Reflexionsgespräche aufgeführt waren.
Zum Abschluss des Erstgesprächs wurde jedem Teilnehmer das Formular ‚Kunsttherapie Zielplanung' vorgestellt und zur Bearbeitung mitgegeben (vgl. Kapitel 6.2.4.2). Dieser vierseitige Fragebogen verfolgte drei Ziele. Erstens diente er dazu, dem Teilnehmer von Beginn an mögliche Ziele und Herangehensweisen der Kunsttherapie auf eine leicht verständliche Art und Weise näherzubringen. Zweitens forderte er die Männer von Beginn an dazu auf, konkrete Ziele und Wünsche bezüglich der Maßnahme zu formulieren und sich darüber hinaus Gedanken zu realisierbaren Umsetzungsmöglichkeiten zu machen. Und drittens diente das Formular dazu, für möglichst viel Transparenz und damit auch (Planungs-) Sicherheit zwischen den Beteiligten zu sorgen.

4.2.2.3
Das Zielplanungsgespräch

Zentraler Bestandteil der Kunsttherapie war, mit jedem Teilnehmer von Beginn an eine konkrete Zielperspektive zu erarbeiten, um einen positiven Veränderungsprozess im Erleben und Verhalten in Gang zu setzen. Diese Herangehensweise bietet vielerlei Vorteile. So eröffnen klar umrissene und auf die jeweiligen Bedürfnisse des Teilnehmers abgestimmte therapeutische Ziele die Möglichkeit, den eigenen Bestrebungen und Handlungen eine Richtung zu geben. Dies schafft Sicherheit, stärkt die Eigenverantwortung und damit auch deutlich die Motivation, sich aktiv zu beteiligen und beinhaltet zudem die Chance „der Standortbestimmung, so wie ein Navigationsgerät nur funktioniert, wenn man weiß, was man anpeilen möchte" (Schemmel, Selig & Janschek-Schlesinger, 2008, S. 47). Wichtig ist dabei nicht, dass der Teilnehmer seine gesamten Ziele umfassend erreicht. Es geht vielmehr darum, einen Veränderungsprozess anzustoßen, der ihn dazu ermutigt, seine Potenziale für einen Wandel auch außerhalb der Kunsttherapie zu nutzen. Aus diesen Gründen standen in der hier vorgestellten Maßnahme von Anfang an die Wünsche und Ziele der Männer im Fokus der kunsttherapeutischen Behandlung.
Das Bestreben dieses Gesprächs war, mit jedem Teilnehmer eine konkrete Zielperspektive für die ersten Monate der Kunsttherapie zu entwickeln. Dabei wurde besonders darauf geachtet, dass diese auch erreichbar sind. Praktisch bedeutete dies, dass maximal drei therapeutische Ziele für die Kunsttherapie formuliert und zudem konkrete Übungen zu den jeweiligen Zielen entworfen wurden. Hierzu ein Beispiel: Ein Mann hatte sich gewünscht, zu lernen, Kontakt zu anderen Menschen aufzunehmen, um dadurch seine Unsicherheit und sein Misstrauen Fremden gegenüber zu verringern. Um dies zu üben, schlug er selbst vor, eine künstlerische Partnerarbeit mit einem Mitpatienten durchzuführen und zusätzlich gezielt die weiblichen Studierenden um ihre praktische Mitarbeit und um ihren Rat zu künstlerischen Problemen zu bitten.
Auf Wunsch erhielten die Männer nach dem Gespräch eine Kopie des Formulars, samt gemeinsam erarbeiteter und damit verbindlicher Zielvereinbarung. Das Formular diente gewissermaßen als eine Art Therapievertrag zwischen dem Teilnehmer und der Kunsttherapeutin.

4.2.2.4
Das Werkgespräch

Das Werkgespräch war ein wichtiger Bestandteil der kunsttherapeutischen Behandlung, da hier explizit das Empfinden, die Betrachtungsweisen, die Verhaltensweisen sowie Umgangsformen der Teilnehmer im Mittelpunkt standen.

Einen Monat nach Beginn der Kunsttherapie wurde das erste Werkgespräch durchgeführt. Danach erfolgten in einem Rhythmus von zwei Monaten zwei weitere Besprechungen. Der Termin hierzu wurde vorher offiziell angekündigt und fand außerhalb der regulären Kunsttherapiezeit statt. Das Einzelgespräch dauerte in der Regel 50 Minuten und gliederte sich zumeist in vier Phasen. Ausnahmen gab es immer dann, wenn beispielsweise ein Mann so angespannt zum Gespräch erschien, dass die Regulierung seiner Gefühle im Vordergrund stand oder er sich die sofortige Thematisierung eines wichtigen Problems wünschte. Als Nächstes sollen die drei Phasen des Werkgesprächs beschrieben werden.

Phase 1: Werkbetrachtung
Ausgangspunkt der Sitzung waren immer die Werke eines Teilnehmers, außer er weigerte sich, diese zu zeigen. Um die Bilder und Objekte gemeinsam betrachten zu können, wurden sie zu Beginn des Gesprächs in chronologischer Reihenfolge von dem Teilnehmer an einer extra für diese Fälle angebrachten Malwand befestigt oder vor dieser platziert (Abb. 5). Der Malwand

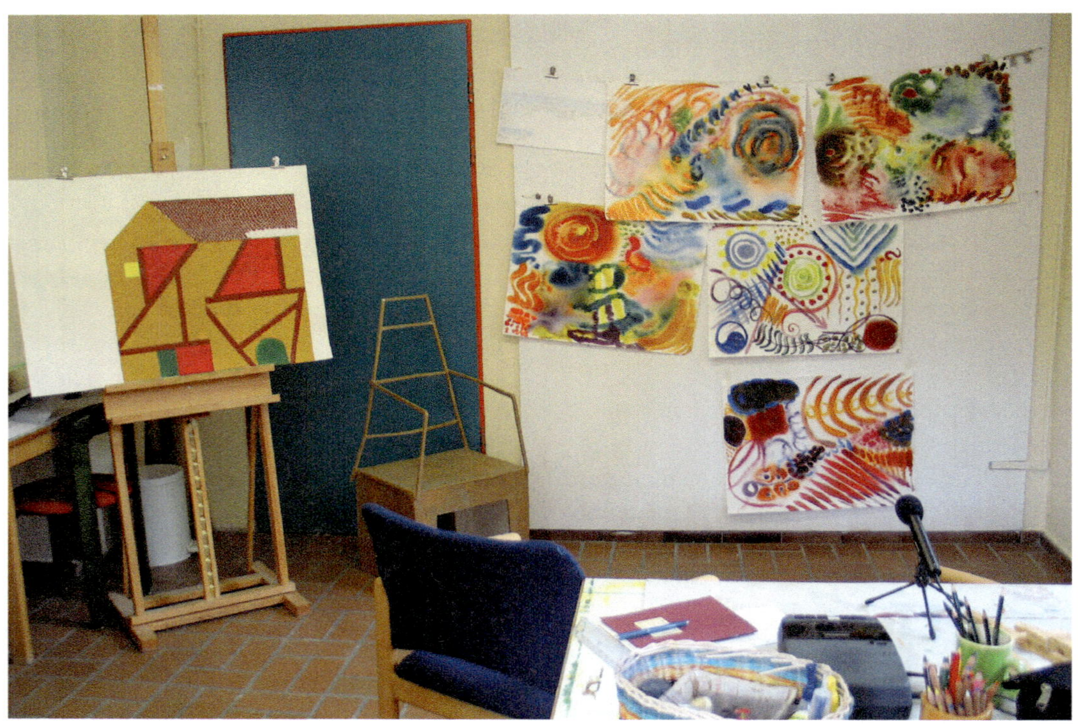

Abbildung 5: Situation während des Werkgesprächs – Teilnehmer und Kunsttherapeutin haben während des Gesprächs die entstandenen Werke vor Augen.

gegenüber standen zwei bequeme Stühle. Bei der Werkbetrachtung wurde der stattgefundene kreative Prozess aber auch die persönlichen Erfahrungen und Entwicklungen des Teilnehmers während der kreativen Auseinandersetzung reflektiert. Die Arbeiten wurden unter anderem auf ihre Wirkung hin untersucht, es wurde ihre Entstehung durchleuchtet, aber auch die dahinter liegenden Intentionen genauer betrachtet sowie praktische Umsetzungsprobleme angesprochen. Gerade im Austausch über die entstandenen Werke wurde gezielt den persönlichen Bedeutungen der Teilnehmer Beachtung geschenkt und auf Interpretationen oder Deutungen verzichtet.

Phase 2: Zielreflexion
In dieser Phase des Gesprächs wurden die von dem Patienten zuvor benannten therapeutischen Ziele aus dem Zielplanungs- oder Werkgespräch auf ihre Erreichbarkeit und Umsetzbarkeit überprüft, Fort- und Rückschritte angesprochen sowie Stillstände thematisiert. In diesem Zusammenhang erhielt der Teilnehmer zumeist auch eine direkte Rückmeldung über auffällige Verhaltensweisen oder Veränderungen aus Sicht der Kunsttherapeutin. Dieses Feedback schien den Männern besonders wichtig und wurde oftmals von ihnen selbst eingefordert. Besondere Beachtung wurde auch dem Aspekt des Transfers, d. h. der Lernübertragung geschenkt, in dem beispielsweise gemeinsam mit dem Teilnehmer reflektiert wurde, ob Einsichten oder Erfahrungen aus der Kunsttherapie auch auf den Alltag oder andere Bereiche übertragen werden konnten.

Phase 3: Zielvereinbarung
Anschließend und auf Phase 2 aufbauend wurden erneut Ziele für die darauf folgende kunsttherapeutische Phase formuliert und konkrete Übungen hierzu entwickelt. Die Ergebnisse wurden wieder notiert und waren damit für beide Seiten verbindlich.

4.2.2.5 Das Abschlussgespräch

Das ‚Abschlussgespräch zur Selbsteinschätzung und Behandlungszufriedenheit', das auch für die qualitative Auswertung genutzt wurde (vgl. Kapitel 6.1.2.1), fand zum Ende der Intervention statt. Die vorrangigen Ziele des Gesprächs waren, herauszufinden, wie die Teilnehmer die Intervention erlebt haben, welche Effekte die Kunsttherapie aus ihrer Sicht auf ihr Erleben und Verhalten hatte, welche Erfahrungen sie machen konnten, welche Bedeutung die Kunsttherapie für sie hatte und wie zufrieden sie mit dem Behandlungskonzept waren und warum.

4.2.2.6 Der Kurzkontakt

Während einer kunsttherapeutischen Einheit ergaben sich immer wieder problematische Situationen, die eine schnelle Lösung erforderten. So kam es des Öfteren vor, dass ein Teilnehmer mit hoher Anspannung in der Kunsttherapie eintraf, weil er sich beispielsweise zuvor auf der Station mit einem Mitpatienten gestritten hatte oder ein Lockerungsgesuch nicht gewehrt wurde. Oder es kam zu intensivem Frust und Ärger, weil ein Teilnehmer beispielsweise seine kreativen Ideen nicht umsetzen konnte, und er sich für sein Versagen schämte. In solchen Fällen wurde mit dem betreffenden Mann ein Kurzkontakt, d. h. ein ca. 15 minütiges Gespräch – mit zumeist emotionalem Inhalt – im Büro durchgeführt. Hierbei ging es zumeist darum, mit dem Teilnehmer den Auslöser für sein aktuelles Problem zu erörtern, ihn dabei

zu unterstützen, seine momentanen Gefühle zu regulieren und eine gemeinsame Problemlösung zu erarbeiten.

4.2.2.7
Small talk, Sachgespräche und kurze Gespräche mit emotionalem Charakter

Spontane oder sich aus der Situation ergebende Gespräche sind besonders wichtig, weil sie entscheidend zu einer angenehmen und entspannenden Arbeitsatmosphäre beitragen und die Beziehung zwischen den Beteiligten festigt. Sie sind oftmals die Türöffner für andere wichtige, emotionale Gesprächsthemen. In der Kunsttherapie ergaben sich vor allem drei Gesprächssituationen, die zum Teil fließend ineinander übergingen. Zum einen gab es die oberflächlichen Gespräche, den sogenannten ‚small talk', bei dem ein Teilnehmer beispielsweise über das Wetter redete oder davon berichtete, dass er sich eine neue Playstation gekauft habe. Zum anderen gab es die Sachgespräche. Diese drehten sich zumeist um den Gebrauch und den Einsatz von Materialien und künstlerischen Techniken. Zum Schluss sind noch die kurzen Gespräche mit emotionalem Charakter zu nennen, bei denen es häufig darum ging, die Motivationslage und Bedürfnisse eines Patienten zu klären, ohne das ein Kurzkontakt notwendig ist.

4.2.2.8
Die Reflexionsgespräche

Zu Beginn und zum Ende einer praktischen, kunsttherapeutischen Behandlungseinheit fanden regelmäßig zeitlich begrenzte Reflexionsgespräche innerhalb der Gruppe statt. So startete jede Therapiesitzung mit einer fünfminütigen Anfangsrunde, in der die Befindlichkeit der Teilnehmer geklärt und ihre Ziele, Wünsche und Erwartungen an die jeweilige Stunde besprochen wurden. Beendet wurde jede Einheit mit einer zehnminütigen Reflexionsphase, die dazu diente, die einzelnen Werke der Teilnehmer vorzustellen, den stattgefundenen kreativen Prozess zu reflektieren und die Erfahrungen und Erlebnisse untereinander auszutauschen.

4.3
Praxis der Kunsttherapie – Bedingungen, Verlauf und Methoden

In diesem Kapitel erfolgt eine Beschreibung der räumlichen, materiellen und zeitlichen Bedingungen sowie der verschiedenen Sozialformen, die während der Intervention zum Einsatz kamen. Wichtig scheint an dieser Stelle zu betonen, dass sich die angeführten Bedingungen grundsätzlich für jedes Klientel eignen und nicht spezifisch für die forensische Psychiatrie sind. Anschließend werden die Übungen und Methoden des Behandlungskonzepts auch anhand von Bildbeispielen aus dem Forschungsprojekt vorgestellt. Zusätzlich wird zum Abschluss auf den zeitlichen und inhaltlichen Einsatz von Kunststudierenden eingegangen.

4.3.1
Zum Raum

Die Bedingungen, unter denen Patienten in der Kunsttherapie arbeiten, prägen nicht unwesentlich den künstlerischen Prozess und die persönliche Entwicklung des Teilnehmers. Ob die Raumgröße, die Auswahl an Arbeitsplätzen oder die Art der Präsentation von Materialien und Geräten: von ihnen kann abhängen, ob sich die Teilnehmer ungezwungen verhalten und sich animiert und angeregt fühlen. Dies gilt insbesondere für

Patienten aus der forensischen Psychiatrie, die so gut wie keinen Rückzugsort auf der Station besitzen und deren Tagesablauf streng reglementiert ist und kontrolliert wird.
Idealerweise sollte ein kunsttherapeutischer Raum groß, hell und ruhig sein, über einen Wasseranschluss und über einen Zugang ins Freie verfügen. Er sollte vielfältige Arbeitsweisen ermöglichen, wie das Gestalten an Tischen, das Malen an Staffeleien, an Malwänden oder das Arbeiten auf dem Fußboden. Außerdem ist es von Vorteil, wenn der Raum eine Größe besitzt, dass sowohl in der Gruppe, als auch einzeln an Tischen gearbeitet werden kann. Je größer die Teilnehmerzahl, desto größer sollte der Raum sein. Wie Kunststudierende in ihrem Atelier, sollten die Teilnehmer nach Möglichkeit ihre Werke auf ihren Tischen liegen lassen können und sich ihren Werkplatz nach ihren Bedürfnissen einrichten.

4.3.2 Zum Material

Nicht nur die Einrichtung eines geeigneten Arbeitsraumes spielt bei der Installierung eines kunsttherapeutischen Angebots eine entscheidende Rolle, sondern auch die Materialauswahl. Materialien haben unterschiedliche Eigenschaften und wirken sich auf den Nutzer jeweils anders aus. Ihre Umgangsformen sind verschieden, sie erfordern bestimmte Fähigkeiten und rufen vielfältigste Reaktionen oder auch Erwartungen hervor. Ob mit Bleistift gezeichnet wird, der in der Regel ein kontrolliertes und präzises Arbeiten zulässt oder ob mit Aquarellfarbe gemalt wird, die von Patienten häufig als kaum kontrollierbar, aber sinnlich erlebt wird: Materialien wirken auf seinen Nutzer, wecken seinen Forschungsdrang und Entdeckergeist und spiegeln darüber hinaus nicht selten seine Bedürfnisse wieder. Die Materialien in der Kunsttherapie bilden daher die wichtigste Grundlage für neue Erfahrungen und Erkenntnisse und ermöglichen ein tatsächliches ‚begreifen' oder ein auf sich ‚besinnen'. Will Kunsttherapie wirken, empfiehlt es sich, eine große Bandbreite an qualitativ hochwertigen Materialien zur Verfügung zu stellen, wie Farben, Papier, Holz, Ton, Stein, Gips oder Verpackungsmaterial. Selbstverständlich sollte sein, dass sich die Kunsttherapeutin mit den angebotenen Materialien, sowie deren Gebrauch und möglichen Auswirkungen auskennt und deren Handhabung vermitteln kann (vgl. Dreifuss-Kattan, 1986, S. 15).
Die Materialauswahl, die den Teilnehmern während des Forschungsprojekts zur Verfügung stand, war groß. Es gab verschiedenste Farben, wie Acryl-, Öl-, Aquarell- und Wasserfarben, Pastell- und Ölkreiden sowie Bleistifte, Buntstifte und Filzstifte. Aber auch Materialien, die eher den Körpereinsatz fordern, wie Ytong- und Speckstein, Beton, Ton und Gips standen bereit. Des Weiteren wurde eine breite Palette an Papieren in unterschiedlichen Größen, Qualitäten und Farben sowie hochwertige Pinsel und Spachtel angeboten. Außerdem gab es eine Linoldruckpresse, eine Papierschneidemaschine, Werkzeuge sowie eine Bohrmaschine und eine Stichsäge. Zusätzlich konnte auf Wunsch eines Teilnehmers ein Fotoapparat samt Bildbearbeitungsprogramm organisiert werden. Um sich bei Bedarf künstlerische Anregungen zu holen und Techniken auch ohne die Anleitung durch die Kunsttherapeutin kennenzulernen, gab es Anleitungsbücher, Postkarten, Zeitschriften und Kunstbände. Überdies erhielt jeder Teilnehmer eine eigene Mappe für seine Werke und einen Pappkarton, in dem er wichtige Gegenstände aufbewahren konnte.
Bis auf nur sehr wenige Materialien wurden alle in einem frei zugänglichen Regal bereitgestellt oder an den Wänden übersichtlich,

strukturiert und zumeist beschriftet dargeboten. Diese Präsentationsweise schien insbesondere bei den Teilnehmern dieser Intervention wichtig, denn ihnen sollte ganz bewusst der Eindruck vermittelt werden, dass sie nicht mehr als nötig von der Kunsttherapeutin kontrolliert werden und eigenverantwortliches und selbstständiges Handeln erwünscht ist.

4.3.3 Gruppenform und zeitlicher Rahmen

In der Arbeit mit Gruppen werden verschiedene Gruppenformen unterschieden. Es gibt offene, halb offene und geschlossene Gruppen. Bei der offenen Variante können beispielsweise neue Mitglieder jederzeit dazu stoßen oder ausscheiden, wohingegen bei der geschlossenen Form alle Teilnehmer gemeinsam beginnen und für einen gewissen Zeitraum zusammenbleiben (vgl. Wirtensohn-Baader, 2004, S. 19). Aber auch der zeitliche Rahmen eines therapeutischen Angebots variiert. So kann die Zusammenkunft einer Gruppe zeitlich begrenzt oder auch fortlaufend sein. Je nachdem, was durch Kunsttherapie erreicht werden soll, sind die Gruppenform und der zeitliche Rahmen der Intervention ausschlaggebend, denn sie bestimmen in hohem Maße die Psychodynamik und Interaktion einer Gruppe.

Die 16 Teilnehmer der vorliegenden Studie nahmen jeweils für ca. ein halbes Jahr an der Kunsttherapie teil und wurden zu je vier Personen auf vier Gruppen aufgeteilt. Wer zu welchem Zeitpunkt an der Kunsttherapie teilnahm, wurde je nach therapeutischem Entwicklungsstand und bereits bestehendem Therapieplan durch das Behandlungsteam festlegt und war durch die Untersuchungsleiterin nicht beeinflussbar.

Die Gruppen waren geschlossen konzipiert, d. h. dass kein Wechsel oder keine Aufnahme eines neuen Teilnehmers in der Gruppe vorgesehen war. Musste ein Patient die Kunsttherapie beispielsweise aufgrund von Krankheit oder Therapie schädigendem Verhalten verlassen, wurde die Gruppe mit drei Personen weitergeführt. Die Teilnehmer erschienen dreimal in der Woche zur Kunsttherapie. Für die Einzelarbeit (vgl. Kapitel 4.3.4), die zweimal in der Woche stattfand, standen 90 Minuten zur Verfügung. Das einmal in der Woche durchgeführte Kunstprojekt dauert in der Regel zwei Stunden.

4.3.4 Zur Sozialform

Die Kunsttherapie macht sich verschiedene Sozialformen in Gestalt von Einzelarbeiten, Partnerarbeiten, Gruppenarbeiten oder Kunstprojekten zunutze, um den Teilnehmern neue und intensive Erfahrungs- und Lernmöglichkeiten zu bieten. Je nach Bedingung treten verschiedene Wirkungen in den Vordergrund. So fördert die Einzelarbeit beispielsweise eher die Selbsterfahrung, wohingegen die Partnerarbeit oder das Arbeiten in der Gruppe die Erlebnisfähigkeit und die soziale Interaktion der Teilnehmer stärkt (vgl. Aissen-Crewett, 1997, S. 13) Will die Kunsttherapie die kreativen Potenziale ihrer Teilnehmer entdecken und fördern, mit möglichst vielen Sinnen auch Ungewohntes erfahrbar machen und darüber hinaus auch die sozialen Fähig- und Fertigkeiten der Teilnehmer entwickeln, sollten die Sozialformen abwechslungsreich sein.

Bei der Planung und Durchführung des kunsttherapeutischen Behandlungskonzepts wurden alle oben genannten Sozialformen eingesetzt. Neben der Durchführung eines Kunstprojekts, das sich über ein halbes Jahr erstreckte, arbeiteten die einzelnen Teilnehmer mit einem Partner, wie beispielsweise ei-

ner Kunststudierenden, einzeln für sich oder aber für 1 ½ Stunden mit der ganzen Gruppe zusammen.
Welche therapeutischen und künstlerischen Möglichkeiten unterschiedliche Sozialformen bieten, wird im folgenden Kapitel veranschaulicht.

4.3.5 Ablauf und Inhalt der Therapieeinheiten

Der Ablauf und der Inhalt der 66 Therapieeinheiten wurden mit einigen Ausnahmen im Vorfeld der Intervention entwickelt. Die Struktur und der Ablauf der Therapieeinheiten waren festgelegt, die Inhalte wurden dagegen dynamisch und prozessorientiert gehandhabt. Bei der Durchführung des kunsttherapeutischen Behandlungskonzepts wurde sehr darauf geachtet, die Bedingungen und Umstände unter denen die Männer an der Kunsttherapie teilnahmen gleichzuhalten. Dies erschien wesentlich, um die Ergebnisse der qualitativen Untersuchung später besser vergleichen zu können und überdies auch allgemeine Aussagen über die subjektive Wirksamkeit von Kunsttherapie zu machen. Aus diesem Grund wurde sehr darauf geachtet, dass alle vier Gruppen immer im gleichen Raum arbeiteten, ihnen dieselben Materialien zur Verfügung standen, immer eine Kunststudierende anwesend war, und auch die Dauer sowie die Inhalte der Therapieeinheiten bis auf wenige Ausnahmen deckungsgleich angeboten wurden.

4.3.5.1 Ablauf und Phasen einer Therapieeinheit

Die Therapieeinheiten erfolgten nach einem ähnlich verlaufenden Muster. So wurde jede Therapieeinheit mit einer ‚Anfangsphase' in einem Stuhlkreis begonnen, die ca. 5 Minuten dauerte. Diese diente dazu, die Teilnehmer zu begrüßen, die aktuelle Befindlichkeit sowie die persönlichen Ziele der Teilnehmer für diese Therapiestunde zu erfragen und ihnen ferner Raum für Eindrücke, Wünsche oder Erwartungen zu geben. Wichtig war dabei immer, die Freiwilligkeit der Aussagen der Teilnehmer, d. h., dass das Schweigen der Teilnehmer toleriert wurde. Daran anschließend folgte, je nach Zielsetzung der Therapieeinheit, eine ‚Einstiegsphase' von ca. 10 Minuten. Diese Phase diente entweder dazu, auf den darauf folgenden ‚kreativen Hauptteil' einzustimmen oder die Teilnehmer dazu zu bewegen, sich intuitiv mit vorgegebenen Themen oder Materialien auseinanderzusetzen. Der kreative Hauptteil bot Raum für zweierlei. Erstens konnten sich hier die Teilnehmer zweimal in der Woche in Form von individueller Einzelarbeit mit ihren eigenen Zielen oder Wünschen befassen, indem sie sich beispielsweise mit wichtigen persönlichen Themen, Techniken oder Materialien auseinandersetzten. Und zweitens wurde dieser Zeitraum für das gemeinsam in der Gruppe durchgeführte Kunstprojekt genutzt, das einmal in der Woche stattfand. Für die Einzelarbeit in der Gruppe standen ca. 60 Minuten, für das Kunstprojekt hingegen ca. 90 Minuten zur Verfügung. Für die daran anschließende ‚Reflexionsphase' waren zehn Minuten vorgesehen. Hier stellte jeder Teilnehmer sein Werk vor, berichtete von seinen Erlebnissen und Erkenntnissen und äußerte sich außerdem über Erfolge oder Schwierigkeiten, die während des Prozesses aufgetreten waren. Zusätzlich bestand die Möglichkeit, sich auch zu den Werken der anderen Teilnehmer zu äußern. Beendet wurde eine Therapieeinheit mit der ‚Abschlussphase'. Sie dauerte in der Regel fünf Minuten und diente u. a. dazu, die vorher präsentierten Werke wegzuräumen und sich

Phasen	Ablauf und Ziele	Dauer (ungefähre Werte)
Anfangsphase	◆ Begrüßung ◆ Befindlichkeit erfragen ◆ Ziele, Wünsche und Erwartungen klären	5 Minuten
Einstiegsphase	◆ Kreatives, themenbezogenes Einstimmen auf den Hauptteil ◆ Kreative Auseinandersetzung mit vorgegebenen Themen oder Materialien	10 Minuten
Kreativer Hauptteil	◆ Einzelarbeit ◆ Kunstprojekt	60 Minuten – zweimal in der Woche 90 Minuten – einmal in der Woche
Reflexionsphase	◆ Vorstellen der Werke und Reflexion des kreativen Prozesses	10 Minuten
Abschlussphase	◆ Verabschiedung	5 Minuten

Tabelle 4: Phasen, Ablauf, Ziele und Dauer der Therapieeinheiten

verbindlich, d.h. per Handschlag, voneinander zu verabschieden (Tab. 4).

4.3.5.2
Übungen und Methoden

Das Behandlungskonzept verfolgte mehrere Ziele. So sollte es die Teilnehmer darin unterstützen, sich Gedanken zur eigenen Identität, zum eigenen Selbstbewusstsein, zu vorhandenen Stärken und Schwächen sowie Veränderungswünschen und individuellen Bedürfnissen zu machen. Darüber hinaus wollte es dazu anregen, die eigene Vergangenheit, Gegenwart und Zukunft in den Blick zu nehmen und sich damit auseinanderzusetzen (vgl. Watermann & Steineke, 2009, S. 83). Außerdem war es die Intention, die Teilnehmer darin zu unterstützen, durch eigene Erfahrungen zu lernen, im Sinne eines ‚entdeckenden Lernens', wie es Rainer Wick (1988) über die Lehrtätigkeit des Bauhauskünstlers Josef Albers schreibt (vgl. Wick, 1988, S. 175), und dies mit möglichst vielen Sinnen. Die Übungen und Methoden, die angewandt wurden, bestanden aus einer Kombination aus nichtdirektiver, individueller Einzelarbeit, direktiv ästhetisch-sinnlichen Übungen und der Durchführung eines aufwendigen und anspruchsvollen Kunstprojekts.
Um einen Einblick in die Themen- und Methodenwahl zu geben, sollen im Folgenden einige kunsttherapeutische Übungen, die während der verschiedenen Therapiephasen durchgeführt wurden, näher vorgestellt werden. Zusätzlich werden einige Werke der Teilnehmer beispielhaft angeführt.

Anfangsphase – Methoden, Übungen, Beispiele
Zu Beginn jeder Therapieeinheit wurde ein Sitzkreis gebildet und die Teilnehmer u. a. nach ihrem derzeitigen Befinden befragt. Um

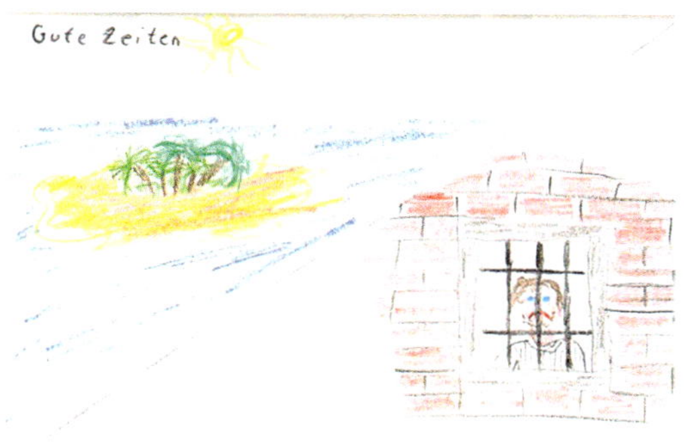

Abbildung 6: Herr T zum Thema „Gute Zeiten-Schlechte Zeiten“.

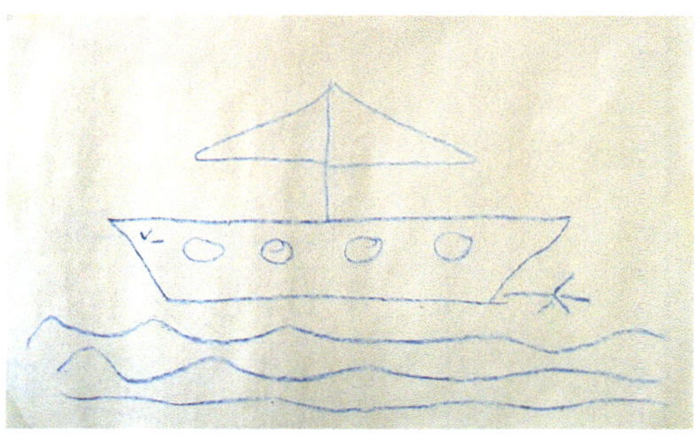

Abbildung 7: Gemeinsames Malen zu zweit mit nur einem Stift und ohne Worte zum Begriff „Boot“.

sie noch besser darin zu unterstützen, ihre aktuelle Stimmung sowie ihre Ziele, Wünsche und Erwartungen bestimmen und äußern zu lernen, wurden ihnen dazu auch schriftliche Anregungen gegeben, die auf DIN A4 Blättern standen und die in die Mitte des Sitzkreises auf den Boden gelegt wurden. Hierzu einige Beispiele:

- Wenn ich meiner Stimmung eine Farbe geben sollte, wäre das…, weil…
- Im Moment ist mir nach...
- Mir ist heute wichtig, dass...

Jedem Teilnehmer stand dabei offen, ob er sich äußern wollte. Um die Abfolge der Äußerungen besser strukturieren zu können und die Aufmerksamkeit der Teilnehmer auf das Gesagte zu bündeln, wurde ein Gesprächsstein herumgereicht. Hierfür gab es eine feste Regel: Wer den Stein hält, hat das Wort.

Einstiegsphase – Methoden, Übungen, Beispiele

In der Einstiegsphase wurden regelmäßig kreative Aufwärmübungen durchgeführt und dies in Form von Einzel-, Partner- oder auch Gruppenarbeiten.

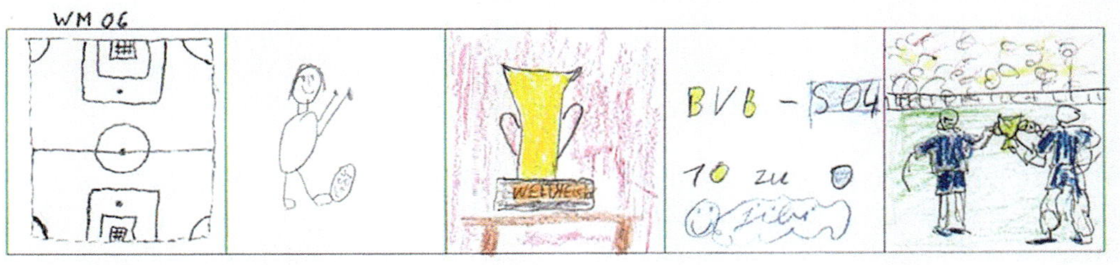

Abbildung 8: Fünf Personen malen den Verlauf einer Geschichte.

Einzelarbeiten
Eine immer wiederkehrende Übung, die jeder Teilnehmer für sich umsetzen musste und für die er nur zehn Minuten Zeit hatte, war das spontane Malen oder Schreiben nach einem vorgegebenen Thema im so genannten ‚10-Minuten-Heft'.
Ohne die Möglichkeit zu haben, groß darüber nachzudenken, wurden die Teilnehmer beispielsweise zu Beginn der Kunsttherapie dazu aufgefordert, etwas zum Thema „Gute Zeiten-Schlechte Zeiten" zu gestalten. Diese Übung wurde in Anlehnung an die gleichnamige Fernsehsendung erfunden und sollte bisher gemachte Erlebnisse und Erinnerungen bewusster machen (Abb. 6).

Partnerarbeiten
Innerhalb der Einstiegsphase wurden auch kurze Partnerarbeiten durchgeführt. Sie verfolgten in erster Linie das Ziel zu lernen, sich auch nonverbal mit seinem Gegenüber zu verständigen, sich auf seine Vorstellungen einzulassen und auch zu lernen, die Führung zu übernehmen oder sie abzugeben. Als Beispiel sei die Übung angeführt, bei der ein Teilnehmer mit einem Partner gemeinsam einen Gegenstand zeichnen musste. Auf den sechs Arbeitstischen lagen hierzu jeweils ein Zeichenblatt, ein Zettel mit einem Begriff und ein Wachskreidestift. In der Folge mussten nun die beiden Personen versuchen, den Begriff darzustellen, in dem sie beide den Stift führten, ohne sich dabei zu unterhalten (Abb. 7).

Gruppenarbeiten
Trotz der kurzen Zeit von nur zehn Minuten wurden auch Gruppenarbeiten angeboten. Damit sie zu einem produktiven Ergebnis führen, waren sie zumeist als eine streng strukturierte Abfolge vorgegebener Schritte konzipiert. Bei den Gruppenarbeiten stand die indirekte Botschaft im Vordergrund, dass ein Ergebnis nur dann zu erzielen ist, wenn sich alle an der Umsetzung beteiligen und sich aufeinander einlassen.

Beispiel: „Es war einmal…"
Bei der Übung „Es war einmal" entwickelten fünf Teilnehmer ohne Sprache eine kleine Geschichte, indem sie gestalterisch auf das Bild des jeweiligen Vorgängers reagierten. Mit dieser Übung war jeder aufgefordert, sich in die Gedanken und Gefühle eines anderen hineinzuversetzen. Die Teilnehmer saßen hierzu rund um einen Tisch, und jeder erhielt ein DIN A4 Blatt, auf dem das Thema stand und auf dem fünf leere Kästchen in einer Reihe abgebildet waren. Der erste Zeichner legte den Anfang der Geschichte fest, für die er zwei Minuten Zeit hatte. Danach gab er das Blatt an den rechten Nachbarn weiter, der im zweiten Feld die Geschichte, wie bei einem Comic, weiterzeichnete. Auch er hatte hierfür nur zwei Minuten Zeit. Auf diese Weise entwickelte sich innerhalb einer begrenzten Zeitspanne eine kleine Geschichte, deren Entstehung anschließend mit allen Beteiligten besprochen werden konnte (Abb. 8).

Kreativer Hauptteil – Methoden, Übungen, Beispiele
Der kreative Hauptteil war das Kernstück der Kunsttherapie, denn hier hatten die Teilnehmer die Möglichkeit, ihren Interessen nachzugehen, eigene Ideen zu entwickeln oder auch zuvor erfahrene Anregungen aufzugreifen und weiter zu verfolgen.

Einzelarbeiten
Im kreativen Hauptteil arbeiteten die Teilnehmer in erster Linie für sich. Obwohl die Ziele, mit denen sie sich auseinandersetzten, in den meisten Fällen mit ihnen gemeinsam während der kunsttherapeutischen Einzelgespräche festgelegt worden waren, bestimmten sie selbst die Art und Weise sowie das Tempo

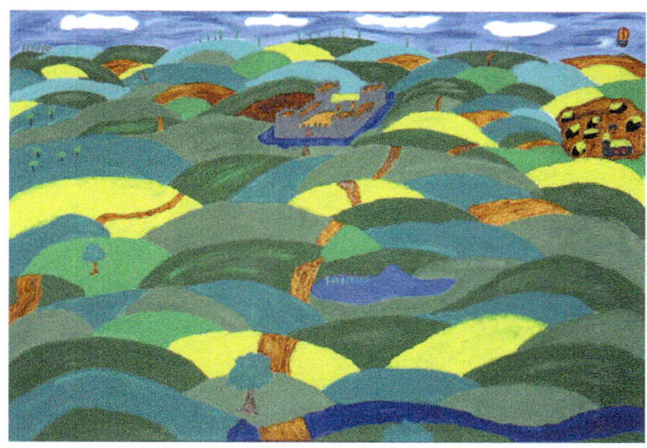

Abbildung 9: Herr M, Werk 4, Titel „Landschaft mit Burg", Acrylfarbe auf Leinwand, 100x70 cm.

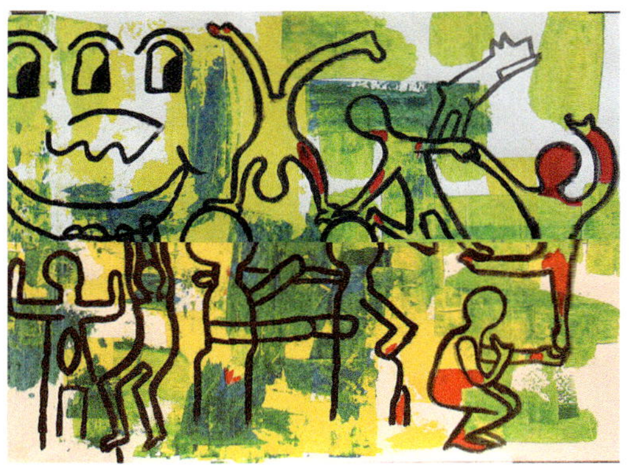

Abbildung 10: Partnerarbeit, Titel „Freudentanz", Herr T und eine Kunststudentin malten abwechselnd daran, Acryl auf Papier, 100x70 cm.

ihrer kreativen Herangehensweise. Bei der praktischen Auseinandersetzung waren die Kunsttherapeutin sowie die Kunststudierenden in erster Linie dazu da, die Männer bei Bedarf in ihren Vorhaben zu unterstützen und zu begleiten.

Beispiel: Herr M
Herrn M äußerte auf seinem Formular Zielplanung, dass er „eine Idee umsetzen will, die er schon lange im Kopf hat". Um sich diesem Unterfangen zu nähern, erarbeitete er im Vorfeld zwei Zeichnungen, eins mit Buntstiften, die andere mit kolorierten Aquarellbuntstiften. Im Anschluss malte er mit Acrylfarbe eine Landschaft mit Burg auf eine Leinwand (Abb. 9). Zum gewählten Motiv äußerte er sich lange Zeit nicht, obwohl er von den Mitpatienten aber auch der Untersuchungsleiterin immer wieder danach gefragt wurde. Erst im Werkgespräch, das unter vier Augen stattfand, hatte er den Mut, über sein Werk und seine Bedeutung zu sprechen.

Partnerarbeiten
Viele Störungen und Krankheiten sind Probleme des Kontakts und der Verständigung. In der Kunsttherapie bieten sich gerade Partnerarbeiten an, um zu lernen, sich in einem überschaubaren Rahmen auf ein anderes und häufig als fremd erlebtes Gegenüber einzulassen.

Beispiel: Herr T
Herr T hatte schon im Erstgespräch geäußert, dass er beschäftigt werden möchte und nicht nur rumsitzen will. Er äußerte das Bedürfniss, etwas Kreatives zu tun und sich abzulenken. Auch während der laufenden Kunsttherapie hatte er in den Anfangsrunden regelmäßig geäußert, dass er sich immer langweilt, egal wo er sich befindet. Während eines Werkgesprächs konnte herausgearbeitet werden, dass es ihm weniger an Motivation als an Ideen mangelt. Als Lösungsstrategie entwickelte Herrn T die Idee, gemeinsam mit einer Studierenden zu malen, um darüber auch Ideen für die eigene kreative Auseinandersetzung zu finden. Neben vielen anderen Werken, die er in der Folge gemeinsam mit einer Studentin malte, entstand auch eine nach einer Vorlage von Keith Haring. Sie erhielt den Titel „Freudentanz" (Abb. 10).

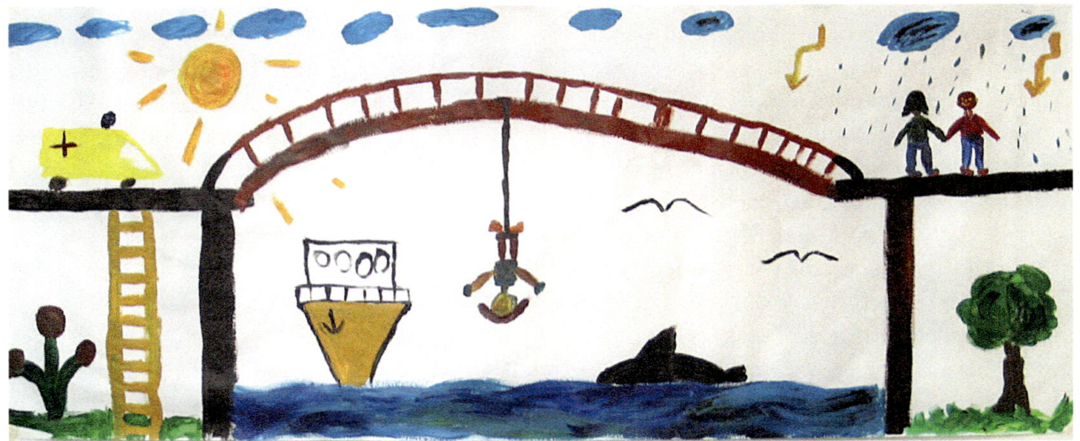

Abbildung 11: Gruppenarbeit „Brücke", Acrylfarbe auf Papier, 200x100 cm.

Gruppenarbeiten

In immer wiederkehrenden Abständen wurden auch Gruppenarbeiten durchgeführt. Sie dienten u. a. dazu, die Psychodynamik innerhalb der Gruppe auszuloten, den Zusammenhalt der Gruppe zu stärken und den Teilnehmern die Vielfalt menschlicher Herangehensweisen und Ausdrucksmöglichkeiten aufzuzeigen. Gleichzeitig boten sie für die Untersuchungsleiterin aber auch eine gute Chance, einen Einblick in die Stärken und Schwächen der Teilnehmer zu gewinnen, um in kritischen Situationen adäquater auf die Belange der Männer einzugehen.

Beispiel: „Brücke"

Bei dieser Gruppenarbeit wurden die Teilnehmer gebeten, ein Bild zu malen, auf dem eine Brücke zu sehen ist (Abb. 11). Die Herangehensweise erfolgte nach festen Regeln, die ihnen im Vorfeld vorgestellt wurden. Zu den Vorgaben zählte, dass nicht alle Männer gleichzeitig malen, sondern nacheinander. Jeder Teilnehmer konnte solange malen, wie er wollte. Wichtig war nur, dass während des Prozesses nicht gesprochen wurde und das Bild nach einer Malzeit von ca. 45 Minuten fertig gestellt sein musste. Für die Umsetzung saßen die Männer in einer Reihe vor einer Malwand, auf der ein großes Blatt Papier befestigt war und Farben sowie Pinsel bereit standen.

Kunstprojekt

Die Durchführung eines Kunstprojekts gerade im Rahmen der Kunsttherapie bietet viele Vorteile. Ein Kunstprojekt findet in der Regel nur für einen begrenzten Zeitraum statt und beschäftigt sich mit einem außergewöhnlichen Thema oder Material (Abb. 12). Darüber hin-

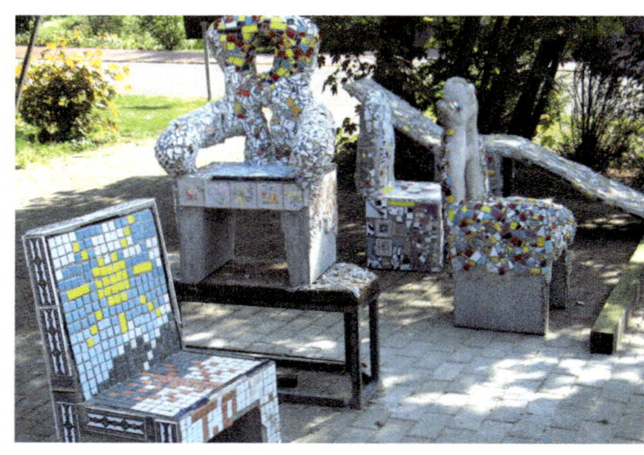

Abbildung 12: Vier Fantasiestühle aus Beton, die von den Teilnehmern selbst entworfen wurden.

aus ist es das Bestreben eines Kunstprojektes, die Ergebnisse abschließend auch anderen Menschen zu präsentieren, beispielsweise in Form einer Ausstellung oder Aufführung. In einem Kunstprojekt arbeiten mehrere Teilnehmer gemeinsam und nach Möglichkeit gleichberechtigt an einem Ziel. Dies bildet und stärkt in erster Linie die sozialen Fähigkeiten der Teilnehmer. Jeder hat die Möglichkeit, selbstständig zu denken, zu handeln und dabei auch zu lernen, Verantwortung für das eigene Handeln, aber auch für das seiner Partner zu übernehmen. Auf diese Weise entwickeln und erfahren die Teilnehmer Gefühle der Zugehörigkeit und Besonderheit, oft wesentliche Bedürfnisse von Menschen mit Psychiatrieerfahrung (vgl. Watermann, 2009, S. 7).

Während die Teilnehmer an zwei Tagen in der Woche an ihren eigenen Werken arbeiteten, wurde einmal in der Woche gemeinsam ein Kunstprojekt mit vorgegebenem Thema durchgeführt. Bei dem so genannten „Mosaikprojekt" ging es darum, zunächst einen eigenen sitztauglichen Fantasiestuhl nach eigenen Vorstellungen zu entwerfen und daran anschließend ein originalgetreues Modell anzufertigen. Dieser Schritt war wichtig, weil damit Umsetzungs- und Gestaltungsschwierigkeiten im Vorfeld erprobt werden konnten. Anschließend wurde der Stuhl aus Beton und Stahl gefertigt und mit Mosaiksteinen verziert. Nach Beendigung sollten die Mosaikstühle im öffentlichen Raum in der Stadt präsentiert werden.

Bei der Umsetzung wurde großer Wert darauf gelegt, dass die bereits vorhandenen Fähigkeiten der einzelnen Teilnehmer einbezogen werden, um damit auch das Erfahrungswissen der Männer zu stärken. So hatten einige Patienten beispielsweise schon Fertigkeiten während ihrer Berufsausbildung oder beim Schweißen von Stahl in der Ergotherapie sammeln können. Sie konnten damit anderen Teilnehmern die Arbeitsschritte erläutern, diese tatkräftig unterstützen und damit das Gefühl erleben, nützlich zu sein. Wichtig war auch, den männlichen Teilnehmern eine körperliche Herausforderung zu bieten und ihnen die Gelegenheit zu geben, sich unter Beweis zu stellen.

Reflexionsphase – Methoden, Übungen, Beispiele

Kunsttherapie kann dabei helfen, auf verschiedenen Wegen zu sich selbst in Kontakt zu treten (vgl. Wirtensohn-Baader, 2003, S. 20). Damit dem Teilnehmer die beim künstlerischen Prozess einhergehenden Reaktionen, Gedanken, Gefühle und Bedürfnisse bewusster werden, kann es sinnvoll sein, das eigene Werk zum Abschluss einer Therapieeinheit vorzustellen und das zuvor Erlebte zu verbalisieren und zu reflektieren. Je nach Intention der Therapie, Alter oder Störung des Patienten kann dieser Teil wenig oder viel Raum einnehmen. Auch die Art und Weise, wie mit den Werken und den Erlebnissen der Teilnehmer in der Reflexionsphase umgegangen wird, variiert und ist u. a. abhängig davon, welche Absichten die Kunsttherapie verfolgt. Von einer allgemeinen, unreglementierten Diskussionsrunde, über eine intensive Vorstellung eines einzelnen Werks, bis hin zu einer Reflexionsrunde, an der sich alle Teilnehmer der Reihe nach äußern, ist alles möglich. Wesentlich ist nur, die Werke nicht zu interpretieren und beispielsweise vorschnell auf markante Symbole zu reduzieren (vgl. Aissen-Crewett, 1997, S. 23). In der Reflexionsphase geht es in erster Linie darum, dem Teilnehmer die Möglichkeit zu geben, sich mit seinem selbst erschaffenen Werk zu präsentieren und damit sein Können zu zeigen, seine Gedanken und Erlebnisse mitzuteilen und darüber hinaus auch Schwierigkeiten und Zweifel, die während des Prozesses aufgetreten sind, zu äußern.

Gerade der letztgenannte Aspekt fördert wesentlich den Dialog und das Vertrauen in der Gruppe und unterstützt die Teilnehmer darin, neue Kommunikationsmöglichkeiten kennenzulernen und zu erproben.

In der Kunsttherapie fanden sich nach Abschluss des kreativen Hauptteils alle Beteiligten für die Reflexionsrunde in einem Stuhlhalbkreis ein. Davor standen, je nach Anzahl und Größe der fertigen und unfertigen Werke, zumeist ein Tisch und zwei Staffeleien. Wie schon in der Anfangsrunde folgte auch diese Phase einem immer gleichen Muster. Nachdem die Männer ihre Werke aufgestellt oder angebracht hatten, wurde sie dazu angeregt, ihr Werk vorzustellen und beispielsweise zu beschreiben, was ihnen während des Prozesses aufgefallen ist. Jedem Teilnehmer stand dabei offen, ob er sich äußern möchte. Wenn er nichts sagen wollte, gab er den Gesprächsstein einfach weiter. Zum Ende der Vorstellungsrunde gab es außerdem die Möglichkeit, sich zu den Werken der anderen Teilnehmer nicht bewertend zu äußern und beispielsweise Fragen zur Technik oder zum persönlichen Hintergrund zu stellen.
Auch in der Reflexionsphase wurden immer wieder schriftliche Anregungen eingesetzt, die auf DIN A4 Blättern standen. Sie dienten einerseits dazu, die Aufmerksamkeit der Teilnehmer auf einen bestimmten Aspekt zu fokussieren und andererseits, persönliche oder auch soziale Gesichtspunkte zu hinterfragen. Hierzu einige Beispiele:

- Heute bin ich zufrieden mit...
- Während des Arbeitens ist mir aufgefallen, dass...
- An der Arbeit meines Nachbarn mag ich..., weil...

Da die Abschlussphase bereits im Vorfeld vorgestellt wurde und hier keine Übungen oder gesonderten Methoden zum Einsatz kamen, wird sie an dieser Stelle nicht erneut angeführt.

4.3.6
Über den Einsatz von Kunststudierenden als therapeutische Maßnahme

Für die Umsetzung des Behandlungskonzepts mit seinen vielfältigen Übungen in Form von Partnerarbeiten, Gruppenarbeiten und Projekten war die regelmäßige und verbindliche Teilnahme von Kunststudierenden bedeutsam. Ihr Einsatz bot viele Vorteile. Kunststudierende kennen sich zumeist mit den verschiedenen künstlerischen Materialien und Techniken aus und sind in der Lage, diese zu vermitteln. Des Weiteren sind sie durch ihre eigene, intensive, künstlerische Auseinandersetzung während ihres Studiums mit künstlerischen Prozessen vertraut und können gerade in schwierigen Phasen Gefühlszustände von Teilnehmern besser einschätzen als nicht künstlerisch geschulte Studierende. Sie sind damit auch häufig besser in der Lage, diese adäquater zu unterstützen und zu motivieren. Gerade die eigene künstlerische Beschäftigung und die theoretische Auseinandersetzung mit den Werken und Lebensentwürfen anderer Künstlern helfen dabei, den Teilnehmern bei ihrer Suche nach einem eigenen Ausdruck auch unkonventionelle Wege aufzuzeigen. Da sie wissen, welche mannigfaltigen künstlerischen Ausdrucksformen es gibt, schrecken sie auch nicht vor den manchmal schockierenden Motiven oder Darstellungsweisen der Teilnehmer zurück.

In der Kunsttherapie nahm in der Regel jeweils eine Studentin an einer Therapieeinheit teil und dies, da das Praktikum in der forensischen Psychiatrie Semester begleitend angeboten wurde, über einen Zeitraum von

drei Monaten. Dies bedeutete in der Praxis, dass die Teilnehmer der Kunsttherapie an drei Tagen in der Woche jeweils eine andere Studierende sahen und sich nach drei Monaten auf drei andere Studierende einstellen mussten. Insgesamt betreuten somit sechs Kunststudierende eine Gruppe von vier Teilnehmern über einen Zeitraum von sechs Monaten. Die Studierenden waren ausnahmslos weiblich, im Durchschnitt 23 Jahre alt und befanden sich in unterschiedlichen Phasen ihres Kunststudiums. Alle Frauen nahmen parallel an einem Seminar zur Kunsttherapie teil, das von der Untersuchungsleiterin im Fachbereich Kunst angeboten wurde. Alle Studierenden waren hoch motiviert und arbeiteten während der Kunsttherapie aktiv mit, indem sie beispielsweise Bilder malten oder Figuren aus Ton gestalteten. Aber vor allem nutzten sie die Gelegenheit, wie die Teilnehmer auch, fremdes Material oder neue Techniken kennenzulernen. Indem sich die Studierenden selbst einbrachten und ebenfalls experimentierten, zeigten sie den Teilnehmern oft vielfältige und individuelle Herangehensweisen auf und dies auf ungewohnte und spielerische Art. Dies machte die Männer wiederum neugierig und regte sie zu eigenem Tun an. Durch die aktive Teilnahme der Kunststudierenden wurde außerdem der Eindruck verstärkt, dass es bei dieser Therapieform in erster Linie um die künstlerische Auseinandersetzung und um das Entstehen von Werken geht. Beides war kein bloßes Mittel zum Zweck, sondern die Essenz der Kunsttherapie, um die sich alles drehte.

4.4 Maßregelvollzug

Wie kommt es, dass ein Täter schweres Unrecht begeht, aber dennoch nicht bestraft wird? Und was verbirgt sich hinter dem Begriff Maßregelvollzug und speziell hinter dem § 63 StGB? In den nachfolgenden Kapiteln sollen Antworten auf diese Fragen gegeben werden.

4.4.1 Einführung

Begeht ein Mensch eine Straftat, weiß er in der Regel, dass er gegen bestehende Gesetze verstößt. Er begeht die Tat in dem vollen Bewusstsein, dass er für das, was er tut, bestraft werden kann. Gleichzeitig nimmt er die Schädigung von Menschen oder fremden Eigentum billigend in Kauf. Es gibt aber auch Fälle, bei denen der Täter zum Zeitpunkt des Delikts nicht zurechnungsfähig war, etwa weil er an einer psychischen Störung oder auch Suchterkrankung litt. Wenn er erwiesenermaßen nicht fähig und einsichtig war, das Unrecht seiner Tat einzusehen oder abzusehen, kommen andere gesetzliche Regelungen und Vorgehensweisen zur Anwendung. Nach juristischen Grundsätzen und ethisch-moralischen Wertmaßstäben unserer Gesellschaft kann dieser Täter nicht oder nur bedingt für sein Delikt verantwortlich gemacht werden. Stellt ein Gericht nach eingehender Begutachtung der Persönlichkeit des Täters und nach ausführlicher Beurteilung der Tatumstände fest, dass ein Täter als vermindert schuldfähig oder schuldunfähig eingestuft werden muss, wird er in einer sogenannten Maßregelvollzugsklinik oder forensischen Klinik untergebracht und dort behandelt.

4.4.2
Zum gesetzlichen Hintergrund

Das deutsche Strafrecht beruht in Übereinstimmung mit dem Menschenbild des Grundgesetzes auf dem Schuld- und Verantwortungsprinzip. Wer ohne Schuld handelt, kann deshalb nicht bestraft werden („nulla poena sine culpa"). Hat ein Täter also im Sinne des Strafgesetzbuches ohne Schuld gehandelt, bedeutet dies, dass er von einer Strafe verschont bleibt, da sich eine Strafe nur auf ‚schuldhaftes Handeln' und nur auf das ‚Maß der Schuld' beziehen (vgl. Kammeier, 2008, S. 25) kann. Daraus folgt auch, dass Täter, obwohl sie schwerste Delikte begangen haben, unter bestimmten Umständen freigesprochen werden. Während nach § 19 StGB schuldunfähig ist, wer zur Tatzeit noch nicht 14 Jahre alt (und deshalb im Rechtssinne Kind) ist, und damit eine unwiderlegliche gesetzliche Vermutung der Schuldunfähigkeit angenommen wird, wird grundsätzlich bei erwachsenen Tätern die Schuldfähigkeit vermutet. Davon macht § 20 StGB jedoch eine Ausnahme, wonach derjenige ohne Schuld handelt, „der bei Begehung der Tat wegen einer krankhaften seelischen Störung, wegen einer tiefgreifenden Bewusstseinsstörung oder wegen Schwachsinns oder einer schweren anderen seelischen Abartigkeit unfähig ist, das Unrecht der Tat einzusehen oder nach dieser Einsicht zu handeln" (Weigend, 2009, S. 18). § 20 StGB zählt vier psychische Ursachen auf, die zu einem Ausschluss oder in Verbindung mit § 21 StGB zu einer Minderung der Schuldfähigkeit führen können. Diese sind:

1. Eine krankhaft seelische Störung
2. Eine tief greifende Bewusstseinsstörung
3. Schwachsinn
4. Eine schwere andere seelische Abartigkeit (vgl. Weigend, 2009, S. 18).

Ist die Schuldfähigkeit eines Täters in Folge einer psychischen Störung oder Erkrankung nicht gegeben oder erheblich eingeschränkt, muss das Gericht prüfen, ob – vorausgesetzt es besteht ein Zusammenhang zwischen Delikt und psychischer Störung – unter Gesamtwürdigung des Täters und seiner Tat eine weitere Gefährlichkeit bzw. aufgrund der vorliegenden Störung auch in Zukunft weitere erhebliche Delikte von dem Beschuldigten zu erwarten sind (Wiederholungsgefahr). Ist dies der Fall, sieht das deutsche Strafrecht die Möglichkeit vor, freiheitsentziehende Maßregeln anzuordnen. Die Maßregeln der ‚Besserung und Sicherung' sind im Strafgesetzbuch (StGB) verankert. Nach der heute geltenden Fassung des StGB ist Zweck der Maßregeln, gefährliche Täter unabhängig von der Schuld zu bessern oder die Allgemeinheit vor ihnen zu schützen (vgl. Tröndle & Fischer, 2004, S. 513). Die Maßregeln der ‚Besserung und Sicherung' unterteilen sich in freiheitsentziehende und nicht freiheitsentziehende Maßregeln. Sie sind in den §§ 61 bis 72 StGB festgeschrieben. Eine nicht freiheitsentziehende Maßnahme ist beispielsweise der Entzug der Fahrerlaubnis. Freiheitsentziehende Maßregeln sind ausschließlich die in § 61 Nr. 1.–3. StGB genannten Maßregeln. Dazu zählen die Unterbringung in einem psychiatrischen Krankenhaus (§ 63 StGB), in einer Entziehungsanstalt (§ 64 StGB) oder in der Sicherheitsverwahrung (§ 66 StGB). Die Unterbringung nach § 63 StGB (Krankenhaus) bezieht sich auf schuldunfähige oder vermindert schuldfähige Straftäter, die aufgrund ihrer Erkrankung als für die Allgemeinheit gefährlich gelten und von denen weitere erhebliche Straftaten (Gewaltdelikte, aber auch Sexualdelikte) zu erwarten sind. Die Unterbringung in der Entziehungsanstalt (§ 64 StGB) bezieht sich auf suchtkranke Straftäter. Die Entscheidung, ob eine solche Maßregel angeordnet wird,

trifft das Gericht in der Hauptverhandlung unter Abwägung der zuvor genannten Kriterien (Wiederholungsgefahr). Nach § 67 Abs. 1 StGB ist die Maßregel, wenn sie neben einer Freiheitsstrafe verhängt wird, vorher zu vollstrecken. Der Täter wird daher in der Regel zunächst in den Maßregelvollzug eingewiesen. Unter Maßregelvollzug wird immer die Unterbringung in einer psychiatrischen Klinik (§ 63 StGB) und/oder die Unterbringung in einer Entziehungsanstalt (§ 64 StGB) verstanden (vgl. Schaumburg, 2003, S. 9). Fachlich zuständig ist die forensische Psychiatrie. Bei der Unterbringung werden die Tätergruppen nach § 63 und § 64 StGB als Patienten betrachtet. Der Maßregelvollzug bestimmt sich nach den Maßregelvollzugsbestimmungen der Bundesländer (z. T. in eigenen Maßregelvollzugsgesetzen, z. T. als Teil der Psychisch-Kranken-Gesetze geregelt). Da freiheitsentziehende Maßregeln einen bedeutenden Eingriff in die Grundrechte der Betroffenen darstellen, werden alle Entscheidungen in Bezug auf eine Maßregel, wie Beendigung oder Widerruf einer Anordnung, von Gerichten gefällt. So werden beispielsweise die Dauer der Unterbringung eines Patienten und damit die Länge der Maßregel regelmäßig von den Gerichten überprüft. Die Begutachtung bei § 63 StGB Untergebrachten findet jeweils nach einem Jahr statt.

4.4.3 Maßregelvollzugseinrichtungen und Unterbringungsziel

Einrichtungen des Maßregelvollzugs können in Form einer Abteilung oder Teilklinik an eine große psychiatrische Klinik angebunden sein oder sind räumlich und organisatorisch selbstständig, beispielsweise als baulich gesonderte Einrichtung. Die Sicherheit in den Einrichtungen wird aufgrund des Risikoprofils der Patienten durch technische und bauliche Maßnahmen, wie Zäune, Überwachungskameras, Sicherheitsschleusen und Fenstervergitterungen gewährleistet; aber vor allem durch die therapeutische Betreuung und Beziehung zu den Mitarbeitern und somit durch eine qualifizierte Therapie. Die therapeutische Arbeit wird in Maßregelvollzugseinrichtungen von multiprofessionellen Teams durchgeführt. Sie bestehen in der Regel aus Ärzten, Psychologen, Sozialarbeitern, Krankenpflegern, Ergotherapeuten, Sporttherapeuten, Kunsttherapeuten und Mitarbeitern ohne spezifische Ausbildung, wie beispielsweise Stationshilfen. Die Behandlung setzt sich aus verschiedenen Therapieformen zusammen, sodass jeder Patient die für ihn besten Förderungsmöglichkeiten erhält. Hierfür stehen folgende Behandlungsmöglichkeiten zur Verfügung:

- Psychotherapie
- Pharmakotherapie
- Soziotherapie[6]

An Behandlungsformen werden Einzel- und Gruppenbehandlungen angeboten, die je nach Ausrichtung des therapeutischen Teams verhaltenstherapeutisch, gesprächstherapeutisch oder tiefenpsychologisch sein können. Gleichzeitig lernen die Patienten aber auch Umgangsweisen und Alltagsfertigkeiten, die für andere Menschen ganz selbstverständlich sind, wie die Grundregeln des sozialen Miteinanders, der Aufbau vertrauensvoller Beziehungen, eine gewaltfreie Konfliktbewältigung, aber auch eine sinnvolle Strukturierung des Alltags und der Freizeit. Therapie und Unterbringung sollen so gut wie möglich

[6] Soziotherapie stellt eine ambulante Versorgungsleistung für Patienten mit schweren psychischen Störungen dar. Sie soll sie darin unterstützen, selbstständig ärztlich verordnete Behandlungen wahrzunehmen.

an die allgemeinen Lebens- und Arbeitsverhältnisse anknüpfen und die Mitwirkung und das Verantwortungsbewusstsein der Patienten anregen und fördern (vgl. Schmidt-Quernheim, 2008, S. 93).
Das oberste Ziel der Unterbringung im Maßregelvollzug ist, dass der Patient nach dem Aufenthalt geheilt ist oder sich sein Zustand insoweit verbessert hat, dass von ihm keine Gefahr mehr für die Bevölkerung ausgeht bzw. er „ein in die Gesellschaft integriertes Leben" führen kann (vgl. Schmidt-Quernheim, 2008, S. 93). Diesen Vorsatz legt § 136 des Strafvollzugsgesetztes (StVollzG) fest.

4.4.4 Unterschied zwischen Maßregelvollzug und Strafvollzug

Gemeinsam haben Strafvollzugsanstalten und Maßregelvollzugseinrichtungen, dass sie die Straftäter sicher verwahren und die Gesellschaft damit vor weiteren Straftaten schützen. Es gibt aber auch einige gravierende Unterschiede. Anders als Strafvollzugsanstalten sind Maßregelvollzugseinrichtungen spezielle Klinken, die sich durch qualifiziert psychiatrisches Fachpersonal und hohe Sicherheitsstandards ausweisen. Auch hat der Maßregelvollzug eine doppelte Funktion. Er sichert die Allgemeinheit *und* sorgt sich um die individuelle Besserung der Täter. Anders als im Strafvollzug geht es damit nicht um Bestrafung oder Sühne. Zudem ist es das erklärte Ziel des Maßregelvollzugs, dass die Untergebrachten durch die Therapie befähigt werden, ein straffreies Leben zu führen und sich wieder in die Gesellschaft einzugliedern. Ein wesentlicher Unterschied ist zudem, dass es im Maßregelvollzug keinen ‚Freigang' gibt, sondern verschiedene Stufen von Lockerungen wie die Verlegung auf eine weniger gesicherte Station, einen begleiteten Ausgang oder einen zeitlich befristeten Probeurlaub. Lockerungen sind ein integraler Bestandteil der Therapie und „keine Belohnungen, sondern Test- und Trainingsmöglichkeiten für ein neues Sozialverhalten" (Schaumburg, 2003, S. 99). Sie werden nur vergeben, wenn nach sorgfältiger Prüfung gewährleistet werden kann, dass der Patient nicht noch mal eine Straftat begeht, er während der Lockerungen entweicht oder ihm die Lockerung im therapeutischen Sinne mehr nützt als schadet. Darüber hinaus ist die zeitliche Unterbringung im Maßregelvollzug, anders als im Strafvollzug, nicht von vornherein befristet (Abb. 13). Wann ein Patient entlassen wird hängt davon ab, welche Therapiefortschritte er macht und wie Gutachter und Gerichte die individuellen Entwicklungen, die regelmäßig eingeschätzt werden, beurteilen. Sind Patienten durch eine Therapie nicht zu erreichen, werden sie nicht entlassen und verbleiben dauerhaft in Obhut.

An dieser Stelle wurde das kunsttherapeutische Behandlungskonzept mit seinen Bedingungen, Methoden, Zielen und vielfältigen praktischen Übungen vorgestellt und das Thema Maßregelvollzug behandelt. Nachfolgend werden der Forschungsansatz und die Untersuchungsmethoden der vorliegenden Studie erläutert und begründet.

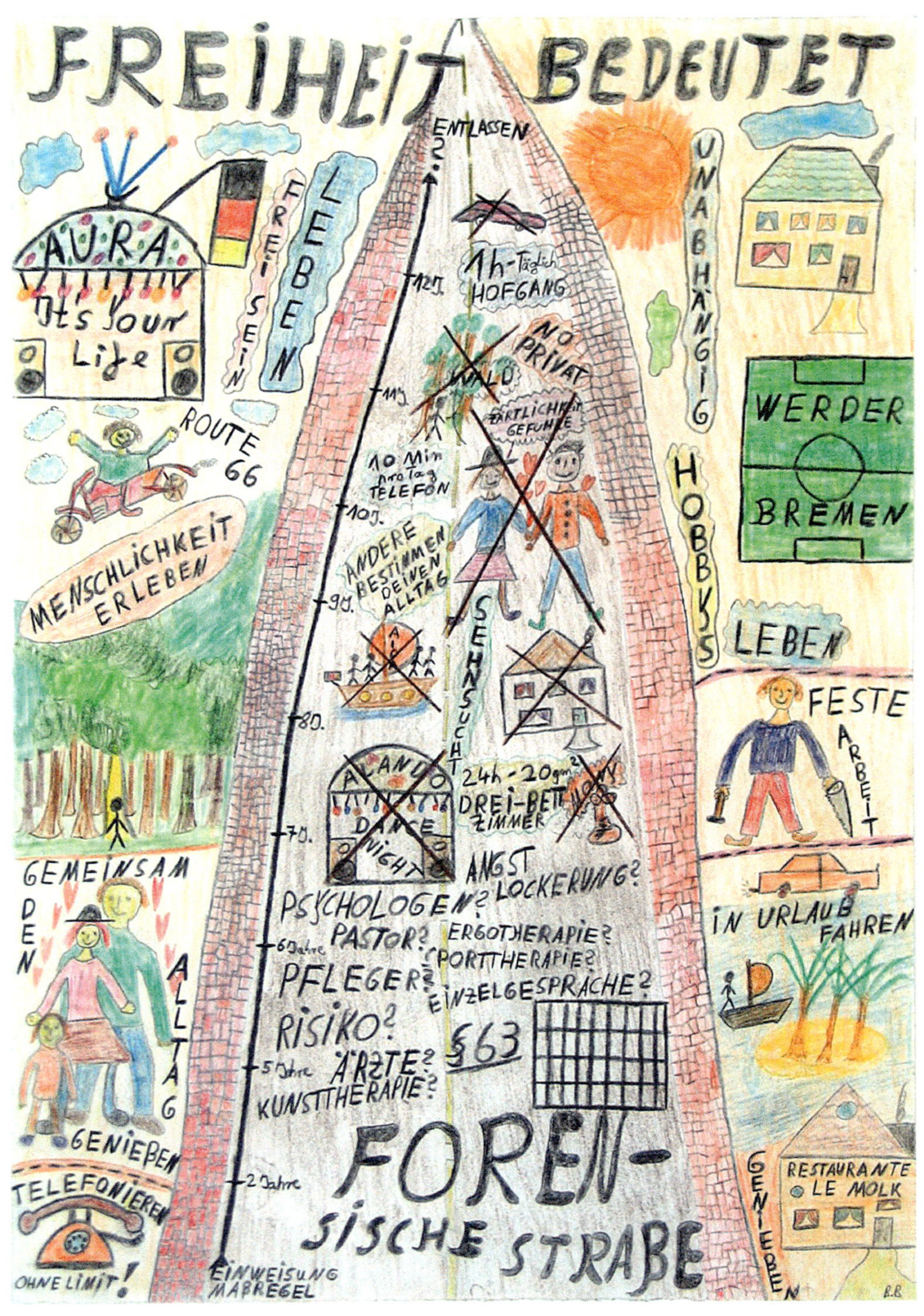

Abbildung 13: Herr B, „Die Forensische Straße“, Buntstifte auf Papier, ca. 35x50 cm (10).

5 Forschungsansatz und Untersuchungsmethoden

Für die Analyse des Untersuchungsgegenstandes wurde ein rein qualitatives Vorgehen gewählt. Zu Beginn wird die übergeordnete Forschungsfrage dargelegt (Kapitel 5.1). Im Anschluss erfolgt die Beschreibung der gewählten Forschungsstrategie (Kapitel 5.2) sowie die Darlegung der eingesetzten qualitativen Methoden und Datensorten (Kapitel 5.3). Danach wird die Population und die Stichprobe ausführlich vorgestellt (Kapitel 5.4). Abschließend wird auf das Forschungsfeld eingegangen, indem wesentliche Erfahrungen und Vorannahmen offengelegt werden und der Zugang zum Feld beschrieben wird (Kapitel 5.5).

5.1 Übergeordnete Forschungsfrage

Diese empirische Studie geht der Frage nach, wie männliche Patienten mit Persönlichkeitsstörungen in der forensischen Psychiatrie kunsttherapeutische Verfahren subjektiv erleben und welche Bedingungen und Faktoren sie als förderlich einschätzen. Es wird das Ziel verfolgt, neues Wissen über die Wirksamkeit von Kunsttherapie bei der beschriebenen Patientengruppe zu gewinnen sowie deren subjektive Einschätzung zu ermitteln. Außerdem sollen ausgewählte Aspekte der kunsttherapeutischen Behandlung aus der Perspektive der beteiligten Kunststudentinnen sowie der Klinikmitarbeiter (Pflegekräfte, Psychologen, Ärzte und Ergotherapeuten) erforscht werden. Die Ergebnisse dieser Studie sollen bestehende Besonderheiten der Patientengruppe innerhalb einer additiven kunsttherapeutischen Behandlung aufdecken und hierdurch einen notwendigen Beitrag zur kunsttherapeutischen Wirksamkeitsforschung leisten. Ergänzend sollen Ansatzpunkte zur Entwicklung effektiverer Konzepte und Methoden bei der kunsttherapeutischen Behandlung aufgezeigt werden, die am zugrundeliegenden Störungsbild und der aktuellen Lebens- bzw. Unterbringungssituation ansetzen.

Was männliche Patienten mit Persönlichkeitsstörungen in der forensischen Psychiatrie über Kunsttherapie denken, wie sie die kunsttherapeutische Behandlung erleben, wie und wofür sie die eigene kreative Tätigkeit nutzen und welche Interventionsmethoden hilfreich sind, ist bislang nicht bekannt. Daher war es das Bestreben der vorliegenden Studie, die individuellen Erfahrungen und Erlebnisse der Teilnehmer mittels qualitativer Methoden zu erfassen und die Auswirkungen ästhetisch bildnerischer Prozesse anhand ihrer entstandenen Werke herauszuarbeiten. Um den komplexen Untersuchungsgegenstand hinlänglich zu erforschen, schien es angebracht, die Triangulation als Forschungsstrategie einzusetzen. Hierfür wurden drei eigenständige qualitative Auswertungsmethoden gewählt. Warum es zu dieser Entscheidung kam und welche Indikationen für die unterschiedlichen Methoden vorlagen, soll im nächsten Kapitel beschrieben werden. Vorweg erfolgt eine kurze Einleitung zur Geschichte und Theorie der Triangulation.

5.2 Triangulation als Forschungsstrategie

Der Begriff Triangulation stammt aus dem Bereich der Geodäsie und Landvermessung. Hier ist damit gemeint, wie eine genaue Position im Raum mithilfe verschiedener Punkte verortet werden kann. In der empirischen Sozialforschung dagegen beschreibt

er, vereinfacht ausgedrückt, wie ein Untersuchungsgegenstand mittels verschiedener Messverfahren und Methoden aus mehreren Blickwinkeln betrachtet und sich ihm angenähert werden kann.
In der Vergangenheit wurde die Triangulation in den verschiedenartigen Bereichen der qualitativen Forschung immer wieder angewandt, auch wenn der Begriff als solcher von vielen Wissenschaftlern nicht ausdrücklich verwendet wurde (vgl. Flick, 2011, S. 7). Dies änderte sich ab den 1970er-Jahren, nachdem Norman Denzin eine systematische Konzeption über die Triangulation in der qualitativen Forschung einbrachte. Seine Überlegungen finden bis heute die stärkste Beachtung, wenngleich sich seine anfängliche Begründung für ihre Verwendung aufgrund kritischer Diskussionen mit der Zeit veränderte. Wurde die Triangulation vor allem aufgrund der konzeptionellen Überlegungen von Denzin häufig dazu verwendet, empirische Ergebnisse zu überprüfen, um zu mehr Validität und Objektivität in der Interpretation zu gelangen, tendiert ihr Einsatz aktuell dazu, darüber hinaus vielfältigere und komplexere Erkenntnisse über einen Untersuchungsgegenstand zu gewinnen. Laut Flick stellt die Triangulation damit „weniger ein Instrument zur Überprüfung empirischer Ergebnisse als einen Weg zu erweiterten Erkenntnismöglichkeiten“ dar (Flick, 2011, S. 9). Ein Potenzial dieses Verfahrens liegt darin, „unterschiedliche Perspektiven zu produzieren und hierdurch Infragestellungen und Erweiterungen der bereist formulierten Erkenntnisse zu initiieren“ (Stutz, 2007, S. 47).

Diese Studie geht der Frage nach, wie männliche Patienten mit Persönlichkeitsstörungen in der forensischen Psychiatrie die Wirksamkeit kunsttherapeutischer Verfahren subjektiv erleben. Ziel dabei ist, mit Hilfe der Triangulation ein umfassenderes Bild über den Untersuchungsgegenstand hervorzubringen, unterschiedliche Perspektiven, Ebenen und Aspekte des Themas zu eröffnen und zu einem tieferen Verständnis der komplexen Materie zu gelangen. Die vorliegende qualitative Untersuchung strebt damit in erster Linie Komplementarität an und nicht die Objektivierung und Validierung der Interpretationen.

5.3 Eingesetzte Methoden und Datensorten

Um der Vielschichtigkeit des Forschungsgegenstandes gerecht zu werden, wurden verschiedene Datensorten durch unterschiedliche und eigenständige Methoden separat analysiert. Erstens wurden Abschlussinterviews der Teilnehmer in Anlehnung an die Grounded Theory Methode untersucht. Zweitens wurden Dokumentationsformulare mittels einer eigenständig entwickelten Methode, mit der Bezeichnung ‚Instrument zur Beobachtung und Auswertung kunsttherapeutischer Prozesse‘ (IBAKP), ausgewertet. Drittens wurden digitale Bildergebnisse unter Zuhilfenahme der ‚Dokumentarischen Bildinterpretation‘ durchleuchtet (Tab. 5). Anschließend sollen die Ergebnisse der jeweiligen Untersuchungen aufeinander bezogen und darüber hinaus Übereinstimmungen und Tendenzen aufgezeigt werden.

Warum fiel die Wahl gerade auf diese Datensorten und welche Methode steht im Vordergrund? Die Abschlussinterviews, die mit Hilfe der ‚Grounded Theory‘ ausgewertet wurden, dienten dazu, die persönlichen Sichtweisen der Teilnehmer zu erkunden und aufbauend auf ihren Erkenntnissen eine Theorie zur subjektiven Wirksamkeit kunsttherapeutischer Verfahren zu entwickeln. Die

Methode	Datensorten
Grounded Theory Methode	Abschlussinterviews
Instrument zur Beobachtung und Auswertung kunsttherapeutischer Prozesse (IBAKP)	Dokumentationsformulare
Dokumentarische Bildinterpretation	Werke der Teilnehmer

Tabelle 5: Übersicht über die im Rahmen dieser Studie triangulierten Methoden sowie deren Datensorten

Dokumentationsformulare aus dem IBAKP wurden in die Untersuchung einbezogen, da sie vor allem die Entwicklung der Patienten aus Sicht der Kunsttherapeutin und teilnehmenden Kunststudierenden zusammenfassen und widerspiegeln. Die entstandenen Werke der Teilnehmer wurden dagegen in die Untersuchung einbezogen, um möglichst unabhängig vom Kontext der beteiligten Personen Anhaltspunkte zur Bedeutung ästhetisch bildnerischer Produkte zu gewinnen. In Bezug auf die Wertigkeit der drei Auswertungsmethoden, spielt die ‚Grounded Theory' nach Strauss und Corbin eine zentrale Rolle. Sie ist die am besten begründete und fällt aufgrund ihrer Verfahrensweise am umfangreichsten aus. Untergeordnet folgt das ‚Instrument zur Beobachtung und Auswertung kunsttherapeutischer Prozesse', da sich dieses Verfahren noch in der Entwicklung befindet und noch nicht genügend erforscht ist. Die ‚Dokumentarische Bildinterpretation' nach Ralf Bohnsack (2011) ist dem IBAKP gleichgestellt, da hier exemplarisch zwei Fälle herangezogen werden und sie damit nicht so umfassend ausfällt, wie die erstgenannte.

5.4 Population und Stichprobe

Die Population umfasst alle Männer mit Persönlichkeitsstörungen, die in der forensischen Psychiatrie untergebracht sind und an einer kunsttherapeutischen Maßnahme teilnehmen. Bei der Zusammenstellung der Stichprobe wurden die folgenden Ein- und Ausschlusskriterien festgelegt:

- Erstdiagnose aus dem Bereich der Persönlichkeits- und Verhaltensstörungen
- Unterbringung laut § 63 StGB
- Keine Vorerfahrung mit Kunsttherapie
- IQ von mindestens 80, um in der Lage zu sein, das abschließende Interview sowie den Fragebogen durchzuführen
- Einschluss von Substanzmissbrauch und Abhängigkeit als komorbide Störungen
- Ausschluss einer aktuellen komorbiden Psychose, bipolaren Störung, Intelligenzminderung, depressiven Episode und hirnorganischen Störung

Da die Anzahl der in Frage kommenden Patienten zu Beginn der Untersuchung gering war, musste eines der Ausschlusskriterien gelockert werden. Es wurden zusätzlich auch Teilnehmer zugelassen, die bereits im Vorfeld der Untersuchung an Kunstprojekten teilgenommen hatten. Um die Durchführung des Forschungsprojekts mit seinen regelmäßig stattfindenden Werkgesprächen und kreativen Übungen zu gewährleisten, wurden die Teilnehmer im Vorfeld darum gebeten, sich verbindlich bereit zu erklären, für ein halbes Jahr dreimal wöchentlich an der Kunsttherapie

rapie teilzunehmen. Zusätzlich musste jeder Patient sein schriftliches Einverständnis für die Auswertung von Fragebögen, Aufzeichnungen von Werkgesprächen und Interviews sowie Fotos von seinen Werken geben.

Insgesamt nahmen 16 Personen an der Untersuchung teil. Da gegen Ende des Forschungsprojekts bei einem Teilnehmer ein anderes Störungsbild diagnostiziert wurde, musste dieser bei der Auswertung der Studie ausgeschlossen werden. Es ergab sich bei der Auswertung somit eine Stichprobengröße von 15 Personen (n= 15). Für die gesamte Stichprobe ergab sich ein Durchschnittsalter von 34,13 Jahren. Der jüngste Teilnehmer war 27 und der älteste 49 Jahre alt (Min= 27; Max= 49; SD= 5.99) (Abb. 14).

Die Erhebung der Diagnosen ergab, dass vier Teilnehmer (27 %) als Erstdiagnose eine kombinierte Persönlichkeitsstörung (F61.0) erhalten hatten, drei Teilnehmer (20%) die Erstdiagnose aus dem Bereich der sonstigen spezifischen Persönlichkeitsstörungen (F60.8) und zwei Teilnehmer (13%) die Erstdiagnose einer emotional instabilen Persönlichkeitsstörung (F60.3). Die übrigen sechs Männer (40%) hatten jeweils unterschiedliche Diagnosen aus dem Bereich der Persönlichkeitsstörungen. Einem Teilnehmer war die Erstdiagnose einer schizoiden Persönlichkeitsstörung gegeben worden (F60.1), einem Teilnehmer die Diagnose einer dissozialen Persönlichkeitsstörung (F60.2) und einem Weiteren eine Persönlichkeitsstörung vom Borderline Typus (F60.31). Ein Patient hatte die Diagnose aus dem Bereich der Störungen der Sexualpräferenz mit Pädophilie (F65.4) erhalten, ein Teilnehmer die Erstdiagnose aus diesem Bereich mit Sadomasochismus (F65.5) und ein Teilnehmer die Erstdiagnose aus dem Bereich der psychischen und Verhaltensstörungen in Verbindung mit der sexuellen Entwicklung und Orientierung mit sonstigen psychosexuellen Entwicklungsstörungen (F66.8) (Abb. 15).

Befragt nach ihrem Familienstand, gaben 13 Männer ledig (87%) und zwei geschieden (13%) an (Abb. 16).

Die Patienten wurden ferner nach ihrem Bildungsgrad befragt. Hier ergab sich, dass sechs

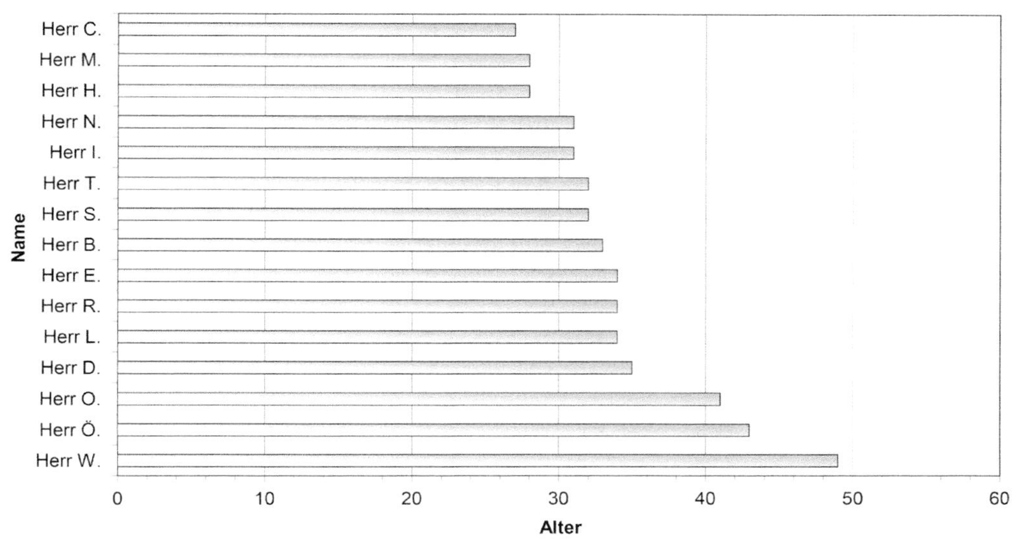

Abbildung 14: Alter der Teilnehmer.

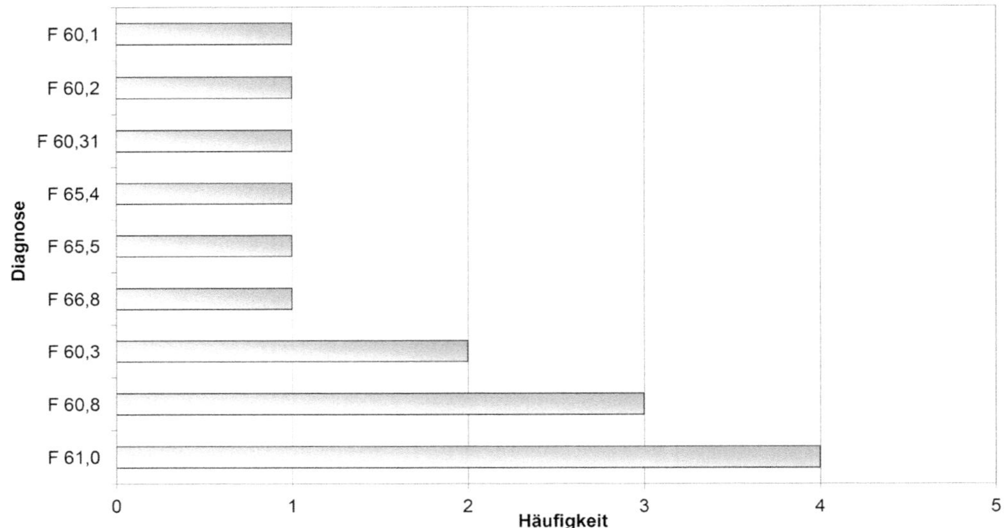

Abbildung 15: Erstdiagnosen der Teilnehmer nach ICD 10.

Personen die Sonderschule besucht hatten (40%), fünf einen Hauptschulabschluss besaßen (33%) und die restlichen vier Männer einen Realschulabschluss vorweisen konnten (27%) (Abb. 17).
Auch der erlernte Beruf wurde erhoben. Hierbei zeigte sich, dass elf Teilnehmer keinen Beruf erlernt hatten (72%) und von den verbleibenden vier Personen (28%) jeweils einer vor der psychiatrischen Unterbringung als Bäcker, als Elektroinstallateur, als Maler und Lackierer und als Schweißer tätig gewesen waren (Abb. 18).

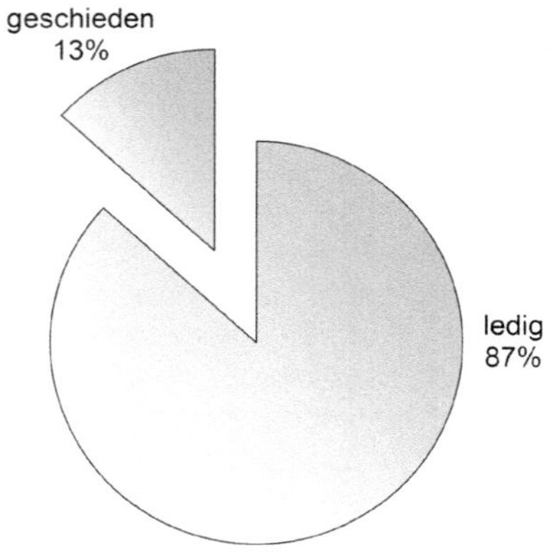

Abbildung 16: Familienstand der Teilnehmer.

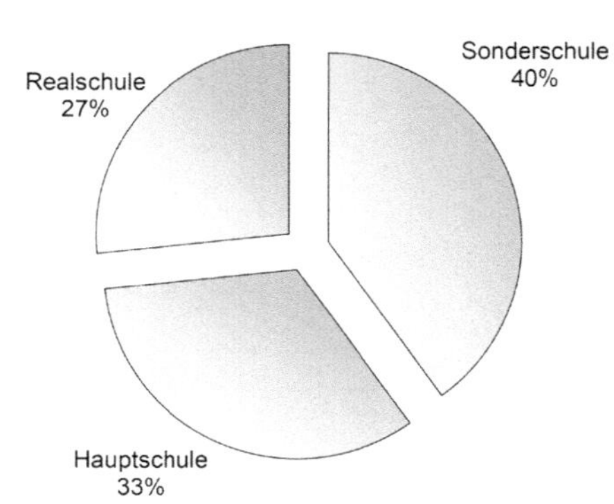

Abbildung 17: Bildungsgrad der Teilnehmer.

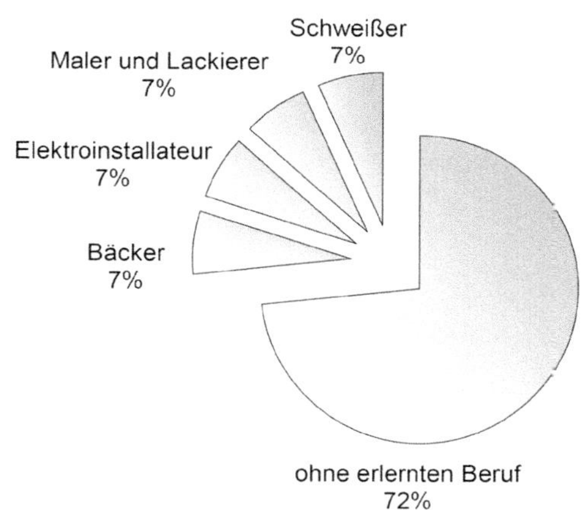

Abbildung 18: Beruf der Teilnehmer vor der psychiatrischen Unterbringung.

Bei der Unterbringungszeit ergab sich ein Durchschnitt von fünf Jahren. Der Patient mit der längsten Aufenthaltsdauer war seit 11 Jahren untergebracht, der mit der kürzesten seit einem Jahr (Min= 1; Max= 11; SD= 3.50). Bei allen 15 Teilnehmern wurde die Anzahl der Kunsttherapiesitzungen notiert. Im Mittel haben sie an 52,87 Terminen teilgenommen (Min= 6; Max= 64; SD= 14,76) (Abb. 19). Bei der Anzahl der Werkgespräche ergab sich ein Mittelwert von 5,47 Terminen (Min= 1; Max=6; SD=1,30). An den Abschlussgesprächen haben alle 15 Patienten teilgenommen.

5.5 Zum Forschungsfeld: Zugang und Erfahrungen

Der Annäherung an ein Forschungsfeld, wie in diesem Fall einer forensischen Psychiatrie, kommt eine besondere Bedeutung zu. So sind gerade die ersten Schritte der Kontaktaufnahme ausschlaggebend für die Installierung eines Forschungsprojekts, weil sich hier entscheidet, ob und in welchem Umfang der Forscher die Möglichkeit erhält, Teilnehmer für seine Untersuchung zu finden. Ferner hängt vom Einstieg ab, welchen Einblick der Forscher in das zu untersuchende Feld erhält, welche Rolle er im Feld einnimmt, welche er zugewiesen bekommt und ob sich

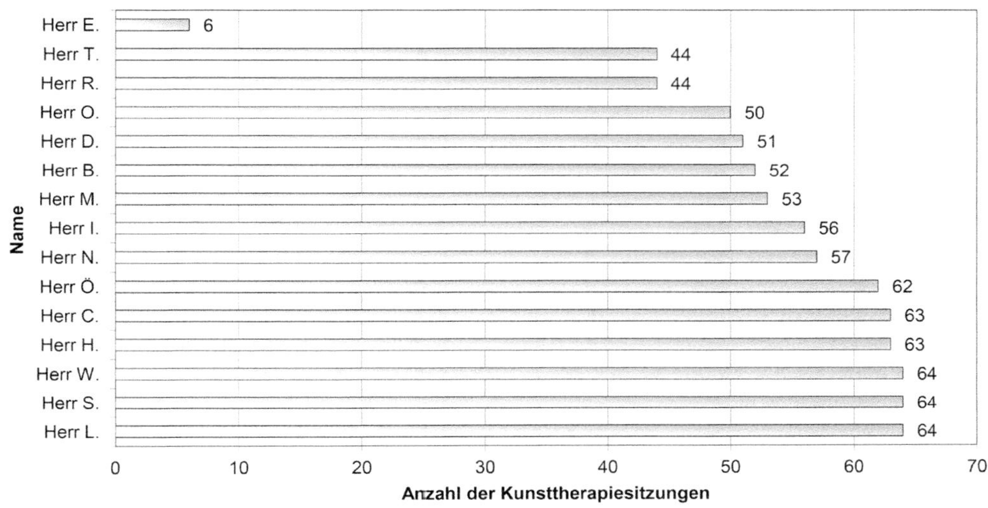

Abbildung 19: Anzahl der Kunsttherapiesitzungen.

die gewünschte Zusammenarbeit mit den Beforschten intensiv oder oberflächlich verhält (vgl. Flick, 1995, S. 154). Letztendlich prägt der Zugang zum Forschungsfeld wesentlich den Prozess der Datenerhebung und Dateninterpretation. Speziell bei der qualitativen Forschung sind darüber hinaus die kommunikativen Fähigkeiten des Forschers essenziell, da sie „zum zentralen Instrument der Erhebung und Erkenntnis" (Flick, 2002, S. 87) werden.

Für die Installierung und Umsetzung des Unternehmens waren umfangreiche Vorbereitungen und Maßnahmen notwendig, die aufgrund der Fülle an Informationen nicht alle im Rahmen dieser Studie genannt und beschrieben werden können. Im Folgenden wird daher mittels einer Tabelle ein Überblick über den Arbeitsplan sowie die Datenerhebung während des Forschungsprojekts gegeben (Tab. 6), und darüber hinaus die erste Kontaktaufnahme mit den Mitarbeitern und Teilnehmern der forensischen Psychiatrie beschrieben.

Kurzbeschreibung
Kontaktaufnahme zur Direktion der Klinik und Vorstellung des Forschungsvorhabens.
Entwicklung des ‚Instruments zur Beobachtung und Auswertung kunsttherapeutischer Prozesse' (IBAKP).
Entwicklung störungsspezifischer Behandlungseinheiten für das Forschungsprojekt.
Durchführung von Seminaren zum Thema Kunsttherapie und Kunstprojekte in der forensischen Psychiatrie im Fach Kunst/Universität.
Installierung von Praktikumsplätzen in der Kunsttherapie und in der forensischen Abteilung für Studierende des Faches Kunst.
Kontaktaufnahme zum ärztlichen Leiter der forensischen Psychiatrie.
Informationsgespräche zum Forschungsvorhaben und Kontaktaufnahme zu Ärzten und Psychologen zur Gewinnung von Teilnehmern.
Einrichtung eines kunsttherapeutischen Arbeitsraumes in der ergotherapeutischen Abteilung der forensischen Psychiatrie.
Vorstellung und Präsentation des Forschungsprojekts sowie Einzelkontakte mit 16 Bezugspflegern.
Aufnahmegespräche mit den betreuenden Psychologen, Ärzten, Sozialarbeitern und Ergotherapeuten.
Einweisungsgespräche durch den Sicherheitsbeauftragten der forensischen Abteilung.
Informationsgespräche mit den teilnehmenden Patienten der Studie.
Erstgespräche mit 16 Teilnehmern der Studie. Realisierung von 66 kunsttherapeutischen Behandlungseinheiten mit vier Patientengruppen.
Durchführung der 16 Abschlussgespräche mit den Teilnehmern der Studie.

Tabelle 6: Arbeitsplan zur Vorbereitung und Durchführung des Forschungsprojekts sowie der Datenerhebung über einen Zeitraum von zwei Jahren

Im Vorfeld der Studie fanden zwei Informationsgespräche statt, an der ausgewählte Mitarbeiter teilnahmen. In den Gesprächen wurde das Forschungsvorhaben vorgestellt und mit allen Beteiligten vereinbart, dass die Ärzte und Psychologen die in Frage kommenden Teilnehmer in den darauf folgenden drei Wochen auswählen, sie anschließend über das Projekt informieren und ihre grundsätzliche Bereitschaft einholen. Außerdem gab es eine Einigung mit den Mitarbeitern, dass die zukünftigen Teilnehmer nur die Information erhalten, dass es sich um ein halbjährliches Kunstprojekt zu Forschungszwecken handelt. Weitere inhaltliche und organisatorische Aspekte sowie Fragen zum Projekt sollten zu einem späteren Zeitpunkt durch die Versuchsleiterin selbst erläutert werden. Dies schien die geeignetste Herangehensweise, um Missverständnisse und Ablehnung bei den Teilnehmern bezüglich dieser Untersuchung zu vermeiden.

Mit den Teilnehmern fanden drei Wochen vor Beginn der Kunsttherapie die Informationsgespräche statt. Während der ca. 50 minütigen Kontaktaufnahme wurden den Teilnehmern die Rahmenbedingungen des Forschungsvorhabens sowie die möglichen Ziele und Methoden der Kunsttherapie erläutert. Als Gedankenstütze erhielten sie zusätzlich einen Projektplan, der die wesentlichen Informationen zum Forschungsprojekt zusammenfasste und darüber hinaus einen Flyer über die ‚Kunsttherapie in der forensischen Psychiatrie'. Schon während der Informationsgespräche war überraschend, wie motivierend die Aussicht für viele Männer schien, an einem kunsttherapeutischen Forschungsprojekt teilzunehmen, sich mit künstlerischen Materialien auszudrücken und ihre Werke in einer abschließenden Kunstausstellung der Öffentlichkeit zu präsentieren.

Zeitgleich zur Kontaktaufnahme mit den Teilnehmern wurde das Gespräch mit allen Stationsleitern und dem gesamten Pflegepersonal gesucht. Im Rahmen der regelmäßig stattfindenden Teamsitzungen auf den jeweiligen Stationen wurde der Sinn und Zweck des Forschungsprojekts erläutert. Um zusätzliche Fragen, Rückmeldungen oder Eindrücke der Mitarbeiter zu dokumentieren und gegebenenfalls qualitativ auswerten zu können, versuchte die Untersuchungsleiterin außerdem während des laufenden Forschungsprojekts regelmäßig Kontakt zu den Bezugspflegern und dem Team aufzunehmen. Hierbei stellte sich immer mehr heraus, dass einige Bezugspfleger, aber auch einige der Teammitglieder, große Vorbehalte gegenüber der Maßnahme Kunsttherapie hatten und zunehmend misstrauisch und ablehnend reagierten. Die drei am häufigsten vorgebrachten Argumente waren, dass das Forschungsprojekt den strukturierten Pflegeablauf durcheinander bringe und für die Mitarbeiter zu Mehrarbeit führe. Außerdem bestand die Meinung, dass die Maßnahme Kunsttherapie möglicherweise zu Chaos und Anarchie unter den Teilnehmern führt und damit die bestehenden Regeln der forensischen Psychiatrie aufweicht und dass die Maßnahme einem Geschenk gleicht, dass die Teilnehmer nicht verdient haben.

5.5.1 Vorannahmen zum Feld

Jeder Mensch, der mit einem Phänomen konfrontiert wird, bringt ein gewisses Vorverständnis mit. Das bedeutet, dass er jedem Sachverhalt, jedem Ereignis oder jeder Textstelle mit einem gewissen Hintergrund, Wahrnehmungsschema oder Erwartungen gegenübertritt. Ereignisse oder Sachverhalte können nicht neutral betrachtet werden, sie sind unweigerlich mit eigenen Hypothesen und theoretischen Konzepten verknüpft. Diese Art von Alltagstheorien leiten unser

Verstehen und Deuten von Phänomenen (vgl. Breuer, 2009, S. 48). Aufgrund dieser Erkenntnis ist es insbesondere für Forscher wesentlich, die eigenen Urteile, Vorlieben und Positionen einem Feld gegenüber sorgsam zu reflektieren und offenzulegen. Einerseits kann ihn der kritische Umgang mit seinen Präkonzepten davor bewahren, fehlerhafte Rückschlüsse zu ziehen oder Erkenntnisse fälschlich auszuwerten. Andererseits kann das eigene (Vor-) Wissen aber auch dabei helfen, im Rahmen einer Untersuchung die richtigen Fragen zu stellen und zu erforschen, was wirklich von Bedeutung ist (vgl. Legewie, 2004, S. 7).

Vorannahmen zur Bedeutung und Wirkung von Kunsttherapie

Nach langjähriger Tätigkeit als Kunsttherapeutin und Kunstpädagogin in vorwiegend außerschulischen Tätigkeitsbereichen wie der Jugendhilfe, Psychiatrie und Psychosomatik, aber auch als Künstlerin, habe ich aufgrund eigener Erfahrungen, aber vor allem aufgrund der Rückmeldungen der Teilnehmer, eine mehr oder weniger deutliche Vorstellung davon, was der Einsatz von Kunst in der Therapie möglicherweise bewirken kann und welche Bedingungen und Methoden hilfreich sein könnten. Viele dieser Erkenntnisse und Annahmen fanden bereits Eingang in das beschriebene Behandlungskonzept, das in Kapitel 4.1 erläutert wurde. Nachfolgend sollen die Grundannahmen, die ich vor der eigentlichen Untersuchung in Bezug auf die Wirksamkeit und Bedeutung von Kunsttherapie hatte, zusammengefasst dargelegt werden.
So vermute ich, dass:

- Kunsttherapie die Teilnehmer darin unterstützen kann, eigene Ressourcen zu entdecken und weiter auszubauen.
- sich bei Patienten durch eine kontinuierlich und intensiv angewandte Kunsttherapie positive Veränderungen hinsichtlich der Umfeld- und Eigenwahrnehmung erzielen lassen.
- durch die eigenständige Auseinandersetzung mit Materialien und individuellen Themen das Selbstbewusstsein und die Selbstsicherheit gesteigert werden kann.
- Kunsttherapie dabei behilflich sein kann, seine (un-)bewussten Emotionen und Gedanken auszudrücken.
- Kunsttherapie dazu beitragen kann, eigene Persönlichkeitsanteile zu entdecken bzw. diese weiter auszubilden.
- Kunsttherapie dazu beitragen kann, die individuell kreative Ausdrucksweise der Patienten zu fördern.
- die in der Kunsttherapie entstandenen Werke einen (symbolischen) Erinnerungswert für die Teilnehmer haben können.
- es, je nach Intention der kunsttherapeutischen Maßnahme, zu Entspannung, aber auch Anspannung, bei den Teilnehmern kommen kann.
- sich die therapeutisch angeleitete Auseinandersetzung mit Hilfe künstlerischer Methoden und Techniken und die Reflexion der damit einhergehenden Prozesse gesundheitsförderlich und stabilisierend auswirken kann.
- Kunsttherapie, gerade wenn sie in einer Gruppe angewandt wird, Lebensfreude bewirkt und Spaß machen kann.
- regelmäßige Werkbesprechungen die Einsicht in das eigene Erleben und Verhalten der Teilnehmer fördern kann.
- sich die Erfahrungen und Erkenntnisse, die die Teilnehmer durch die künstlerische Auseinandersetzung und die Reflexionsgespräche gewinnen bzw. erfahren, sich auf ihr Erleben und Verhalten im Alltag positiv auswirken kann und damit ein Transfer stattfindet.
- speziell bei Patienten aus der forensischen Psychiatrie ein großes Bedürfnis nach in-

dividuellem Freiraum und Anerkennung besteht.

In Bezug auf die förderlichen kunsttherapeutischen Bedingungen vermute ich, dass:

- eine offene, emphatische, wertschätzende, aber auch verbindliche, und konsequente Grundhaltung des Therapeuten für eine positive Entwicklung der Teilnehmer wichtig ist.
- es von Bedeutung ist, dass die Kunsttherapie von künstlerisch geschultem Personal mit eigener Erfahrung geleitet wird, dass sich u. a. mit den Materialien und deren Wirkungen auskennt und ganz praktische Tipps zur Umsetzung geben kann.
- es wichtig ist, einen geschützten Raum für Experimente zu schaffen, und dass die künstlerisch anregende Atmosphäre zur positiven Stimmung der Teilnehmer beiträgt.
- es wichtig ist, vielfältige Materialien bereitzustellen, um je nach Bedürfnis oder Gefühlszustand des Teilnehmers das bereitzustellen zu können, was indiziert ist.
- gerade die Mischung aus Einzelarbeit, Gruppenarbeit und Projekten dazu beitragen kann, Erfahrungen auf vielerlei Ebenen zu machen.
- gerade das Arbeiten in der Gruppe wesentlich für eine Veränderung des Sozialverhaltens ist.
- die Teilnehmer ohne Leistungsdruck eigenständig Erfahrungen machen und experimentieren können sollten.
- die Teilnahme von Studierenden bedeutsam ist.
- die eigene Motivation der Teilnehmer wesentlich für das Gelingen einer therapeutischen Maßnahme ist.

Nachdem in diesem Kapitel ein Überblick über den Forschungsansatz und die Untersuchungsmethoden gegeben wurde, sollen nachfolgend die drei angewandten Forschungsmethoden ausführlicher erläutert werden.

6 Angewandte Untersuchungsmethoden – Einführung

Eine wichtige Intention dieser Studie ist, adäquate Forschungsmethoden zu finden, die es ermöglichen, subjektiv erlebte Effekte kunsttherapeutischer Verfahren bei Patienten zu erforschen, um darauf aufbauend eine Theorie zur Wirksamkeit kunsttherapeutischer Verfahren zu entwickeln bzw. bestehende Theorien zu überprüfen. Daher werden in diesem Kapitel die drei angewandten Forschungsmethoden vorgestellt, die Gründe für deren Wahl benannt sowie deren Anwendung beschrieben. Kapitel 6.1 hat die Auswertung durch ‚Grounded Theory' zum Inhalt. Daran anschließend beschäftigt sich Kapitel 6.2 mit dem zum großen Teil selbst entwickelten ‚Instrument zur Beobachtung und Auswertung kunsttherapeutischer Prozesse' (IBAKP). Abschließend wird in Kapitel 6.3 der theoretische Ansatz sowie die Anwendung der ‚Dokumentarischen Bildinterpretation' erläutert.

6.1 Auswertung durch ‚Grounded Theory'

An dieser Stelle soll dargelegt werden, warum und wie die Grounded Theory Methode eingesetzt wurde, um personenbezogene Gesichtspunkte und Rahmenbedingungen zu erfassen, die für das positive Erleben und Verhalten der beschriebenen Patientengruppe durch eine kunsttherapeutische Behandlung von Bedeutung sind.
Um den Rahmen der Untersuchung abzustecken, werden zu Beginn die ausgewählten Forschungsfragen (Kapitel 6.1.1) vorgestellt. Daran anschließend werden das eingesetzte Erhebungsinstrument (Kapitel 6.1.2) und die Verfahrensweise der ‚Grounded Theory' (Kapitel 6.1.3) beschrieben. Abschließend wird auf das wichtige Thema Gütekriterien eingegangen (Kapitel 6.1.4).

6.1.1 Forschungsfragen

Die Fragestellungen der Studie behandeln das Erleben und Verhalten aus der Perspektive männlicher Patienten mit Persönlichkeitsstörungen, die in der forensischen Psychiatrie untergebracht sind und an einer kunsttherapeutischen Intervention teilnehmen. Ziel ist, mit Hilfe der ‚Grounded Theory' einen Einblick zu gewinnen und zu evaluieren, wie sich Kunsttherapie auf das Erleben und Verhalten sowie auf das Wohlbefinden und die Gesundheit der Teilnehmer auswirkt und welche Interventionsmethoden sie als förderlich wahrnehmen. Verdeutlicht werden soll darüber hinaus, wie die Patienten die kunsttherapeutische Intervention mit ihren 66 Therapieeinheiten sowie die Behandlung durch die Kunsttherapeutin und teilnehmenden Kunststudierenden erfahren und bewältigen.
Bei der Untersuchung wurde angestrebt, sich im Vorfeld nicht durch konkrete Hypothesen einzuschränken und sich nach Möglichkeit nicht zu sehr durch die bestehende berufliche Erfahrung sowie das Wissen aus der Fachliteratur leiten zu lassen. Da das Interesse dieser Studie der Rekonstruktion der subjektiven Sichtweisen der Betroffenen galt, wurde das methodische Vorgehen mittels offener Interviews und der Grounded Theory Methode als besonders geeignet angesehen.
Aus der Literaturrecherche sowie eigener beruflicher Erfahrungen leiten sich folgende drei Forschungsbereiche mit jeweils einer Forschungsfrage ab.

6.1.1.1
Bedeutung von Kunsttherapie bei Persönlichkeitsstörungen in der forensischen Psychiatrie

- Welche Bedeutung hat die Teilnahme an der Maßnahme Kunsttherapie für männliche Patienten mit Persönlichkeitsstörungen, die in der forensischen Psychiatrie untergebracht sind?

In diesem Themenbereich soll geklärt werden, welchen Stellenwert die Intervention Kunsttherapie für männliche Patienten mit Persönlichkeitsstörungen hat, welchen Einfluss sie ihrer Meinung nach auf sie ausübt und wie die Patienten ihre Beteiligung an der Intervention in Bezug auf ihr Erleben und Verhalten bewerten.

6.1.1.2
Effekte von Kunsttherapie bei Persönlichkeitsstörungen in der forensischen Psychiatrie

- Welche subjektiven Effekte hat die Intervention Kunsttherapie auf das Erleben und Verhalten sowie auf das Wohlbefinden von männlichen Patienten mit Persönlichkeitsstörungen während der Unterbringung in der forensischen Psychiatrie?

Ausgehend von der persönlichen Einschätzung der männlichen Patienten soll an dieser Stelle geklärt werden, ob sich positive Effekte durch die Intervention Kunsttherapie bei den Teilnehmern erzielen lassen und wie sich die Intervention Kunsttherapie auf das Erleben, Verhalten und Wohlbefinden der Teilnehmer auswirkt.

6.1.1.3
Behandlung durch Kunsttherapeuten bei Persönlichkeitsstörungen in der forensischen Psychiatrie

- Wie erleben männlichen Patienten mit Persönlichkeitsstörungen in der forensischen Psychiatrie die Behandlung durch die Kunsttherapeuten und welche spezifischen Interventionsmethoden und Verfahren nehmen sie als förderlich wahr?

Diese Fragestellung versucht zu ergründen, wie die Teilnehmer die kunsttherapeutische Behandlung während der Intervention subjektiv erleben, wie sie das spezielle kunsttherapeutische Konzept beurteilen, und welche Maßnahmen oder Vorgehensweisen sie als erkenntnisreich oder förderlich einschätzen.

6.1.2
Erhebungsinstrument

Als Erhebungsinstrument für die qualitative Untersuchung wurde im Anschluss an das Forschungsprojekt das ‚Abschlussgespräch zur Selbsteinschätzung und Behandlungszufriedenheit' mit allen Teilnehmern durchgeführt, welches im Folgenden genauer vorgestellt wird. Darüber hinaus werden die Rahmenbedingungen, Hintergründe und Ziele des Abschlussgesprächs erläutert.

6.1.2.1
Das Abschlussgespräch zur Selbsteinschätzung und Behandlungszufriedenheit

Das Abschlussgespräch, das für die qualitative Auswertung herangezogen wurde, gehörte zu einer Reihe von vier Reflexionsgesprächen, die jeder Teilnehmer während der Intervention mit der Kunsttherapeutin geführt hat (vgl. Kapitel 4.2.2). Das Ziel des Gesprächs war,

herauszufinden, welche konkreten Ziele und Wünsche der einzelne Teilnehmer in der Kunsttherapie für sich erreichen konnte, welche Erfahrungen er gemacht hat und wie er die Intervention erlebte. Das Gespräch war zeitlich begrenzt und dauerte ca. 30 Minuten. Für die Durchführung aller Gespräche wurde der Raum der Kunsttherapie genutzt. Um die Werke der Teilnehmer zu präsentieren, wurde eine 3x2 m große Malwand mit einer Hängevorrichtung versehen, die es erlaubte, mehrere Bilder auf Augenhöhe aufzuhängen. Davor wurden in einem Abstand von ca. drei Metern zwei Sessel nebeneinander mit Blick auf die Malwand platziert. Das Gespräch wurde durch ein Tonbandgerät mitgeschnitten, die vorliegenden Werkreihen vor Ort fotografiert und ein Protokoll der Abschlussbesprechung inklusive Postscriptum angefertigt. Sowohl für die Aufzeichnungen als auch für die Fotodokumentation liegen Einverständniserklärungen aller Teilnehmer vor.

Gesprächsmethoden des Abschlussgesprächs

Das Abschlussgespräch, wie auch die Werkgespräche orientierten sich an der klientenorientierten Methode des amerikanischen Psychologen Carl Rogers (1902–1987). Rogers Ziel war es, den Klienten dazu zu befähigen, sich mit seinen emotionalen Prozessen auseinanderzusetzen, um dadurch neue Wege und Sichtweisen zu erkennen sowie zukünftige Probleme besser zu meistern (vgl. Weinberger, 2004, S. 33).

Um noch präzisere Ergebnisse über die persönlichen Sichtweisen, Erfahrungen und Einschätzungen der Teilnehmer in Bezug auf die Intervention Kunsttherapie zu erhalten, wurde speziell im Abschlussgespräch eine Kombination aus Erzählung der Teilnehmer und Nachfragen der Kunsttherapeutin gewählt. Diese Verknüpfung von subjektiver Problemsicht des Interviewten und schöpferischem Fragen des Interviewers orientierten sich am problemzentrierten Interview nach Witzel (1989 & 2000). Als Grundlage dient dem Interviewer dabei ein Leitfaden mit Fragen, der „das Hintergrundwissen des Forschers thematisch organisieren [soll], um zu einer kontrollierten und vergleichbaren Herangehensweise an den Forschungsgegenstand zu kommen“ (Witzel, 1989, S. 236). Dieser Leitfaden wird nach Möglichkeit so eingesetzt, dass er die Erzähllogik des Interviewten fördert, aber nicht einschränkt.

Bevor das Abschlussgespräch erfolgte, waren alle Teilnehmer über dessen groben Inhalt informiert und somit darauf vorbereitet. Durch die zuvor stattfindenden Werkgespräche, aber auch durch die regelmäßig in der Gruppe durchgeführten Anfangs- und Abschlussrunden waren die Befragten schon damit vertraut, sich zu ihren Erfahrungen und Erlebnissen während der Intervention Kunsttherapie zu äußern. Wesentliche Gedanken und Ansatzpunkte der Teilnehmer über die Maßnahme Kunsttherapie waren der Kunsttherapeutin vor dem Abschlussgespräch bekannt und flossen in den Leitfaden (Anhang Ba) ein. Die Wortwahl der Fragen wurde aufgrund der Erfahrungen, die während der vorherigen Werkgespräche gemacht werden konnten, dem Gesprächsstil und der Reflexionsfähigkeit der Teilnehmer angepasst und einfach und verständlich formuliert.

Verlauf des Abschlussgesprächs

Zu Beginn des Abschlussgesprächs wurden die Teilnehmer gebeten, die ihrer Meinung nach für sie wichtigsten oder bedeutendsten Werke an der Malwand aufzuhängen oder bei Objekten, diese davor zu platzieren. Diese Maßnahme diente, wie bei den Werkgesprächen zuvor, unter anderem dazu, den Erzählanreiz des Einzelnen während des Gesprächs zu erhöhen sowie für die Teilnehmer die Möglichkeit zu schaffen, die eigenen kreativen Prozesse während der Maßnah-

me Kunsttherapie zu erkennen oder eigene Erkenntnisse anhand der Werke besser zu verdeutlichen. Anschließend wurden die Teilnehmer erneut auf den Zweck sowie den zeitlichen und inhaltlichen Ablauf des Abschlussgesprächs aufgeklärt.
Als Einstieg in das eigentliche Abschlussgespräch dienten vorformulierte Eingangsfragen, die dem Befragten Mut machen sollten, sich ausführlich zu seinen Eindrücken, Erfahrungen und Erkenntnissen während der Intervention Kunsttherapie zu äußern. Hiernach wurden, abhängig vom Verlauf des Gesprächs und der Aussagebereitschaft des Teilnehmers, die Fragen aus dem Leitfaden verwendet, unter Zuhilfenahme der von Witzel vorgeschlagenen Kommunikationsregeln. Als Gesprächsabschluss wurden die Teilnehmer darüber hinaus angeregt, noch offen gebliebene Fragen zu stellen oder noch nicht benannte Eindrücke anzubringen.

6.1.2.2 Datenerfassung

In dieser Studie wurden zur Datenerfassung das Abschlussgespräch, aber auch alle vorangegangenen Werkgespräche mitgeschnitten, sozial-biografische Daten im Vorfeld der Intervention von den Teilnehmern und den betreuenden Psychologen und Ärzten erhoben, Formulare für die schriftliche Dokumentation sämtlicher Therapeut-Patient Gespräche angefertigt und bearbeitet, ein Forschungstagebuch geführt, sowie die gesamten Werke der Patienten fotografiert.
Nach dem Abschlussgespräch erfolgte eine zeitnahe subjektive Zusammenfassung der Ergebnisse anhand des Formulars ‚Kunsttherapie – Verlaufsprotokoll der Abschlussbesprechung', um damit vor allem den Gesprächsverlauf, die Stimmung zwischen dem Teilnehmer und der Therapeutin während des Gesprächs, die Länge des Gesprächs sowie zusätzliche Anmerkungen des Teilnehmers zu dokumentieren. Zusätzlich wurden mit dem Formular Verlaufsprotokoll des Abschlussgesprächs auch Aspekte erfasst, die für die spätere Analyse der Aufzeichnungen von Bedeutung sein könnten, wie:

- Code, Datum, Dauer der Sitzung, Behandlungsbeginn, Beginn der Kunsttherapie, Station.
- Gesprächsthemen.
- Gesprächsverlauf und Ergebnis (inhaltliche Zusammenfassung).
- Bewertungen des Teilnehmers.
- Spezielle Interventionen.
- Fazit (aus Sicht des Teilnehmers in Bezug auf das Gespräch oder seine Ziele).
- Abmachungen.
- Folgemaßnahmen.
- Beziehung Kunsttherapeutin/Patient (Erfahrung des Patienten und der Kunsttherapeutin, Beziehung zwischen den beiden).
- Anmerkungen.

Die Transkription[7] aller Abschlussgespräche wurde nach der praktischen Durchführung des Forschungsprojekts vorgenommen. Die angewandten Transkriptionsregeln orientierten sich an den adaptierten Transkriptionsregeln nach Flick (2002). Diese Form der Übertragung beinhaltet beispielsweise die Betonung einzelner Wörter, die Lautstärke des gesprochenen Worts, überlappende Sprache, unverständliche Äußerungen sowie die

[7] Die allgemeine Transkription verschriftlicht menschliche Kommunikation in der Regel auf der Grundlage von Tonband- oder anderen Aufzeichnungen. Die kommentierte Transkription muss oder kann, je nach Untersuchungszweck, unterschiedlich detailliert sein. Sie folgt vorher festgelegten Regeln und beinhaltet zusätzliche Informationen in Form von Betonungen, Pausen, nichtsprachlicher Vorgänge und weiteren Kommentaren, die über den genauen Wortlaut des Interviews hinausgehen (vgl. Flick 2002, S. 253–254).

Charakterisierung nichtsprachlicher Vorgänge (vgl. Flick 2002, S. 254). Die Liste der angewandten Transkriptionsregeln ist im Anhang nachzulesen (Anhang Bb).

6.1.3 ‚Grounded Theory'

Die Grounded Theory Methode wurde von den beiden Soziologen Glaser und Strauß (1967) entwickelt und gilt in der sozialwissenschaftlichen Forschung als eine der etabliertesten Verfahren zur Theoriebildung. ‚Grounded Theory' lässt sich übersetzen als gegenstandsverankerte oder -begründete Theorie. Die Forschungsstrategie der ‚Grounded Theory' zeichnet sich laut Wiedemann (1995) durch das Bestreben aus „Forschung als kreatives Konstruieren von Theorien zu betreiben, die gleichzeitig fortlaufend an den Daten kontrolliert werden" (Wiedemann, 1995, S. 440). Das Ziel der ‚Grounded Theory' ist, keine blanken Feststellungen, sondern Aufschlüsse und Einsichten in einem bestimmten Wirklichkeitsbereich aufzuspüren und auf dieser Basis eine für dieses Feld geltende Theorie zu formulieren (vgl. Böhm, 2008, S. 476). Hierzu müssen aus den gewonnenen Daten Konzepte entworfen, diese dann in Beziehung zueinander gesetzt und daraus folgend ein theoretisches Modell zur Erklärung der Wirklichkeit entwickelt werden. Die Leitidee der ‚Grounded Theory' ist, dass der Forscher dem Untersuchungsfeld prinzipiell offen und unvoreingenommen gegenübertritt, d. h., dass er sich nicht an theoretisches Vorwissen klammert, um eine bereits bestehende Theorie zu bestätigen. Von Beginn an soll er sich möglichst unvoreingenommen, d. h. mit einer prinzipiellen Offenheit, auf den Inhalt und die Informationen, die in den Daten enthalten sind, einlassen und diese enthüllen, um auf der Basis der in den Daten verankerten Informationen eine Theorie erst zu entwickeln.

In der ‚Grounded Theory' gibt es keine stufenweise und genau zu befolgenden Prozessschritte wie bei einem Rezept. Vielmehr zeichnet sich dieser Forschungsstil durch die „zeitliche Parallelität und wechselseitige funktionale Abhängigkeit der Prozesse von Datenerhebung, -analyse und Theoriebildung" aus (Strübing, 2008, S. 14). Das Sammeln der Daten, ihre Analyse und die Formulierung der Theorie sind miteinander verschränkt. Die Teilschritte, die wesentlich sind, um eine gegenstandsbezogene Theorie zu entwickeln, lassen sich laut Wiedemann (1995) in einer Tabelle darstellen (Tab. 7).

Zu den zentralen Techniken der ‚Grounded Theory' gehören das theoretisches Sampling und das theoretische Kodieren. Diese Prozeduren werden im Folgenden näher vorgestellt.

6.1.3.1 Theoretisches Sampling

Die Stichprobenziehung spielt in der ‚Grounded Theory' eine zentrale Rolle. Die Annäherung an das Untersuchungsfeld und die Datengewinnung erfolgen sukzessiv, d. h. nach und nach. Anfangs werden zur Datengewinnung bevorzugt unterschiedliche Personen und Ereignisse für eine Untersuchung herangezogen, um damit die denkbarste Spannbreite eines Untersuchungsfeldes abzudecken. Das bedeutet, dass der Untersucher, nachdem er seine ersten erhobenen Daten ausgewertet und theoretische Konzepte entwickelt hat, auf der Basis dessen entscheidet, welche Personen oder Gruppen sich in Verbindung mit bestimmten Aktivitäten, Ereignissen oder Populationen für eine weitere Untersuchung eignen (vgl. Merkens, 2008, S. 296). Dieser Prozess wird so lange weitergeführt, bis sich durch die Einbeziehung weiterer Daten keine neuen

Prozedere	Ziel
Theoretisches Sampling	Auswahl von Untersuchungseinheiten
Theoretisches Kodieren	Umsetzung von Daten in theoretische Konstrukte
Theoretische Memos	Entwicklung von Hypothesen, methodische Überlegungen etc.
Entwicklung von Basiskonzepten	Verdichtung und Integration der theoretischen Konstrukte zu einer Theorie
Theoretisches Sortieren	Sortieren der theoretischen Memos zur Entwicklung der Theorie
Theoretisches Schreiben	Zusammenfassung der Theorie für eine Publikation

Tabelle 7: Prozeduren und Ziele bei der Entwicklung einer gegenstandsbegründeten Theorie (Wiedemann, 1995, S. 442)

Erkenntnisse mehr in Bezug auf die Kategorien ergeben und die Ausarbeitung der Theorie einen Sättigungspunkt erreicht hat (vgl. Strauss & Corbin, 1996, S. 159).

6.1.3.2 Theoretisches Kodieren

Texte, Interviews, Fotos oder Kunstwerke geben nicht auf den ersten Blick ihre dahinter liegende Botschaft preis und offenbaren ihren Sinn. Diese gilt es erst zu erforschen.
Das theoretische Kodieren gilt als zentrale Auswertungsstrategie, bei der prozesshaft Konzepte in permanenter Auseinandersetzung mit dem empirischen Material entwickelt werden und das dazu dient, den theoretischen Gehalt des Materials zu verdichten (vgl. Mey & Mruck, 2009, S. 116). Strauss und Corbin verstehen den Analyseprozess des Kodierens als Vorgehensweise, „durch die die Daten aufgebrochen, konzeptualisiert und auf neue Art zusammengesetzt werden. Es ist der zentrale Prozeß, durch den aus den Daten Theorien entwickelt werden“ (Strauss & Corbin, 1996, S. 39). Breuer (2009) fasst den Prozess des Kodierens folgendermaßen zusammen: „Kodieren wird als eine kreative gedankliche und sprachliche Aktivität verstanden, bei der auf der Grundlage empirischer Materialien einzelfallübergreifende, verallgemeinernde, typisierende Konzepte destilliert und benannt werden“ (Breuer, 2009, S. 70).
Datensammlung sowie Datenanalyse sind dabei eng verwoben und finden abwechselnd statt. Beide bedingen einander, denn die Analyse des Materials leitet das Sampling der Daten (vgl. Strauss & Corbin, 1996, S. 40). Innerhalb des Interpretationsprozesses lassen sich drei Analysemodi unterscheiden, die ineinander greifen und in ihrer Vorgehensweise sowie zeitlichen Abfolge nicht klar voneinander zu trennen sind (vgl. Flick, 2002, S. 258). Die Kodierschritte verfolgen unterschiedliche Zielsetzungen und lassen sich von verschiedenen Re-/Konstruktionslogiken leiten (vgl. Breuer, 2009, S. 76). Zu den drei Modi zählen das offene Kodieren, das den Beginn des Interpretationsprozesses einleitet, das axiale Kodieren

sowie das selektive Kodieren, das am Ende des gesamten Analyseprozesses steht.
Im Folgenden werden die drei Prozeduren kurz erläutert und anhand von Beispielen aus der Untersuchung ergänzt.

6.1.3.3
Offenes Kodieren

Durch das offene Kodieren werden Konzepte entdeckt und benannt sowie Kategorien entwickelt. Der erste Schritt der Analyse besteht darin, den Sinngehalt der Daten zu entschlüsseln, die Daten aufzubrechen, wie es Strauss und Corbin nennen. Hierzu werden Beobachtungen, Wörter, Sätze oder Abschnitte herausgegriffen, sorgfältig untersucht und auf Ähnlichkeiten und Unterschiede hin verglichen. Ergänzend können aber auch ganze Interviews analysiert werden, um deren Sinngehalt aufzudecken (Abb. 20).
Gleichzeitig werden Fragen bezüglich der in den Daten auftretenden Phänomene gestellt und Überbegriffe oder Namen vergeben, die für die darin enthaltenden Vorfälle, Ideen oder Ereignisse stehen (Tab. 8). Wichtig ist dabei, für ähnliche Vorfälle bzw. Phänomene denselben Überbegriff oder auch Kode zu wählen, um eine Flut an Bezeichnungen zu vermeiden (vgl. Strauss & Corbin, 1996, S. 44–45).
Dieser Vorgang wird als ‚konzeptualisieren' bezeichnet.
Sind in den Daten bestimmte Phänomene herausgearbeitet und mit Kodes versehen, werden in einem nächsten Schritt scheinbar gleiche oder ähnliche Kodes zu Kategorien, d. h. zu Gruppen höherer Rangordnung zusammengefasst (Abb. 21).
Kategorien verfügen über Eigenschaften und Charakteristika, die dimensionalisiert werden können. Da sie bedeutsame Aspekte für die Modell- bzw. Theorienentwicklung liefern können, ist es wichtig, auch sie aufzuspüren. Beispielhaft ist eine Erfassung der Eigenschaften und Dimensionen für die Kategorie ‚Ausprobieren', die in der Tabelle 9 dargestellt ist.

6.1.3.4
Axiales Kodieren

Während das offene Kodieren das Ziel verfolgt, Phänomene und deren Eigenschaften aus den Daten analytisch, aber noch ziemlich ungeordnet, herauszuarbeiten und mit Begriffen (Kodes) zu versehen, dient das axiale Kodieren dazu, ein phänomenbezogenes Zusammenhangsmodell zu entwickeln, d. h. „mögliche Zusammenhänge zwischen einer jeweiligen Kategorie und verschiedenen anderen Konzepten und Kategorien" zu erarbeiten (Strübing, 2008, S. 21). Durch diesen Schritt, der vor allem im mittleren und späterem Stadium seine Anwendung findet, werden vorhandene, aber noch sehr vorläufige Konzepte, ausdifferenziert und damit die Interpretation und Erklärung vorangetrieben (vgl. Strauss & Corbin, 1996, S. 76). Praktisch wird dies erreicht, indem die vielversprechendsten Kategorien mithilfe des ständigen Fragenstellens und Vergleichens verfeinert und mit möglichst vielen Textstellen angereichert werden, die auf sie zu passen scheinen. In der Folge werden Beziehungen zwischen den Kategorien aufgezeigt, sowie die Beziehungen zwischen den Kategorien und ihren Subkategorien erforscht bzw. ermittelt (vgl. Flick, 2002, S. 265 & vgl. Strauss & Corbin, 1996, S. 76).
Für den Prozess des In-Beziehung-Setzens schlagen Strauss und Corbin (1996) die Anwendung eines Kodierparadigmas vor. Dieses phänomenbezogene Zusammenhangsmodell stellt wesentlich scheinende Phänomene in den Mittelpunkt und fragt nach deren ursächlichen und intervenierenden Bedingungen, Handlungs- und interaktionalen

Zusammenfassung der wichtigsten Inhalte des Abschlussinterviews: Kernaussagen Herr M

Herr M gibt an, dass ihm die Kunsttherapie **viel Spaß** gemacht hat, auch wenn er mit Materialien arbeiten musste oder gearbeitet hat, die ihm nicht so liegen (Zeile: 14, 93, 137, 201). In diesem Zusammenhang führt er auch an, dass er sich gut bzw. besser **entspannen** konnte (Zeile: 15, 17). Auch beschreibt er, dass er Aufgaben oder Ziele lange vermieden hat, da er Entscheidungsschwierigkeiten hatte. In diesem Zusammenhang betont er des Öfteren, dass eine **Veränderung** oder auch **Entwicklung** stattgefunden hat (Zeile: 102, 141, 197, 294, 299, 427, 436). Hier werden vor allem zwei Dinge von ihm angeführt. Erstens, dass er **vom Üblichen abgewichen** ist (Zeile: 186, 139, 192, 121, 309, 450), indem er beispielsweise auch mal was gemacht hat, dass ihm nicht liegt und zweitens, dass er **anderen hilft** anstatt sich zu verweigern (Zeile: 214, 205, 445, 455, 442). In Bezug auf seine Werke hebt er hervor, dass er in seinen Werken seine **Gedanken (sein Innenleben) zum Ausdruck** gebracht hat (Zeile: 159) und dass er sich mit ihnen **identifiziert** (Zeile 292, 297). Mehrmals betont er auch, dass die Länge der kunsttherapeutischen Einheiten zu kurz war und dass sich bei einer längeren Phase ein besseres **Gruppenzusammengehörigkeitsgefühl** entwickelt hätte (Zeile 476).

Abbildung 20: Beispiel für eine Zusammenfassung der wesentlichsten Aspekte eines Interviews.

Beispiel		**Kodes**
L	(…) Ja (7). Ja erst mal hätte ich natürlich nicht gedacht, dass ich - ja künstlerisch doch irgendwie was werden könnte. Und das irgendwie - Ich hätte ja gedacht, das werden ja nur, nur so Strichzeichnungen, wie das erste Bild vielleicht, aber - es wurde immer besser. Und wenn man sich jetzt das Bild, das wir uns denken müssen, (schmunzeln), was in der Kunstausstellung hängt, äh - die sehen, es ist eigentlich die besten Werke, die ich ausgesucht habe und ja, die lassen sich sehen. Wenn ich das so im Vergleich zu den anderen, die da hängen, sehe- brauche ich mich nicht verstecken, glaube ich. Mein erster Schrei war noch nicht so gut. Der zweite Schrei wurde besser. Ja. Aber ich glaube, das muss man auch sehen, dass man, ja, dass das auch Zeit brauchte (…)	→ Erwartungen > gering → eigenes Potenzial → Entwicklung/Veränderung → Stolz → Vergleich mit anderen → Vergleich mit selbst → Prozesshaftigkeit

Tabelle 8: Beispiel für offenes Kodieren im Rahmen dieser Studie

Hr L, S. 7, Z 145–149: Ausdruck von Emotionen, subjektives Wohlbefinden

L Sie wollten ja was besorgen, dass wir uns das mal leihen können. Und, weiß ich nicht, mir tat das gut, diese Gefühle auch zu zeigen, so n bisschen, ne? Wie's mir ging.

Hr L, S. 7, Z 147–150: Ausdruck inneren Erlebens, aktueller Erfahrungen

L Das Herz, da war ich äh, ne, gut drauf den Tag, das war ein schöner Tag, davor Besuch gehabt von ner netten Freundin, Bekannten, ja und da habe ich das irgendwie, eigentlich (...)

Hr L, S. 7, Z 157–164: Ausdruck von Emotionen

I Wenn Sie grad so auf die Bilder auch eingehen, da hab ich mich gerade gefragt, gibt's so, ähm, ein oder zwei Bilder, die ganz besonders wichtig für Sie sind? Mit denen Sie viel verbinden, die vielleicht gut zu Ihnen passen?

L Der Schrei, der in der Ausstellung hängt.

I Hmm.

Hr L, S. 8, Z 169–174: Identifikation mit dem Bild > vorgegeben, Identifikation

L Andererseits gefällt mir auch dieses Bild, was auch in der Ausstellung is, wo so die Steine, ne, im Weg liegen und der Hori, am, am Horizont wird's ganz schön und, äh, bunt und anders. So habe ich immer das Gefühl gehabt, dass auch andere mir immer wieder, ja, einen Stein in den Weg legen, Knüppel, oder, oder, damit iden, identifiziere ich mich schon ganz stark.

Abbildung 21: Beispiel für die Zusammenfassung mehrerer Kodes aus dem Interview von Herrn L zur Kategorie ‚Kunst als Mittel nutzen zum Ausdruck des Innenlebens und der Selbstwahrnehmung' (Ausschnitt).

Kategorie	*Eigenschaften*	*Dimensionale Ausprägung (pro Ereignis)*
Ausprobieren	Häufigkeit	oft..nie
	Ausmaß	viel..wenig
	Intensität	hoch..niedrig
	Dauer	lang...kurz

Tabelle 9: Kategorie ‚Ausprobieren' mit Eigenschaften und Dimensionen

Strategien sowie deren Konsequenzen. Das Kodierparadigma dient dazu, mögliche Beziehungen zwischen einem Phänomen, seinen Ursachen, Konsequenzen und dem Kontext, in dem das Phänomen auftritt, zu klären, sowie, die Strategien, die von den Beteiligten verwendet werden, darzulegen (vgl. Flick, 2002, S. 265) (Abb. 22).

6.1.3.5 Selektives Kodieren

Beim selektiven Kodieren, dem dritten und letzten Schritt der Analyse, wird das axiale Kodieren auf einem höheren Abstraktionsprozess fortgesetzt. In dieser Phase ist es das Ziel des Forschers, eine Kernkategorie herauszuarbeiten, um die sich die bis dahin erarbeiteten Kategorien anordnen und integrieren lassen (vgl. Strauss & Corbin, 1996, S. 94 & Flick, 2002, S. 267). Die Kern- oder auch Schlüsselkategorie bildet damit das konzeptuelle Zentrum der entwickelten Theorie (vgl. Breuer, 2009, S. 92).
Als Ausgangspunkt für das Festlegen dieses zentralen Phänomens werden alle bis dahin erarbeiteten Notizen, Kategorien, Memos und Diagramme genutzt (vgl. Böhm, 2008, S. 482). Die Untersuchung des Materials sowie die darauf aufbauende Entwicklung einer Theorie zielen darauf ab, Muster in den Daten zu entdecken und überdies Bedingungen unter denen sie zutreffen, zu ergründen (vgl. Flick, 2002, S. 267). In der Folge wird eine theoretische Skizze formuliert, die wiederum an den Daten überprüft wird. Dieser Prozess findet erst seinen Abschluss, wenn keine neuen Erkenntnisse hinzugewonnen werden und damit eine theoretische Sättigung der Theorie erreicht ist.

Ein erheblicher Teil der Analysearbeit besteht in der Kodierung des Materials. Diese wurde im Rahmen dieser Studie mit Hilfe eines selbst erstellten Strukturrahmens im Word-Format bewerkstelligt. Zur Veranschaulichung finden sich einige der gesammelten Informationen und Erkenntnisse beispielsweise in Form von Listen und Diagrammen im Anhang (Anhang Bd).

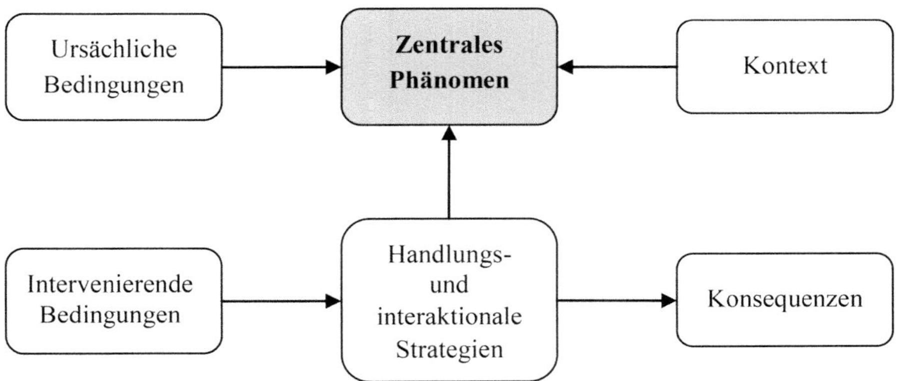

Abbildung 22: Grafische Darstellung des Kodierparadigmas (Strauss & Corbin, 1996, S.78).

6.1.4 Gütekriterien

Um die Qualität von Forschungsergebnissen zu gewährleisten, sind Gütekriterien notwendig. Trotz vermehrter Verwendung qualitativer Verfahren und ihrer zunehmenden Etablierung, liegen unterschiedliche Grundpositionen zur Geltung und Güte qualitativer Forschung vor (vgl. Flick, 2009, S. 485, 509 & 558–559; vgl. Lüders, 2008, S. 634; vgl. Knoblauch, 2008, S. 628; vgl. Steinke, 2008, S. 319 & vgl. Strübing, 2008, S. 79). Über die kritische Sichtung der heterogenen Literatur zum Thema Qualitätssicherung in der qualitativen Forschung hinaus, benennt Steinke sieben Kernkriterien, die ihrer Meinung nach geeignet sind, um den Ansprüchen nach Güte und Geltung gerecht zu werden. Hierzu zählen die Intersubjektive Nachvollziehbarkeit, die Indikation des Forschungsprozesses, die Empirische Verankerung, die Limitation, die Koheränz, die Relevanz und die Reflektierte Subjektivität (vgl. Steinke, 2008, S. 324 ff).

Die Einschätzung der vorliegenden Studie orientiert sich an den von Steinke formulierten Kernkriterien. Sie werden entsprechend den Forschungsfragen für diese Studie modifiziert und im Folgenden beispielhaft erläutert.

Intersubjektive Nachvollziehbarkeit

Im Gegensatz zur quantitativen Forschung ist – aufgrund der eingeschränkten Standardisierbarkeit – eine identische Wiederholung einer Untersuchung nicht möglich. Der Anspruch auf intersubjektive Überprüfbarkeit entfällt damit. Daher müssen die Ergebnisse auf anderem Wege transparent gemacht und gesichert nachvollzogen werden können. Hierzu gehören die Darstellung des praktischen Vorgehens, das Dokumentieren der angewandten Erhebungsmethoden sowie der verwendeten Auswertungsverfahren.

Um Außenstehenden die Möglichkeit zu geben, den Hergang der hier vorgestellten Untersuchung nachzuvollziehen und deren Ergebnisse zu beurteilen, wurde das Vorverständnis (vgl. Kapitel 2 & 3), das eingesetzte Behandlungskonzept mit seinen 66 Therapieeinheiten (vgl. Kapitel 4), die Erhebungsmethoden und der Erhebungskontext beschrieben (vgl. Kapitel 5). Zudem wurden die Transkriptionsregeln, die Daten, die Auswertungsmethode und die dazugehörigen Informationsquellen nach bestem Wissen dokumentiert. Um eine weitere Nachvollziehbarkeit der Untersuchung zu gewährleisten, wurden Memos angefertigt, die den Prozess der Datenanalyse beschreiben und Schwierigkeiten sowie Entscheidungen im Verlauf der Auswertung aufgreifen.

Als weitere Maßnahme der intersubjektiven Nachvollziehbarkeit wurden die Daten und deren Interpretation regelmäßig mit Kollegen aus dem Fachgebiet der Kunsttherapie, aber auch mit Personen aus fachfremden Bereichen, diskutiert und interpretiert. Zudem wurde der Forschungsprozess sowie deren methodisches Vorgehen in einer Forschungswerkstatt einer kritischen Überprüfung unterzogen. Zur weiteren Steigerung der Intersubjektivität und Nachvollziehbarkeit wurden zwischenzeitliche Ergebnisse der Studie zudem auf Fachtagungen vorgestellt oder in kunsttherapeutischen Arbeitsgruppen präsentiert und kritisch beleuchtet.

Darüber hinaus wurde die Verwendung kodifizierter Verfahren angestrebt. So erfolgte die Datenerhebung in Anlehnung an die Methoden des problemzentrierten Interviews nach Witzel (vgl. Kapitel 6.1.2.1). Die Konkretisierung der Forschungsfragen sowie die anschließende Untersuchung orientierten sich an ausgewählten Verfahren der ‚Grounded Theory'.

Indikation des Forschungsprozesses
Das Kernkriterium Indikation gibt nicht nur Aufschluss darüber, ob die Gegenstandsangemessenheit der Erhebungs- und Auswertungsmethoden richtig beurteilt wurde, sondern auch, ob dies auf den gesamten Forschungsprozess zutrifft. Die Frage nach der Indikation eines qualitativen Vorgehens versucht zu ergründen, ob die Wahl der Methoden und die Entscheidungen für das angewandte Sampling geeignet sind, um das Gegenstandsgebiet entsprechend zu erfassen. Außerdem hilft es zu klären, ob der Ansatz methodisch angemessen realisiert wurde.
Warum ein qualitatives Verfahren, wie die ‚Grounded Theory' gewählt wurde, wird in der vorliegenden Studie begründet (vgl. Kapitel 5.4 & 6.1.1). Zudem wird darauf eingegangen, welche Gesprächsmethoden zum Einsatz kamen, um die subjektive Aussagebereitschaft der Teilnehmer über ihre Erfahrungen und Erlebnisse während des Interviews zu steigern (vgl. Kapitel 6.1.2.1). Außerdem wird beschrieben, dass und wie sich die Forscherin im Vorfeld der Studie mit der Lebenswelt der Untersuchten vertraut gemacht hat (vgl. Kapitel 5.5). Zudem werden die eingesetzten Transkriptionsregeln (vgl. Kapitel 6.1.2.2 & Anhang Bb) aufgeführt, sowie der Ablauf der Abschlussgespräche (Interviews) detailliert wiedergegeben (vgl. Kapitel 4.2.2.5 & 6.1.2.1).

Empirische Verankerung
Sowohl die entwickelte Theorie als auch die vorherige Bildung von Hypothesen sollen sich direkt oder indirekt auf Beobachtungsdaten beziehen und damit in den Daten verankert sein. Die ausgearbeitete Theorie legt dabei die subjektiven Einsichten der Untersuchten, sowie ihre Handlungen und Interaktionen zugrunde, die zuvor systematisch herausgearbeitet werden.

Die Ergebnisse der vorliegenden qualitativen Studie sind in den empirischen Daten begründet und wurden mit Hilfe des theoretischen Kodierens umgesetzt (vgl. Kapitel 6.1.3.2). Die identifizierten und zum Teil modifizierten Kategorien sowie ihrer Bedingungen werden mit Textstellen aus den Interviews belegt. Eine kommunikative Validierung der entwickelten Theorie, d. h. ein Austausch mit den untersuchten Personen über die Befunde, konnte nur eingeschränkt erfolgen. Dafür wurden die Belege mit anderen Teilnehmern aus der Kunsttherapie kritisch diskutiert.

Relevanz
Die Ergebnisse, die mit Hilfe qualitativer Forschungsmethoden entwickelt werden, sollten praktisch relevant sein, d. h. eine soziologische Theoriebildung soll „nicht um ihrer selbst willen, sondern mit dem Ziel einer verbesserten Handlungsfähigkeit der Akteure im Untersuchungsbereich" (Strübing, 2008, S. 85) angestrebt werden.
Wissenschaftliche Untersuchungen zur wirksamen kunsttherapeutischen Behandlung bei männlichen Patienten mit Persönlichkeitsstörungen, die in der forensischen Psychiatrie untergebracht sind, liegen aktuell nicht vor. Sie scheinen aber dringend notwendig, um eine effektivere Behandlung dieses im Umgang schwierigen Klientels zu erzielen. Ferner gibt es aktuell keine gesicherten Erkenntnisse darüber, welche kunsttherapeutischen Konzepte, Methoden und Techniken sich für diese Patientengruppe eignen und wie Kunsttherapeuten mit dem Klientel umgehen sollten, um positive Veränderungen des Erlebens und Verhaltens zu erreichen. Die Ergebnisse der vorliegenden Studie deuten aus eigener Erfahrung, aber auch aufgrund Diskussionen mit anderen Kunsttherapeuten, darauf hin, dass die entwickelten Theorien einen Beitrag zu einer effektiveren kunst-

therapeutischen Behandlung liefern und zudem deutlich machen, welche Bedingungen notwendig sind, um die Motivation und die Veränderungsbereitschaft der Teilnehmer zu erhöhen (vgl. Kapitel 7.1).

Nachdem in diesem Abschnitt die Auswertung durch ‚Grounded Theory' vorgestellt wurde, wird im nächsten Kapitel das IBAKP behandelt.

6.2
Auswertung durch ‚Instrument zur Beobachtung und Auswertung kunsttherapeutischer Prozesse' (IBAKP)

Wie lässt sich das Erleben und Verhalten von Patienten in der Kunsttherapie dokumentieren und welche Schlussfolgerungen können daraus gezogen werden?
Im Zentrum dieses Kapitels steht das ‚Instrument zur Beobachtung und Auswertung kunsttherapeutischer Prozesse' (IBAKP), das im Vorfeld speziell für diese Studie entwickelt wurde. Zu Beginn der Ausführungen wird die Forschungsfrage konkretisiert (Kapitel 6.2.1). Danach erfolgt eine Einleitung in das wichtige Thema Dokumentation in der Kunsttherapie (Kapitel 6.2.2). Hinterher wird auf die Entwicklung des IBAKP ausführlich eingegangen (Kapitel 6.2.3), und daran anschließend werden alle Formulare samt Zielsetzungen erläutert und zum Teil mit Beispielen ergänzt (Kapitel 6.2.4).

6.2.1
Forschungsfrage

Auf Grundlage des IBAKP soll die Frage beantwortet werden, welche subjektiv erlebten Effekte kunsttherapeutische Verfahren bei männlichen Patienten mit Persönlichkeitsstörungen, die in der forensischen Psychiatrie untergebracht sind, haben. Weiterhin soll herausgearbeitet werden, welche förderlichen Bedingungen hierfür notwendig sind und welche Rolle das Werk im Rahmen der Behandlung spielt.

6.2.2
Dokumentation in der Kunsttherapie

> „Beobachtet der Naturwissenschaftler ein Phänomen, verwendet er *Instrumente*, die ihrerseits denjenigen Gesetzen der Natur unterworfen sind, die er erkunden will. Prüft der Geisteswissenschaftler ein Zeugnis, verwendet er *Dokumente*, die ihrerseits im Verlauf des Prozesses entstanden sind, die er untersuchen will" (Panofsky, 2002, S. 13).

Die Dokumentation ist für die kunsttherapeutische Behandlung aber auch für die Konzept- und Wirksamkeitsforschung ein wichtiges Instrument, von dem Kunsttherapeuten, behandelnde Teams, Klienten und Wissenschaftler profitieren. Dokumentationen können je nach Intention und Adressat unterschiedliche Ziele verfolgen und Formen annehmen. Sie können beispielsweise die Selbstreflexion des Kunsttherapeuten fördern oder den multiprofessionellen Austausch innerhalb eines therapeutischen Teams unterstützen. In diesen Fällen sind Dokumentationen häufig beschreibend bis poetisch. Darüber hinaus sind sie aber auch für die Patientenakten von Nutzen und dienen für den Nachweis einer Behandlung bei den Krankenkassen. In der Regel fallen sie dann sachlich, prägnant und defizitorientiert aus. Werden Dokumentationen für Forschungszwecke verwendet, sind ihre Darstellungsweisen dagegen zielorientiert und methodisch (vgl. Sinapius, 2007, S. 21).

Im Rahmen der kunsttherapeutischen Behandlung dient die Dokumentation vor allem als wissenschaftlich orientierte Kontrolle der Praxis auch im Sinne einer Qualitätssicherung und Optimierung der kunsttherapeutischen Effektivität. Sie ist hilfreich, um wichtige Informationen, Entdeckungen und Erkenntnisse festzuhalten, das eigene therapeutische Handeln zu reflektieren, eine fundierte Diagnosestellung zu erleichtern, therapeutische Ziele zu entwickeln und Entwicklungsprozesse während der Behandlung herauszuarbeiten (vgl. Sinapius, 2007, S. 21&22). Damit wird die Dokumentation zentraler Bestandteil der kunsttherapeutischen Behandlung.
Anders als bei behandelnden Ärzten oder Psychologen, bei denen in erster Linie die Sprache als Verständigungsmittel dient, gewinnen Kunsttherapeuten ihre Informationen und Eindrücke nicht nur über das Wort, sondern auch über ihre teilnehmende Beobachtung während des kunsttherapeutischen Prozesses. Gerade ihre Präsens während des Schaffensprozesses hilft ihnen dabei, sich ein Bild über das Erleben und Verhalten eines Teilnehmers zu machen. Sie können beobachten, wie er sich mit welchem Material auseinandersetzt, wie das Werk entsteht, welche Bedeutung es für ihn hat und wie sich Material, Prozess und Werk auf ihn auswirken. Darüber hinaus erhält der Kunsttherapeut durch seine Anwesenheit eine Vorstellung davon, welche Ressourcen der Teilnehmer hat. Diese Beobachtungen sind keinesfalls objektiv. Kunsttherapeutische Prozesse zeichnen sich dadurch aus, dass sie nicht nur durch die Person des Teilnehmers geprägt sind, sondern auch mit den Erfahrungen, biografischen Bezügen, der kunsttherapeutischen Ausrichtung und dem Weltbild des behandelnden Kunsttherapeuten verbunden sind. Sinapius (2007) schreibt in diesem Zusammenhang: „Der Kunsttherapeut stellt nicht nur das Material wie Farbe oder Ton zur Verfügung, er schafft vor allem einen individuellen Raum, in dem das künstlerische Werk Teil einer ästhetischen Handlung wird, die sich zwischen Therapeut und Patient vollzieht“ (Sinapius, 2007, S. 27). Subjektivität ist ein wesentliches Merkmal kunsttherapeutischer Behandlung und wird zu einer „Bedingung und Grundlage kunsttherapeutischer Praxis und Dokumentation“ (Sinapius & Ganß, 2007, S. 15). Will kunsttherapeutische Dokumentation wissenschaftlich ernst genommen werden, erfordert dies ein hohes Maß an Selbstreflexion vom Kunsttherapeuten.
Im Zusammenhang mit kunsttherapeutischer Forschung hat die Dokumentation andere Aufgaben. Hier dient sie zuallererst dazu, wesentliche Informationen über den Kontextrahmen und den Verlauf eines Forschungsprojekts zu geben, um damit die Glaubwürdigkeit und Nachvollziehbarkeit von Ergebnissen im Rahmen einer Untersuchung zu erhöhen. Erst eine präzise Dokumentation ermöglicht es Nichtbeteiligten, eine Studie zu rekonstruieren und dessen Resultate zu überprüfen und zu bewerten (vgl. Kapitel 6.1.4 & 6.3.6.3). Kriz (1981) schreibt hierzu:

> Bei der seriösen Darstellung von Untersuchungsergebnissen erfüllt die Angabe des Kontextrahmens somit die Funktion, ein Teilsystem aus den <u>wesentlichen</u> Relationen und (anderen) Ergebnissen zu umreißen und damit eine adäquate (und intersubjektiv möglichst weitgehend gleiche) Einordnung in die bisherige Wissenschaftsstruktur zu gewährleisten. (Kriz, 1981, S. 98)

Darüber hinaus unterstützt eine systematisch durchgeführte Dokumentation den Forscher dabei, den Forschungsprozess zu reflektieren sowie implizite und explizite Entscheidungen nochmals zu durchdenken (vgl. Flick, 1995, S. 171). Basierend auf den Hinweisen aus der Lite-

ratur sowie eigener Erfahrungen sollte eine überzeugende Dokumentation – im Sinne eines evaluierenden Beweises – mehrere Kriterien erfüllen. An dieser Stelle sollen die wichtigsten genannt werden. Bedeutsam ist, dass eine Dokumentation:

1. standardisiert ist, d. h., dass sie eine vereinheitlichte Form aufweist
2. den kunsttherapeutischen Befund und eine medizinische Diagnosestellung erleichtert
3. eine strukturierte und systematische Hilfe bietet, Prozesse zu beobachten und darauf aufbauend eine Behandlung zu planen
4. von allen Berufsgruppen verstanden und nachvollzogen werden kann und somit als Kommunikationsmedium dient, auch im Sinne der Steigerung der Multiprofessionalität eines Teams
5. übersichtlich und leicht handhabbar ist und die zeitliche Belastung des Anwenders gering hält
6. als Nachweis gegenüber den Kostenträgern genutzt werden kann, und wenn sie der wissenschaftlicher Forschung dienen will
7. valide ist, d. h., dass sie das misst, was zu messen sie vorgibt

   (vgl. Elbing, 2007, S. 162; vgl. Elbing & Hölzer, 2007, S. 86&96; vgl. Sinapius, 2007, S. 22–23 & vgl. Wichelhaus, 2007, S. 182–183)

6.2.3 Entwicklung eines kunsttherapeutischen Dokumentationssystems

Vor der praktischen Umsetzung des Forschungsprojekts wurde der Versuch unternommen, ein standardisiertes, leicht anwendbares und zugleich umfassendes Instrument zur Beobachtung und Auswertung kunsttherapeutischer Prozesse zu entwickeln. Dies geschah aus dem Wunsch heraus, das eigene Handeln kritisch zu hinterfragen und zudem herauszufinden, was während der kreativen Auseinandersetzung mit den Teilnehmern geschieht, d. h. konkret, welche Techniken, Methoden und Vorgehensweisen für eine effektive kunsttherapeutische Behandlung ausschlaggebend sind, wie sich darauf aufbauend eine Behandlung effizienter gestalten lässt und wie sich kunsttherapeutische Prozesse intersubjektiv vermitteln lassen. Eine weitere Notwendigkeit zur Entwicklung eines kunsttherapeutischen Dokumentationssystems bestand zudem in der erforderlichen Systematisierung der Fallanalysen, die für diese Untersuchung herangezogen wurden (vgl. Kapitel 7.2.2 & 7.2.3).
Eine vorausgegangene Recherche zum Thema Dokumentationssysteme in der stationären Kunsttherapie ergab, dass zum Zeitpunkt der Untersuchung zumindest im deutschsprachigen Raum kein umfassendes und allgemein verständliches Instrument für die Beobachtung und Auswertung kunsttherapeutischer Prozesse existierte, das zugleich für die eigene Bestandsaufnahme, den Austausch im Team aber auch für den Nachweis in den Akten bzw. bei den Krankenkassen geeignet gewesen wäre. Zu erwähnen seien aber die beiden Instrumente, mit deren Hilfe Patientenbilder standardisiert beschrieben werden können: Die ‚Nürtinger Beurteilungsskala' (NBS) von Eber, Müller, Bader & Baukus, die 2001 erstmals veröffentlicht wurde und das ‚Diagnostic Assessment of Psychiatric Art' (DAPA) von Hacking und Mitarbeitern (1996) (vgl. Elbing & Hacking, 2001, S. 133).
Nachfolgend wird der Versuch beschrieben, ein Dokumentationssystem für die hier vorgestellte erste Untersuchung zur subjektiven Wirksamkeit kunsttherapeutischer Verfahren bei männlichen Patienten mit Persönlichkeitsstörungen in der forensischen Psychiatrie zu entwickeln. Das entstandene System stellt kein vollendetes Instrument dar und erhebt keinen

Anspruch auf Reliabilität und Validität. Es ist ein erster Versuch auf dem Weg zu einem möglichen Dokumentationssystem, das der weiteren wissenschaftlichen Austestung und kritischen Diskussion bedarf. Das Instrument soll in Zukunft weiter ausdifferenziert, optimiert und für die allgemeine Nutzung in der stationären Kunsttherapie erweitert werden.

Vor Beginn der Untersuchung wurden bereits bestehende Formulare, die ich während meiner langjährigen Berufstätigkeit erarbeitet und an Patienten mit unterschiedlichen Störungsbildern getestet hatte, erneut untersucht, gegliedert und zusammengefasst. Darüber hinaus wurde eine allgemeiner gefasste Recherche zum Thema Qualitätssicherung in der Psychiatrie bzw. Psychotherapie durchgeführt. Im Anschluss daran wurden drei Instrumente, die bei der Erarbeitung eines neuen Dokumentationssystems zweckdienlich schienen, zur Hilfe genommen und in die bestehenden Formulare integriert. Hierzu zählte der Strukturrahmen zur Organisation und Dokumentation ambulanter Gesprächspsychotherapie von Frohburg (1999), der ‚Würzburger Leitfaden (WLF) zur Verlaufs- und Erfolgskontrolle personenzentrierter Beratung und Psychotherapie' von Tscheulin (2001) und das ‚Lübecker Fähigkeitenprofil (LFP)' von Schirmacher (2001). Die beiden letztgenannten Instrumente werden nachfolgend kurz vorgestellt, da sie einen wesentlichen Beitrag bei der Entwicklung eines kunsttherapeutischen Dokumentationssystems leisteten.

6.2.3.1 Würzburger Leitfaden zur Verlaufs- und Erfolgskontrolle personenzentrierter Beratung und Psychotherapie (WLF)

Der ‚Würzburger Leitfaden (WLF)' zur Verlaufs- und Erfolgskontrolle personenzentrierter Beratung und Psychotherapie ist für die psychologische Praxis und Qualitätssicherung gedacht. Das psychodiagnostische Manual und die darin enthaltene Materialsammlung wurden für die ambulante Einzeltherapie mit erwachsenen Klienten entwickelt. Der WLF legt sein Hauptaugenmerk auf die „Beziehungs- und Inkongruenzanalysen von intrapsychischen sowie interpersonellen Konstellationen und er wird sowohl vor, während, als auch nach der psychologischen Intervention herangezogen" (Tscheulin, 2001, S. 02&1–3). Der Leitfaden unterstützt den Therapeuten darin, sich mit den Wünschen des Patienten auseinanderzusetzen, diese gezielter zu reflektieren und damit die psychotherapeutische Wirkung zu optimieren. Der WLF ist in vier Bereiche untergliedert, zu der die Eingangsdiagnostik, die Prozessdiagnostik, die Abschlussdiagnostik und die Nachuntersuchung gehören. Jeder Teil enthält diagnostische Verfahren, die als Hilfestellung und Ergänzung gedacht sind, wie beispielsweise das ‚Freiburger Persönlichkeitsinventar (FPI)', der ‚Bielefelder Klienten-Erfahrungsbogen (BIKEB)', die deutschen ‚SASB Fragebögen zur strukturierten Analyse sozialen Verhaltens' und der ‚Veränderungsfragebogen des Erlebens und Verhaltens (VEV)' (vgl. Tscheulin, 2001, S. 03&1–3).

6.2.3.2 Das Lübecker Fähigkeitsprofil (LFP)

Das ‚Lübecker Fähigkeitsprofil (LFP)' stellt ein übersichtliches, umfassendes und ökonomisches Dokumentationssystem für die Ergotherapie dar, mit dem die Fähigkeiten und Verhaltensweisen stationär psychisch kranker Patienten untersucht werden können. Das LFP wurde mit dem Ziel entwickelt, Ergotherapeuten einen standardisierten Beurteilungsbogen an die Hand zu geben, um damit

die eigene Arbeit zu verbessern und einen intra- sowie interindividuellen Austausch der Ergebnisse zu fördern (vgl. Schirmacher, 2002, S. 37). Bei der Entwicklung des LFP wurden mehrere Verfahren unterstützend genutzt. In erster Linie zählt hierzu das MELBA (Merkmalprofile zur Eingliederung Leistungsgewandelter und Behinderter in Arbeit), das durch das Bundesministerium für Arbeit in Auftrag gegeben wurde und das einen ähnlich aufgebauten Beurteilungsbogen für die Arbeitstherapie darstellt. Außerdem orientiert sich das LFP an Konzepten von Kielhofners MOHO (Model of Human Occupation), am ACIS (Assessment of Communication and Interaction Skills), am AOF (Assessment of Occupationel Functioning), am OCAIRS (Occupational Circumstances Assessment and Interview Rating Scale) sowie an unterschiedlichen psychologischen und psychiatrischen Testskalen.
Das LFP umfasst eine Skala mit insgesamt 25 Merkmalen, die fünf der im Indikationskatalog Ergotherapie festgelegten Bereiche enthalten, wie: affektive und emotionale Fähigkeiten, soziale Fähigkeiten, kognitive und sensomotorische Fähigkeiten, lebenspraktische Fähigkeiten sowie Selbstwahrnehmung und Selbstbild. Das Lübecker Fähigkeitenprofil liegt in zwei Versionen vor. Neben einer langen Fassung mit 25 Merkmalen existiert auch eine Kurzversion mit 14 Kennzeichen. Alle Merkmale und die dazugehörigen Ausprägungen sind genau definiert. Das LFP wurde im Zeitraum von 1997 bis 1999 an insgesamt 51 depressiv erkrankten Patienten getestet, mit dem Ergebnis das „Praktikabilität, Utilität, vorläufige Reliabilität und Validität der ausführlichen Endversion des Lübecker Fähigkeitenprofils“ (Schirmacher, 2002, S. 108) als gut zu beurteilen sind.

6.2.4 ‚Instrument zur Beobachtung und Auswertung kunsttherapeutischer Prozesse‘ (IBAKP)

Für die vorliegende Untersuchung wurde ein Instrument aus verschiedenartigen Formularen entwickelt, das ausführlich das Erleben und Verhalten eines Patienten abzubilden versucht und die Eindrücke und Einschätzungen des Kunsttherapeuten, des Patienten, aber auch des behandelnden Teams widerspiegelt. Die Formulare wurden vor, während und nach der kunsttherapeutischen Intervention eingesetzt. Je nach Zielsetzung enthalten sie Abfragesegmente zum Ankreuzen und/oder Textfelder für eine beschreibende Bestandsaufnahme. Alle Formulare wurden sowohl als Pen and Paper als auch als computergestützte Variante konzipiert und wurden jeweils von der Person ausgefüllt, die die Therapie durchführte. Eine Bewertung erfolgte nach Möglichkeit direkt nach einer Intervention. Alle entwickelten Formulare finden sich im Anhang A3.
Das ‚Instrument zur Beobachtung und Auswertung kunsttherapeutischer Prozesse‘ (IBAKP) gliedert sich in vier Erhebungsphasen. Zu ihnen gehören:

Phase 1: Die Eingangserhebung
Phase 2: Die Zieldiagnostik
Phase 3: Die Prozessdiagnostik
Phase 4: Die Abschlussdiagnostik

Bevor die einzelnen Formulare ausführlicher beschrieben werden, wird der Übersicht halber eine Tabelle angeführt, die die Erhebungsphasen, die Erhebungsinstrumente, die Untersuchungsaspekte sowie die geplanten und für sinnvoll erachteten Erhebungszeitpunkte während der Untersuchung veranschaulicht (Tab. 10).

Phasen der Erhebung	**Erhebungs-instrumente**	**Zeitpunkt**	**Erhebungsdaten – Untersuchungsaspekte**
Phase 1: **Eingangserhebung** ◆ Informationen einholen von Ärzten, Psychologen und weiteren therapeutischen Behandlern ◆ Sichtung der Krankenakte	Formular: Aufnahmebogen	Vor Beginn des Projekts	Name; Geburtsdatum; Familienstand; Geschlecht; Arzt/Psychologe; Station; Behandlungsbeginn; Kunsttherapiebeginn; Biografische Daten; Aufnahmegrund/Beschwerdebild; Anhang
◆ Informationen einholen von Teilnehmern	Formular: Erstgespräch Teil 1	Vor Beginn des Projekts	Angaben zur Person; Vorkenntnisse/Hobbys, Interessen; Grund der Teilnahme; Erwartungen, Wünsche, Ziele; Sonstiges; Festlegung des Therapieangebots und weitere Informationen
	Formular: Erstgespräch Teil 2	Vor Beginn des Projekts	Angaben zur Person; Dauer des Gesprächs; kurze Zusammenfassung des Gesprächs, Ersteindruck der Kunsttherapeutin, Bemerkungen
Phase 2: **Zieldiagnostik** ◆ Ziele mit den Teilnehmern definieren	Formular: Zielplanung	Zu Beginn des Projekts	Materialwünsche; Stärken und Schwächen; Ziele; Ziele und deren Umsetzung; Zeitplanung zu den Zielen
Phase 3: **Prozessdiagnostik** ◆ Beobachten und Erfassen von Ressourcen und Problemen der Teilnehmer in	Formular: Verhaltensbeobachtung	Alle vier Wochen	Einschätzen der Fähigkeiten eines Teilnehmers anhand einer Skala mit 13 Fähigkeitsmerkmalen mit Hilfe von fünf Profilwerten; Angaben zu: Beobachtungsphase, Zeitraum; Bemerkungen
Bezug auf ihr Verhalten und ihre kreative Ausdrucksfähigkeit	Formular: Kreatives Ausdrucksverhalten	Alle vier Wochen	Einschätzen der Fähigkeiten eines Teilnehmers anhand einer Skala mit 14 Fähigkeitsmerkmalen mit Hilfe von fünf Profilwerten; Angaben zu: Beobachtungsphase, Zeitraum, Medium, Material, Thema, Ziel oder Aufgabe; Bemerkungen

Tabelle 10: Schematische Darstellung der Erhebungsphasen sowie der verwendeten Erhebungsinstrumente und deren jeweiliger Untersuchungsaspekte (Fortsetzung auf den nächsten Seiten)

◆ Beobachten und Erfassen des kunsttherapeutischen Prozesses sowie der entstandenen Werke eines Teilnehmers	Formular: Werkbetrachtung	Alle vier Wochen	Angaben zur Person; Subjektive Betrachtung – Wirkung und assoziativer Charakter der Werke; Objektive Betrachtung – Formale Kriterien der Werke; Objektive Betrachtung – Prozessuale Kriterien der Werke; Objektive und subjektive Beobachtung des Patienten und seiner Werke – Inhaltliche Kriterien; Schlussfolgerungen
◆ Zusammenfassen der wesentlichsten Ergebnisse der Werkbesprechung	Formular: Verlaufsprotokoll der Werkbesprechung	Alle vier Wochen	Angaben zur Person; Besonderheiten; Gesprächsthemen; Gesprächsverlauf und Ergebnis, Bewertungen; Spezielle Interventionen; Zwischenzeitliches Fazit; Modifizierte Therapieinhalte; Vereinbarungen; Beziehung Kunsttherapeutin/Patient; Anmerkungen für die nächste Werkbesprechung. Zusätzlich: Digitale Fotodokumentation und Audioaufnahmen
◆ Zusammenfassen der wesentlichsten Entwicklungen während der kunsttherapeutischen Behandlung	Formular: Verlaufsdokumentation	Wöchentlich	Angaben zur Person; Leitsymptomatik laut Verordnung; Beobachtungen zu: Verhaltensbeobachtung, Kreative Ausdrucksfähigkeit, Werkbetrachtung, Aussagen und Angaben eines Teilnehmers und des behandelndem Teams, Bemerkungen
	Formular: Dokumentation	Alle acht Wochen	Angaben zur Person; Beobachtungen zu: Werkbetrachtung/Kreatives Ausdrucksverhalten, Verhaltensbeobachtung, Werkgespräch, Bemerkungen
◆ Informationen einholen von Teilnehmern	Leitfadeninterview: Zu meinen Werken	Zum Ende des Projekts	Vorerfahrungen; Materialvorlieben; Subjektive Wirkung von Kunst auf den Teilnehmer; Subjektive Gründe für die Teilnahme an einer öffentlichen Ausstellung

Phase 4: **Abschlussdiagnostik** ◆ Erfassen von Veränderungen und möglicher Effekte der kunsttherapeutischen Intervention	Formular : Verlaufsprotokoll der Abschlussbesprechung	Am Ende des Projekts	Angaben zur Person; Besonderheiten; Gesprächsthemen; Gesprächsverlauf und Ergebnis; Bewertungen; Spezielle Interventionen; Fazit; Abmachungen; Folgemaßnahmen; Beziehung Kunsttherapeutin/ Patient; Anmerkungen
	Formular: Abschlussinterview zur Selbsteinschätzung und Behandlungszufriedenheit	Am Ende des Projekts	Angaben zur Person; Angaben zu: Umfeld und Eigenwahrnehmung, Bildnerische Auseinandersetzung, Urteils- und Handlungskompetenz, Selbstverantwortung, Therapieakzeptanz, Patient–Therapeut Beziehung; Abschlussfrage
	Formular: Abschlussinterview/ Anhang	Am Ende des Projekts	Angaben zur Person; Anmerkungen zum Interview; Rahmenbedingungen der Kunsttherapie
	Formular: Dokumentation und Veränderungsdiagnostik	Unmittelbar nach Ende des Projekts	Angaben zur Person; Inhaltliche Zusammenfassung der wesentlichen Inhalte und Aspekte des kunsttherapeutischen Prozesses; Subjektive Beurteilung des Beratungsverlaufs und der Effekte; Dokumentation eventuell vereinbarter Folgemaßnahmen

6.2.4.1 Die Eingangserhebung

Die Eingangserhebung setzt vor Beginn der kunsttherapeutischen Behandlung ein und dient in erster Linie dazu, Informationen über den Teilnehmer zu gewinnen und zu prüfen, ob eine kunsttherapeutische Behandlung indiziert ist. Hierfür wurden drei Formulare entwickelt:

1. Der Aufnahmebogen
2. Das Erstgespräch – Teil I
3. Das Erstgespräch – Teil II

Der Aufnahmebogen

Der ‚Aufnahmebogen' fasst die wichtigsten Informationen über den zukünftigen Teilnehmer zusammen, die nach Gesprächen mit dem behandelnden Arzt und Psychologen und nach Sichtung der Krankenakte

eingeholt wurden (Abb. 23) (Anhang A3a). Der Bogen enthält Angaben zur Person wie Name, Geburtsdatum und Familienstand sowie zur Anamnese des Teilnehmers. Zusätzlich beinhaltet er die (vorläufige) medizinische Diagnose sowie die Indikation und Ziele aus ärztlich-psychologischer Sicht. Außerdem werden weitere Verordnungen oder Therapien sowie die Erkenntnisse anderer Berufsgruppen vermerkt.

Das Erstgespräch Teil 1
Das Formular ‚Erstgespräch Teil 1' dient als Leitfadeninterview für das erste kunsttherapeutische Einzelgespräch zwischen Teilnehmer und Kunsttherapeut (Abb. 24) (Anhang A3c). Aus Gründen der Transparenz und Genauigkeit wird es nach Möglichkeit während des Gesprächs und damit im Beisein des Teilnehmers ausgefüllt. Es dient dazu, Angaben zu seinen Vorkenntnissen, Hobbys und Interessen festzuhalten, die Gründe für seine Teilnahme zu erfassen und persönliche Erwartungen, Wünsche und Ziele hinsichtlich der kunsttherapeutischen Maßnahme zu notieren. Zur eigenen Kontrolle des Kunsttherapeuten wird auf diesem Bogen außerdem vermerkt, ob der Teilnehmer einen Rundgang durch die Kunsttherapieräume erhalten hat, ihm ein Informationsflyer ausgehändigt wurde und Vereinbarungen über die Frequenz und Dauer der Maßnahme stattgefunden haben.

Das Erstgespräch Teil 2
Das Formular ‚Erstgespräch Teil 2' wird direkt nach dem ersten kunsttherapeutischen Einzelgespräch ausgefüllt. Es fasst die wesentlichsten Gesprächsinhalte zwischen Teilnehmer und Kunsttherapeut zusammen (Abb. 25) (Anhang A3d) und schildert darüber hinaus, welchen subjektiven Eindruck der Teilnehmer hinterlassen hat. Zusätzlich bietet der Bogen Platz für ergänzende Bemerkungen.

6.2.4.2 Die Zieldiagnostik

Die Intention der ‚Zieldiagnostik' ist, gleich zu Beginn der Behandlung die individuellen Bedürfnisse, Ressourcen und Problembereiche eines Teilnehmers zu erfassen, geeignete Grobziele für den ersten Behandlungszeitraum zu definieren und darauf aufbauend Feinziele festzulegen, wie kunsttherapeutische Techniken und Methoden. Zu diesem Zweck erhält der Teilnehmer schon während des ersten kunsttherapeutischen Einzelgesprächs den Fragebogen ‚Zielplanung', den er ausgefüllt zum darauffolgenden Zielplanungsgespräch (vgl. Kapitel 4.2.2.3) wieder mitbringt.

Zielplanung
Das Formular ‚Zielplanung' ist in fünf Abschnitte unterteilt, in denen der Teilnehmer erstens nach seinen Materialwünschen, zweitens nach seinen Stärken und Schwächen, drittens nach seinen Zielen für die Kunsttherapie, viertens nach praktischen Umsetzungsideen seiner Ziele und fünftens danach gefragt wird, in welchem Zeitraum er seine Ziele erreichen möchte (Anhang A3b).
Die Ziele für die Kunsttherapie, die unter Punkt drei zu finden sind, bilden das Kernstück des Fragebogens (Abb. 26).
In diesem Abschnitt finden sich fünf Schwerpunktthemen, die entsprechend dem künstlerisch-kunstpädagogischen Ansatz nach Priorität geordnet sind. Hierzu zählen:

1. Wahrnehmen und Äußern eigener Gefühle und Bedürfnisse
2. Fantasie und Kreativität
3. Selbstsicherheit und Selbstbewusstsein
4. Kontakt und Kommunikation
5. Ausdauer und Konzentration

Kunsttherapie – Aufnahmebogen

Name: **Geburtsdatum:**

Familienstand: **Geschlecht:**

Arzt/Psychologe: **Station:**

Behandlungsbeginn: **Kunsttherapie seit:**

Anamnestische Erhebung

Biographische Daten:

Beschwerdebild/Aufnahmegrund:

Medizinische Diagnose:

Indikation für die Kunsttherapie aus ärztlich-psychologischer Sicht:

Ziele aus ärztlich-psychologischer Sicht:

Weitere Verordnungen und Therap en:

Anhang

☐ Patientenfragebogen zu Beginn der Kunsttherapie

Bogen zu den Ergebnissen des Erstgesprächs

☐ Teil I ☐ Teil II

K. Watermann
Kunsttherapie

Kunsttherapie – Aufnahmebogen Seite 1

Abbildung 23: Das Formular Aufnahmebogen.

Kunsttherapie – Erstgespräch
Teil I

Angaben zur Person

Name:	**Geburtsdatum:**
Familienstand:	**Geschlecht:**
Arzt/Psychologe:	**Station:**
Behandlungsbeginn:	**Kunsttherapie seit:**

Angaben zur Teilnahme an der Kunsttherapie

Vorkenntnisse/ Hobbys, Interessen

Grund der Teilnahme

Erwartungen, Wünsche, Ziele

Sonstiges:
Soziales Umfeld; Wohnsituation; Beruf; Diagnose; Symptome

Festlegung des Therapieangebots und weitere Informationen

☐ Es fand ein Rundgang durch die Kunsttherapieräume statt.

☐ Es wurden Informationen zu Art und Inhalt der Kunsttherapie ausgegeben (Flyer).

☐ Es wurden Vereinbarungen über die Frequenz und Dauer der Therapieeinheiten und der Kunsttherapie-Phase getroffen.

☐ Es wurde das Einverständnis für Tonband-, Foto- oder Videoaufnahmen gegeben (siehe Anhang).

Kunsttherapie – Erstgespräch Teil I   Seite 1

Abbildung 24: Das Formular Erstgespräch Teil I (Seite 1 von 2).

Herr B berichtet gleich, dass er sich in der forensischen Abteilung wohl fühle, er mit seinem Therapeuten Herrn Z. sehr zufrieden sei und ein gutes Verhältnis zu ihm habe. Er erzählt, dass er hier ein anderes Leben führe als vorher. Früher habe er nur Partys gefeiert und getrunken. Auch sei es jetzt noch zu früh entlassen zu werden, er würde gleich wieder anfangen wie „damals" zu leben. Hier würde er Seiten an sich entdecken, die er gut fände, wie ruhig sein, Interessen haben, Lebensfreude entwickeln, mit Menschen zusammenkommen, nicht so „Scheiße" drauf sein. Herrn B. wurden die Einverständniserklärung und der Zielplanungsbogen vorgelegt, erläutert und zum Ausfüllen mitgegeben.

Abbildung 25: Beispiel einer kurzen Zusammenfassung des Erstgesprächs Teil II mit Herrn B.

Um dem Teilnehmer die Auswahl zu erleichtern und zudem konkretere Hinweise über seine Bedürfnisse zu erhalten, sind unter jedem Schwerpunktthema mehrere anschauliche und leicht verständliche Wünsche angeführt, die durch einfaches Ankreuzen festlegt werden können. So finden sich beispielsweise unter dem Aspekt ‚Wahrnehmen und Äußern eigener Gefühle und Bedürfnisse' neun Unterpunkte, die beschreiben, was genau erreicht werden soll: Ob der Teilnehmer lernen möchte, seine Gefühle zu zeigen, wie beispielsweise Wut, Trauer und Freude, oder ob er den Wunsch hat, seine Träume, Sehnsüchte oder auch Sorgen auszudrücken, oder aber in der Kunsttherapie eher etwas über sich selbst erfahren möchte, wie beispielsweise, was er mag oder nicht mag. Trifft keines der angeführten Ziele zu, können von ihm andere schriftlich angeführt werden. Eine Beschränkung hinsichtlich der Anzahl der Ziele gibt es zu diesem Zeitpunkt nicht. Erst zum Ende des Abschnitts wird der Teilnehmer dazu aufgefordert, die seiner Meinung nach drei wichtigsten zu notieren. Im Anschluss daran wird der Befragte unter Punkt vier dazu angeregt selber zu überlegen, wie und mit Hilfe welcher Materialien und Techniken er seine Ziele erreichen könnte. Im später stattfindenden Zielplanungsgespräch zwischen Teilnehmer und Kunsttherapeut wird auf Grundlage dieses Fragebogens die erste kunsttherapeutische Behandlungsperiode erarbeitet.
Das Formular ‚Zielplanung' wurde als Pretest über Jahre vor allem in der Behandlung von Patientinnen mit einer Persönlichkeitsstörung vom Borderline Typus eingesetzt, immer wieder auf seine Tauglichkeit überprüft und optimiert. Hierbei konnte festgestellt werden, dass das Formular nicht nur dabei half, die Ziele und Absichten der kunsttherapeutischen Behandlung gleich von Beginn an zu verdeutlichen und für mehr Transparenz zwischen den Beteiligten zu sorgen, sondern auch die Behandlungsmotivation der Teilnehmerinnen deutlich zu erhöhen und somit den Behandlungserfolg zu optimieren.

6.2.4.3 Die Prozessdiagnostik

Nach der Aufnahme und bis zum Ende der Behandlung wird die kunsttherapeutische Prozessdiagnostik eingesetzt. In diesem Zeitabschnitt geht es darum, Informationen über das Erleben und Verhalten eines Teilnehmers systematisch zu sammeln, auszuwerten und darauf aufbauend Entscheidungen in Bezug auf die Behandlung zu treffen; und zudem die sich daraus ergebenden Handlungen kritisch zu prüfen, besser zu begründen und erfolgreicher zu gestalten.

3. Ziele für die Kunsttherapie

Bitte machen Sie vor den Zielen oder Wünschen, die für Sie in Frage kommen, ein Kreuz. Es sind mehrere Ziele möglich.

Wahrnehmen und Äußern eigener Gefühle und Bedürfnisse

☐ Meine Gefühle zeigen, wie beispielsweise Wut, Trauer und Freude
☐ Eigene Wünsche und Interessen entwickeln
☐ Alte Interessen und Hobbys wieder entdecken
☐ Meine Träume, Sehnsüchte oder auch Sorgen ausdrücken
☐ Etwas über mich selbst erfahren, wie beispielsweise was ich mag oder nicht mag
☐ Meine Wut loswerden
☐ Mehr Freude erleben
☐ Mich entspannen
☐ Etwas für mich oder für andere erstellen
☐ *Andere Ziele:* ____________________

Fantasie und Kreativität

☐ Mir selbst etwas ausdenken, etwas Eigenes entwickeln
☐ Etwas Neues ausprobieren
☐ Lernen, Lösungen für auftretende Probleme zu finden
☐ Mich überraschen lassen, was entsteht
☐ Etwas, dass ich nicht in Worte fassen kann, durch Bilder oder andere Materialien ausdrücken
☐ Eine Idee umsetzen, die ich schon lange im Kopf habe
☐ Ungewohntes auf mich zukommen lassen
☐ *Andere Ziele:* ____________________

Selbstsicherheit und Selbstbewusstsein

☐ Eigene Entscheidungen treffen
☐ Unabhängiger werden
☐ Selbständiger werden
☐ Mich besser durchsetzen können
☐ Mir mehr zutrauen
☐ Selbstbewusster werden
☐ Kritik besser annehmen
☐ *Andere Ziele:* ____________________

Kunsttherapie – Zielplanung Seite 2

Abbildung 26: Das Formular Zielplanung (Seite 2 von 4).

Grundlage der Formulare aus dieser Phase ist die aus der Erfahrung gewonnene Annahme, dass sich die individuelle (kreative) Entwicklung sowie das Erleben und Verhalten eines Teilnehmers gezielt durch vier Aspekte untersuchen lassen:

1. Die Beobachtung seines Verhaltens
2. Die Beobachtung seines kreativen Ausdrucksverhaltens
3. Die formale und inhaltliche Untersuchung seiner Werke
4. Die regelmäßig stattfindenden Werkbesprechungen

Für die Prozessdiagnostik wurden sechs Formulare entworfen. Zu ihnen gehören die Bögen mit dem Titel:

1. Verhaltensbeobachtung
2. Kreatives Ausdrucksverhalten
3. Werkbetrachtung
4. Verlaufsprotokoll der Werkbesprechung
5. Verlaufsdokumentation
6. Dokumentation

Im weiteren Verlauf werden die einzelnen Formulare sowie deren Ziele ausführlicher beschrieben.

1. Verhaltensbeobachtung

Das Formular ‚Verhaltensbeobachtung' dient dazu, einzuschätzen, welche Fähigkeiten ein Teilnehmer im Umgang mit sich selbst, seinen Mitpatienten und der Kunsttherapeutin besitzt (Anhang A3f). Das Erhebungsinstrument enthält 13 Merkmale, die alphabetisch aufgelistet sind (Abb. 27).
Zu den Merkmalen zählen: Affektive Stimmungsfähigkeit, Aggressivität, Aufmerksamkeit, Durchsetzungsvermögen, Entscheidungsfähigkeit, Kontaktaufnahme, Realitätsbezug, Regeln einhalten, Selbstbild, Stimmung/Gefühlslage, Teamarbeit/Kooperation, Umgang mit Kritik sowie Wahrnehmen und Äußern eigener Gefühle und Wünsche. (vgl. Schirmacher, 2002, S. 5)
Da die Struktur und die Handhabung der Formulare ‚Verhaltensbeobachtung' und ‚Kreatives Ausdrucksverhalten' identisch sind, werden die Gemeinsamkeiten im nachfolgenden Kapitel ausführlicher vorgestellt.

2. Kreatives Ausdrucksverhalten

Das Formular ‚Kreatives Ausdrucksverhalten' versucht zu erfassen, über welche Fähigkeiten ein Teilnehmer im Umgang mit den Materialien und den Techniken, die er verwendet und den Themen, die er bearbeitet, verfügt (Anhang A3h). Dieses Instrument enthält 14 Merkmale: Affektive Stimmungsfähigkeit, Aggressivität, Antrieb/Motivation, Ausdauer, Feinmotorik, Frustrationstoleranz, Konzentration, Kreativität/Fantasie, Kritische Selbstkontrolle, Merkfähigkeit, Problemlösefähigkeit, Sensorische Wahrnehmung, Sorgfalt sowie Wahrnehmen und Äußern eigener Gefühle und Wünsche.
Die beiden Formulare ‚Verhaltensbeobachtung' und ‚Kreatives Ausdrucksverhalten' sind ähnlich aufgebaut wie das ‚Lübecker Fähigkeitenprofil (LFP)'. Sie zielen auf die Beobachtung von Fähigkeiten und Verhaltensweisen psychiatrisch erkrankter Patienten ab. Beide Bögen enthalten eine Fremdbeurteilungsskala mit einer festgelegten Anzahl an Merkmalen. Jedes einzelne Merkmal fasst komplexe Sachverhalte zusammenfassen und beinhaltet dazugehörige Definitionen (Anlage A3j). Einige Merkmale sowie vereinzelte Begriffsbestimmungen aus dem LFP wurden für das IBAKP indes verändert. Hierfür gab es zwei Gründe. Erstens sollte der prozessorientierte und der auf Eigenständigkeit ausgerichtete Aspekt der Kunsttherapie mehr Beachtung finden, und zweitens sollte eine für die kunsttherapeutische Behandlung geeignetere und verständlichere Beschreibung

Kunsttherapie – Verhaltensbeobachtung

Name: ______________________ Station: ____________

Spalte B:
N = Nicht evaluierbar
W = weiterer Evaluierungsbedarf

Profilwert 1= stark eingeschränkte Fähigkeit
Profilwert 2 = eingeschränkte Fähigkeit
Profilwert 3 = leicht eingeschränkte Fähigkeit
Profilwert 4 = durchschnittliche Fähigkeit
Profilwert 5 = ausgeprägte, sehr gute Fähigkeit

Beobachtungsphase	**Phase 1**						**Phase 2**						**Phase 3**						**Phase 4**						**Phase 5**						**Phase 6**					
Zeitraum von/bis																																				
Profilwerte	1	2	3	4	5	B	1	2	3	4	5	B	1	2	3	4	5	B	1	2	3	4	5	B	1	2	3	4	5	B	1	2	3	4	5	B
Affektive Schwingungsfähigkeit																																				
Aggressivität																																				
Aufmerksamkeit																																				
Durchsetzungsvermögen																																				
Entscheidungsfähigkeit																																				
Kontaktaufnahme																																				
Realitätsbezug																																				
Regeln einhalten																																				
Selbstbild																																				
Stimmung/Gefühlslage																																				
Teamarbeit/Kooperation																																				
Umgang mit Kritik																																				
Wahrn./Äußern eigener Gefühle u. Wünsche																																				
Bemerkungen:																																				

Datum: __________ Kunsttherapeutin: ____________________

Abbildung 27: Das Formular Verhaltensbeobachtung (vgl. Schirmacher, 2002, S. 5).

erreicht werden. Deshalb wurden die im LFP verwendeten Begriffe Arbeit, Aufgabe oder Arbeitsaufgaben gegen die Bezeichnung Tätigkeit ersetzt. Darüber hinaus wurden Materialien, die nicht in der Kunsttherapie Verwendung finden, gegen kunsttherapeutische Materialien und Techniken ausgewechselt. Weitere geringfügige Modifikationen wurden u. a. bei den Merkmalen Affektive Schwingungsfähigkeit, Aggressivität, Problemlösen sowie Wahrnehmen und Äußern eigener Gefühle und Bedürfnisse vorgenommen.

Erheblich modifiziert wurde dagegen das Merkmal ‚Kreativität/Fantasie', weil gerade bei diesem Merkmal die grundsätzlich unterschiedlichen Ziele und Methoden von Kunsttherapie und Ergotherapie am deutlichsten hervortreten. Liegt der Fokus der kunsttherapeutischen Behandlung darauf, den Patienten darin zu befähigen, sich experimentell, prozesshaft, ressourcenorientiert und eigenständig mit seinen individuellen Zielen, Bedürfnissen und Emotionen auseinanderzusetzen, um notwendige Entwicklungsschritte anzustoßen, ist es das Ziel der Ergotherapie, „Menschen bei der Durchführung von für sie bedeutungsvollen Betätigungen in den Bereichen Selbstversorgung, Produktivität und Freizeit/Erholung in ihrer Umwelt zu stärken" (DVE, 2011, S. 191).

Darüber hinaus erscheinen die drei Merkmale Affektive Schwingungsfähigkeit, Aggressivität und Wahrnehmen und Äußern eigener Gefühle und Wünsche sowohl im Formular ‚Verhaltensbeobachtung' als auch im Bogen ‚Kreatives Ausdrucksverhalten'.

Diese Dopplung schien deshalb sinnvoll, da diese Merkmale sowohl bei der Verhaltensbeobachtung als auch beim kreativen Ausdrucksverhalten von großer therapeutischer Bedeutung sind und je nach Beobachtungswinkel sehr unterschiedlich ausfallen können. Zwei Beispiele: In der Kunsttherapie ist des Öfteren zu beobachten, dass Teilnehmer latent oder auch offen angespannt zur Kunst-

therapie erscheinen und sich dementsprechend gegenüber den Mitteilnehmern und der Kunsttherapeutin verhalten. Setzen sie sich aber mit ihrem Werkstück künstlerisch auseinander, scheint sich dieser extrem emotionale Zustand aufzulösen und Entspannung einzutreten. Ähnlich verhält es sich mit den Merkmalen ‚Affektive Schwingungsfähigkeit' und ‚Wahrnehmen und Äußern von eigenen Gefühlen und Wünschen'. Gerade zu Beginn der Therapie sind Teilnehmer häufig noch nicht in der Lage, auf zwischenmenschliche Situationen adäquat zu reagieren und Gefühle oder Bedürfnisse zu äußern. In der künstlerisch praktischen Begegnung mit Materialien oder durch die individuelle Darstellung in Form von Werkstücken, scheint es ihnen aber durchaus möglich zu sein.

In den Formularen ‚Verhaltensbeobachtung' und ‚Kreatives Ausdrucksverhalten' kann jedes Merkmal mit Hilfe eines Punktwerts von 1 bis 5 eingeschätzt werden. Eine Bewertung mit 1 bedeutet, dass eine stark eingeschränkte Fähigkeit in Bezug auf das Merkmal vorliegt, der Profilwert 2, dass eine eingeschränkte Fähigkeit besteht, der Wert 3, dass es leicht eingeschränkte Fähigkeiten gibt, die 4, dass durchschnittliche Fähigkeiten vorliegen und der Profilwert 5 besagt, dass ausgeprägte, sehr gute Fähigkeiten in Bezug auf die Merkmalsausprägung beim Patienten vorhanden sind (Tab. 11) (vgl. Schirmacher, 2002, S. 42–43).

Eine feinere Unterteilung der Profilwerte in die Werte a und b ermöglicht es dem Nutzer darüber hinaus, eine noch differenziertere Einschätzung eines Merkmals von der Norm vorzunehmen. Der Wert a weist auf eine Ausprägung hin, die eher im depressiven Formenkreis anzusiedeln ist, und der Wert b verweist tendenziell auf den schizophrenen/manischen Formenkreis (vgl. Schirmacher, 2002, Manual, S. 3).

Um eine Einschätzung der Merkmale vorzunehmen, enthalten beide kunsttherapeutischen Beurteilungsskalen Spalten, die gemäß der Untersuchungszeit von einem halben Jahr in sechs Beobachtungsphasen aufgeteilt sind. Kann aufgrund von Unklarheit oder mangelnder Einschätzungsmöglichkeit keine Bewertung bei einem oder mehreren Merkmalen vorgenommen werden, besteht in einer zusätzlichen Spalte die Chance, durch ein N kenntlich zu machen, dass ein Merkmal nicht evaluierbar ist und mit einem W, dass weiterer Evaluationsbedarf besteht.

Die Formulare ‚Verhaltensbeobachtung' und ‚Kreatives Ausdrucksverhalten' enthalten zusätzlich jeweils eine Kopfnote, in der der Name des Patienten sowie die dazugehörige Station eingetragen werden kann, sowie ein Feld, in dem Platz für zusätzliche Bemerkungen ist.

Profilwert	**Fähigkeit**
Profilwert 1	stark eingeschränkte Fähigkeit
Profilwert 2	eingeschränkte Fähigkeit
Profilwert 3	leicht eingeschränkte Fähigkeit
Profilwert 4	durchschnittliche Fähigkeit
Profilwert 5	ausgeprägte, sehr gute Fähigkeit

Tabelle 11: Profilwerte in den Formularen ‚Verhaltensbeobachtung' und ‚Kreatives Ausdrucksverhalten' (vgl. Schirmacher, 2002, S. 42–43).

Um die Handhabung dieser beiden Formulare für die am Forschungsprojekt beteiligten Kunststudierenden zu erleichtern, wurden zusätzlich drei Formblätter erarbeitet. Hierzu gehört ein kurzer Leitfaden mit praxisnahen Beschreibungen der Merkmale, die in den Formularen ‚Verhaltensbeobachtung' und ‚Kreatives Ausdruckverhalten' aufgeführt sind (siehe Anlage A3k). Zusätzlich wurde mit den Studierenden im Rahmen eines Seminars zum Thema Dokumentationen in der Kunsttherapie zwei Bögen entwickelt, mit deren Hilfe sie sich einen ersten, groben Überblick über das Verhalten und kreative Ausdruckverhalten eines Teilnehmers verschaffen können.

Das Formular ‚Verhaltenskriterien' listet 72 alphabetisch geordnete Adjektive auf, die per Ankreuzverfahren von der Beobachterin festgelegt werden können (siehe Anlage A3g). Das Formular ‚Kreative Ausdruckkriterien' listet dagegen 52 Adjektive auf (siehe Anlage A3i). Neben Angaben zum Namen des Teilnehmers und zur Station befindet sich zusätzlich unterhalb der Ankreuzliste ein Feld für Bemerkungen, in dem die Beobachterin kurz die prägnantesten Beobachtungen zusammenfassen kann.

3. Werkbetrachtung

Die grundlegende Idee der Werkbetrachtung ist, dass nicht nur das Verhalten und kreative Ausdrucksverhalten eines Teilnehmers wesentliche Erkenntnisse über sein Erleben und Verhalten liefert, sondern auch die gezielte Betrachtung und Auswertung des stattgefundenen kreativen Prozesses sowie der dabei entstandenen Werke. Beide, Prozess und Werk, können Ressourcen, Erfahrungen und (fehlende) Entwicklungsprozesse sichtbar machen und beispielsweise aufzeigen, welche motorischen, intellektuellen und kreativen Fähigkeiten ein Teilnehmer besitzt, in welcher Stimmung er sich möglicherweise befindet und welche Sorgen und Wünsche er hat. Prozess und Werk können sichtbare Träger des persönlichen Ausdrucks eines Teilnehmers werden und können bedingt seine Störung oder Krankheit widerspiegeln.

Bei der Werkbetrachtung geht es nicht darum, die Werke zu interpretieren oder zu deuten, sondern mit geschult künstlerischem Blick und unter Zuhilfenahme festgelegter Beobachtungskriterien zu einer möglichst objektiven Beurteilung zu kommen und diese darauf aufbauend für die weitere Behandlung zu nutzen. So können die entdeckten Auffälligkeiten und Besonderheiten aus der Werkbetrachtung beispielsweise dazu genutzt werden, sie in den Werkbesprechungen personenzentriert und nicht bewertend mit dem Teilnehmer zu thematisieren und zu reflektieren.

Für die Werkbetrachtung ist es unerlässlich eine Serie von (vollendeten und unvollendeten) Werken der genaueren Untersuchung zu unterziehen und dies chronologisch, d. h. in der Reihenfolge ihrer Entstehung. Der Beobachtungszeitraum hängt von der Behandlungsdauer oder der Intention des Therapeuten oder Teilnehmers ab. So können beispielsweise die Werke von Beginn der Therapie an bis zum Abschluss derselben untersucht werden oder zwischen zwei Werkgesprächen. Der Grund dafür, dass möglichst immer nur eine Reihe von Werken analysiert werden sollte, liegt darin begründet, dass einem einzigen Werk häufig Fehlinterpretationen unterliegen. Seine Entstehung ist gerade im klinischen Alltag stark von situativen Stimmungen abhängig und gibt damit keinen repräsentativen Einblick in die Problematik des Teilnehmers. Auch sollte die Werkbetrachtung nach Möglichkeit durch den Kunsttherapeuten bzw. Kunstpädagogen selbst erfolgen, da sein professioneller Blick durch seine eigene künstlerische Tätigkeit, Bildung und Materialkenntnis sowie durch

das Wissen um praktische Umsetzungsschwierigkeiten geprägt ist. Die Sichtweise von Kunsttherapeuten gegenüber anderen Professionen ist eine andere, wenn es beispielsweise darum geht, zu beurteilen, was bei Menschen ‚normal' oder ‚unnormal', ‚anständig' oder ‚unanständig', ‚kreativ', ‚förderungswürdig' oder ‚möglich' ist. Ihre Arbeitsweise ist darauf ausgerichtet, Unbestimmtes zuzulassen und Prozesse ohne Druck einzuleiten und zu begleiten. Ihre Sichtweise ist in der Regel von einer größeren Offenheit und Akzeptanz gegenüber subjektiven Ausdrucksmöglichkeiten anderer geprägt. So lässt sich eben nicht direkt vom Werk eines Patienten auf seine Problematik, Symptome und Fähigkeiten schließen. Dies zeigte sich deutlich bei meiner langjährigen Arbeit mit Menschen mit einer Intelligenzminderung. Trotz zum Teil großer kognitiver, sprachlicher, sozialer und motorischer Einschränkungen kamen erstaunliche Werke zustande, die weit über das Maß medizinisch, diagnostisch festgestellter Beurteilungen hinausging. Aber auch die Arbeit mit stark depressiv erkrankten Menschen förderte – gerade für nicht künstlerisch ausgebildete Mitarbeiter – erstaunliche Ressourcen zu Tage. Künstlerisch geschulte Therapeuten können Fähigkeiten, Kräfte und (nonverbale) Ausdrucksmöglichkeiten bei Teilnehmern erkennen, die ansonsten unerkannt bleiben würden.

Das Ziel der Werkbetrachtung liegt zusammenfassend darin, Aufschluss darüber zu gewinnen, welche individuelle Entwicklung der Teilnehmer während der kreativen Auseinandersetzung durchlaufen hat, welche ästhetischen (gr. von aisthesis: Wahrnehmung) Prozesse stattgefunden haben, welche Erkenntnisse der Teilnehmer gewinnen konnte, welche Bedeutung er seinen Werken beimisst und ob und wie er seine Ziele für die Kunsttherapie erreichen konnte. Um diese Untersuchung systematisch und umfassend zu ermöglichen, wurde das Formular ‚Werkbetrachtung' entworfen (Abb. 28) (Anhang A3l).

Der Bogen ist in fünf Abschnitte unterteilt, die folgende Kriterien beleuchten:

1. Subjektive Betrachtung: Wirkung und assoziativer Charakter der Werke
2. Objektive Betrachtung: Formale Kriterien
3. Objektive Betrachtung: Prozessuale Kriterien
4. Objektive und subjektive Beobachtung: Inhaltliche Kriterien
5. Schlussfolgerungen

Kunstwerke wirken auf den Betrachter unmittelbar und werden allzu leicht zu einer Projektionsfläche, ohne dass die Wirkung des Werks vom Künstler selbst intendiert ist. Der Kunstwissenschaftler David Hornemann von Laer (2012) schreibt hierzu:

> Wer allerdings einmal versucht hat, sich in der Betrachtung eines Kunstwerks jeglicher Interpretation zu enthalten, kann bemerken, wie er sich mit unwillkürlich auftretenden Assoziationen, Einfällen, Erinnerungen, sympathisch oder antipathisch gefärbten Gefühlen usw. konfrontiert sieht, sie seinen Seheindruck beeinflussen. So wird das Vor- Augen-Stehende zunehmend unsichtbar. (Hornemann von Laer, 2012, S. 5)

Um der Wirkung und Aussagekraft von Kunstwerken gerecht zu werden, ist seiner Meinung nach entscheidend, dass „wir eine messerscharfe Unterscheidung treffen zwischen dem Eindruck, der uns durch unsere Augen vermittelt wird und den sogenannten subjektiven Hinzufügungen, die sich allzu leicht damit vermischen" (Hornemann von Laer,

Kunsttherapie – Werkbetrachtung

Angaben zur Person

Name: ______________________ Station: ______________________

Beobachtungsphase: 1 2 3 4 5 6 Zeitraum: von________ bis________ Anzahl d. Kunsttherapietermine: ______

1. Subjektive Betrachtung – Wirkung und assoziativer Charakter der Werke

Spontane Auffälligkeiten	Wirkung	Eindrücke/Assoziationen/Fantasien

2. Objektive Betrachtung – Formale Kriterien der Werke

Material	Technik	Anzahl	Größe/Format	Objektive Darstellung (Anhang I)	Titel	Zielsetzung/Thema

Abbildung 28: Das Formular Werkbetrachtung (Seite 1 von 4).

2012, S. 5&6). Um diesem Umstand Rechnung zu tragen, werden mit Hilfe des Formulars ‚Werkbetrachtung' die subjektiven und die objektiven Qualitäten von Werken getrennt voneinander untersucht. Unter Punkt 1 ‚Subjektive Betrachtung – Wirkung und assoziativer Charakter der Werke' werden als erstes die spontanen Eindrücke des kunsttherapeutischen Betrachters in den Blick genommen und untersucht. Und dies deshalb, weil die emotionale Wirkung den Betrachter, wie oben beschrieben, so einnehmen kann, dass ein erster Blick auf formale und objektive Kriterien schwer fällt, und darüber hinaus die Werke auch wichtige Hinweise über das Erleben und Verhalten eines Teilnehmers liefern können. Hier wird der Kunsttherapeut dazu aufgefordert, spontane Auffälligkeiten, Wirkungen, sowie Eindrücke und Assoziationen beim Betrachten einer Werkreihe zu notieren.

Anschließend findet unter Punkt 2 ‚Objektive Betrachtung – Formale Kriterien der Werke' eine errechenbare Gliederung der Werke nach folgenden formalen Merkmalen statt: Material, Technik, Anzahl, Größe/Format, Objektive Darstellung, Titel und Zielsetzung/Thema. Hinter diesem Punkt verbirgt sich die Erfahrung, dass auch formale Kriterien etwas über den Teilnehmer aussagen können. So macht es einen Unterschied, ob er beispielsweise innerhalb eines halben Jahres zwei oder zwanzig Werke hergestellt hat oder in diesem Zeitraum nur eine Technik verwendete, anstatt viel Neues auszuprobieren.

Unter Punkt 3 ‚Objektive Betrachtung – Prozessuale Kriterien der Werke' wird der Prozess, der in den Werken erkennbar ist, einer genaueren Untersuchung unterzogen. Hier geht es darum zu ermitteln, auf welche Art und Weise die einzelnen Werke entstanden sind, welche Komposition die Werke aufweisen, ob ihrer Entstehung eine Aufgabenstellung zugrunde lag, welche Besonderheiten die Werke aufweisen und welche Veränderungen innerhalb einer Werkreihe festzustellen sind.

Unter Punkt 4 ‚Objektive und subjektive Beobachtung des Patienten und seiner Werke – inhaltliche Kriterien' ist der Raum, um Kommentare und Beurteilungen des Teil-

nehmers aus den Werkgesprächen oder der Kunsttherapie zu vermerken, seine selbst gewählten Titel oder Themen zu benennen und die bei den Werken vorliegenden Ziele und Aufgabenstellungen festzuhalten. Hier kann beispielsweise notiert werden, wie der Teilnehmer sein Werk selbst beurteilt, was ihm während der kreativen Auseinandersetzung aufgefallen ist, wie er sich selbst wahrnimmt, welche Ziele er verfolgt und welche persönlichen Bezüge er benennt.

Zum Ende des Formulars findet sich unter Punkt 5 der Abschnitt ‚Schlussfolgerungen', unter dem die wesentlichsten Ergebnisse der Werkbetrachtung noch einmal kurz und prägnant zusammengefasst werden sowie nach Möglichkeit erläutert wird, was sich diagnostisch aus der Werkbetrachtung schließen lässt, welche therapeutischen Erklärungsversuche vorliegen und welche Zielsetzung und Prognose sich daraus ergibt.

Neben den Aspekten, die sich auf die Beobachtung und Auswertung einer Werkreihe beziehen, findet sich auf dem Formular ‚Werkbetrachtung' zudem eine Kopfnote, in der Angaben zum Teilnehmer festgehalten werden, wie Name, Geburtsdatum und der Name der Station. Außerdem befinden sich dort zwei Zeilen, in denen Hinweise zum Zeitraum und zur Anzahl der Kunsttherapietermine eingetragen werden, um überhaupt aussagekräftige Bewertungen einer Werkreihe vornehmen zu können. Für die Merkmale ‚Objektive Darstellung' unter Punkt 2 und ‚Art und Weise der Herstellung' unter Punkt 3 wurden unterstützend detailliertere Beschreibungen für den Kunsttherapeuten entwickelt, die sich im Anhang des Formulars befinden und erläutern, worauf diese Aspekte genau abzielen.

4. Verlaufsprotokoll der Werkbesprechung

Das Formular ‚Verlaufsprotokoll der Werkbesprechung' wurde entwickelt, um nachfolgend wichtige Aspekte eines Werkgesprächs zwischen einem Teilnehmer und dem Kunsttherapeuten festzuhalten (Anhang A3n). Die Ziele des Bogens sind, eine effektivere Reflexion und Auseinandersetzung mit dem Anliegen eines Teilnehmers zu erreichen, seine Entwicklungsschritte zusammenzufassen und zu bewerten, erfolgte kunsttherapeutische Interventionen kritisch zu überprüfen sowie zukünftige Zielvereinbarungen mit dem Betreffenden zu fixieren. Das Formular enthält eine Kopfnote, in der Angaben zur Person des Teilnehmers festgehalten werden, wie Name, Geburtsdatum, Familienstand, Geschlecht, Name des betreuenden Arztes oder Psychologen, der Name der Station, der Behandlungsbeginn in der Klinik, der Behandlungsbeginn in der Kunsttherapie, die Dauer der Werkbesprechung sowie Angaben über Besonderheiten, die das Werkgespräch betreffen (Abb. 29).

Um die Werkbesprechung umfassend reflektieren zu können, werden verschiedene Aspekte beleuchtet. Zu Beginn des Formulars werden hierzu die ‚Gesprächsthemen' zusammengefasst. Danach werden der ‚Gesprächsverlauf' sowie die ‚Ergebnisse der Werkbesprechung' festgehalten. Hier geht es vor allem darum zu schildern, wie sich das Gespräch entwickelte, ob sich der Teilnehmer aktiv ins Gespräch einbrachte und ob und welche Themen den Teilnehmer emotional berührten. Im Anschluss daran sollte dargelegt werden, ob und wie der Teilnehmer die Ereignisse in der Kunsttherapie bewertet und wie er sich selbst, aber auch fremde Personen einschätzt (Abb. 30).

Da während der Werkbesprechungen auch immer wieder ‚spezielle Interventionen' Verwendung finden, die den Gesprächsverlauf nicht unerheblich beeinflussen, wird dies im darauffolgenden Absatz ermittelt. Hier werden beispielsweise Fragestellungen zu den Werken, aber auch Skalierungsfragen oder

Kunsttherapie – Verlaufsprotokoll der Werkbesprechung

Angaben zur Person

Name: **Geburtsdatum:**

Familienstand: **Geschlecht:**

Arzt/Psychologe: **Station:**

Behandlungsbeginn: **Kunsttherapie seit:**

Dauer der Sitzung:

Besonderheiten:

Gesprächsthemen
Worum ging es? Welches Thema wurde besprochen?

Gesprächsverlauf und Ergebnis
Entwicklung; Dynamik des Gesprächs; Emotionalität; inhaltliche Zusammenfassung:

Bewertungen
Wie bewertet der Patient die Ereignisse; die eigene Person; fremde Personen?

Spezielle Interventionen
Fragen zu den Werken; Skalierungsfrage; Fragebögen

Zwischenzeitliches Fazit
Wie bewertet der Patient die Therapie, seine Entwicklung, die Ereignisse in Bezug auf seine Werke?

Modifizierte Therapieinhalte
Ziel; Medium; Material; Übung

Vereinbarungen
Neuer Termin:

Hausaufgaben:

Abbildung 29: Das Formular Verlaufsprotokoll der Werkbesprechung (Seite 1 von 2).

zum Einsatz gekommene Fragebögen aufgelistet.

Der nächste Punkt widmet sich dem Aspekt, wie der Teilnehmer die kunsttherapeutische Behandlung einschätzt. Unter der Überschrift ‚Zwischenzeitliches Fazit' sollte hier notiert werden, wie der Teilnehmer die Kunsttherapie bewertet und welche Veränderungen er in Bezug auf sein Erleben und Verhalten wahrnimmt.

Eine wichtige Intention der Werkbesprechung ist, mit dem Teilnehmer seine Ziele für die Kunsttherapie zu reflektieren, aber auch neue Vorsätze und Wünsche für die bevorstehende Therapiephase zu entwickeln. Diesem Gesichtspunkt widmet sich der nächste Abschnitt mit der Überschrift ‚Modifizierte Therapieinhalte'. An dieser Stelle werden neu erarbeitete Ziele, sowie die dazugehörigen Medien, Materialien und Übungen vermerkt. Danach folgt eine Passage, in der Vereinbarungen zwischen den Gesprächspartnern festgehalten werden können, wie beispielsweise neue Gesprächstermine oder Hausaufgaben.

Die Entwicklung und damit auch die Wirkung von Therapien sind in erster Linie davon abhängig, wie vertrauensvoll die Beziehung zwischen Teilnehmer und Therapeut ist. Um diesen Aspekt zu berücksichtigen und die Resultate des Werkgesprächs sinnvoll einordnen zu können, wird der Kunsttherapeut unter dem Punkt ‚Beziehung Kunsttherapeutin/Patient' dazu veranlasst, das Verhältnis bzw. die Erfahrungen der beiden zu beschreiben. Am Ende des Formulars werden ‚Anmerkungen' für die nächste Werkbesprechung festgehalten. Dies ist besonders dann wichtig, wenn beispielsweise wichtige Themen nicht besprochen werden konnten oder Unklarheiten in Bezug auf wesentliche Aspekte der Behandlung bestehen.

5. Verlaufsdokumentation

Das Formular ‚Verlaufsdokumentation' wird während des gesamten Behandlungszeitraumes regelmäßig eingesetzt und dient dazu, Informationen kurz und prägnant zusammenzufassen, die aus der ‚Verhaltensbeobachtung', dem ‚kreativen Ausdrucksverhalten', der ‚Werkbetrachtung', der ‚Werkbesprechungen' und weiteren wichtigen Hinweisen beispielsweise aus dem Team, gewonnen werden konnten (Anhang A3e). Mit Hilfe der ‚Verlaufsdokumentation' kann der Kunstthera-

Bewertungen
Wie bewertet der Patient die Ereignisse; die eigene Person; fremde Personen?

Bei der Betrachtung seiner Werke scheint Herr B sehr stolz auf sich zu sein, und er stellt im Laufe des Gesprächs fest, dass:

- Seine Arbeiten immer besser werden
- Er die Räumlichkeit in den Bildern immer besser umsetzen kann
- Er lebendige bunte Farben mag
- Er vier Arbeiten nicht zu Ende gemacht hat („Dabei bin ich ein ordentlicher Mensch". Diese Arbeiten sollen aber als Übungen bestehen bleiben und nicht beendet werden.)
- Er keinen eigenen Stil hat
- Er ein „Grobmotoriker" ist

Abbildung 30: Stichpunktartige Zusammenfassung, wie sich Herr B innerhalb des ersten Werkgesprächs selber einschätzt.

peut wichtige Beobachtungen und Ergebnisse der Behandlung protokollieren und sich eine gute Übersicht über den Verlauf der Entwicklung eines Teilnehmers verschaffen (Abb. 31). Das Formular, in einfacher Tabellenform, enthält zwei Spalten und eine Vielzahl an Zeilen, die je nach Bedarf erweitert werden können. In der linken Spalte wird das jeweilige ‚Datum', an dem eine Beobachtung verschriftlicht wurde, eingetragen und in der rechten Spalte befindet sich ein Textfeld, in das die ‚Dokumentation' niedergeschrieben wird. Die ersten beiden Textfelder sind für Angaben gedacht, die den Teilnehmer betreffen. In der ersten Zeile wird sein ‚Name' eingetragen, darunter wird die entsprechende ‚Leitsymptomatik lauf Verordnung' festgehalten. Das Formular ‚Verlaufsdokumentation' ist aufgrund seiner Darstellungsweise und oftmals auch Fülle an Informationen weniger für die Akten als vielmehr für die persönliche Reflexion des Kunsttherapeuten gedacht. Das Formular ‚Verlaufsdokumentation' wurde von Mitarbeitern einer ergotherapeutischen Abteilung in einer Psychiatrie in Niedersachsen[8] entwickelt und für diese Untersuchung in Gänze übernommen.

[8] Der Hinweis auf die entsprechende Abteilung und Klinik bleibt aus Gründen der Anonymität in dieser Arbeit ungenannt.

6. Dokumentation

Das Formular ‚Dokumentation' ähnelt inhaltlich dem Bogen ‚Verlaufsdokumentation' (Anhang A3m). Mit dem Unterschied, dass hier ausdrücklich die vier wichtigsten Beobachtungsschwerpunkte aufgeführt werden, wie die ‚Verhaltensbeobachtung', das ‚Kreative Ausdrucksverhalten', die ‚Werkbetrachtung' und das ‚Werkgespräch'. Dieses Formular dient vor allem dazu, größere Behandlungsphasen abzubilden. Es ist durch seine Gliederung für die Verwendung in der Krankenakte geeignet. Aufgrund der offizielleren Bestimmung befinden sich deshalb in der Kopfnote Angaben zum Namen des Patienten, zum Namen der Station, zum Zeitraum, in der der Patient an der Kunsttherapie teilgenommen hat, sowie zur Anzahl der wahrgenommenen Kunsttherapietermine. Am Ende des Formulars können unter Punkt ‚Bemerkungen' wichtige Themen in Bezug auf die Behandlung notiert werden.

Verlaufsdokumentation/Name: Herr T
Mit Herrn T wurde für Montag ein Termin für eine Wiederaufnahme in die KT vereinbart. Hierbei soll es darum gehen, eine gemeinsame Arbeitsbasis zu finden, sinnvolle Ziele für die KT zu vereinbaren und mögliche Schwierigkeiten im (Praktikanten-) Umgang zu thematisieren. Fazit: Herr T erschien pünktlich. Er schien freundlich und betonte, wie froh er sei, wieder dabei sein zu können. Ihm wurde der aktuelle Stand der Therapie mitgeteilt. Herr T sah kein Problem darin, nach sechs Wochen Pause wieder einzusteigen. Er betonte des Öfteren, was er alles könne und dass er in keinem Bereich Schwierigkeiten sähe. Danach befragt, was von seiner oder unserer Seite bei Konflikten mit Praktikantinnen getan werden könne, antwortete er, dass er am besten gleich auf die Situation aufmerksam gemacht werden möchte. Nur so könne er lernen, sich anders zu verhalten. Daher sei ein klares „STOPP" am besten angebracht.

Abbildung 31: Beispiel einer Verlaufsdokumentation.

7. Zu meinen Werken
Zum Ende des Forschungsprojekts wurde zusätzlich ein kurzes Interview mit jedem einzelnen Teilnehmer durchgeführt, dass den Titel ‚Zu meinen Werken' trägt. Hintergrund war, dass die Projektgruppe die Möglichkeit erhielt, eine öffentliche Ausstellung zu präsentieren. Die einzelnen Interviews in Textform wurden als Informationsblatt für die Besucher eingesetzt, um Aufschluss über die persönlichen Ziele und Anliegen der Ausstellenden zu geben. In diesem kurzen Interview wurde jedem Teilnehmer folgende vier Fragen gestellt: Seit wann interessieren Sie sich für Kunst? Mit welchem Material arbeiten Sie am liebsten? Warum malen oder gestalten Sie? Warum nehmen Sie an der Ausstellung teil?
Nachfolgend wird eine Informationsschrift des Teilnehmers Herr S zur Ausstellung wiedergegeben, die unter Mithilfe einer Studierenden entstand:

Zu meinen Werken

> Ich beschäftige mich mit Kunst, seitdem die Kunsttherapie in der Forensik begonnen hat. In der letzten Zeit arbeite ich am liebsten mit Pastellkreide. Sie lässt sich schön verarbeiten. Das Besondere ist, dass man damit spielen kann, man kann sie verwischen, ohne dass es schmiert. Wenn ich male, gehe ich von meiner Gefühlslage aus. Wenn ich gut drauf bin, male ich hellere Bilder mit freundlichen Farben, bin ich schlecht drauf, nehme ich dunkle Farben. Wie beim *Gefühlsbild*. Da gab es Tage, an denen ich gut drauf war, da habe ich hell gemalt, dann gab es schlechte Tage, und das Bild wurde auch gleich dunkler. Die weiße Stelle ist so gedacht, die soll so sein und hat die Bedeutung der gähnenden Leere für mich. Für mich ist es wichtig, an der Ausstellung teilzunehmen, um die Forensik mal aus einer anderen Sicht darzustellen. Dass man sieht, was wir machen, dass wir Menschen sind, mit einem bestimmten Krankheitsbild.

6.2.4.4 Die Abschlussdiagnostik

Die Intention der ‚Abschlussdiagnostik' ist, zum Ende der kunsttherapeutischen Maßnahme die Effektivität sowie die Behandlungszufriedenheit des Teilnehmers zu ermitteln. Dies geschieht, in dem sich der Therapeut oder ein unabhängiger Interviewer mit dem Teilnehmer zu einem Gespräch zusammensetzt und eine abschließende Bewertung der Maßnahme vornimmt. Um die Ergebnisse aus diesen Gesprächen zu dokumentieren und so am Ende eine auf die gesamte Behandlungsphase ausgerichtete schriftliche Beurteilung vorzunehmen, wurden vier Formulare entwickelt:

1. Verlaufsprotokoll der Abschlussbesprechung
2. Abschlussinterview zur Selbsteinschätzung und Behandlungszufriedenheit
3. Abschlussinterview – Anhang
4. Dokumentation und Veränderungsdiagnostik

1. Verlaufsprotokoll der Abschlussbesprechung
Das Formular ‚Verlaufsprotokoll der Abschlussbesprechung' wird nach einem Gespräch zwischen dem betreuenden Kunst-

therapeuten und einem Patienten eingesetzt (Anhang A30). Da das Formular dem Inhalt und der Struktur des Bogens ‚Verlaufsprotokoll der Werkbesprechung' ähnelt, wird es aus diesem Grund an dieser Stelle nur kurz umrissen. Die Kopfnoten der beiden Bögen sind identisch, außerdem finden sich die abzuhandelnden Aspekte ‚Gesprächsthemen', ‚Gesprächsverlauf und Ergebnis', ‚Bewertungen', ‚spezielle Interventionen' sowie ‚Beziehung Kunsttherapeutin/Patient' auf beiden Formularen. Neu sind auf dem Formular ‚Verlaufsprotokoll der Abschlussbesprechung' dagegen die Punkte: Fazit, Abmachungen und Folgemaßnahmen. Beim Aspekt ‚Fazit' geht es vor allem darum, zu dokumentieren, wie der Teilnehmer die Therapie und seine Entwicklung insgesamt bewertet und wie er die Ergebnisse in Bezug auf seine Ziele einschätzt. Hier ist vor allem wichtig zu ermitteln, ob der Teilnehmer eine Veränderung durch die Kunsttherapie feststellen konnte, was ihm gefallen oder nicht gefallen hat, wie er die Anzahl und Dauer der kunsttherapeutischen Einheiten empfunden hat und ob die Intervention ihm eine Hilfe war und wenn ja, warum und wenn nicht, was er vermisst hat (Abb. 32).

Der Punkt ‚Abmachungen' ist wiederum dazu gedacht, neue Termine, die zwischen den Gesprächspartnern vereinbart werden, festzuhalten; und unter ‚Folgemaßnahmen' werden Therapien abgehandelt, die nach Beendigung der kunsttherapeutischen Behandlung indiziert scheinen oder auch vom Teilnehmer selbst gewünscht werden.

Die transkribierten Abschlussgespräche der Teilnehmer wurden als Erhebungsinstrumente für die qualitative Untersuchung mittels der Grounded Theory Methode herangezogen. Weitere Angaben zur Untersuchungsmethode sowie zu den Rahmenbedingungen, Hintergründen und Zielen des Gesprächs finden sich in Kapitel 6.1.

2. Abschlussinterview zur Selbsteinschätzung und Behandlungszufriedenheit

Die Effektivität eines Behandlungsprogramms zeigt sich u. a. in der Selbsteinschätzung ihrer Teilnehmer. Die subjektive Zufriedenheit von Patienten ist ein wichtiges Evaluationskriterium im Rahmen von Qualitätssicherung. Selbsteinschätzungsinstrumente bieten Patienten die Möglichkeit, Stärken

Fazit
Wie bewertet der Patient die Therapie; seine Entwicklung; die Ereignisse in Bezug auf seine Ziele:

Herr D bewertet die Therapie positiv und kann keine Verbesserungsvorschläge vorbringen. Er findet, dass immer neue Ideen eingebracht wurden und es genügend Anregungen gab, sodass er sich nie gelangweilt habe. Er habe Spaß beim Malen und Bauen empfunden, ein Umstand, der ihm neu sei. Er selbst stellt an sich fest, dass er mit der Zeit immer offener geworden sei, sich mehr entspannen könne und ohne viel darüber nachzudenken auch mal „drauflos arbeiten" könne. Überdies merkt er an, dass er seine Gefühle besser empfinden und mitteilen könne und Gestik, Mimik und Aussage nun besser zusammenpassen würden als noch zu Beginn der Therapie.

Abbildung 32: Fazit aus dem Verlaufsprotokoll der Abschlussbesprechung mit Herrn D.

und Schwächen an sich wahrzunehmen und Veränderungen im Erleben und Verhalten zu erkennen.
Um ehrlichere Antworten und Meinungen von den Teilnehmern über die durchgeführte Intervention zu erhalten, wurde nach Beendigung der Kunsttherapie ein Abschlussinterview mit allen Männern mittels eines unabhängigen Gesprächspartners durchgeführt. Hierdurch sollte – im Vergleich zum oben beschriebenen Abschlussgespräch mit der Kunsttherapeutin – der Versuchsleitererwartungseffekt größtmöglich ausgeschaltet werden. Zudem bestand die Hoffnung, durch diese Art von Nachkontrolle weitere wichtige Erkenntnisse und Hinweise zur Behandlungszufriedenheit, Effektivität und Konzeption der Intervention für die spätere qualitative Auswertung zu gewinnen.
Das Formular ‚Abschlussinterview zur Selbsteinschätzung und Behandlungszufriedenheit' (Anhang A3p) orientiert sich inhaltlich an den drei Themenbereichen der qualitativen Erhebung mittels ‚Grounded Theory'. Mit ihrer Hilfe sollte untersucht werden, welche subjektive Bedeutung die Kunsttherapie für die Teilnehmer hatte, welche subjektiven Effekte von ihnen wahrgenommen wurden, und wie sie die Behandlung durch die Kunsttherapeutin und Kunststudierenden erlebt haben. Näheres hierzu findet sich in Kapitel 5 zum Thema Forschungsansatz und Untersuchungsmethoden.
Das Formular ‚Abschlussinterview zur Selbsteinschätzung und Behandlungszufriedenheit' ist in sieben Bereiche gegliedert, zu denen folgende gehören:

1. Umfeld und Eigenwahrnehmung
2. Bildnerische Auseinandersetzung
3. Urteils- und Handlungskompetenz
4. Selbstverantwortung
5. Therapieakzeptanz
6. Patient – Therapeut Beziehung
7. Abschlussfrage

Der erste Abschnitt des Interviews versucht zu ermitteln, wie die Teilnehmer das Umfeld Kunsttherapie, aber auch sich selbst wahrgenommen haben. Zu diesem Zweck werden sie beispielsweise danach gefragt, wie sie den zeitlichen Umfang der Intervention empfunden haben oder was ihrer Meinung nach am meisten in der Kunsttherapie gefördert wurde. Im zweiten Abschnitt wird das Thema Bildnerische Auseinandersetzung behandelt. An dieser Stelle stehen Fragen im Vordergrund, die sich um die eigene kreative Auseinandersetzung und die damit gemachten Erfahrungen drehen. Im dritten Teilbereich geht es darum, anhand von zwei Fragen herauszufinden, ob die Männer durch die Kunsttherapie ihre Urteils- und Handlungskompetenzen erweitern konnten. Der vierte Abschnitt behandelt das Thema Selbstverantwortung und damit u. a. die Frage, ob die Teilnehmer auch außerhalb der Kunsttherapie, beispielsweise auf der Station, kreativ waren und ob sie sich nach der Maßnahme künstlerisch betätigen werden. Im fünften Kapitel werden dem Teilnehmer Fragen zur Therapieakzeptanz und damit zur Bedeutung von Kunsttherapie im Rahmen der Behandlung gestellt. Hier geht es darum, Aufschluss darüber zu gewinnen, wie sie die Kunsttherapie im Vergleich zu anderen Therapien einordnen, worin sie die größten Unterschiede sehen und was ihnen die Kunsttherapie ihrer Meinung nach gebracht hat. Das vorletzte Kapitel beschäftigt sich mit der Beziehung zwischen Teilnehmer und Therapeut bzw. Kunststudierenden. Im Mittelpunkt steht hierbei die Frage, wie zufrieden die Teilnehmer mit der Betreuung waren, und was sie während der Behandlung als förderlich bzw. unterstützend erlebt haben. Das Interview schließt mit der Frage, ob die Teilnehmer selbst noch etwas anmerken möchten, was ihnen wichtig ist oder während des Interviews nicht zur Sprache kam.

Das ‚Abschlussinterview zur Selbsteinschätzung und Behandlungszufriedenheit' wurde mit allen Teilnehmern nach Beendigung der Kunsttherapie durchgeführt. Die einzelnen Interviews wurden mithilfe eines Kassettenrekorders aufgenommen und anschließend transkribiert.

3. Abschlussinterview – Anhang

Um die Bedeutung der Aussagen, die von Teilnehmern während des ‚Abschlussinterviews' gemacht werden, angemessen einschätzen und auswerten zu können, wird der unabhängige Interviewer nach Abschluss der Befragung nach seinen Eindrücken und Erlebnissen befragt und seine Aussagen mittels des Formulars ‚Angaben zum Abschlussinterview' festgehalten (Anhang A3q). Durchgeführt wird die Erhebung durch den Kunsttherapeuten. Mit Hilfe des Formulars kann ermittelt werden, wie der Interviewer die Aussagebereitschaft, Artikulationsfähigkeit, Introspektionsfähigkeit, Reflexionsfähigkeit sowie die Körperhaltung des Teilnehmers einschätzt, aber auch, ob der Interviewte Fragen ungern oder gar nicht beantwortet oder Fragen nicht verstanden hat. Zusätzlich wird der Gesamteindruck des Teilnehmers auf den Interviewer erhoben. Das Formular enthält darüber hinaus Angaben zur Person des Teilnehmers wie Name, Alter, Geschlecht, Familienstand, Beruf und Diagnose. Des Weiteren werden Informationen zur Länge des Klinikaufenthalts, zur Anzahl der Klinikaufnahmen, zur Länge der kunsttherapeutischen Maßnahme, zur Anzahl der Kunsttherapietermine und der Werkgespräche festgehalten, sowie die Uhrzeit und Dauer des Interviews vermerkt. Ergänzend werden am Ende des Formulars die Rahmenbedingungen der kunsttherapeutischen Maßnahme festgehalten, wie Gruppengröße, Tageszeitpunkt, Dauer der Termine pro Tag, Anzahl der Termine pro Woche, Anzahl der anwesenden Therapeuten, die Anzahl und die Größe der Räumlichkeiten sowie die Zusammensetzung der Störungsbilder in der Gruppe.

4. Dokumentation und Veränderungsdiagnostik

Das Formular ‚Dokumentation und Veränderungsdiagnostik' fasst zum Ende der Therapie noch einmal alle wesentlichen Aspekte der kunsttherapeutischen Behandlung zusammen (vgl. Frohburg, 1999, S. 18) (Anhang A3r). Es ist daher besonders für die Krankenakte und als Nachweis für die Krankenkasse geeignet. Neben den Angaben zur Person und zur Station werden der Therapiezeitraum, die Anzahl der Therapieeinheiten sowie die Anzahl der Werkbesprechungen schriftlich festgehalten. Außerdem werden ergänzende Interventionen verzeichnet, die während der kunsttherapeutischen Behandlung stattfanden und die Wirksamkeit der Behandlung möglicherweise begünstigten, wie Ausflüge oder Ausstellungen. Im Anschluss daran erfolgt eine schriftliche Dokumentation, in der die subjektive Beurteilung des Beratungsverlaufs und der Effekte aus Sicht des Kunsttherapeuten und aus Sicht des Teilnehmers dargestellt wird. Hierbei geht es einerseits darum zu evaluieren, inwieweit der Teilnehmer seine Ziele erreichen konnte und wie zufrieden beide mit dem Ergebnis sind, und andererseits, welche Einflüsse als störend empfunden wurden und welche unerwünschten Veränderungen aufgetreten sind.

Am Ende des Formulars erfolgt eine Dokumentation möglicher Folgemaßnahmen, wie eine noch stattfindende Nacherhebung, eine Wiederaufnahme in die Kunsttherapie, eine Teilnahme an weiteren kunsttherapeutischen Angeboten, wie beispielsweise Kunstprojekten oder auch eine Weitervermittlung an andere Therapien, wie die Reittherapie oder das Körper- und Emotionstraining.

Nachdem in diesem Abschnitt das IBAKP erläutert wurde, wird im nächsten Kapitel die ‚Dokumentarische Bildinterpretation' behandelt.

6.3 Auswertung durch ‚Dokumentarische Bilderinterpretation'

Bilder dienen auf ganz elementare Weise der Verständigung und dem Lernen, der Sozialisation und der Bildung (vgl. Bohnsack, 2011, S. 28). Daher scheint es angebracht, sich der Bedeutung und Sinnhaftigkeit von Bildern im Rahmen wissenschaftlicher Forschung verstärkt zuzuwenden. Was sagen die Werke über Patienten aus, die in einem sensiblen und für uns zumeist fremden Feld wie der forensischen Psychiatrie untergebracht sind? Welche Bedeutung kommt ihren Bildern im Rahmen einer kunsttherapeutischen Behandlung zu? Und wie wirkt sich das schöpferische Handeln auf ihr Erleben und Verhaltens aus? Dies sind nur einige der Fragen, die sich Kunsttherapeuten immer wieder bei der täglichen Arbeit mit Patienten stellen.

Um Erkenntnisse über die Bedeutung von Bildern zu gewinnen, wurden in dieser Studie ausgewählte Methoden der ‚Dokumentarischen Bildinterpretation' eingesetzt. Für die Wahl dieses Verfahrens gab es vor allem zwei Gründe. Erstens greift diese Methode auf bedeutende kunstwissenschaftliche Ansätze zurück und integriert diese mit empirisch relevanten sozial- und erziehungswissenschaftlichen Theorien und Methoden. Zweitens folgt sie dem qualitativen Ansatz dieser Forschungsarbeit, die das individuelle Handeln der Teilnehmer in den Mittelpunkt stellt und nach der subjektiven Bedeutung und Wirksamkeit ihres Handelns fragt.

Kapitel 6.3 ist folgendermaßen gegliedert. In Abschnitt 6.3.1 wird die Forschungsfrage präzisiert. Danach erfolgt eine Einführung in das Untersuchungsfeld sowie eine Beschreibung wesentlicher Beiträge und Vorarbeiten in der Auseinandersetzung mit Bildern (Kapitel 6.3.2). Anschließend werden in Kapitel 6.3.3 allgemeine Hintergründe zur dokumentarischen Methode gegeben, auf der die ‚Dokumentarische Bildinterpretation' fußt. Nachfolgend steht die ‚Dokumentarische Bildinterpretation' im Zentrum der Betrachtung (Kapitel 6.3.4). Darauf aufbauend werden in Kapitel 6.3.5 die umfassenden und vielschichtigen Arbeitsschritte dieses Erhebungsinstruments dargestellt. Im anschließenden Abschnitt wird darauf eingegangen, welche Bildproduzenten und welche Werke für die hier vorliegende Untersuchung ausgewählt wurden. Zudem werden die Themen Erhebung und Gütekriterien behandelt (Kapitel 6.3.6).

6.3.1 Forschungsfrage

Diese Untersuchung geht der Frage nach, was sich in den Bildern über die Bildproduzenten dokumentiert und welche Bedeutung dem Werk im Rahmen einer kunsttherapeutischen Behandlung zukommt. Ziel ist, die Bilder in ihrer Eigengesetzlichkeit und Formalstruktur genauer zu untersuchen. Angestrebt wird nicht, einzelne Bildelemente einer Symboldeutung zu unterziehen, sondern die Werke in ihrer Ganzheit zu interpretieren. Mit Hilfe der dokumentarischen Bildinterpretation soll versucht werden, einen Zugang zu den tiefer liegenden Sinnebenen der Bilder von männlichen Patienten mit Persönlichkeitsstörungen, die in der forensischen Psychiatrie untergebracht sind, zu bekommen, um Erkenntnisse über die subjektive Wirksamkeit kunsttherapeutischer Verfahren zu gewinnen.

6.3.2
Bilder als Untersuchungsfeld – eine Einführung

Bildernische Produkte wie Filme, Fotos oder wie in diesem Fall die Bilder von Patienten sind nicht per se von allen Betrachtern auf Anhieb zu verstehen. Sie offenbaren sich selten auf den ersten Blick und bedürfen daher der Interpretation in Form begrifflich-theoretischer Erklärungen. Dass dies notwendig ist, hat seinen Grund u. a. darin, dass Menschen in der Regel nicht auf dieselben Erfahrungen und darauf begründete Einstellungen, Sichtweisen und Erklärungsmuster zurückgreifen können, denn „jede Wahrnehmung ist in mehrfacher Weise perspektiviert: durch die Begrenztheit unserer Sinne, durch die Ordnungskraft unserer Begriffe, durch die in einer Kultur geschichtlich ausgeprägten Wertmaßstäbe“ (Dornhaus, 1991, S. 3). Menschen sind unterschiedlich sozialisiert und verfügen demzufolge nicht über ein gemeinsames atheoretisches bzw. implizites Erfahrungswissen[9], das es ihnen ermöglicht, alles unmittelbar zu verstehen (vgl. Bohnsack, 2011, S. 18). „Eine Verständigung über die Grenzen unterschiedlicher (konjunktiver) Erfahrungsräume oder Milieus hinweg ist auf dem Weg des *Interpretierens* möglich“ (Bohnsack, 2011, S. 18), so Bohnsack, um auf diesem Weg einen Zugang zu anderen und teilweise fremden Aussagen, Verhaltens- und Ausdrucksweisen zu erhalten und diese begreifen zu können.

In der modernen Kunstwissenschaft ist die Betrachtung und Reflexion bildender Kunst als „elementares Ausdrucks-, Kommunikations- und Interpretationsmedium der menschlichen Gesellschaft“ (Dornhaus, 1991, S. 3) seit Langem ein wichtiges Untersuchungsfeld, das wesentliche Beiträge und Vorarbeiten zur Auseinandersetzung mit Bildern geliefert hat. Aktuell gibt es verschiedenartige kunstwissenschaftliche Ansätze und Methoden, die mehr oder weniger schematisch ausgearbeitet sind und überdies unterschiedliche Ziele verfolgen, wie die Stilanalyse nach Alois Riegl, die Strukturanalyse nach Hans Sedlmayr, die Kunstpsychologie oder auch die Interpretationsmodelle nach Johannes Pawlik oder Oskar Bätschmann, die auch im Kunstunterricht genutzt werden (vgl. Hahne, 2012, S. 30 ff.). Als bedeutend ist in diesem Zusammenhang das umfangreichste und anspruchsvollste Ikonografie/Ikonologie-Modell des Kunsthistorikers Erwin Panofsky zu nennen, dessen kunstwissenschaftliche Methode trotz einiger kritischer Einwände beispielsweise durch den deutschen Kunsthistoriker Max Imdahl (vgl. Bohnsack, 2011, S. 53 & vgl. Imdahl, 1996, S. 88ff; S. 99–100 & S. 102) auch heute noch Verwendung findet. Da sein Modell einen bedeutenden Einfluss auf die hier angewendete dokumentarische Bildinterpretation hat, soll sie nachfolgend zusammenfassend vorgestellt werden.

6.3.2.1
Das Ikonografie/Ikonologie – Modell des Kunsthistorikers Erwin Panofsky

1939 publizierter Panofsky ein dreistufiges Interpretations- und Deutungsmodell, um den eigentlichen Sinn oder Inhalt von Kunstwerken besser zu erfassen, zu verstehen und

[9] In der Wissenssoziologie Karl Mannheims ist das atheoretische oder auch implizite Erfahrungswissen von Menschen (im Vergleich zum reflexiven oder theoretischen Wissen), ein handlungspraktisches Wissen, dass ihre Alltagspraxis zum großen Teil verborgen anleitet. Wir verfügen darüber in unserer Handlungspraxis, ohne es alltagstheoretisch auf den Punkt bringen zu müssen. So wissen wir intuitiv – aus unserer Erfahrung heraus – wie man beispielsweise Fahrrad fährt oder telefoniert. Zum atheoretischen Wissen kann auch das inkorporierte Wissen im Sinne des nachfolgend von Bourdieu entwickelten Habitus, d.h. Orientierungsrahmens, gerechnet werden (vgl. Bohnsack, Nentwig-Gesemann & Nohl, 2013, S. 12 & vgl. Bohnsack, 2011, S. 15).

letztendlich besser erklären zu können (Tab. 12) (vgl. Hahne, 2013, S. 50; vgl. Hahne, 2012, S. 35; vgl. Panofsky, 2002, S. 36 ff & vgl. Dornhaus, 1991, S. 46–48). Panofskys Interpretationsmodell ist so aufgebaut, dass es in Form von drei aufeinander aufbauenden Schritten versucht, vom allgemein Sichtbaren eines Kunstwerks (Phänomensinn) zu dessen tieferen Bedeutungen zu gelangen (Bedeutungssinn), um so den nicht immer offensichtlichen Sinn oder auch das Wesen eines Kunstwerkes aufzudecken (Wesenssinn) (vgl. Hahne, 2013, S. 50; vgl. Hahne, 2012, S. 33–35 & vgl. Panofsky, 2002, S. 38–40 & S. 50). Damit dies zufriedenstellend gelingen kann, bedarf es laut Panofsky von Seiten des Interpreten neben Erfahrung und Intuition auch umfangreiche Vorkenntnisse beispielsweise in zeitgeschichtlicher und literarischer Hinsicht, oder wie er es selbst ausdrückt „Bekanntschaft mit bestimmten Themen und Vorstellungen, die durch literarische Quellen überliefert sind" (Panofsky, 2002, S.45). Beispielhaft soll hier eine Aussage Panofskys wiedergegeben werden, die beschreibt, was er damit meint: „Unser australischer Buschmann wäre außerstande, das Sujet des letzten Abendmahls zu erkennen; ihm würde es nur die Vorstellung einer erregten Tischgesellschaft vermitteln. Um die ikonographische Bedeutung des Bildes zu verstehen, müßte er sich mit dem Inhalt der Evangelien vertraut machen" (Panofsky, 2002, S.45).

Panofsky bezieht sich in seinem Ikonografie/Ikonologie-Modell explizit auf die sozialwissenschaftlichen Erkenntnisse des zur gleichen Zeit forschenden österreichisch- ungarischen Soziologen und Philosophen Karl Mannheim

Interpretationsstufen	**Ziel bzw. Gegenstand der Interpretation**	**Notwendige Kenntnisse**
Stufe 1: Vorikonografische Beschreibung	Phänomensinn herstellen: Wahrnehmen und Beschreiben der Elemente, Gegenstände und Motive eines Werkes	Praktische Erfahrung bzw. Vertrautheit mit Gegenständen und Ereignissen
Stufe 2: Ikonografische Analyse	Bedeutungssinn herstellen: Benennen und Deuten des Themas eines Werks, indem beispielsweise Motive oder Kompositionen als Träger von Bedeutungen bestimmten Themen oder Konzepten zugeordnet werden	Kenntnis über literarische Quellen (Vertrautheit mit bestimmten Themen und Vorstellungen)
Stufe 3: Ikonologische Interpretation	Dokument- oder Wesenssinn herstellen: Verorten des Kunstwerk in einen historischen Zusammenhang, indem beispielsweise historische und gesellschaftliche Aspekte sowie die Künstlerpersönlichkeit mit dem Thema des Werks verknüpft werden	Kenntnisse über zeitgeschichtliche Aspekte bzw. historische Quellen eines Werkes

Tabelle 12: Zusammenfassung des dreistufigen Interpretationsmodells nach Erwin Panofsky (vgl. Hahne, 2013, S. 50; vgl. Hahne, 2012, S. 35; vgl. Panofsky, 2002, S. 36 ff & vgl. Dornhaus, 1991, S. 46–48).

(vgl. Bohnsack, 2011, S. 53 & vgl. Bohnsack, 2013, S. 75). Beide, Panofsky als auch Mannheim, spielen, wie später noch gezeigt wird, bei der Entwicklung und Konzeption der dokumentarischen Bildinterpretation eine wesentliche Rolle. Bevor auf diese Verfahrensweise und ihre Arbeitsschritte näher eingegangen wird, soll vorab die dokumentarische Methode vorgestellt werden, auf der die dokumentarische Bildinterpretation fußt. Da zur Methodologie und zur Forschungspraxis der dokumentarischen Methode bereits ausführliche Beschreibungen und Diskussionen[10] vorliegen, werden Grundbegriffe und Arbeitsschritte nur insofern beschrieben, wie sie für das Nachvollziehen der vorliegenden Untersuchung notwendig sind.

6.3.3
Die dokumentarische Methode – allgemeine Hintergründe

Begründet wurde die dokumentarische Methode in den 1920er-Jahren von Karl Mannheim, der den Begriff in Zusammenhang mit seiner Wissenssoziologie prägte. Da Mannheim aufgrund seiner jüdischen Herkunft im Jahr 1933 seine Lehrberechtigung in Deutschland entzogen wurde und nach England emigrieren musste, wurden seine Überlegungen hierzulande nicht fortgeführt. Erst 1950 griff Harold Garfinkel in den USA die Anschauungen Mannheims in seiner Ethnomethodologie wieder auf, mit der untersucht wird, mit welchen alltagspraktischen Handlungen die soziale Wirklichkeit von Akteuren hergestellt wird. Dreißig Jahre später entwickeln Ralf Bohnsack und Werner Mangold die dokumentarische Methode als Forschungsmethode weiter, die sich in den darauffolgenden Jahren als wichtiger rekonstruktiver Forschungsansatz innerhalb der qualitativen empirischen Forschung etabliert (vgl. Bohnsack, Nentwig-Gesemann & Nohl, 2013, S. 25 & vgl. Asbrand, 2011, S. 1). Sie steht in erster Linie in der Tradition der Theorien Mannheims und Garfinkels sowie der Kultursoziologie Pierre Bourdieus[11].

Bei der dokumentarische Methode handelt es sich um ein qualitatives Verfahren, das vor allem in den Sozial- und Erziehungswissenschaften eingesetzt wird und in vielfältigen Gegenstandsbereichen wie der Jugendforschung, Schulforschung, Milieuforschung, Generationsforschung und Medien- und Rezeptionsforschung Verwendung findet (vgl. Bohnsack, Nentwig-Gesemann & Nohl, 2013, S. 18). Die dokumentarische Methode kommt bei der Auswertung und Interpretation verschiedenster Daten wie Interviews, Diskussionen oder Alltagsgesprächen zum Einsatz und ist darauf ausgerichtet, „einen Zugang nicht nur zum reflexiven, sondern auch zum handlungsleitenden Wissen der Akteure und damit zur Handlungspraxis" (Bohnsack, Nentwig-Gesemann & Nohl, 2013, S. 9) zu eröffnen.

6.3.3.1
Formulierende und reflektierende Interpretation: die Frage vom Was zum Wie

Die dokumentarische Methode will rekonstruieren, wie eine Person oder eine Gruppe handelt, denkt und ihren Alltag sozial kon-

[10] vgl. Ralf Bohnsack, Iris Nentwig-Gesemann & Arnd-Michael Nohl (2013): Die dokumentarische Methode und ihre Forschungspraxis. Grundlagen qualitativer Sozialforschung & vgl. Ralf Bohnsack (2014): Rekonstruktive Sozialforschung. Einführung in qualitative Methoden.

[11] Pierre Bourdieu (1930–2002) war ein französischer Soziologe. Er hat mit seiner Theorie der drei Kapitalsorten (ökonomisches, soziales und kulturelles Kapital), einen entscheidenden Beitrag geleistet, den gesellschaftlichen Zusammenhang von kulturellen Regeln und sozialer Lage besser zu verstehen. Bei der Entwicklung seines Habitus-Begriffs beruft sich Bourdieu insbesondere auf die kulturwissenschaftlichen Analysen von Erwin Panofsky (vgl. Bude, 1995, S. 106&109).

struiert. Um dies zu erreichen, setzt die dokumentarische Methode bei der Auswertung der zugrunde liegenden Daten zwei spezifische Interpretationsschritte ein: die formulierende Interpretation und die reflektierende Interpretation (Tab. 13).

Mit Hilfe der formulierenden Interpretation soll herausgefunden werden, was im Wesentlichen von den Erforschten gesagt wird, ohne dass dies vom Forschenden bei der Analyse bewertet wird. Es geht also nicht darum, nach der Gültigkeit dieses Wissens zu fragen, sondern deren Wissen zu beschreiben. Dieser erste Schritt fokussiert das kommunikativ-generalisierte Wissen der Akteure, d. h. das Wissen, das ihnen selbst reflexiv zugänglich ist und von ihnen beispielsweise in einem Interview beschrieben bzw. dargelegt wird. Hierzu wird das Material sequenziell und damit Zug um Zug interpretiert.

Im darauffolgenden Schritt, der reflektierenden Interpretation, dem Kernstück der dokumentarischen Interpretation, geht es dagegen darum, zu analysieren, *wie* die Akteure ein spezifisches Problem oder Thema bearbeiten bzw. behandeln (vgl. Bohnsack, Nentwig-Gesemann & Nohl 2013, S. 12 – 15). Mit der Frage nach dem *wie* wird der Fokus auf das implizite Wissen, das handlungsleitende Erfahrungswissen oder auch – nach Mannheim – konjunktive, d. h. milieuspezifische Wissen der Akteure gelenkt. Anders ausgedrückt: Es soll mit diesem Analyseschritt herausgefunden werden, welches Wissen dem (sozialen) Handeln und Denken der Akteure zugrunde liegt, ohne dass ihnen dies selbst bewusst ist oder von ihnen beispielsweise in einem Interview ausdrücklich gesagt wird (vgl. Bohnsack, Nentwig-Gesemann & Nohl, 2013, S. 12–15).

Wie diese beiden Schritte zeigen, ist bei der dokumentarischen Methode ein Wechsel in den Analyseeinstellungen notwendig, wenn der Interpret einen Zugang zur Handlungspraxis oder auch zu den milieuspezifischen Orientierungen der Akteure gewinnen will: „Es ist dies der Wechsel von der Frage, was die gesellschaftliche Realität in der Perspektive der Akteure ist, zur Frage danach, *wie* diese in der Praxis *hergestellt* wird“ (Bohnsack, Nentwig-Gesemann & Nohl, 2013, S. 13).

6.3.3.2 Komparative Analyse: methodische Kontrolle und Typenbildung

Um zu verhindern, dass der Forschende während des Interpretationsprozesses den eigenen Standort zum Maßstab seiner Analyse macht und Gefahr läuft, das zu Untersuchende und zu Erforschende „in das Muster der eigenen Selbstverständlichkeiten“ (Nohl, 2013, S. 272) einzuordnen, ist bei der dokumentarischen Interpretation ein methodischer Schritt von

Interpretationsschritte	Analyseeinstellungen	Ziele
1. Formulierende Interpretation	*Was* wird von den Akteuren gesagt?	Kommunikatives Wissen rekonstruieren
2. Reflektierende Interpretation	*Wie* wird ein Thema oder Problem von den Akteuren behandelt?	Konjunktives (milieuspezifisches) Wissen erschließen

Tabelle 13: Die Interpretationsschritte, Analyseeinstellungen und Ziele der formulierenden und reflektierenden Interpretation (vgl. Bohnsack, Nentwig-Gesemann & Nohl, 2013, S. 12–15).

zentraler Bedeutung: die komparative Analyse. Hierbei wird – parallel zur reflektierenden Interpretation – der eigentliche Fall mit anderen empirischen Fällen verglichen und gefragt, wie das Thema oder Orientierungsproblem des ursprünglichen Falles in anderen Fällen, beispielsweise in anderen Interviews oder innerhalb anderer Orientierungsrahmen behandelt wird (vgl. Bohnsack, 2011, S. 21). Mit Hilfe der komparativen Analyse wird zum einen die Besonderheit des Falles präzisiert und zum anderen die eigene Standortgebundenheit des Forschenden kontrolliert (vgl. Nohl, 2013, S. 272 & vgl. Bohnsack, 2011, S. 21).

Qualitative Sozialforschung erhebt sowohl den Anspruch einzelne Fälle tiefer gehend zu interpretieren als auch verallgemeinerbare und damit generalisierbare Erkenntnisse zu gewinnen, d. h. Theorien zu entwickeln (vgl. Nentwig-Gesemann, 2013, S. 295). Letzteres geschieht laut Nentwig-Gesemann (2013) mit der Absicht, „die Hinwendung vom Besonderen zum Allgemeinen oder besser: die Suche nach sich im Einzelfall dokumentierenden Verweisen auf allgemeine Regeln und Strukturen – auf „Typisches" – zu vollziehen, um damit wiederum auch das Einzigartige und Besondere von Einzelfällen beschreiben und erklären zu können" (Nentwig-Gesemann, 2013, S. 295).

Um Theorien zu generieren, die valide und generalisierbar sind, wird auf Basis der komparativen Analyse eine Typenbildung bzw. die Erstellung einer mehrdimensionalen Typologie angestrebt, die sich grob in zwei Schritten vollzieht: der sinngenetischen Typenbildung und der soziogenetischen Typenbildung. Auf diese beiden aufeinander aufbauenden Arbeitsschritte wird an dieser Stelle nicht näher eingegangen, da sie ausführlicher im Rahmen der dokumentarischen Bildinterpretation behandelt werden.

6.3.3.3 Zusammenfassung

Zusammengefasst ist es das Ziel der dokumentarischen Methode, bekanntes aber von den Akteuren selbst nicht erklärtes bzw. nicht bewusstes Wissen begrifflich-theoretisch zur Entfaltung zu bringen, um darauf aufbauend Hintergründe oder Strukturen zu erschließen, die soziale Handlungen erklären können (vgl. Bohnsack, Nentwig-Gesemann & Nohl, 2013, S. 12&13 & vgl. Bohnsack, 2011, S. 19). Barbara Asbrand (2011) beschreibt die Chancen, die sich über diese Forschungsmethode eröffnen, folgendermaßen:

> Das Potenzial der dokumentarischen Methode liegt in der Möglichkeit, implizites Wissen und jene milieu-, generations-, geschlechts- oder entwicklungsspezifische Orientierungen empirisch rekonstruieren zu können, die der Alltagskommunikation zugrunde liegen und das Alltagshandeln bestimmen, in der Regel aber nicht expliziert werden und in der Handlungs- oder Interaktionssituation nicht reflexiv zugänglich sind. (Asbrand, 2011, S. 1)

In den Sozial- und Erziehungswissenschaften steht die Interpretation stehender oder bewegter Bilder im Vergleich zur Kunstwissenschaft noch am Anfang. Dem Bild als Träger von Wissen wurde in der Vergangenheit auffallend wenig Bedeutung geschenkt. Diese Tatsache ist umso erstaunlicher, weil gerade Bilder und Filme immer mehr unseren Alltag bestimmen und unser Handeln beeinflussen. Seit einigen Jahren hat Ralf Bohnsack die dokumentarische Methode auch für die Interpretation visueller Daten zugänglich gemacht. Diese relativ neue und im Vergleich zu anderen empirischen Verfahren nur an wenigen praktischen Beispielen entwickelte Verfahrensweise (vgl. Bohnsack, 2011, S. 23) soll nachfolgend mit Blick auf die Interpre-

tation von Bildern vorgestellt werden. Zudem werden die notwendigen Arbeitsschritte, die in den Grundzügen denen der Textinterpretation gleichen, erläutert und die Ziele und Chancen, die diese Methode bietet, aufgezeigt.

6.3.4 ‚Dokumentarische Bildinterpretation' – wesentliche Einflüsse und kunstwissenschaftliche Grundannahmen

Die dokumentarische Bildinterpretation nach Bohnsack, die durch die Anknüpfung an die dokumentarische Methode in soziologischer Hinsicht auf die Theorien Mannheims, Garfinkels und Bourdieus zurückgehen, schließt in kunstwissenschaftlicher Richtung vor allem an die methodologischen und forschungspraktischen Arbeitsansätze der beiden Kunsthistoriker Erwin Panofsky (1892–1968) und Max Imdahl (1924–1988) an (vgl. Bohnsack, 2011, S. 55).

Das Ikonografie/Ikonologie-Modell ist für die dokumentarische Bilderinterpretation insofern von besonderer Relevanz, da sich Panofsky nicht nur, wie bereits beschrieben, ausdrücklich auf Mannheim bezieht, sondern auch, weil er eine umfassende Methode entwickelt hat, die die eigentliche Bedeutung oder den Gehalt von Bildern erfassen hilft, „indem man jene zugrunde liegenden Prinzipien ermittelt, die die Grundeinstellung einer Nation, einer Epoche, einer Klasse, einer religiösen oder philosophischen Überzeugung" (Panofsky, 2002, S. 40) enthüllt.

Imdahl, der sich u. a. eindringlich und kritisch mit der ikonografisch-ikonologischen Methode von Panofsky auseinandergesetzt hat, ist dagegen von Bedeutung, weil er über dessen Ansatz hinaus ein Vorgehen der Bildinterpretation entwickelt hat, das einen Rückgriff auf narrativ-textliches Vorwissen ausklammert und damit die Möglichkeit schafft, einen konsequenten Zugang zur Eigensinnigkeit und Eigenlogik des Bildes zu gewinnen (vgl. Bohnsack, 2011, S. 53&56). Mit Hilfe seiner Methode kann ein Bild über das Bild selbst erklärt werden und nicht mehr nur mit Hilfe von Texten oder anderen Wissensbeständen. Die Methode seiner Werkanalyse nennt Imdahl Ikonik, bei der die Begriffe ‚sehendes Sehen' und ‚wiedererkennendes Sehen' eine große Rolle spielen. Imdahl ging davon aus, dass sich bei konkreten Bildanalysen diese beiden Sehweisen unterscheiden lassen und dabei helfen, den wahren Sinngehalt eines Werkes zu ermitteln. Unter dem Begriff ‚wiedererkennendes Sehen' versteht er ein „Figuren und Dinge identifizierendes Sehen" (Imdahl, 1996, S. 45), bei dem rein Gegenständliches erkannt und benannt wird. Im Gegensatz zum ‚wiedererkennenden Sehen' versteht er unter dem Begriff ‚sehendes Sehen', ein intensives, „auf formale Relationen geöffnetes Sehen" (Imdahl, 1996, S. 45), das auf die Komplexität eines Bildes gerichtet ist und visuelle Konstellationen des Bildes analysiert und versprachlicht.

Trotz der Kritik Imdahls an Panofskys Modell, dessen „Interpretationsmethode die Stimmung oder den ersten anschaulichen Charakter des Bildes wie überhaupt alle Erfahrungen eines sehenden, nicht nur Gegenstände identifizierenden Sehens nicht in Betracht zieht" (Imdahl, 1996, S. 102) und das Bild nicht als ‚Sinnganzes' erfasst, bezieht sich sein Begriff der Ikonik doch deutlich auf die Termini Ikonografie und Ikonologie und steht darüber hinaus auch sachlich mit diesen in Verbindung (vgl. Imdahl, 1996, S. 100).

Unabhängig seiner Vorbehalte, bilden laut Imdahl diese drei „einen notwendigen und unauflöslichen Zusammenhang, aber nicht so, daß die Ikonik aufbaut auf Ikonographie und Ikonologie, sondern umgekehrt so, daß sie das Bild als ein Sinnganzes erfaßt und die ikonographischen und ikonologischen Sinndimensionen als dessen Momente" (Imdahl, 1996, S. 99).

Im Gegensatz zur ikonografisch-ikonologischen Interpretationsmethode nach Panofsky benennt Imdahl die Vorzüge seines Ansatzes folgendermaßen:

> Der ikonischen Betrachtungsweise oder eben der Ikonik wird das Bild zugänglich als ein Phänomen, in welchem gegenständliches, wiedererkennendes Sehen und formales, sehendes Sehen sich ineinander vermitteln zur Anschauung einer höheren, die praktische Seherfahrung sowohl einschließenden als auch prinzipiell überbietenden Ordnung und Sinntotalität. (Imdahl, 1996, S. 92–93)

Im weiteren Verlauf soll das empirische Vorgehen der Bildinterpretation beschrieben und erläutert werden.

6.3.5 Die Arbeitsschritte der dokumentarischen Bildinterpretation

Bei der dokumentarischen Bildinterpretation werden drei Arbeitsschritte unterschieden, die in ihren Grundzügen denen der Textinterpretation gleichen. Sie schließen an die zentrale Unterscheidung zwischen der Frage nach dem *Was* einerseits und der Frage nach dem *Wie* andererseits an. Der erste Schritt, die formulierende Interpretation, fokussiert das kommunikativ-generalisierte Wissen der Akteure. Der zweite Schritt, die reflektierende Interpretation, zielt dagegen auf das zugrunde liegende konjunktive Erfahrungswissen der Bildproduzenten ab. In einem dritten Schritt, der Typenbildung, wird auf der Basis der komparativen Analyse, d. h. einem Vergleich zwischen unterschiedlichen Fällen, versucht, die Besonderheit eines Falles schärfer herauszuarbeiten und die gewonnenen Erkenntnisse methodisch zu kontrollieren.

Bevor auf die Methodik und empirische Verfahrensweise der dokumentarischen Bildanalyse näher eingegangen wird, soll an dieser Stelle auf einen wesentlichen Unterschied zwischen der Interpretation von Texten und Bildern hingewiesen werden.
Bei der Interpretation eines Textes, beispielsweise in Form eines Interviews, kann die Bedeutung der Äußerungen eines Befragten nur schrittweise, d. h. immer nur zur nachfolgenden Aussage, erschlossen werden. Die Analyse eines Textes erfolgt sequenziell. Anders ist dies bei der Interpretation von Bildern. Sie vollzieht sich simultan, denn bei einem Bild liegen die einzelnen Bildelemente und dessen gesamter Kontext gleichzeitig vor. Imdahl schreibt hierzu: „Das Ganze ist von vornherein in Totalpräsenz gegeben und als das sinnfällige Bezugssystem in jedem Einzelnen kopräsent, wann immer jedes Einzelne in den Blick genommen wird“ (Imdahl, 1996, S. 23). Bilder sind somit imstande, alles gleichzeitig darzustellen wie verschiedene Zeiträume, unterschiedlichste Szenerien, Personen, Gegenstände oder auch Formen. Diese Parallelität entspricht der Besonderheit und Eigenlogik des Bildes, die es bei der Interpretation grundsätzlich zu berücksichtigen gilt.

Die drei analytischen Arbeitsschritte der Bildinterpretation bauen aufeinander auf. Um sie besser zu veranschaulichen, werden diese im Folgenden anhand einer Tabelle dargestellt und anschließend detaillierter beschrieben (Tab. 14) (vgl. Bohnsack, Nentwig-Gesemann & Nohl, 2013, S. 15&16; vgl. Wopfner, 2012, S. 72ff & vgl. Bohnsack, 2011, S. 56–58).

6.3.5.1 Formulierende Interpretation

Der erste Schritt der Bildinterpretation, die formulierende Interpretation, folgt der Frage *was* auf einem Bild dargestellt ist und *was*

Analyseschritte der dokumentarischen Bildinterpretation	Übergeordnete Fragestellungen, Zielsetzungen und Verfahrensweisen
Schritt 1: Formulierende Interpretation	„**Was** ist dargestellt und **was** ist Thema oder Sujet des Bildes?" Rekonstruktion der öffentlichen oder gesellschaftlichen Bedeutung des Dargestellten durch Interpretation der ◆ vorikonografischen Ebene und ◆ ikonografischen Ebene (unter Einbeziehung kommunikativ-generalisierender Wissensbestände)
Schritt 2: Reflektierende Interpretation	„**Wie** ist die Darstellung hergestellt?" Rekonstruktion der formalen Komposition eines Bildes durch Unterscheidung der drei Dimensionen: ◆ Planimetrische Komposition ◆ Szenische Choreografie ◆ Perspektivische Projektion Ikonologisch-ikonische Interpretation: Abschließende schriftliche Zusammenführung der Ergebnisse der formulierenden und reflektierenden Interpretation
Schritt 3: Typenbildung und methodische Kontrolle	Komparative Analyse: Herausarbeiten von Gemeinsamkeiten und Kontrasten mittels verschiedener Fälle

Tabelle 14: Empirische Verfahrensweisen der dokumentarischen Bildinterpretation (vgl. Bohnsack, Nentwig-Gesemann & Nohl, 2013, S. 15&16; vgl Wopfner, 2012, S. 72ff & vgl. Bohnsack, 2011, S. 56–58).

Thema oder Sujet des Werkes ist. Sie zielt darauf ab, die öffentliche und gesellschaftliche Bedeutung des Dargestellten zu rekonstruieren (vgl. Bohnsack, Nentwig-Gesemann & Nohl, 2013, S. 15&16; vgl. Bohnsack, 2011, S. 56–58). Die formulierende Interpretation differenziert zwei Ebenen: die vorikonografische und die ikonografische Ebene. Auf der vorikonografischen Ebene wird der visuelle Bestand des Bildes festgestellt, indem alle sichtbaren Gegenstände, Phänomene und Bewegungsdarstellungen möglichst detailliert, sachlich korrekt und anschaulich beschrieben werden, bei gleichzeitiger Offenheit für Variationen (Polysemie). Was Letzteres praktisch bedeutet, beschreibt Gabriele Wopfner (2012) in ihrem Buch über die dokumentarische Interpretation von Kinderzeichnungen und Gruppendiskussionen. Bei ihren Erläuterungen zum Thema Polysemie greift sie auf ein Bild eines Mädchens zurück, das 17 Kreuze aufweist, die auf der vorikonografischen Beschreibungsebene in diesem Sinne durchaus „mit Pyramiden, Zelten aber auch mit Segelbooten in Verbindung gebracht" (Wopfner, 2012, S. 73) werden können. Die vorikonografische Interpretation wird in der Regel in drei Schritten vollzogen, wobei als erstes der Bildvordergrund, dann der Bildmittelgrund und zum Abschluss der Bildhintergrund beschrieben wird. Reicht dies aufgrund des Bildaufbaus nicht aus, können diese noch weiter ausdifferenziert werden, indem beispielsweise der Bildervordergrund nochmals in einen vorderen, mittleren und hinteren Bildvordergrund unterteilt wird. Sind auf dem Bild Perso-

nen dargestellt, werden diese personenbezogen und voneinander getrennt nach ihrem jeweiligen (geschätzten) Alter, ihrer Kleidung, ihrer Frisur, ihrer Körperhaltung sowie ihrer Gestik und Mimik beschrieben (vgl. Bohnsack, 2011, S. 60). Zusätzlich kann der Interpret an dieser Stelle vorliegende Kontextinformationen, wie Angaben zum Bildproduzenten, zum Titel, zum Material sowie zum Anlass der Entstehung eines Werkes einbringen (vgl. Bohnsack, 2011, S. 56 & vgl. Wopfner, 2012, S. 74).

Auf der ikonografischen Ebene werden Handlungen identifiziert. Um diese zu erkennen bzw. einzuordnen, werden den dargestellten Handlungen Motive unterstellt, die Bohnsack „Um-zu-Motive" (Bohnsack, 2011, S. 56) nennt. Um zu erläutern, was sich dahinter verbirgt, greift Bohnsack in seinen Ausführungen auf ein erklärendes Beispiel von Panofsky zurück, das hier zum besseren Verständnis im Original wiedergegeben wird:

> Grüßt mich ein Bekannter auf der Straße durch Hutziehen, ist das, was ich unter einem formalen Blickwinkel sehe, nichts als die Veränderung gewisser Einzelheiten innerhalb einer Konfiguration, die einen Teil des allgemeinen Farben-, Linien- und Körpermusters ausmacht, aus dem meine visuelle Welt besteht. Wenn ich, wie ich es automatisch tue, diese Konfiguration als ein Objekt (Herr) und die Detailveränderung als ein Ereignis (Hutziehen) identifiziere, habe ich bereits die Grenzen der rein formalen Wahrnehmung überschritten und eine erste Sphäre des Sujethaften oder der Bedeutung betreten. (...) Meine Erkenntnis jedoch, daß das Hutziehen für ein Grüßen steht, gehört einem völlig anderen Interpretationsbereich an. (Panofsky, 2002, S. 36–37)

Wird auf der vorikonografischen Ebene die Bewegungsdarstellung des Mannes als ein Hutziehen identifiziert, wird auf der darauffolgenden ikonografischen Ebene die Intention oder Absicht seiner Handlung als ein Grüßen interpretiert: „Der Bekannte zieht seinen Hut *um zu* grüßen" (Bohnsack, 2011, S. 56).

Zur Veranschaulichung der zwei Ebenen der formulierenden Interpretation wird nachfolgend eine Tabelle mit ihren Aufgaben angeführt sowie dazu ein kurzes Beispiel gegeben (Tab. 15) (vgl. Bohnsack, 2011, S. 56–57).

Die Unterstellung eines Motivs, wie es Panofsky vorsieht, birgt laut Bohnsack (2011) aber auch Gefahren bei der korrekten Zuschreibung von Handlungen oder Intentionen. Den Grund sieht er darin, dass die Interpretation einer Handlung zumeist auf subjektiven, standortgebundenen Erkenntnissen des Interpreten beruhen oder, wie es Bohnsack nennt, auf narrativ-textliches Vorwissen zurückgeht. Da ein Bild aber, je nach milieu-, generations-

Formulierende Interpretation	**Aufgaben**	**Beispiel**
Vorikonografische Ebene	Beschreiben von Gegenständen, Phänomenen und Bewegungsdarstellungen auf einem Bild.	Ein Herr zieht seinen Hut.
Ikonografische Ebene	Identifizieren von Handlungen mit Hilfe von „Um-zu-Motiven".	Ein Herr zieht seinen Hut, *um zu* grüßen.

Tabelle 15: Die zwei Ebenen der formulierenden Interpretation (vgl. Bohnsack, 2011, S. 56–57)

und geschlechtsspezifischer Standortgebundenheit des Interpreten, vielerlei Deutungen zulässt, gilt es, Motivunterstellungen bei der Interpretation soweit wie möglich zu suspendieren bzw. auszuklammern. Unproblematisch sind Zuschreibungen nur dann, wenn es sich um – wie es in der dokumentarischen Methode heißt – kommunikativ-generalisierte Wissensbestände handelt, d. h. um Erkenntnisse, die gesamtgesellschaftlich geteilt werden und somit institutionalisiert sind (vgl. Bohnsack, 2011, S. 45). Hierzu gehört beispielsweise die Interpretation, dass aller Wahrscheinlichkeit nach eine Familie dargestellt ist, wenn auf einem Foto ein Mann, eine Frau sowie drei Kinder zu sehen sind; so auch die Interpretation, dass es sich bei dem Hutziehen um ein Grüßen handelt (vgl. Bohnsack, 2011, S. 45). Handelt es sich im Sinne der dokumentarischen Methode dagegen um konjunktives Wissen, „um die je *fall- oder auch milieuspezifische* Besonderheit des Dargestellten und seiner konkreten Geschichte" (Bohnsack, 2011, S. 56), ist der Interpret angehalten, dies auszublenden und dies auch dann, „wenn es in empirisch valider Form vorliegt" (Bohnsack, 2011, S. 56).

6.3.5.2 Reflektierende Interpretation

Im nächsten Schritt, der reflektierenden Interpretation, werden die zuvor gefundenen Bildelemente sinnvoll mit Bedeutungen verknüpft. Vergleichbar mit der Textinterpretation, liegt hier der Fokus auf der Rekonstruktion der formalen Komposition eines Bildes. Im Gegensatz zur formulierenden Interpretation, bei der die Frage nach dem *Was* der Darstellung im Vordergrund steht, geht es in dieser Phase darum, „wie ein Thema, d. h. in welchem *Rahmen* es behandelt wird" (Bohnsack, Nentwig-Gesemann & Nohl, 2013, S. 15). Ziel ist, die Eigengesetzlichkeit des Bildes zu erfassen und herauszufinden, was sich in den Bildern über die Bildproduzenten und deren Orientierungen dokumentiert. Um dies zu erreichen, wird – mit Bezug auf Imdahl – der formale kompositorische Aufbau eines Bildes mit Hilfe von drei Dimensionen unterschieden und untersucht. Diese Dimensionen sind:

1. Die planimetrische Komposition
2. Die perspektivische Projektion
3. Die szenische Choreografie

Auch wenn die drei Ebenen in einem Werk zusammenwirken und eine Bildeinheit ergeben, werden sie in der dokumentarischen Bildinterpretation methodisch unterschieden und hierarchisch voneinander getrennt ausgearbeitet (vgl. Imdahl, 1996, S. 17). Dies geschieht, wie nachfolgend gezeigt wird, mit der Intention „die Sinnkomplexität des Bildes differenziert sichtbar werden zu lassen" (Wopfner, 2012, S. 75).

1. Planimetrische Komposition
Das Feststellen der planimetrischen Komposition, d. h. der formalen Komposition eines Bildes in der Fläche, steht am Anfang jeder Bildinterpretation (vgl. Bohnsack, 2013, S. 90). Hierzu wird mit möglichst wenigen Linien oder anderen geometrischen Elementen die Gesamtkomposition eines Bildes in der Fläche markiert (vgl. Bohnsack, 2013, S. 90 & vgl. Bohnsack, 2011, S. 57&61). Wichtig ist hierbei, eben jene planimetrischen Linien zu finden, die das Werk als Ganzes strukturieren.
Die planimetrische Komposition nimmt innerhalb der ikonischen Interpretation bei Imdahl eine besondere Rolle ein, da sie die Grundlage für das ‚sehende Sehen' legt (vgl. Bohnsack, 2013, S. 89–90 & vgl. Imdahl, 1996, S. 27). So geht er bei seinem Ansatz davon aus, dass Bilder eben nicht nur Projektionen und damit ‚Durchblicke' sind „in jeweils (mehr oder weniger) stringent systematisierte Zusammenhänge von Körper und Raum" (Imdahl, 1996,

S. 21), sondern zugleich Kompositionen, d. h. ganzheitliche Systeme[12], „in denen die einzelnen Bildwerte durch Größe, Form, Richtung und Lokalisierung im Bildfeld auf das Bildformat Bezug nehmen und dessen Organisationsform bilden" (Imdahl, 1996, S. 21). Seiner Ansicht nach ist das Bild eine vom Bildproduzenten geschaffene invariable Einheit, eine „alles auf alles und alles aufs Ganze beziehende Simultanstruktur" (Imdahl, 1996, S. 23).

2. Perspektivische Projektion

Die perspektivische Projektion wie auch die szenische Choreografie sind beide auf die gegenständliche und damit qualifizierbare Außenwelt gerichtet und gehören zur Kategorie des ‚wiedererkennenden Sehens' (vgl. Imdahl, 1996, S. 26). Die perspektivische Projektion dient dazu, „Gegenstände und Personen in ihrer Räumlichkeit und Körperlichkeit identifizierbar zu machen" (Bohnsack, 2011, S. 57), d. h. lokale Verhältnisse und Beziehungen auf dem Bild zu systematisieren. Dies geschieht in der Annahme, dass der Forscher damit einen Einblick in die Sichtweise und Weltanschauung des Bildproduzenten gewinnt (vgl. Bohnsack, 2011, S. 38). In diesem Zusammenhang ist es Bohnsack im Rahmen sozial- und erziehungswissenschaftlicher Forschung beispielsweise wichtig, bei der Interpretation gerade laienhafter Malerei, über das Bild hinaus auch den Bildproduzenten – wie in diesem Fall den Patienten der Kunsttherapie – als Gegenstand der Untersuchung mit einzubeziehen und herauszuarbeiten, ob und welche Art von Perspektivität (z. B. Achsenperspektivität) er gewählt hat und für welchen Fluchtpunkt bzw. welche Perspektive er sich entschieden hat (vgl. Bohnsack, 2011, S. 39).

3. Szenische Choreografie

Die szenische Choreografie wird eingesetzt, um „soziale Beziehungen und Konstellationen der Umwelt" (Bohnsack, 2013, S. 89) im Bild zu identifizieren. Imdahl versteht unter szenischer Choreografie „der in bestimmter Weise handelnden oder sich verhaltenden Figuren in ihrem Verhältnis zueinander" (Imdahl, 1996, S. 19) und damit deren soziale Bezugnahme. Um beim Beispiel der Familie auf dem Foto zu bleiben, geht es darum, zu ermitteln, wie beispielsweise die Familienmitglieder räumlich zueinander positioniert sind und mit welchen Gebärden und Blicken sie aufeinander reagieren bzw. Beziehung aufnehmen.

Im Rahmen der reflektierenden Interpretation weist Wopfner (2012) zusätzlich auf die Bedeutung und Bearbeitung des Goldenen Schnitts hin, der in den schriftlichen Analyseschritten von Bohnsack nicht explizit aufgeführt wird. Laut Wopfner kann der Goldene Schnitt[13] in naiven Gestaltungen, wie bei-

[12] Was Imdahl unter dem Begriff planimetrische Ganzheitsstruktur, Kompositionen bzw. ganzheitliche Systeme versteht, erläutert er in seinem Buch Giotto · Arenafresken u.a. an dem Fresko der „Gefangennahme Christi". In diesem Bild wird seiner Meinung nach die wesentliche Botschaft des Werkes durch eine Schräge hergestellt, die fast über die ganze Bildbreite verläuft, „von einer Keule zur Linken durch die Köpfe von Jesus und Judas hindurch auf den Zeigegestus des Pharisäers zur Rechten" (Imdahl, 1996, S. 93). Aufgrund dieser besonderen Bildkomposition „sind offensichtliche Daten der Unterlegenheit und der Überlegenheit Jesu wechselseitig ineinander transformiert" (Imdahl, 1996, S. 93). Wer laut Imdahl diese Schräge nur wiedererkennend, aber nicht sehend wahrnimmt, „übersieht zugleich die szenische, semantische Komplexität" (Imdahl, 1996, S. 94) des Bildes und verkennt damit den wahren Sinngehalt bzw. die Botschaft des Werks.

[13] Die Kompositionsform des Goldenen Schnitts bezeichnet eine geometrische und vom Betrachter als harmonisch erlebte Teilung einer Fläche oder Linie. Hierbei verhält sich der kleinere Teil zum größeren, wie der größere Teil zum Ganzen (vgl. Hahne, 2013, S. 14). Wopfner (2012) ermittelt den Goldenen Schnitt, indem sie das Bild oder die Zeichnung beispielsweise mit Hilfe eines Zirkels so einkreist, dass der Kreis die Ecken des Werkes berührt. Anschließend wird eine senkrechte Linie durch den Bildmittelpunkt zum Kreis gezogen. Vom oberen Schnittpunkt wird dann eine Linie zum rechten unteren Eckpunkt des Bildes gezogen. An der Stelle, an der diese Linie die obere Kante des Bildes schneidet, wird wiederum eine Senkrechte bis zum unteren Rand des Bildes gezogen. Diese letzte Linie beschreibt den Goldenen Schnitt. (vgl. Wopfner, 2012, S. 82) (vgl. Abb. 63)

spielsweise Kinderzeichnungen, auf markante Details hinweisen, die für die Interpretation von Belang sind (vgl. Wopfner, 2012, S. 82). Nachdem die drei Analyseschritte planimetrische Ganzheitsstruktur, szenische Choreografie und perspektivische Projektion zuvor getrennt voneinander bearbeitet und schriftlich fixiert worden sind, werden abschließend die gesamten Erkenntnisse – sowohl die der reflektierenden als auch die der formulierenden Interpretation – zusammengefasst dargelegt. Mit Bezug auf Panofsky und Imdahl nennt Bohnsack diese finale Zusammenführung ikonologisch-ikonische Interpretation (vgl. Bohnsack, 2011, S. 58 & vgl. Wopfner, 2012, S. 82–83). Bevor auf den dritten und damit abschließenden Schritt der dokumentarischen Bildanalyse eingegangen wird, soll nachfolgend auf die zentrale Bedeutung und Intention der komparativen Analyse Bezug genommen werden, die für eine Typenbildung und methodische Kontrolle fundamental ist.

6.3.5.3
Komparative Analyse – Grundlage für methodische Kontrolle und Typenbildung

Bedeutend für den dritten Schritt der dokumentarischen Bildinterpretation ist das Prinzip der komparativen Analyse. Sie bildet die Grundlage für die Theoriebildung und die Verallgemeinerung der gewonnenen Erkenntnisse. Als das zentrale Prinzip innerhalb der Bildinterpretation erfüllt sie zwei Funktionen. Zum einen ermöglicht sie dem Forscher einen methodisch kontrollierten Umgang mit der eigenen Standortgebundenheit und Vieldeutigkeit des Bildes (Polysemie); und zum anderem verhilft sie der Interpretation zu konjunktiver Abstraktion und Typenbildung, indem „in aufeinander aufbauenden Stufen der Abstraktion bzw. der Abduktion“[14] (Bohnsack, 2011, S. 21) Gemeinsamkeiten und Unterschiede mittels verschiedener Fälle herausgearbeitet werden[15] (Abb. 33) (vgl. Bohnsack, 2014, S. 67 & vgl. Wopfner, 2012, S. 86).

Zum Problem der Standortgebundenheit des Forschers und der Polysemie des Bildes

Eine Sozialwissenschaft, die soziale Praxis erklären will, darf nicht nur daran interessiert sein, die Handlungspraxis der Beforschten zu rekonstruieren, sondern muss auch die Rekonstruktionspraxis der Interpreten transparent machen und aufzeigen, wie empirisch geforscht wurde. Denn jeder Forscher ist aufgrund seiner eigenen Erfahrungen bzw. alltäglichen oder wissenschaftlichen Theorien in gewisser Weise befangen und läuft Gefahr, den eigenen Vergleichshorizont an die Analyse heranzutragen (vgl. Nohl, 2013, S. 272). Um laut Matthes (1992) nicht der Gefahr einer ‚Nostrifizierung‘ und damit ei-

[14] Abduktion, die; -, -en (lateinisch-neulateinisch): das Wegführen (vgl. Duden, 2005, S. 17). Reichertz (2008) erläutert durchaus kritisch den Begriff der Abduktion, der erstmalig von Julius Pacius eingeführt und später von Ch. S. Peirce wieder aufgegriffen wurde. Laut Reichertz war es für Peirce „das einzige wirklich kenntniserweiternde Schlussverfahren“ (Reichertz, 2008, S. 276). Mit Hilfe der Abduktion soll der Sozialforschung oder besser den Sozialforschern geholfen werden „Neues auf logisch und methodisch geordnetem Weg finden zu können“ (Reichertz, 2008, S. 277).

[15] Bohnsack erläutert sein Vorgehen beispielhaft an einer Untersuchung, unter dem Titel „Erziehung und Tradition. Tradierungsprozesse in Familien“ (2002) durchgeführt wurde. Sie befasst sich mit selbst erstellten Familienfotos von zwei Familien, mit dem Ziel, dem familienspezifischen Habitus nachzugehen. Beide wurden im Vorfeld der Untersuchung gebeten, Bilder einzureichen, die sie selbst als bedeutend für ihre Familiengeschichte ansehen. Im Zentrum des Vergleichs steht die s.g. Familie Schiller, eine weitere, mit Namen Telchow, fungiert als Vergleichshorizont. Neben der Interpretation der Familienfotos stützt sich Bohnsacks Analyse zusätzlich auf nachfolgend durchgeführte Interviews in Form von Tischgesprächen und Gruppendiskussionen, die er mit den Ergebnissen der Bildinterpretation trianguliert. Ferner erweitert Bohnsack seine Interpretation durch eine zeitliche Dimension, indem er auch Fotos aus den Herkunftsfamilien einbezieht (vgl. Bohnsack, 2011, S. 73ff).

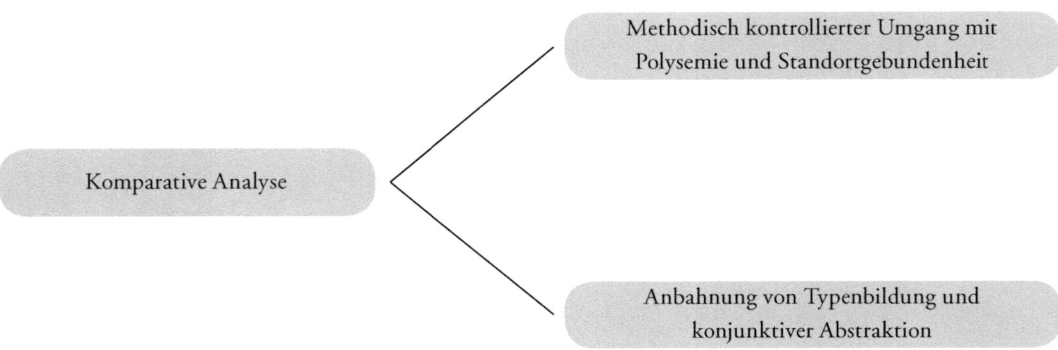

Abbildung 33: Die zwei wichtigsten Funktionen der komparativen Analyse innerhalb der dokumentarischen Bildinterpretation (vgl. Bohnsack, 2014, S. 67 & vgl. Wopfner, 2012, S. 86).

ner „Aneignung des anderen nach eigenem Maßstab“ (Matthes, 1992, S. 84) zu unterliegen, ist er auf die methodische Kontrolle mittels Vergleichshorizonten angewiesen. Dies gilt auch für die Analyse von Bildern, denn diese lassen in der Regel eine große Bandbreite an Interpretationen bzw. Mehrdeutigkeiten zu, die beispielsweise mittels anderer Fälle überprüft werden sollten. Wichtig ist, darauf hinzudeuten, dass Interpretationen, die auf kommunikative und damit allgemeingültige Wissensbestände zurückgehen, in ihren Zuschreibungen relativ eindeutig und damit unproblematisch sind. Zweifelhaft sind dagegen solche, die auf konjunktiven Wissensbeständen beruhen, wenn beispielsweise der Forscher seinen individuellen Erfahrungsraum als Produkt für seine Interpretation heranzieht. Um eine interpretative Beliebigkeit größtmöglich auszuschließen und korrekte Zuschreibungen zu gewährleisten, arbeitet die dokumentarische Bildinterpretation auch hier mit Vergleichshorizonten. „Auf dem Wege der komparativen Analyse wird die Mehrdeutigkeit nicht eliminiert, sondern methodisch kontrolliert“ (Bohnsack, 2011, S. 46).

Kompositionsvariation – zwei unterschiedliche Wege zur Einleitung der komparativen Analyse

Die komparative Analyse kann auf zwei verschiedene Arten durchgeführt werden. Zum einen durch den Einsatz empirischer Vergleichsfälle und zum anderen durch eine experimentelle Veränderung der drei Dimensionen: perspektivische Projektion (Raumkonzeption), szenische Choreografie und planimetrische Komposition. Die letztgenannte Art bedeutet praktisch, dass der Forscher innerhalb der reflektierenden Interpretation mit Varianten der drei formalen Elemente experimentiert und das daran anschließend die „Auswirkung auf den Gesamtkontext des Bildes/der Zeichnung analysiert wird“ (Wopfner, 2012, S. 86). Bohnsack erläutert die Intention dieses Prinzips mit Bezug auf Imdahl, der bei seinen Bildanalysen auch die spezifischen Kompositionen eines Bildes auf experimentelle Weise veränderte und dadurch verdeutlichen konnte, dass „der Sinn einer verbildlichten Szene direkt von der formalen Komposition abhängt“ (Bohnsack, 2013, S. 87). Die experimentelle Veränderung der Komposition einerseits und der Einsatz von empirischen Vergleichsfällen anderseits bezeichnet Bohnsack

als Kompositionsvariation (Abb. 34) (vgl. Bohnsack, 2013, S. 86–87 & vgl. Wopfner, 2012, S. 86).

Nachfolgend soll in Kürze mit Bezug auf die praktischen Interpretationsbeispiele von Bohnsack (2011 & 2013) und Wopfner (2012) auf die Bedeutung und den möglichen Einsatz der Kompositionsvariation innerhalb der komparativen Analyse eingegangen werden.

Variation der planimetrischen Komposition

Die planimetrische Komposition spielt bei der Interpretation von Bildern eine wesentliche Rolle, da sie der Eigenlogik des Dargestellten am besten entspricht und den Sinn eines Bildes am ehesten zu erfassen hilft. Durch ihre Analyse werden die grundlegenden formalen und ästhetischen Gesetze eines Bildes ermittelt, in der „die einzelnen Bildwerte durch Größe, Form, Richtung und Lokalisierung im Bildfeld auf das Bildformat Bezug nehmen und dessen Organisationsform (...) bilden“ (Imdahl, 1996, S. 21). Von allen drei zuvor genannten Variationen steht die Kompositionsvariation der planimetrischen, d. h. der rein flächenhaften Komposition eines Bildes, auch hier im Mittelpunkt. Im Fall ihrer Variation wird untersucht, ob es in bildhaften Produkten von verschiedenen Bildproduzenten ähnliche oder gemeinsame planimetrische Kompositionen gibt, beispielsweise in Form von Linien oder Bewegungen, die sich durch das Bild ziehen und die in der Folge auf Gemeinsamkeiten oder vergleichbare Umstände hindeuten (vgl. Bohnsack, 2013, S. 89–90 & vgl. Wopfner, 2012, S. 87).

Variation der szenischen Choreografie

Zentral für die Variationsanalyse ist die soziale Bezogenheit der Bildproduzenten. Je nachdem wie die Malenden oder Zeichnenden die dargestellten Menschen bzw. Figuren auf ihrem Werk räumlich anordnen und deren Gebärden oder Blicke aufeinander in Bezug setzen, kann dies Aufschluss darüber geben, wie sie selbst handeln und ihre Beziehungen gestalten. Im Rahmen der komparativen Analyse wird die Variation der szenischen Choreografie mittels empirischer Vergleichsfälle vollzogen. Dabei werden wie bei der perspektivischen Projektion, die Bilder verschiedener Fälle auf gemeinsame oder unterschiedliche Szenerien oder Beziehungen

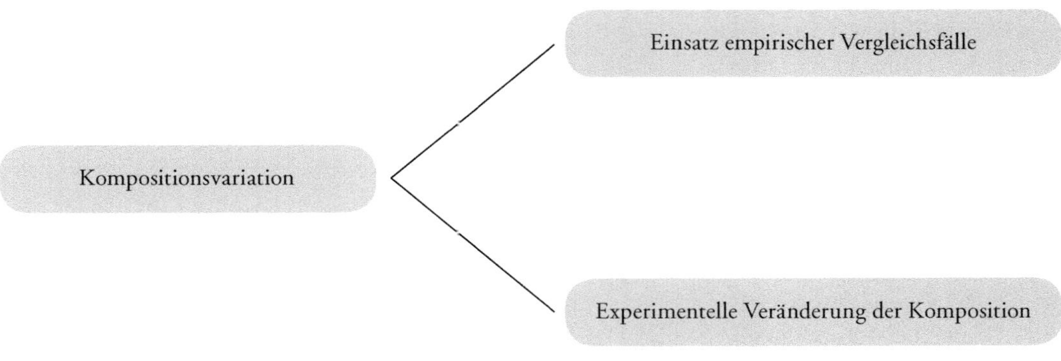

Abbildung 34: Die zwei Arten der Kompositionsvariation innerhalb der komparativen Analyse nach Bohnsack (vgl. Bohnsack, 2013, S. 87).

der Figuren untereinander untersucht, um darüber wesentliche Handlungs- oder Beziehungsproblematiken der Bildproduzenten zu entdecken (vgl. Bohnsack, 2013, S. 88–89 & vgl. Wopfner, 2012, S. 88–89).

Variation der perspektivischen Projektion

Die wesentliche soziale und räumliche Standortgebundenheit der gewählten Perspektivität eines Bildproduzenten offenbart sich in der perspektivischen Projektion. Durch sie wird, beispielsweise in Form der Zentral- oder Achsenperspektive, Räumlichkeit und Körperlichkeit in das Bild hineingebracht und eine Gesetzmäßigkeit innerhalb des Bildes hergestellt (vgl. Bohnsack, 2013, S. 87–88). Die Kompositionsvariation der perspektivischen Projektion findet vorwiegend auf der Basis empirischer Vergleichsfälle statt. Bohnsack betont, dass diese Kompositionsvariation nur dort Sinn macht, wo nicht nur das Produkt im Fokus der Untersuchung steht, sondern auch der Bildproduzent. Gerade in Bezug auf die Werke laienhafter Malerei – und zu diesen gehören in aller Regel die Werke der Teilnehmer aus der Kunsttherapie – werden die Bilder eines jeden Falles zusammenfassend dahin gehend untersucht, ob und welche Perspektive in den Bildern zu erkennen ist und welcher Fluchtpunkt von den Bildproduzenten gewählt wurde (vgl. Bohnsack, 2013, S. 87–88 & vgl. Wopfner, 2012, S. 87–88).

6.3.5.4 Typenbildung und konjunktive Abstraktion

Nach Bohnsack ist es die Intention der dokumentarischen Text- und der Bildinterpretation, die menschliche Praxis besser erklären und verstehen zu können. Dies wird im Rahmen der dokumentarischen Methode in einem abschließenden Schritt durch die Bildung von Typen bzw. Typiken erreicht. Spezifisch für die dokumentarische Interpretation und praxeologische[16] Typenbildung ist die „Rekonstruktion der existenziellen Erlebnis- und Erfahrungszusammenhänge, (…) aus denen heraus sich habituelle Übereinstimmungen und handlungsleitende, atheoretische Wissensbestände entwickeln“ (Nentwig-Gesemann, 2013, S. 296). Bei der Bildinterpretation werden folgende zwei aufeinander aufbauende Arbeitsschritte unterschieden: Die sinngenetische Typenbildung und die soziogenetische Typenbildung.

Die sinngenetische Typenbildung zielt darauf ab, eine zuvor „nicht bekannte Regelhaftigkeit der Handlungspraxis“ (Wopfner, 2012, S. 91) aus den Werken herauszufiltern.

Dabei werden auf Grundlage gezeichneter oder gemalter Handlungspraxis zentrale Sinn- oder Orientierungsmuster „herausgearbeitet und in fallinternen sowie fallübergreifenden Vergleichen *abstrahiert* bzw. *spezifiziert*“ (Wopfner, 2012, S. 91). Das bedeutet: Es wird solange fallintern (vertikal) und Fall übergreifend (horizontal) nach minimalen und maximalen Kontrasten gesucht, bis ein gemeinsames Muster oder auch Orientierungsproblem identifiziert wurde (vgl. Nentwig-Gesemann, 2013, S. 297 & vgl. Bohnsack, 2011, S. 21–22). Ist dies gefunden, kann es als Typ oder Typus bezeichnet werden.

Die soziogenetische Typenbildung baut auf diesen Erkenntnissen auf. So geht es in der Folge darum, herauszufinden, „für welchen existenziellen Erfahrungszusammenhang bestimmte Orientierungsmuster typisch sind“ (Nentwig-Gesemann, 2013, S. 297). Mit der soziogenetischen Interpretation wird kontrolliert, ob das rekonstruierte Orientierungsmuster auch wirklich typisch für den Erfahrungsraum der

[16] Die Praxeologie betreffend. Praxeologie (gr.-nlat.): Wissenschaft vom (rationalen) Handeln, Entscheidungslogik (vgl. Duden, 2005, S. 837).

Untersuchten ist und nicht etwas ganz allgemein Kennzeichnendes für beispielsweise eine bestimmte Generation, ein Milieu, Alter oder Geschlecht. Erst wenn diese beiden Schritte vollzogen sind, kann sichergestellt werden, dass die beobachtete Orientierung bei der untersuchten Person oder Gruppe „unterschiedlichen Alters, Geschlechts und unterschiedlicher Milieuzugehörigkeit, also durch milieu- und entwicklungsspezifische Variationen oder Modifikationen von Erfahrungsräumen hindurch bzw. in der Überlagerung durch andere Dimensionen oder Erfahrungsräume, auf einer abstrakten Ebene als Gemeinsamkeit identifizierbar bleibt" (Bohnsack 2011, S. 22).

6.3.5.5 Resümee

Der Anspruch der qualitativen Bild- und Videointerpretation nach Bohnsack (2011) ist „eine in sich geschlossene Methodologie und Methodik der Interpretation des stehenden und bewegten Bildes von sozialwissenschaftlicher Relevanz vorzulegen" (Bohnsack, 2011, S. 12–13), die der „Eigenlogik des Ikonischen und dessen unterschiedlichen Gattungen im Bereich des stehenden wie des bewegten Bildes gerecht" (Bohnsack, 2011, S. 13) wird. Bohnsack versucht also, der Eigenart des Bildes, dessen Sinn und Wissen sich durch nichts anderes ersetzen oder darstellen lässt, als durch das Bild selbst, Rechnung zu tragen (vgl. Bohnsack, 2013, S. 347). Dies geschieht mit dem Ziel, dass „ein systematischer Zugang zur Eigengesetzlichkeit des Erfahrungsraums der Bildproduzent(inn)en" (Bohnsack, 2011, S. 41) eröffnet wird.

6.3.6 Bilder von Patienten als empirischer Untersuchungsgegenstand

Die ‚Dokumentarische Bildinterpretation' folgt dem qualitativen Ansatz dieser Forschungsarbeit. Sie rückt das individuelle Handeln der Teilnehmer in den Fokus und fragt nach der subjektiven Bedeutung und Wirksamkeit ihres Tuns. Welche Bedingungen sind nun aber im Rahmen der ‚Dokumentarischen Bildinterpretation' notwendig, damit Patienten möglichst unbeeinflusst ihre persönlichen Themen bildnerisch ausdrücken können? Zudem entstehen in der Kunsttherapie in der Regel eine ganze Reihe von unterschiedlichsten Bildern pro Patient, die für eine Analyse genutzt werden können. Welches wird ausgewählt? Welche Kriterien schlägt die ‚Dokumentarische Bildinterpretation' hierfür vor? In den folgenden zwei Abschnitten werden diese Fragen beantwortet und die praktische Umsetzung im Rahmen dieser Studie vorgestellt. Zusätzlich wird zum Abschluss auf das Thema Gütekriterien eingegangen.

6.3.6.1 Erhebung

Im Mittelpunkt der kunsttherapeutischen Maßnahme standen die praktisch kreative Auseinandersetzung mittels verschiedener Methoden und Materialien sowie der therapeutische Dialog über das Gestaltete und die damit einhergehenden (subjektiven) Veränderungen im Erleben und Verhalten der Teilnehmer (vgl. Kapitel 4.1). Intention der kunsttherapeutischen Maßnahme war, die Teilnehmer darin zu unterstützen, eigene Fähigkeiten und Perspektiven zu entdecken und diese für die Gestaltung der Zukunft zu nutzen. Hierzu wurde im Vorfeld der Maß-

nahme ein spezielles kunsttherapeutisches Konzept entworfen, das 66 Therapieeinheiten sowie vielfältige Arten von Reflexionsgesprächen umfasste. Die praktisch kreativen Einheiten beinhalteten eine Kombination aus selbstständiger und selbstbestimmter kreativer Herangehensweise und direktiver, d. h. angeleiteter Auseinandersetzung mit speziellen Themen und Materialien oder auch Sozialformen (vgl. Kapitel 4.3).
Als Bezugsrahmen für die individuelle kreative Beschäftigung dienten den Teilnehmern in erster Linie ihre eigenen (kunsttherapeutischen) Ziele, die vor Beginn der Maßnahme in einem Zielplanungsgespräch oder auch in den darauffolgenden Reflexionsgesprächen mit ihnen erarbeitet wurden (vgl. Kapitel 4.2). So nahmen sich die Teilnehmer beispielsweise vor, ihre Gefühle wie Wut, Trauer und Freude besser zeigen zu lernen, etwas über sich selbst zu erfahren, sich zu entspannen oder auch Kritik besser annehmen und geben zu können. Das für sie ungewohnte und nicht alltägliche Setting, indem sie sich größtenteils selbstständig und selbsttätig mit ihren Wünschen und Zielen auseinandersetzen konnten und zudem durch engagierte Kunststudentinnen unterstützt wurden, bot den Männern die Möglichkeit ihren eigenen Relevanzrahmen bzw. ihr eigenes Relevanzsystem zu entfalten. Dieser Umstand stellt innerhalb der dokumentarischen Methode eine wichtige Bedingung dar, denn durch „weniger Eingriffe des Forschers soll mehr methodische Kontrolle erreicht werden“ (Bohnsack, 2014, S. 22). Je weniger der Forschende in die Auseinandersetzung bzw. die Umsetzung der Fragestellung eingreift, desto größer ist die Chance, dass die Teilnehmer das Thema in ihrer eigenen (Bild-) Sprache entfalten (vgl. Bohnsack, 2014, S. 22). Der kunsttherapeutische Rahmen sollte es den Männern ermöglichen, ihre eigenen Erfahrungen, Vorstellungen und Wünsche einzubringen, um auf diesem Weg auch soziale Prägungen und verinnerlichte (Verhaltens-) Muster in den Bildern erkennbar werden zu lassen (vgl. Wopfner, 2012, S. 96).

6.3.6.2 Zur Auswahl der Bildproduzenten und deren Bilder

Für die vorliegende Bildinterpretation wurde jeweils ein Bild von zwei Teilnehmern ausgesucht. Die Auswahl der Fälle bzw. Bildproduzenten orientierte sich an den Kriterien der maximalen Kontrastierung, die Auswahl der Bilder dagegen am Prinzip der Fokussierung. Um für die Bildinterpretation möglichst große Gegensätze zwischen den Profilen der Bildproduzenten zu gewährleisten, wurden – mit Bezug auf die geschilderte exemplarische Falldarstellung in Kapitel 7.2.1 – Herr C und Herr L ausgewählt. Beide Männer bringen hinsichtlich ihrer Motivation und therapeutischer Zielsetzung, aber auch bezüglich ihres sozialen Verhaltens und ihrer schulischen Laufbahn, grundverschiedene Ausgangsprofile mit (vgl. Kapitel 7.2.1). Da Herr C sich auf die Kunsttherapie freut und sie als Chance sieht, sich künstlerisch auszudrücken, steht er im Fokus der Bildbetrachtung. Herr L, der besonders zu Beginn der Untersuchung eine sehr ablehnende Haltung gegenüber der kunsttherapeutischen Maßnahme zeigt, fungiert dagegen als Vergleichshorizont.
Für eine erste vergleichende Analyse wurde aus den zur Verfügung stehenden Produkten der beiden Teilnehmer jeweils ein Werk nach dem Prinzip der Fokussierung ausgewählt. Die Fokussierung und die damit einhergehende reduzierte Bildauswahl ist der dokumentarischen Methode geschuldet, die davon ausgeht, dass die Grundstruktur

eines Falles, d. h. der Habitus[17] eines Bildproduzenten oder auch modus operandi[18], sich generell in jedem seiner Werke dokumentiert, wenn auch in mehr oder weniger deutlicher Form oder auf mehr oder weniger zugängliche Art und Weise. Ferner wird durch die Fokussierung versucht, einen möglichst forschungsökonomischen und damit leichteren Zugang zu den Werken zu finden (vgl. Bohnsack, 2011, S. 77 & S. 174). Dies wird praktisch erreicht, indem vor allem solche Bilder ausgewählt werden, „die sich durch besonders markante und somit auffällige Elemente der Formalstruktur oder auch der Szenerie oder auch durch Brüche und Diskontinuitäten in diesen Bereichen auszeichnen und somit (zumindest auf den ersten Blick) besonders aussagekräftig erscheinen" (Bohnsack, 2011, S. 77). Bohnsack (2011) führt hierzu beispielhaft an, welche Besonderheiten bei der Auswahl des Bildmaterials ausschlaggebend sein können. Hierzu gehört zum einem das Kriterium, ob dem Bildproduzenten im Bereich der formalen Struktur besondere Schöpfungen gelungen sind, beispielsweise bei der Wahl der Perspektive, der Form des Bildausschnitts, der Anordnung der Elemente im Bild oder der planimetrischen Komposition. Und zum anderen kann eine vom Bildproduzenten gewählte außergewöhnliche szenische Choreografie, wie die Positionierung von Personen auf einem Bild oder die Auffälligkeiten ihrer Kleidung oder Gebärden, ein ausschlaggebendes Kriterium für die Wahl eines Werkes sein (vgl. Bohnsack, 2011, S. 77).

Herr C hat insgesamt neun Werke während der halbjährigen Intervention geschaffen. Darunter befinden sich zwei Objekte, zwei Zeichnungen – nach vorgegebenem Thema – und fünf Malereien nach eigenen Ideen. Herr L fertigt während der kunsttherapeutischen Maßnahme insgesamt 18 Werke an. Darunter befinden sich vier Reliefs aus Ton, zwei Objekte, sieben Zeichnungen und Malereien – die aufgrund vorgegebener Arbeitsaufträge oder nach Vorlagen bekannter Künstler entstanden sind – sowie fünf Malereien, die nach eigenen Ideen von Herrn L entwickelt wurden.

Um möglichst gleiche Bedingungen für die dokumentarische Bildinterpretation herzustellen, wurden für dieses Forschungsvorhaben ausschließlich ausdrucksstarke Malereien zugelassen, die aufgrund eigener Einfälle der Teilnehmer entstanden sind (Abb. 35 & Abb. 36). Objekte, Reliefs und Zeichnungen sowie Bildprodukte, die nach unterschiedlichen Aufgabenstellungen oder nach Vorlagen angefertigt wurden, sind ausgeschlossen.

Aufgrund ihrer Fokussierungsqualität wurde bei Herrn C das Bild mit dem Titel „Abfahrt auf Gleis 4 in Richtung Hoffnung" (Abb. 35: Letztes Werk) ausgewählt und bei Herrn L das Bild mit dem Titel „Hoffnung ist alles" (Abb. 36: Letztes Werk).

6.3.6.3 Gütekriterien

Um die Güte der Forschungsergebnisse zu gewährleisten, erfolgt nachfolgend ein Überblick über die Kriterien, die nicht im vollen Umfang umgesetzt werden konnten.

Bohnsack fordert im Rahmen der dokumentarischen Bildinterpretation die Suspendierung des Vorwissens (vgl. Bohnsack, 2011, S. 45). Dieser Aspekt konnte aus zwei Gründen nur bedingt eingehalten werden. Erstens erhielt

---

[17] Der Begriff Habitus (lat.), der sich in diesem Zusammenhang auf den Soziologen Pierre Bourdieu bezieht, bezeichnet u.a. die Erscheinung, Haltung und den Lebensstil einer Person (vgl. Duden, 2005, S. 385).

[18] Modus Operandi: Der Ausdruck Modus Operandi (lat.: „Art des Handelns" oder „Art der Durchführung") bezeichnet die Art und Weise des Handelns, des Tätigwerdens einer Person (vgl. Duden, 2005, S. 671).

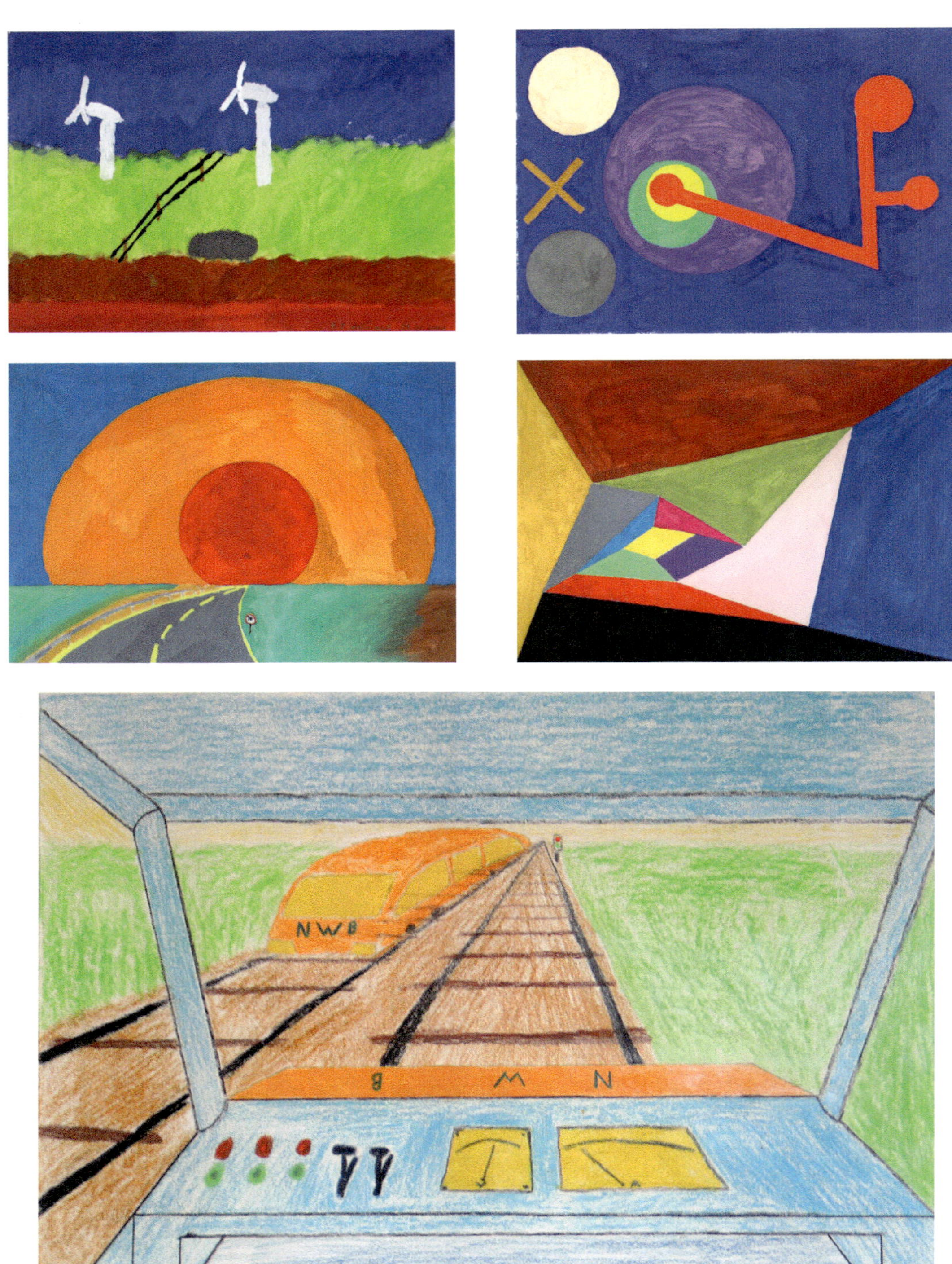

Abbildungen 35: Fünf Malereien, die Herr C nach eigenen Ideen angefertigt hat.

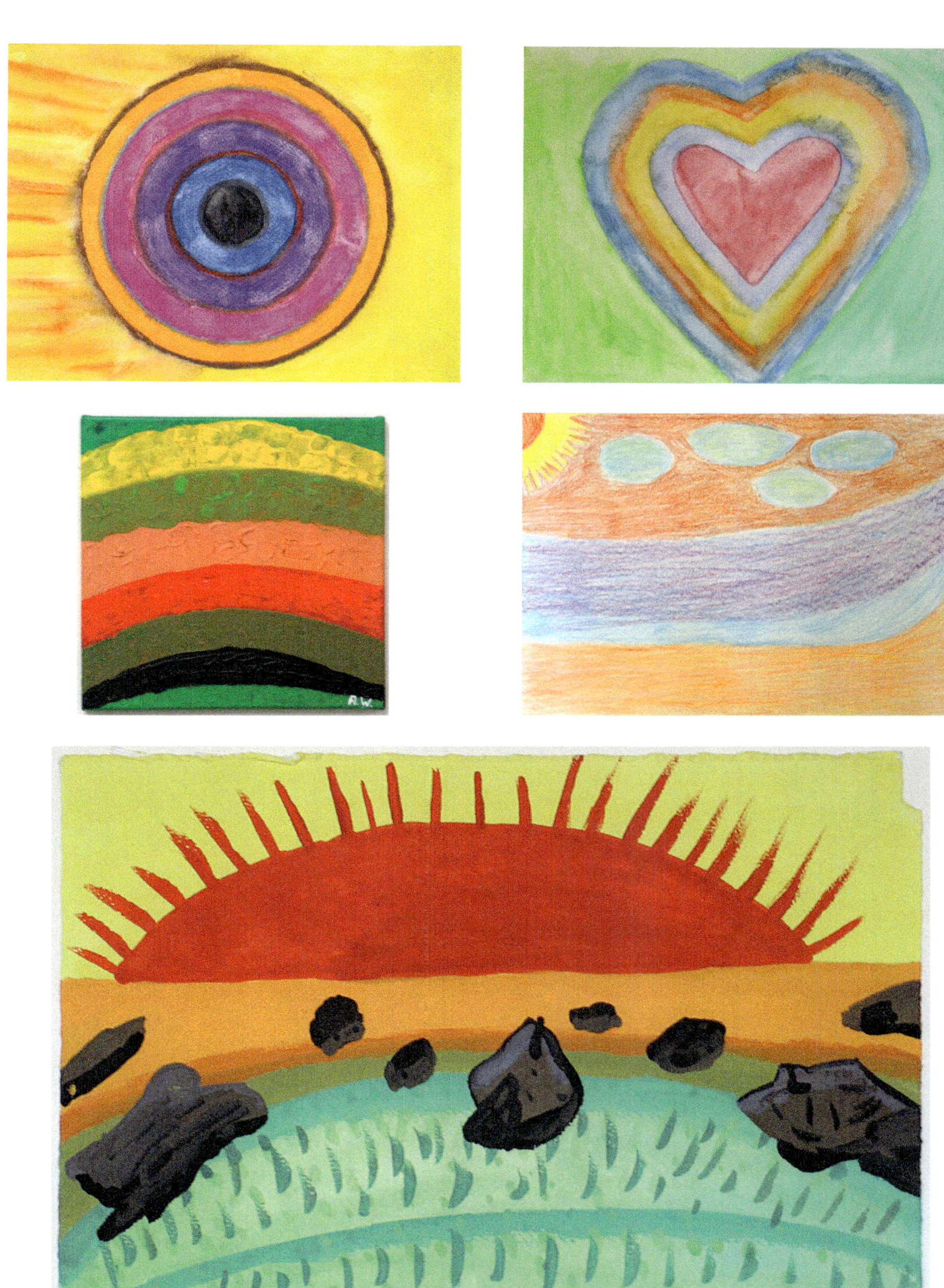

Abbildungen 36: Fünf Malereien, die Herr L nach eigenen Ideen angefertigt hat.

ich durch die regelmäßig stattfindenden (Reflexions-) Gespräche mit den Teilnehmern im Vorfeld der Bildinterpretation bereits Einblicke in ihre Gefühlswelt und die Entstehung ihrer Werke. Dies machte eine Ausklammerung des Vorwissens und eine möglichst neutrale Analyse der Bildprodukte nur bedingt möglich. Und zweitens fand die Bildinterpretation erst im Anschluss an die Interpretation des ‚Instruments zur Beobachtung und Auswertung kunsttherapeutischer Prozesse' (IBAKP) statt. Hierdurch war das Wissen um die Hintergründe zu den einzelnen Werken der Teilnehmer Herr L und Herr C präsent und eine Negierung dieses Wissens bei der Interpretation schwer umsetzbar. Um dennoch die Gültigkeit der Interpretationen sowie die eigene Standortgebundenheit und Seinsverbundenheit oder auch die eigenen ‚blinden Flecken' methodisch möglichst gut zu kontrollieren (vgl. Bohnsack, 2014, S. 191+192 & vgl. Bohnsack, 2011, S. 21), wurden die Ergebnisse der Bildinterpretationen mit anderen Forschern oder fachvertrauten Kollegen aus dem Bereich der Kunsttherapie und Kunstpädagogik reflektiert. Zusätzlich wurden regelmäßig stattfindende Intervisionen dazu genutzt, den eigenen Anteil am Forschungsprozess zu beleuchten und subjektive Einstellungen gegenüber den Patienten sowie das eigene therapeutische Handeln während der gesamten Untersuchung kritisch zu hinterfragen.

Nachdem in diesem Abschnitt die in dieser Studie zum Einsatz gekommenen Methoden bzw. Verfahren beschrieben wurden, werden nachfolgend die Ergebnisse der jeweiligen Analysen präsentiert.

7 Ergebnisse

Welche Schlussfolgerungen können nun aus den drei angewandten qualitativen Untersuchungen gezogen werden? In diesem Kapitel werden nacheinander die Resultate ausführlich dargelegt. Begonnen wird mit der Auswertung der Abschlussinterviews mit Hilfe der ‚Grounded Theory' (Kapitel 7.1). Anschließend werden die Ergebnisse vorgestellt, die durch die Analyse umfassender Dokumentationsformulare mittels IBAKP erzielt wurden (Kapitel 7.2). Zum Schluss erfolgt die Auswertung durch ‚Dokumentarische Bildinterpretation', welche durch die Analyse der Werke der Teilnehmer erreicht wurden (Kapitel 7.3).

7.1 Ergebnisse der Auswertung durch ‚Grounded Theory'

An dieser Stelle erfolgt die Darstellung der Ergebnisse der drei eingangs definierten Forschungsbereiche sowie ihrer untergeordneten Forschungsfragen (vgl. Kapitel 6.1.1 & vgl. Kapitel 6.1.1.1–6.1.1.3). Zu Beginn jeder Ausarbeitung wird zur besseren Veranschaulichung die entsprechende Achsenkategorie mit ihrem jeweiligen zentralen Phänomen vorgestellt. Angelehnt an das paradigmatische Modell der ‚Grounded Theory' (vgl. Kapitel 6.1.3.4) werden zudem die aus dem Material identifizierten und als wesentlich erachteten Subkategorien zugeordnet. Daran anschließend wird das zentrale Phänomen mit seinen Subkategorien erläutert und mit den dazu entwickelten Eigenschaften und Dimensionen ergänzt. Ferner werden selektiv aber prägnant erscheinende Zitate aus den Interviews beigefügt, um die gewonnenen Erkenntnisse zu verdeutlichen. Außerdem werden Bildbeispiele und Ausschnitte aus den Informationstexten mit dem Titel ‚Zu meinen Werken', die im Rahmen einer Ausstellung entstanden, zur Veranschaulichung der Aussagen der Interviewteilnehmer beigefügt. Zum Abschluss erfolgt eine kurze Zusammenfassung zum jeweiligen Forschungsbereich.

7.1.1 Bedeutung von Kunsttherapie bei Persönlichkeitsstörungen in der forensischen Psychiatrie

„Man ist mutiger geworden." –
Die Kernkategorie Prozesshaftigkeit

In diesem Themenbereich soll geklärt werden, welchen Stellenwert die Intervention Kunsttherapie für männliche Patienten mit Persönlichkeitsstörungen hat, welchen Einfluss sie ihrer Meinung nach auf sie selbst ausübt, und wie die Patienten ihre Beteiligung an der Intervention in Bezug auf ihr Erleben und Verhalten bewerten.
Die Frage, welche Bedeutung die Teilnahme an der Maßnahme Kunsttherapie für männliche Patienten mit Persönlichkeitsstörungen die in der forensischen Psychiatrie untergebracht sind hat, lässt sich in dieser Studie mit dem Phänomen ‚Prozesshaftigkeit' beantworten. Obgleich die Bedeutung von ‚Prozesshaftigkeit' im Rahmen von Therapie auch auf andere psychotherapeutisch ausgerichtete Ansätze, wie die Musik-, Tanz- oder Dramatherapie zutrifft und sie auf den ersten Blick wenig spezifisch wirkt, wird sie dennoch in den Mittelpunkt gestellt, da sie bei allen Interviewteilnehmern deutlich hervortritt und die stattgefundenen positiven Veränderun-

gen und Entwicklungen im Erleben und Verhalten der behandelten Männer treffend zusammenfasst.
Die ‚Grounded Theory' ist eine handlungs- und interaktionsorientierte Methode, um eine Theorie zu entwickeln. Mit ihrer Hilfe kann untersucht werden, welche Handlungen und Interaktionen von Individuen oder Gruppen eingesetzt werden, um ein Phänomen, in diesem Fall ‚Prozesshaftigkeit', zu bewältigen oder zu erreichen (vgl. Strauss & Corbin, 1996, S. 83). Da die erste Fragestellung impliziert, was die Maßnahme Kunsttherapie möglicherweise von anderen Ansätzen unterscheidet, scheint es sinnvoll, die Kernkategorie ‚Prozesshaftigkeit' auch aus diesem Grund zu fokussieren, um darüber mögliche Unterscheidungsmerkmale zu anderen Therapieformen zu finden. In Abbildung 37 wird ein Überblick über die Kernkategorie ‚Prozesshaftigkeit' und die ihr zugewiesenen Subkategorien gegeben. In den darauffolgenden Kapiteln werden diese genauer erläutert.

7.1.1.1 Zentrales Phänomen: Prozesshaftigkeit

Als männlicher Patient in der forensischen Psychiatrie untergebracht zu sein und sich im Rahmen der Kunsttherapie mit Hilfe kreativer Medien und vielfältigen kunsttherapeutischen Übungen mit eigenen Zielen und Wünschen auseinanderzusetzen, bedeutet für die Teilnehmer vor allem eins: Prozesshaftigkeit.
So äußert sich beispielsweise ein Interviewteilnehmer folgendermaßen auf die Frage, wie er das Erreichen seiner Ziele und Wünsche einschätze und was sich möglicherweise durch die Kunsttherapie verändert habe:

R Verändert hat sich da schon was, ja. Also, was ich ja grad schon mal, was ich (schnell gesprochen/undeutlich), was ich mutiger geworden bin. Jetzt mit Malen oder so, dass ich da mutiger geworden bin.
(Anhang Bc, Hr R, S. 5, Z 130–132)

Aber nicht nur in Bezug auf den Umgang mit künstlerischen Medien scheint Entwicklung stattgefunden zu haben, sondern auch in Bezug auf das eigene Erleben und Verhalten. Ein Teilnehmer antwortet beispielsweise auf die gleiche Frage Folgendes:

H Ziele und Wünsche war ja überwiegend auch, ähm, wirklich lockerer zu werden und den Perfektionismus abzulegen. (...). Und das hab ich definitiv erreicht.
(Anhang Bc, Hr H, S. 5, Z 220–223)

Und ein anderer Interviewteilnehmer äußert sich bezogen auf seine veränderte Einstellung und Motivation so:

N Und ich kannte das von <u>draußen</u> her noch, so mit Null-Bock (.) und na ja. (.) Aber das hat sich alles dann noch geändert.
(Anhang Bc, Hr N, S. 15, Z 470–471)

Die Dimensionen der eigenen Erwartungen, die an das persönliche kreative Entwicklungs- und Veränderungspotenzial gestellt werden, lassen sich von ‚keine bis gering' einstufen. Ein Interviewteilnehmer antwortet exemplarisch in Bezug auf diesen Aspekt:

L Ja (7). Ja erst mal hätte ich natürlich nicht gedacht, dass ich ja, künstlerisch doch irgendwie was werden könnte. Und dass irgendwie. Ich hätte ja gedacht, das werden ja nur, nur so Strichzeichnungen, wie das erste Bild vielleicht, aber, es wurde immer besser.
(Anhang Bc, Hr L, S. 3, Z 18–19)

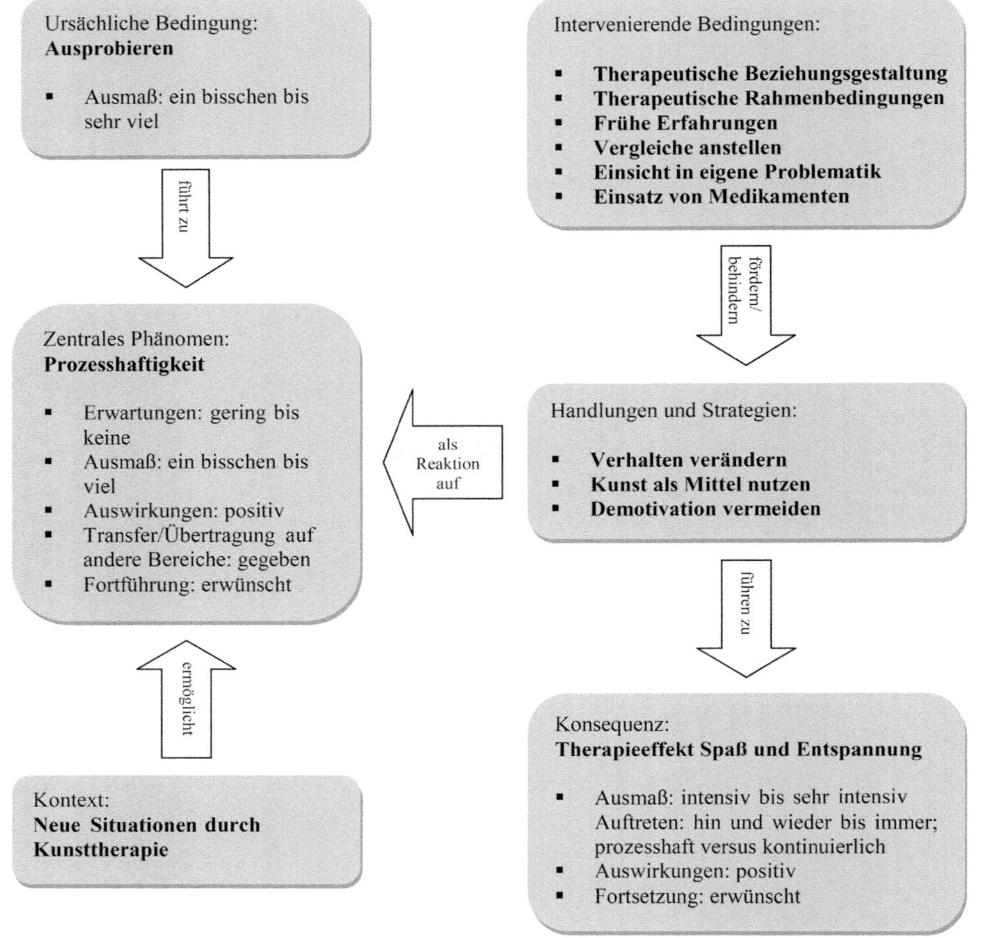

Abbildung 37: Achsenkategorie ‚Prozesshaftigkeit' im Rahmen der Auswertung durch ‚Grounded Theory'.

Und ein anderer Interviewpartner, der im Laufe des Gesprächs davon berichtet, dass er stolz auf eines seiner geschaffenen Werke sei und daraufhin gefragt wird, ob ihn dies überrasche, sagt:

R Ja, eben, ja. (…), da hab ich erst gedacht, das krieg ich nie hin, nie. Das hab ich auch noch nie gemacht und das werd ich dann auch nie hinkriegen. Ja, aber im Gegenteil. Hab ich gut hingekriegt.
(Anhang Bc, Hr R, S. 3, Z 47–51)

Dagegen reichen die Unterschiede in den Dimensionen in Bezug auf das Ausmaß von ‚Prozesshaftigkeit' von ‚ein bisschen bis viel'. Beispielhaft schätzt ein Interviewteilneh-

mer den Umfang seiner Entwicklung, sich bei der kreativen Auseinandersetzung mehr Zeit zu lassen sowie präziser zu arbeiten und sich zudem um einen sozialeren Umgang zu bemühen, so ein:

B (…) Ja und bin vielleicht (.) n bisschen genauer geworden in dem halben Jahr. Dass ich, dass ich mir mehr Zeit lasse für meine Werke. Bei der Forensischen Straße, da hab ich mir zum Beispiel sehr viel Zeit gelassen. (…). Ja, (1) das würd ich so groß sagen, dass ich das, (.) eben. Ja, vielleicht noch so zu meine soziale Kompetenz in der Gruppe, vielleicht noch n bisschen gefestigt, das, das (.), äh, ja (leise), hat ganz gut geklappt (…)
(Anhang Bc, Hr B, S. 2, Z 28–34)

Ein anderer Interviewteilnehmer, der gefragt wird, was ihm die Kunsttherapie gebracht hat, äußert sich bezüglich des Ausmaßes seiner Entwicklung folgendermaßen:

H (Erst mal?)= muss ich definitiv sagen, dass ich (.), doch so vom Malen her große Entwicklungen gem, gehabt habe. Auf jeden Fall, wenn ich mir das erste angucke, doch auf jeden Fall.
(Anhang Bc, Hr H, S. 2, Z 21–23)

Ein weiterer wichtiger Aspekt, der bei fast allen Aussagen der Interviewteilnehmer ins Auge springt ist, dass die entstandene ‚Prozesshaftigkeit' mit ‚positiven Auswirkungen' verbunden wird und eine ‚Fortführung der Maßnahme erwünscht' ist. Auf die Frage, ob Interesse an einer Fortsetzung der Kunsttherapie bestehe, sagt einer der Interviewteilnehmer exemplarisch:

N (…) Also, da brauch ich auch nicht lange zu überlegen. Ich würde jederzeit gerne wieder machen. Ne, weil ähm (.) mich hat es echt aufgebaut, ne, also, ähm, ich hab den Mut sehr häufig zwar noch am Anfang verloren, (.) ähm, um auch hier wieder weg zu kommen. Gut, das Ziel ist immer noch, ne, dass ich, äh, wegkomme, aber ähm (.), ich sag mal (.) ich brauche irgendwo auch das äh, äh, was ich hier gemacht habe, um mich selber abzulenken, um, ähm, (.) nicht genervt zu werden großartig. (…)
(Anhang Bc, Hr N, S. 17, Z 523–528)

Die Kernkategorie ‚Prozesshaftigkeit' scheint sich aber nicht nur auf die aktive Zeitspanne innerhalb der Kunsttherapie zu beziehen. In Gang gekommene Entwicklungen und Veränderungen im Verhalten der Teilnehmer werden auch auf andere Bereiche übertragen, und es findet ein ‚Transfer' statt. Ein Teilnehmer berichtet beispielsweise davon, dass er durch die Kunsttherapie mutiger geworden ist und sich gegenüber anderen Mitpatienten besser abgrenzen kann. Als er danach gefragt wird, ob sich seine Entwicklungen ausschließlich auf die Kunsttherapie beschränken, sagt er:

R (…) Ne, das geht auch so auf der Station und so was. (…) Das geht da auch. (…)
(Anhang Bc, Hr R, S. 7, Z 192–194)

Und ein anderer Teilnehmer, der zuvor geäußert hatte, dass er seinen kunsttherapeutischen Zielen schon ein ganzes Stück näher gekommen sei, äußert sich exemplarisch so:

L Jetzt ist es natürlich auch an mir, dieses Ganze noch zu vollenden, weiter umzusetzen und das vielleicht auch auf andere Bereiche, Kontakte mit Frauen, Studentinnen hier im Hause, ähm, ja, weiter zu trainieren, umzusetzen eben.
(Anhang Bc, Hr L, S. 10, Z 237–240)

7.1.1.2
Ausgangsfaktoren zur ‚Prozesshaftigkeit'

Kontext von Prozesshaftigkeit

Positive Veränderungen und Entwicklungen des eigenen Erlebens und Verhaltens lassen sich hauptsächlich dann erreichen, wenn die Teilnehmer mit ‚Neuen Situationen durch Kunsttherapie' in Berührung kommen. Diesbezüglich lassen sich vier Ereignisse bzw. Vorfälle finden, die die Kernkategorie bedingen und den Kontext für Prozesshaftigkeit bilden: bei der Auseinandersetzung mit neuen Materialien und Techniken, beim Üben eines sozialen Miteinanders, beim Arbeiten nach eigenen Vorstellungen und bei der Umsetzung eigener kunsttherapeutischer Ziele.

Zuerst kommt es zu Veränderungen und einer positiven Entwicklung bei der ‚Auseinandersetzung mit neuen Materialien und Techniken'. So beschreiben Interviewteilnehmer ihr Erleben mit Farben zu arbeiten (Abb. 38), beispielsweise so:

H (…) Und schön mit Farben spielen. Das hätt ich mich vorher nicht so getraut. (…) Ja, @ so, das mit dem Himmel und unten mit dem Grünen @, so, das gerade mit dem Grünen unten, das gefällt mir richtig gut. (…). Mit dem Hellen zumindest. (…) Das Dunkle, das gefällt mir nicht so richtig gut, das ist mir zu dunkel geworden. (1) Aber ansonsten. Auch so, wenn ich mir den Baumstamm angucke, der sieht richtig geil aus. (…). Das Bild, also untere Hälfte komplett und dann der Himmel oben wieder, super, astrein! (2) Und da is (.) noch mehr Entwicklung möglich, mit Sicherheit. (…) Spätestens dann, wenn ich mit Öl male, (.) Ölfarben male. (…) Dann geht's richtig los!
(Anhang Bc, Hr H, S. 3, Z 38–58)

Darüber hinaus kommt es weiterhin beim ‚Üben eines sozialen Miteinanders', beispielsweise in Form einer Partnerarbeit, zu Prozesshaftigkeit; und dazu ebenfalls, wenn ‚nach eigenen Vorstellungen gearbeitet' wird. Ferner tritt Prozesshaftigkeit bei der ‚Umsetzung eigener kunsttherapeutischer Ziele' auf. Stellvertretend hierzu folgendes Beispiel eines Interviewteilnehmers:

L (…) Und ja doch, ich glaube ich hab an jedem dieser Ziele, die ich vorhatte irgendwie n bisschen gearbeitet. An dem einen vielleicht n bisschen mehr, an dem anderen n bisschen weniger, aber es gab natürlich auch viele Sachen, die

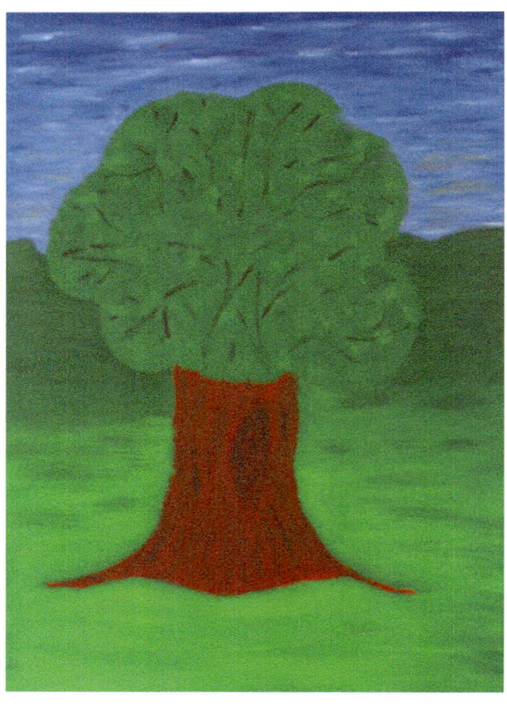

Abbildung 38: Das Bild „Der Baum" von Herrn H. Sein erster konsequenter Versuch, sich von genauen Vorstellungen zur Umsetzung zu trennen. Acrylmalerei auf Leinwand, 50x70 cm.

ich erreichen wollte (...).
(Anhang Bc, Hr L, S. 10, Z 240–243)

Ursächliche Bedingungen von Prozesshaftigkeit

Als ursächliche Bedingung, die für das Entstehen des Phänomens Prozesshaftigkeit wesentlich ist, lässt sich das Ereignis ,Ausprobieren' identifizieren. Neue Erfahrungen zu machen, seinen eigenen Horizont zu erweitern und sich motiviert auf Ungewohntes oder Unbekanntes einzulassen, bilden die Grundlage für individuelle Entwicklung bzw. Veränderung und damit für Prozesshaftigkeit.

Die Bedingung ,Ausprobieren' wird vor allem in zwei Bereichen lokalisiert: erstens ,im Umgang mit anderen Menschen' und zweitens ,im Umgang mit neuen Materialien'. Stellvertretend für die Aussagen der Interviewteilnehmer wird folgendes Zitat eines Gesprächspartners angeführt:

L (...) Ja, und es war mir auch wichtig einfach mal in dieser Zeit alles auszuprobieren. Ich hab mit Kohlen gearbeitet, ich hab mit Tusche gearbeitet, ich hab mit Acrylfarben gearbeitet, ich habe mit Wachsmal, ne, Wachsmal nich, aber Kreide benutzt (...)
(Anhang Bc, Hr L, S. 6, Z 115–118)

In Bezug auf die Dimensionen der ursächlichen Bedingungen reicht die Spannbreite, d. h. das Ausmaß des Ausprobierens, von ,ein bisschen bis sehr viel'. Ein Interviewpartner äußert sich exemplarisch so:

B (...) Viel Neues ausprobiert, also mit Malen, da hab ich ja so sonst im Alltag nicht so viel zu tun gehabt, ne? (...)
(Anhang Bc, Hr B, S. 2, Z 22–24)

7.1.1.3 Strategien zur ,Prozesshaftigkeit'

Die Strategien und Handlungen, die eingesetzt werden, um Prozesshaftigkeit zu erreichen oder darauf zu reagieren, resultieren aus der ursächlichen Bedingung ,Ausprobieren' und dem entwickelten Kontext ,Neue Situationen durch Kunsttherapie'.

Die definierten Handlungs- und Interaktionsstrategien, die die Teilnehmer entwickelt haben, lassen sich in drei Bereiche unterteilen. Erstens werden Strategien entwickelt, die sich mit der Formulierung ,Kunst als Mittel nutzen' subsumieren lassen, zweitens kommt es zur vielfältigen Strategie ,Verhalten verändern' und drittens zur Strategie ,Demotivation vermeiden'.

Verhalten verändern

Gerade Patienten mit Persönlichkeitsstörungen weisen in ihrem Erleben und Verhalten anhaltende Muster auf, die sich auffällig von den Erwartungen der soziokulturellen Umwelt unterscheiden. Ihr Erleben und Verhalten zeichnet sich durch zum Teil starre und unflexible Verhaltens- und Reaktionsmuster aus, die bei ihnen oftmals zu Beeinträchtigungen in der sozialen Leistungs- und Funktionsfähigkeit führen (vgl. Kapitel 2). Umso erstaunlicher ist es, dass es im Rahmen der Maßnahme Kunsttherapie offensichtlich zu positiven Veränderungen diesbezüglich kommt. Bei den Interviewteilnehmern konnten insgesamt acht individuelle Handlungs- und interaktionale Strategien unter der Subkategorie ,Verhalten verändern' identifiziert werden (Tab. 16).

Die erste Strategie, die unter ,Verhalten verändern' identifiziert werden konnte, ist die, von einem anfangs ,geplanten und kontrollierten Verhalten zu einem spontanen und expressiven' zu gelangen. Hierzu ein Beispiel eines

Interviewteilnehmers, der davon berichtet, dass er bei der Umsetzung seines kreativen Anliegens, den Schrei von Edvard Munch nachzubilden, sein kreatives Verhalten abänderte:

L Tja, vielleicht war ich aber auch so, dass ich's zu genau, zu gleich haben wollte. Ich wollte es ja am liebsten irgendwo kopieren, sag ich mal, aber auch ne persönliche Note sollte mit rein, und deswegen ist es so wie es ist geworden. Es, ja, ist wunderschön (Anm: Das Bild ‚Mein Schrei'). (Anhang Bc, Hr L, S. 13, Z 353–356)

Eine weitere Strategie, die der vorherigen ähnelt, ist die Veränderung von einem ‚perfektionistisch, picassomäßigen Handeln zu einer eher spontanen und individuellen Herangehensweise'. Der Interviewteilnehmer beschreibt seine veränderte und auf persönlichen Ausdruck gerichtete Herangehensweise wie folgt:

B (...) Nee, das war einfach so (1) ja, aus' m Bauch raus, so wie ich das mir vorgestellt hatte, hab ich das einfach versucht, ohne da großartig, äh, tausendmal das wie dann zu kaputtzumachen und neu zu formen... (...). Ja, ich glaub bei den Bildern wollte ich immer picassomäßig n Bild malen. (...) Das muss alles so, das soll hundertprozentig aussehen (...) . Und deshalb hab ich auch immer, wenn mir was nicht gefallen hat so, hab ich das wieder wegradiert. (.) Denk ich mal. Das war schon (2), ja (...) (Anhang Bc, Hr B, S. 6, Z 134–150)

Ferner verändern die Teilnehmer ihr Verhalten, indem sie ‚weniger perfektionistisch an die Umsetzung ihrer Werkstücke herangehen, sondern eher flexibel und spontan handeln'. Dies lässt sich aus den Antworten eines Interviewteilnehmers schließen, der sich mehrfach so äußert:

H (...) den Perfektionismus nicht mehr so, sondern wirklich einfach drauf los.

Subkategorie: Verhalten verändern **von**	**zu**
geplant, kontrolliert	spontan, expressiv
perfektionistisch, picassomäßig	spontan, individuell
perfektionistisch	flexibel, spontan
starr	flexibel – abweichen vom Üblichen
ängstlich, verweigernd	vertrauensvoll, helfend
inkongruentem	kongruentem Gefühlsumgang bzw. Ausdruck
schüchtern, angepasst	kontaktfreudig, selbstsicher
Erwartungen anderer erfüllen	eigenes Umsetzen

Tabelle 16: Untergeordnete Handlungs- und interaktionale Strategien der Subkategorie ‚Verhalten verändern' (Prozesshaftigkeit)

(...). Gucken was kommt.
(Anhang Bc, Hr H, S. 2, Z 31–34)

Das in dieser Studie angewandte Therapiekonzept mit seinen 66 praktischen Einheiten zielte u. a. darauf ab, die Teilnehmer zu ermutigen, neue Verhaltens- und Denkweisen zu erproben, um dadurch zu einem flexibleren Umgang mit den Herausforderungen des Alltags zu gelangen. Bei zwei Teilnehmern findet sich diese Strategie wieder. Sie wurde als Kategorie ‚Verhalten verändern von starr zu flexibel – Abweichen vom Üblichen identifiziert'.
Während des Abschlussinterviews berichtet ein Teilnehmer davon, dass er in Bezug auf das Malen große Entwicklungen feststellen konnte. Er führt dies auch darauf zurück, dass er von seiner ursprünglichen starren Herangehensweise abgewichen ist. Beispielhaft für die Aussagen auch anderer Teilnehmer äußert sich dieser so:

H (...) Und auch nicht konstant wirklich daran bleibe, was ich mir vornehme, sondern auch wirklich von meinem (.) Vorhaben abweiche, wenn's nicht so funktioniert, wie es funktionieren soll. Und das hab ich ja bislang, oder vorher nicht gehabt, da bin ich ja konstant dabei gewesen, was ich haben wollte. Und da war ich dann ja doch schon öfters von ab.
(Anhang Bc, Hr H, S. 2, Z 24–29)

Ein Teilnehmer entwickelt aber noch eine weitere Strategie, die es ihm ermöglicht, Prozesshaftigkeit in Gang zu bringen: Er verändert sein Verhalten ‚von ängstlich, verweigernd zu vertrauensvoll, helfend'. Der Interviewteilnehmer beschreibt seine Strategie beispielsweise so:

M (...) Ja, es war ganz schö, es hatte schon, also was alleine reichte, war schon jemandem zu helfen, dass er seins noch fertig kriegt. (...). Oder auch mit dem Kopf, als wir da angefangen sind. (...). Damit das eine, damit das fertig wird noch. (...). Einfach mal jemandem Unterstützung geben. Das war schon mal was. (1) (...)
(Anhang Bc, Hr M, S. 8, Z 205–214)

Eine weitere Strategie, die identifiziert werden konnte, ist die Verhaltensveränderung ‚von einem inkongruenten zu einem kongruenten Gefühlsumgang bzw. Ausdruck'. Exemplarisch fasst ein Interviewteilnehmer seine veränderte Umgangsart so zusammen:

R (...) Ähm, (2) ja und ich weiß nicht, ob sie das auch so sehen, aber wenn ich jetzt, äh, zum Beispiel schlechte Laune oder so was habe, ähm, dann habe ich das auch gezeigt. (...). So, un, äh, gut am Anfang war es so, dann habe das auch (unverständlich), dass ich schlechte Laune hab, aber hab dabei gegrinst oder so was. So, aber das war in der letzten Zeit ja gar nicht mehr so. Das hat sich auch geändert, dass man mir das dann auch ansehen konnte und so und dass ich dann schlechte Laune und so was hatte, das hat sich auch geändert.
(Anhang Bc, Hr R, S. 5–6, Z 132–140)

Ferner konnte eine Veränderung des Verhaltens ‚von schüchtern, angepasst zu kontaktfreudig, selbstsicher' identifiziert werden. Der gleiche Interviewteilnehmer beschreibt seine Abkehr von seinem vorherigen Verhalten folgendermaßen:

R Und was sich noch auch geändert hat, dass ich dann auch, ähm (räuspert sich), jetzt (3) mehr geredet habe, jetzt mit

der Praktikantin'n zum Beispiel, oder so, dass, dass ich da auch nicht mehr so schüchtern war, sondern, dass ich, dass ich da auch mehr geredet habe oder mich auch mit denen unterhalten habe und so. Ist mir aufgefallen, dass das so ist.
(Anhang Bc, Hr R, S. 6, Z 142–146)

Entwicklung und Veränderung setzt eigenes, individuelles Handeln voraus. So reicht es beispielsweise nicht, sich in der Kunsttherapie etwas vorzeichnen zu lassen, um es dann bloß zu kopieren bzw. auszumalen oder nur das zu machen, was einem beigebracht wird und vermeintlich künstlerisch richtig ist. Es ist motivierender und effektiver, wenn die Teilnehmer lernen, eigenständig Lösungen für aufkommende Wünsche bzw. Probleme zu entwickeln. Diese Strategie wurde als ‚Erwartungen anderer erfüllen zu Eigenes Umsetzen' identifiziert. Sie wird in einer Aussage eines Teilnehmers deutlich, der ein lang bewundertes Werk eines Künstlers kopieren wollte und davon ausging, dass eine Kunststudierende ihm das Werk vormalt. Dass diese ihn daraufhin unterstützte, es selbst zu versuchen, wertet er so:

L Und so ist das Bild ebend, ja (3). Sie hat vielleicht ganz, ganz bisschen, drei, vier, fünf Striche würde ich sagen, zu Anfang vorgelegt mit, und den Rest hab ich alles selbst gemacht so. Das ist also alles meiner Feder entsprungen, und sie hat mir nur so kleine Ideen, so Tipps und Kniffe gezeigt, und ja.
I Und da kann man schon mehr drauf stolz sein, als
L [Ja.
I [hätt's n anderer gemacht, ne?
(Anhang Bc, Hr L, S. 13, Z 345–351)

Kunst als Mittel nutzen

Die zweite Subkategorie, die eingesetzt wurde, um Prozesshaftigkeit zu erreichen oder darauf zu reagieren, wurde als ‚Kunst als Mittel nutzen' identifiziert. Sie beschreibt die Strategie der Teilnehmer, die Kunst nicht um ihrer selbst Willen einzusetzen, sondern sie als Mittel zum Zweck zu nutzen, um darüber etwas anderes zu erreichen oder zu erhalten. Hier konnten speziell sechs Strategien identifiziert werden. Kunst als Mittel nutzen:

1. zum Ausdruck des Innenlebens und der Selbstwahrnehmung
2. zur Problembewältigung
3. um Aufklärungsarbeit zu leisten
4. zum Erleben von Zugehörigkeit
5. zur Anerkennung bzw. des Gesehen Werdens
6. zum Ausdruck von Erinnerungen

Die erste Strategie ‚Kunst als Mittel nutzen zum Ausdruck des Innenlebens und der Selbstwahrnehmung' deutet auf etwas Kunsttherapiespezifisches hin, d. h. auf etwas, dass die Kunsttherapie von anderen therapeutischen Maßnahmen unterscheidet. Diese Strategie sagt aus, dass die Teilnehmer mittels ihrer individuell erstellten Werke und mit Hilfe des stattgefundenen ästhetisch, kreativen Prozesses zum einen ihr Innenleben zum Ausdruck bringen und zum anderen, dass sie sich darüber selbst besser wahrnehmen. Nachdem ein Teilnehmer danach gefragt wird, warum er sich für ein bestimmtes Motiv entschieden habe, fasst dieser sein Tun exemplarisch so zusammen:

L (...) Aus der Stimmung raus, ja, genau.
I Wenn Sie grad so auf die Bilder auch eingehen, da hab ich mich gerade gefragt, gibt's so, ähm, ein oder zwei Bilder, die ganz besonders wichtig für Sie sind? Mit denen Sie viel verbinden, die vielleicht gut zu Ihnen passen?

L Der Schrei, der in der Ausstellung hängt. (…). Weil manchmal möchte ich einfach auch mir nur die Ohren zuhalten und laut losschreien, wenn ich so rausgucke, was in der Welt passiert. Und, auch wie mein Vater, wie der jetzt grade wieder aktuell mit mir umgegangen ist, der ist einfach über meine Gefühle drübergefahren wie sonst was, hat sie überhaupt nicht beachtet, und da möchte ich mich manchmal nur hinstellen und ihn, <u>ihn</u> sozusagen sogar anschreien, und, ja (3). Andererseits gefällt mir auch dieses Bild, was auch in der Ausstellung is, wo so die Steine, ne, im Weg liegen, und der Hori, am, am Horizont wird's ganz schön und, äh, bunt und anders. So habe ich immer das Gefühl gehabt, dass auch andere mir immer wieder, ja, einen Stein in den Weg legen, Knüppel, oder, oder, damit iden, identifiziere ich mich schon ganz stark. Und auch mit diesen Ton-Sachen, also mit den zwei Ton-Gesichtern, dass ich gar nicht mehr richtig Gefühle ausdrücken kann zum Teil. (…)

I Hm. Vielleicht, dass Sie einen besseren Zugang kriegen so, zu ihren Gefühlen? (…) Was mit Ihnen los ist, oder

L Die Selbstwahrnehme (Anm.: ung) besser, und die dann dementsprechend natürlich auch zeigen kann, indem ich mal lache und mal fröhlich bin, und nicht <u>nur</u> eben, tja, (3) Ton in Ton, oder wie sagt man so? So eine Stimmungslage ist das ja bei mir meist mehr. (…)
(Anhang Bc, Hr L, S. 7–8, Z 156–188)

Ergänzend wird ein Ausschnitt aus einem Kurzinterview zu einer bevorstehenden öffentlichen Ausstellung von Herrn S wiedergegeben:

Zu meinen Werken

Wenn ich male, gehe ich von meiner Gefühlslage aus. Wenn ich gut drauf bin, male ich hellere Bilder mit freundlichen Farben, bin ich schlecht drauf, nehme ich dunkle Farben. Wie beim *Gefühlsbild*. Da gab es Tage, an denen ich gut drauf war, da habe ich hell gemalt, dann gab es schlechte Tage, und das Bild wurde auch gleich dunkler. Die weiße Stelle ist so gedacht, die soll so sein und hat die Bedeutung der gähnenden Leere für mich.

Wie wichtig und unmittelbar das Bedürfnis der männlichen Teilnehmer ist, ihre Gefühle mittels Bildern oder Objekten auf eine nonverbale Art und Weise auszudrücken (Abb. 39), schildert ein Interviewteilnehmer sehr anschaulich so:

R (…) Das hat ja, ne, da war ich ja zu der Zeit noch verliebt und so was und ich weiß nicht, das musste ich da einfach malen oder das Herz auch. Zu dem Zeitpunkt war ich ja verliebt und das fiel mir dann auch so ein und so und da hab ich auch so in Zeitungen und so was geguckt und die Rose hab ich ja aus dem „Bild der Frau". (…) Und da hab ich ja so m'gedacht (undeutlich) und, mhm: <u>das passt</u>. (…)
(Anhang Bc, Hr R, S. 3, Z 60–68)

Die Häufigkeit, mit der die Patienten ihr Innerstes in ihren Werken ausdrücken, lässt sich mit ‚immer' zusammenfassen. Wie intensiv bzw. mit welchem Ausmaß sie ihre Gefühle in den Bildern zum Ausdruck bringen, wurde dagegen als ‚viel' ermittelt. Stellvertretend eine Aussage eines Interviewpartners zur Häufigkeit dieser Strategie:

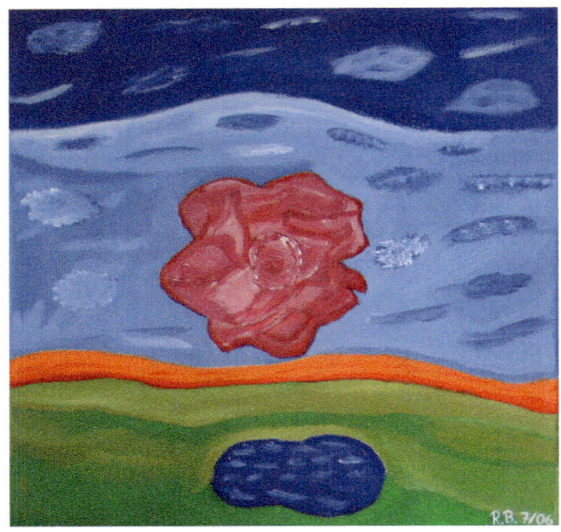

Abbildung 39: Das Motiv „Rose" von Herrn R als Sinnbild des Verliebtseins.

L (...) Ich hab in jedem Bild auf jeden Fall meine Stimmung mit eingebaut. (...)
(Anhang Bc, Hr L, S. 14, Z 386)

Die Bedeutung dieser Handlung reicht dabei von ‚wichtig bis sehr wichtig'. Die Auswirkungen, die der Einsatz der Strategie ‚Kunst als Mittel nutzen zum Ausdruck des Innenlebens und der Selbstwahrnehmung' nach sich ziehen, werden von den Männern als ‚schmerzhaft bis positiv' angegeben. Ein Interviewteilnehmer, der danach gefragt wird, ob ihm ein Werk ganz besonders am Herzen liegt bzw. ihm wichtig war, antwortet darauf beispielhaft:

B (...) Ja, (.) die äh, das letzte Bild, also die **Straße**, die Forensische Straße, die war mir ja ganz wichtig, aber auch beim Zeichnen, viel persönlich, also was man, was man alles vermisst, hab ich da so reingezeichnet, ne, was einem alles so fehlt. (...). Und da hab ich eigentlich, hätt ich mich eigentlich selbst reinstellen können in dieses Bild, ne. (...) Das war mir schon wichtig, da häng ich auch dran an dem Bild.
(Anhang Bc, Hr B, S. 3, Z 43–50)

Eine weitere Strategie, die unter die zweite Subkategorie fällt, ist, dass die ‚Kunst als Mittel zur Problembewältigung' eingesetzt wird. Hierzu eine Erläuterung eines Interviewpartners, der beschreibt, wie bedeutsam gerade der nonverbale künstlerische Ausdruck bei der Klärung akut belastender und zudem schmerzhafter Themen sein kann:

B Ja, natürlich, das war ja auch ne Art, äh, äh, Problembewältigung, indem man das einfach nicht redet, sondern einfach das, was man denkt und fühlt zeichnet. (...)
(Anhang Bc, Hr B, S. 4, Z 89–91)

Eine weitere Strategie, die eingesetzt wird, um Prozesshaftigkeit zu bewältigen, wurde als ‚Kunst als Mittel nutzen, um Aufklärungsarbeit zu leisten', identifiziert. Sie wird anscheinend dann eingesetzt, wenn persönliche Situationen als sehr belastend oder ungerecht erlebt werden und ein öffentlich machen der eigenen Problemlage angestrebt wird. Derselbe Interviewteilnehmer beschreibt sein Vorgehen, die Kunst als Mittel zu nutzen, um Außenstehende über das Leben in der forensischen Psychiatrie zu informieren, dergestalt:

B (...) Außerdem sehen das auch andere, ne?(...) Und nicht immer dieses Null-Acht-Fünfzehn-Klischee, was die immer haben. (...)
(Anhang Bc, Hr B, S. 4, Z 95–97)

Ergänzend wird ein Ausschnitt aus einem Kurzinterview des Teilnehmers Herr B zu einer bevorstehenden öffentlichen Ausstellung angeführt:

Zu meinen Werken

Am Anfang war es mir eher unwichtig und unangenehm, meine Werke zu zeigen. Es war mir schon peinlich. Seitdem ich weiß, dass man andere Menschen damit bewegen kann, finde ich das klasse. Ich kann einen Teil dazu beitragen, meinen Frust loszuwerden und Aufklärungsarbeit zu leisten und vielleicht will ich ein klein bisschen provozieren. Ich will zeigen, was „Forensik" heißt, was das bedeutet.

Die ‚Kunst als Mittel zu nutzen' scheint aber nicht nur wichtig zu sein, um seine Gefühle, Gedanken und Sorgen auszudrücken und sich selbst besser wahrzunehmen. Sie kann darüber hinaus auch dazu dienen, das von Aaron Antonovsky formulierte Kohärenzgefühl entstehen zu lassen (vgl. Watermann & Steinke, 2009, S. 85) und damit das existenzielle soziale Grundbedürfnis nach Zugehörigkeit zu stillen. Diesen Aspekt greift ein Interviewteilnehmer auf, dessen Strategie mit der Kategorie ‚Kunst als Mittel nutzen zum Erleben von Zugehörigkeit' identifiziert wurde. Er antwortet auf die Frage, ob er noch Verbesserungsvorschläge für die Kunsttherapie hat, beispielhaft Folgendes:

M Also ich könnt, ich könnt mir auch vorstellen, dass, wenn sich die Patienten drei Mal die Woche zwei Stunden treffen würden, dass sich, äh, so ne Gruppenzusammenfü, äh, -gehörigkeit schneller entwickeln kann. (...) Weil man eben halt etwas mehr Zeit miteinander verbringt. (...)
(Anhang Bc, Hr M, S. 16, Z 474–478)

Die fünfte Strategie wurde als ‚Kunst als Mittel nutzen zur Anerkennung bzw. des Gesehen Werdens' identifiziert. Sie beschreibt das Bedürfnis, von anderen in seiner persönlichen Entwicklung wahrgenommen zu werden und zudem Anerkennung und Wertschätzung über die eigene künstlerische Tätigkeit zu erhalten. Ein Interviewteilnehmer schildert seinen Impuls so:

L (...) Ja, und dann war es mir auch ganz wichtig, auf Leinwand auch irgendwas Schönes für meinen Vater zu machen. Damit ich ihm auch so ein bisschen zeigen kann, was ich hier ja gelernt habe, gemacht habe. Ich fand's auch superschön, dass er mit auf der Kunstausstellung war und sich da extra mal den Zeit genommen hat, das war auch sehr schön. So, und deswegen dachte ich ja auch, es wäre mal schön, alle Werke so auf einem Blatt gebannt meiner Mutter zeigen zu können, da sie nich hierher kommen kann. Ja, einfach mal, um zu zeigen was wir hier gemacht haben. (...)
(Anhang Bc, Hr L, S. 5, Z 75–81)

Zusätzlich wird an dieser Stelle erneut ein Ausschnitt aus einem Kurzinterview mit Herrn W zu einer bevorstehenden öffentlichen Ausstellung angeführt, der diese Strategie stützt:

Zu meinen Werken

Ich nehme an dieser Ausstellung teil, um meine Werke auch anderen zu zeigen und wahrgenommen zu werden. Ich denke, dass ich fremden Menschen auch mal zeigen kann, dass wir auch Menschen sind und dass ich kein Depp bin, sondern auch was kann.

Das in der Kunsttherapie gestaltete Werk scheint den Teilnehmern aber auch dazu zu dienen, zurückliegende und angenehme Erlebnisse festzuhalten (Abb. 40). Dieser Aspekt wird als ‚Kunst als Mittel nutzen zum Ausdruck von Erinnerungen' identifiziert. Dazu: Ein Teilnehmer hat während der kunsttherapeutischen Maßnahme ein Bild mit dem Motiv Strand gemalt. Als er während des Interviews in diesem Zusammenhang auch auf seinen erst vor kurzem stattgefundenen Stationsausflug zu sprechen kommt, wird er danach gefragt, ob dieses Werk so etwas wie ein Erinnerungsbild ist. Stellvertretend für den oben genannten Aspekt antwortet er Folgendes:

R Mmm, ja, (1) das könnte passen (unsicher gesprochen). Ja, außer die Berge da nicht, aber sonst, das andere ja (räuspert sich). Berge waren da ja nicht, das war ja nur, was weiß ich, dann Strand und Wasser und hinten irgendwo, da war dann der Hafen und so was da. Aber das so ungefähr die Erinnerung.
(Anhang Bc, Hr R, S. 5, Z 114–118)

Demotivation vermeiden

Die dritte Subkategorie, die den Handlungs- und interaktionalen Strategien zugeordnet werden kann, wurde mit ‚Demotivation vermeiden' identifiziert. Hier sind es insbesondere zwei Strategien, die von den Teilnehmern eingesetzt werden, um Prozesshaftigkeit aufrecht zu erhalten bzw. zu bewältigen: Angst vor dem Versagen/Leistungsdruck vorbeugen und Spaß, Motivation versus Demotivation. Die erste Strategie in dieser Subkategorie, ‚Angst vor dem Versagen/Leistungsdruck vorbeugen', beschreibt die Taktik, ein strukturiertes zielgerichtetes Arbeiten in der Kunsttherapie zu vermeiden, um sich selbst

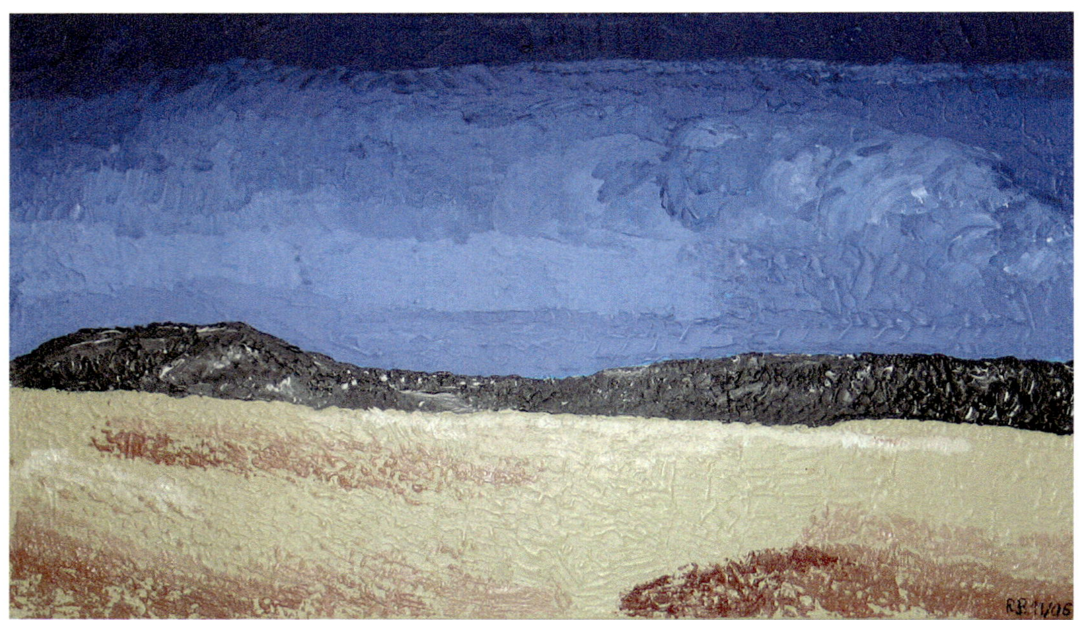

Abbildung 40: Das Werk „Der Strand" als Erinnerung an schöne Erlebnisse. Herr R, Acryl auf Leinwand, 70x50 cm.

nicht zu überfordern bzw. Frustration abzuwehren. Ein Interviewteilnehmer, der davon erzählt, dass er nach Möglichkeit Planung und Vorausdenken bei der kreativen Auseinandersetzung vermeidet, antwortet exemplarisch auf die Frage, ob er eine längerfristige Planung umgeht, um sich eventuell selbst zu schützen:

N (...) Ja, das (...) wäre so n (.), ähm (.), ja schützen, weiß ich nicht, ob man das schützen nennen kann, aber ähm (.), ja doch, eigentlich schon. Weil ich hab eigentlich (.) Angst davor, dass, wenn ich zu weit voraus denke, dass mir unheimlich viele Fehler passieren, und dann bin ich extrem frustriert und da hab ich dann halt keine Lust zu. (Anhang Bc, Hr N, S. 7, Z 189–199)

Die zweite Strategie, die unter der Subkategorie ,Demotivation vermeiden' identifiziert werden konnte, wurde mit ,Spaß, Motivation versus Demotivation' betitelt. Sie wird eingesetzt, um die Freude und das Interesse am künstlerischen Arbeiten sowie an der persönlichen Entwicklung aufrecht zu erhalten und ein Umschlagen in Frustration und Unlust zu verhindern. Sie kann als eine Art Stressvermeidungsstrategie verstanden werden. Praktisch wird dies dadurch erreicht, dass sich die Teilnehmer selbst disziplinieren, indem sie sich zusammenreißen oder über Frust auslösende Situationen nicht lange nachdenken, sondern einfach weiterarbeiten. Hierzu ein Beispiel aus einem der Interviews: Ein Teilnehmer, dessen Wunsch es war, eine lebensgroße Gipsfigur nach seinem Ebenbild zu gestalten, kam mit der Umsetzung seines Vorhaben sehr oft an seine Grenzen. Über seine Strategie das Großprojekt dennoch zu bewältigen, sagt er Folgendes:

N (...) Und das ist das, was mich dann halt immer so aufregt, wenn ich dann nach Plan arbeiten muss und, ähm, es passieren dann halt Fehler, und dann hab ich irgendwann einfach keine Lust mehr. (...) Und (.) ja, ich hab mich teilweise auch zusammengerissen, selber mit der Gipsfigur, weil ich manchmal echt gar keine Lust mehr hatte, an der Gipsfigur (.) zu arbeiten, (...) weil, das war schon sehr frustrierend, ne. (...). Und ich kann dann wenigstens endlich auch mal sagen: Ich hab ne Gipsfigur mal gemacht, ne. (...). Nich nur immer n Teil davon und dann doch abgebrochen. (...) Ich habe wenigstens auch mal was zu Ende gemacht. (...) (Anhang Bc, Hr N, S. 8–9, Z 224–242)

7.1.1.4 Intervenierende Bedingungen

Es konnten sechs intervenierende Bedingungen identifiziert werden, die sich auf die untersuchte Kernkategorie Prozesshaftigkeit beziehen und die sich darüber hinaus auf die Handlungs- und interaktionalen Strategien entweder fördernd oder begrenzend auswirken. Hierzu zählen: die therapeutische Beziehungsgestaltung, die therapeutischen Rahmenbedingungen, die frühen Erfahrungen, das Vergleiche anstellen, die Einsicht in die eigene Problematik und der Einsatz von Medikamenten.

1. Therapeutische Beziehungsgestaltung
Unter dem Aspekt ,Therapeutische Beziehungsgestaltung' wurden fünf Bedingungen identifiziert, die sich förderlich auf die Handlungs- und interaktionalen Strategien der Teilnehmer auswirken: Explizites Kontaktangebot, Bereitschaft signalisieren, Freiheit lassen, Hilfestellung geben und Wegfall von Kritik bzw. Bewertung von außen.

Ein wichtiger Aspekt, um Prozesshaftigkeit zu begünstigen und eine Veränderung des Verhaltens als Strategie einzusetzen, scheint zu sein, dass die Kunsttherapeutin und die Kunststudentinnen gegenüber den Teilnehmern ehrlich interessiert sind und ihnen über ihre Körpersprache während der künstlerischen Auseinandersetzung ein ‚Explizites Kontaktangebot' machen. Ein Teilnehmer formuliert dies dergestalt:

L (...) Ja, ich fand's natürlich auch toll, wie die Praktikantinnen, ne Studentin, ich komme immer auf Praktikantin (lächelnd), äh, wie die Studentinnen auch mitgearbeitet haben, und, und ja auch irgendwie so ne Bereitschaft vermittelt haben, „Frag mich!" (schmunzelt). Ja, also ich hatte, mit Frau N. (Anm.: Kunststudentin) habe ich ja den Schrei gemalt. N.? Ja?(...) Äh, die hat, weiß ich nicht, von Anfang an so was ausgestrahlt „Mensch, frag mich doch", also, ne?(...)
(Anhang Bc, Hr L, S. 12, Z 322–329)

Förderlich scheint es außerdem zu sein, wenn die Kunsttherapeutin und die Kunststudierenden mimisch und gestisch ‚Bereitschaft signalisieren' und damit die Teilnehmer ermutigen, Fragen zu stellen und sich Unterstützung zu holen. Derselbe Interviewteilnehmer beschreibt sein Erleben exemplarisch folgendermaßen:

L So ne Aufforderung im Gesicht gehabt, Mensch, guckte immer mal hier, mal da, so wie Sie das ja auch gerne gemacht haben. (...)
(Anhang Bc, Hr L, S. 12, Z 331–332)

Eine weitere förderliche Bedingung, die unmittelbar in Zusammenhang mit dem Entstehen von Prozesshaftigkeit steht und speziell den Einsatz der Strategie ‚Verhalten verändern' bedingt, ist, den Teilnehmern die ‚Freiheit zu lassen', eigene Erfahrungen zu machen. Hierzu stellvertretend ein Beispiel:

L (...) Ja (2), ja (3), aber ansonsten fand ich es gut, uns einfach mal machen zu lassen, auszuprobieren, ja. Weiß nich (leise), manchmal sind weniger Vorgaben schöner als ne ganze Menge...(6) (...)
(Anhang Bc, Hr L, S. 11, Z 289–292)

Um Prozesshaftigkeit zu erreichen und neue Strategien zu ihrer Bewältigung zu entwickeln, scheint es außerdem förderlich zu sein, wenn die Kunsttherapeutin bzw. die Kunststudierenden den Teilnehmern ‚Hilfestellung geben'. Dies erhöht die Chance, sich etwas zuzutrauen und Neues auszuprobieren. Hierzu ein Beispiel eines Interviewteilnehmers, der davon berichtet, wie hilfreich es für ihn war, technische Unterstützung bei der Umsetzung seines Vorhabens – ein Bild mit Spachtel zu malen – erhalten zu haben:

R (...) Also, erst war ich ja ganz schön, äh, da hab ich (undeutlich), ich weiß nicht und so, und dann hat Frau (.) F (Anm.: Kunststudierende)? (...) hat mir das dann ja gezeigt und so, ja und dann hab ich's ja dann ja mal ausprobiert.
(Anhang Bc, Hr R, S. 2, Z 31–36)

Der Umstand im Laufe der Kunsttherapie negative Kritik zu hören bzw. eine schlechte ‚Bewertung von außen' zu erhalten, wirkt sich einschränkend auf Strategien aus, die eingesetzt werden, um eine persönliche Entwicklung zu erreichen und notwendige Entwicklungsschritte in Gang zu setzen. Hierzu stellvertretend ein Beispiel eines Interviewpartners, der danach gefragt wurde, was ihm während der Kunsttherapie gut getan hat:

N (2) Ja, das ich einfach irgendwie (.) bis jetzt noch nichts Negatives, äh, zu hören gekriegt habe.
(Anhang Bc, Hr N, S. 15, Z 456–457)

2. Therapeutische Rahmenbedingungen
Ein weiterer Umstand, der die Handlungs- und interaktionalen Strategien von Prozesshaftigkeit beeinflusst, wurde als ‚Therapeutische Rahmenbedingungen' definiert. In Bezug darauf wurden drei Umstände identifiziert: Zeit haben, kein Termindruck und Rückzugsmöglichkeit.
Ein wichtiges Kriterium scheint demzufolge zu sein, dass die Teilnehmer in der Kunsttherapie genügend ‚Zeit haben', um etwas entwickeln und für sich erreichen zu können. Stellvertretend sagt ein Mann auf die Frage, ob er noch Veränderungswünsche für die Kunsttherapie habe:

M (...) Anderthalb Stunden sind ziemlich kurz. (lauter gesprochen) (...) Nun, zwei Stunden wären schon besser. So, so, wie es donnerstags war, dass war eigentlich ganz gut. Da konnt man vieles (.) schaffen und erreichen.
(Anhang Bc, Hr M, S. 16, Z 468–472)

Eine weitere therapeutische Rahmenbedingung, die eng mit der vorherigen verknüpft ist, beinhaltet, ‚keinen Termindruck' vor oder nach der Kunsttherapie zu haben. Keine Zeit zu haben und Termindruck zu verspüren, beeinflussen und hemmen positive Veränderungen des Erlebens und Verhaltens sowie die Bereitschaft oder das Vermögen, spontan und expressiv zu handeln und sich auf etwas Neues einzulassen.
Nachdem ein Interviewteilnehmer gefragt wird, ob er eventuell lockerer geworden sei, weil die Maßnahme sich dem Ende nähere und er dadurch mehr Zeit für sich habe, antwortet er beispielhaft Folgendes:

B Das kann auch sein, ja. Kann auch sein. (2) Ja, das hat mir, das tut mir gut, jetzt, so viel freie Tage in der Woche, schön schlafen, das machen, wozu ich Lust habe. (...). Wobei das nicht schlecht war, aber das ist schon n bisschen, äh, Stress und Druck weg, das stimmt schon. (...). Ich muss nicht mehr von einem Termin zum anderen hetzen, (.) doch, ja, vielleicht lag das auch n bisschen daran, stimmt, kann sein (lacht).
(Anhang Bc, Hr B, S. 6, Z 159–167)

Darüber hinaus scheint es bedeutsam, dass die Gruppengröße in der Kunsttherapie überschaubar ist und je nach Bedürfnis des Einzelnen sowohl Nähe als Distanz zulässt. Die therapeutischen Rahmenbedingungen sollten daher ‚Rückzugsmöglichkeit' für den einzelnen Teilnehmer bereitstellen. Nachdem ein Interviewpartner danach gefragt wird, was ihm in der Kunsttherapie besonders gut getan habe, äußert dieser sich so:

M Ja, dass die Gruppe nicht zu groß war. (...) Vier Leute war noch ganz gut. (...) Also, (.) ich glaube, wenn die größer wär, wär das auch schwierig. (...) Ja. (2) Für viele Leute ist das dann schwieriger. (.) Für mich persönlich jetzt nicht unbedingt, aber (.) meine, in der fünfer Gruppe war ich auch schon und... (...) Aber irgendwann ist auch der Platz erschöpft.
I Ach so. Und dann ist man auch zu nah. (1)
M Vor allem war das auch mit vier Leuten ganz gut, weil jeder hatte so n bisschen, äh, Rückzugsmöglichkeit zum Malen. (...)
(Anhang Bc, Hr M, S. 17, Z 488–504)

3. Frühe Erfahrungen

Der dritte Komplex, der zu den intervenierenden Bedingungen gehört, wurde als ‚Frühe Erfahrung' identifiziert. Hier konnten die biografischen Bezüge Kindheit, negative Erfahrungen sowie die Erlebnisse in der Schule ermittelt werden.

In der ‚Kindheit' bereits positive Erfahrungen mit dem Medium Kunst gemacht zu haben, kann die spätere Strategie die ‚Kunst als Mittel zu nutzen' positiv beeinflussen, beispielsweise wenn es darum geht, sein Innenleben auszudrücken und sich selbst besser wahrzunehmen. Dies wird aus einem Kommentar eines Interviewteilnehmers deutlich, der zuvor gefragt wurde, warum sein Werk, das ein Mandala zeigt, ihm besonders wichtig sei:

M (...) Ja, zu dem Zeitpunkt hatten wir grad das Thema Kindheit in der Therapie mit Herrn X (Anm.: Therapeut). Und da, als wir da, und da ich als Kind Mandalas gemalt hab, kam mir das sehr gelegen, mal wieder welche zu malen. (...)
(Anhang Bc, Hr M, S. 12, Z 334–336)

Dagegen können ‚negative Erfahrungen', die bei den Betroffenen beispielsweise zu späteren Ängsten und Hemmungen führen, zukünftige Handlungs- und interaktionale Strategien hemmen. Ein Interviewteilnehmer berichtet beispielsweise davon, dass er sich während einer Partnerübung mit einer Kunststudierenden mit seinen Vorurteilen und seiner Scheu gegenüber Frauen konfrontiert sieht. Zur einschränkenden Bedingung, die auf die Strategie Verhalten verändern einwirkt, sagt er:

L Weil ich eben da ja auch schlechte Erfahrungen gemacht habe. (...). Andererseits war es mir auch wichtig, ja, mit den Studentinnen zu arbeiten, einfach mal zu fragen, Hilfe zu bitten, und wir haben ja auch so <u>Gemeinschaftsübungen</u> gemacht am Donnerstag, wo eben jetzt auch mal die, äh, Studentin dann meine <u>Hand</u> führen musste, das war, weiß nicht, Schauer, Schweiß auf der Stirn, alles gleichzeitig so n bisschen (lächelnd). Einfach mal die Führung abzugeben und sich, äh, ja, gerade auch von ner Frau ne Hand führen zu lassen, <u>wo</u> ich ja eben auch diese schlechten Erfahrungen gemacht habe.
(Anhang Bc, Hr L, S. 9, Z 212–221)

Auch die Erfahrungen, die die Teilnehmer bereits in der ‚Schule' gemacht haben, scheinen die spätere Strategie, das eigene ‚Verhalten zu verändern', zu beeinflussen. So beschreibt ein Interviewteilnehmer, dass er zwar während der Maßnahme viel Ungewohntes ausprobiert habe und flexibler in seinem Verhalten geworden sei, aber aufgrund seiner schlechten schulischen Erfahrung mit einem bestimmten Material bzw. Technik sich dennoch nicht auf den Umgang damit habe einlassen können:

M Ja, Linoldruck liegt mir nicht so, kenn ich noch aus der Schule. (...) Das ist nicht so mein, mein Fall.
(Anhang Bc, Hr M, S. 7, Z 182–184)

4. Vergleiche anstellen

Eine weitere intervenierende Bedingung, die zum breiteren strukturellen Kontext der Kernkategorie Prozesshaftigkeit gehört, wurde als ‚Vergleiche anstellen' identifiziert.

Sich mit anderen Menschen oder deren Handlungen in Beziehung zu setzen oder auch das eigene Handeln mit früheren Zeitpunkten zu vergleichen, kann dazu beitragen, einen eigenen Standpunkt zu finden, Unterschiede oder Entwicklungsschritte besser wahrzunehmen und auf diese einzuwirken. Im Rahmen der

Untersuchung konnten zwei Bedingungen herausgearbeitet werden, die die Handlungs- und interaktionalen Strategien beeinflussen. Erstens: das Vergleiche anstellen zu anderen und zweitens: das Vergleiche anstellen drinnen versus draußen.
Ein Interviewpartner beschreibt beispielsweise gleich zu Beginn des Interviews, dass er seine Werke im Vergleich zu den Arbeiten seiner Mitpatienten als durchaus sehenswert empfindet. Im Verlauf des Interviews zeigt sich, dass sich das ‚Vergleiche anstellen zu anderen' durchaus positiv auf die Strategie auswirkt, die ‚Kunst als Mittel zur Anerkennung' zu nutzen. Stellvertretend hierfür ein Beispiel:

L (...) Und wenn man sich jetzt das Bild, das wir uns denken müssen, (schmunzeln), was in der Kunstausstellung hängt, äh, die sehen, es ist eigentlich die besten Werke, die ich ausgesucht habe und ja, die lassen sich sehen. Wenn ich das so im Vergleich zu den anderen, die da hängen sehe, brauche ich mich nicht verstecken, glaube ich. (...)
(Anhang Bc, Hr L, S. 3, Z 19–24)

Auch das ‚Vergleiche anstellen zwischen drinnen und draußen' bzw. der Vergleich zwischen einem Leben in Freiheit und dem in der forensischen Psychiatrie, wirkt sich auf die Handlungs- und interaktionalen Strategien aus. In diesem Fall beeinflussen sie sogar gravierend die Strategie, die ‚Kunst als Mittel zum Ausdruck des Innenlebens und der Selbstwahrnehmung' einzusetzen. Ein Interviewpartner erläutert die gegensätzlichen Umstände zwischen drinnen und draußen und ihren Einfluss auf sein Werk so:

B (...), also was man, was man alles vermisst, hab ich da so reingezeichnet, ne, was einem alles so fehlt. Was man draußen hatte und was man hier, hier nicht hat, ne. (...)
(Anhang Bc, Hr B, S. 3, Z 44–46)

5. Einsicht in eigene Problematik
‚Einsicht in das eigene problematische Handeln' zu gewinnen ist eine wesentliche Bedingung, um sein Verhalten positiv zu verändern. Hierauf weist eine Aussage eines Interviewpartners hin, der beschreibt, was seiner Meinung nach der Anlass dafür war, sich weniger perfektionistisch, sondern stattdessen flexibler und spontaner zu verhalten. Auf die Rückmeldung von mir, dass sich in der Kunsttherapie einiges bei ihm verändert zu haben scheint, entgegnet er:

H Weil, ich bin ja immer davon ausgegangen, das (is, hat mit'm Zahn?)= der Zahn ist kaputt und dann hat, is trotz <u>so</u> wieder weg gegangen, ich meine, ich hab zwar zwischendurch immer noch leichten Druckschmerz drinne (...), aber so leicht, dass ich den schon bald gar nicht mehr wahrnehme. (...) Aber das hat mir dann doch n Zeichen gegeben, dass da wohl doch was im Kopf drinne vorgeht. (...). Ich glaube, das war der Auslöser, mich n bisschen zu wenden.
(Anhang Bc, Hr H, S. 10, Z 294–304)

6. Einsatz von Medikamenten
Eine weitere förderliche Bedingung, die insbesondere sehr angespannte Teilnehmer darin unterstützen kann, ihr Erleben und Verhalten zu verändern, ist der zeitweilige ‚Einsatz von Medikamenten'. Dies schildert ein Interviewteilnehmer, der das Medikament Atosil erhält, um seine Unruhe- und Erregungszustände zu reduzieren:

H Und dann auch mit Unterstützung des Atosils (Anm.: Arzneimittel zur

> Behandlung von Unruhe- und Erregungszuständen bei psychiatrischen Erkrankungen), ich meine, das war nur gering dosiert, aber es (.), ich glaube, es ist doch einiges darauf zurückzuführen auch.
> (Anhang Bc, Hr H, S. 11, Z 306–309)

7.1.1.5
Konsequenzen der Strategien zur ‚Prozesshaftigkeit'

Die im Vorfeld beschriebenen Handlungen und Interaktionen der Teilnehmer, die ausgeführt werden, um die Kernkategorie ‚Prozesshaftigkeit' zu bewältigen, ziehen Konsequenzen oder auch Ergebnisse nach sich. Diese müssen nicht unbedingt tatsächlich eingetreten oder beabsichtigt sein, sie können auch nur eine mögliche Folge darstellen.
Als Konsequenz der vorliegenden Handlungs- und interaktionalen Strategien zu denen ‚Verhalten verändern', die ‚Kunst als Mittel nutzen' und ‚Demotivation vermeiden' zählen, konnte der ‚Therapieeffekt Spaß und Entspannung' identifiziert werden.
Der Therapieeffekt wird von den Interviewpartnern als ‚intensiv bis sehr intensiv' erlebt. Er tritt ihrer Meinung nach ‚hin und wieder bis immer' auf, entwickelt sich ‚prozesshaft', wird aber auch als ‚kontinuierlich' auftretend beschrieben. Darüber hinaus hat der ‚Therapieeffekt Spaß und Entspannung' ‚positive Auswirkungen', sodass eine ‚Fortsetzung der Maßnahme in der Regel erwünscht' ist. Ein Interviewteilnehmer berichtet während des Abschlussgesprächs von seinen positiven Erfahrungen in der Kunsttherapie und antwortet auf die Frage, ob er sich eine Fortsetzung der Maßnahme vorstellen könne:

> N (…) Ja, auf jeden Fall! (…) Also, da brauch ich auch nicht lange zu überlegen. Ich würde jederzeit gerne wieder machen. … Also es ist für mich entspannender und ruhiger, ne. (…)
> (Anhang Bc, Hr N, S. 17, Z 521–529)

Da die Konsequenz ‚Therapieeffekt Spaß und Entspannung' als Kernkategorie der zweiten Fragestellung identifiziert wurde, wird sie in Kapitel 7.1.2 ausführlicher vorgestellt.

7.1.1.6
Zusammenfassung

Welchen Einfluss die in dieser Studie beschriebene kunsttherapeutische Maßnahme auf männliche Patienten mit einer Persönlichkeitsstörung, die in der forensischen Psychiatrie untergebracht sind, aus ihrer Sicht hat und wie sie ihre Beteiligung an der Intervention in Bezug auf ihr Erleben und Verhalten subjektiv bewerten, lässt sich mit ‚Prozesshaftigkeit' beantworten. Darunter ist eine positive Veränderung des Erlebens und Verhaltens zu verstehen. Die Handlungs- und interaktionalen Strategien, die die Teilnehmer entwickeln, um ‚Prozesshaftigkeit' zu erreichen oder zu bewältigen, resultieren zum einen aus der ursächlichen Bedingung ‚Ausprobieren' und zum anderen aus dem Kontext ‚Neue Situationen durch Kunsttherapie'.
Die Kernkategorie ‚Prozesshaftigkeit' scheint für die Teilnehmer so wesentlich zu sein, dass sie die Maßnahme mit ihren unterschiedlichen kreativen Übungen und Methoden nicht einfach passiv hinnehmen, sondern aktiv und motiviert vielfältige Dinge tun, um eine positive Entwicklung in Bezug auf das eigene Erleben und Verhalten in Gang zu setzen. Die Teilnehmer nehmen eine sehr zielbewusste und – im Rahmen ihrer Möglichkeiten – überaus tatkräftige Rolle im Therapieprozess ein. So überlegen sie zum Teil sehr konkret, wie sie beispielsweise ihre

im Vorfeld der Maßnahme festgelegten Therapieziele umsetzen können und entwickeln darauf aufbauend individuelle Handlungen und Strategien. Zu diesen gehören, dass sie erstens ihr ,Verhalten verändern', indem sie sich bei der kreativen Auseinandersetzung beispielsweise weniger starr und kontrollierend, sondern eher flexibel und spontan verhalten, zweitens, dass sie gezielt das Medium ,Kunst als Mittel nutzen', um ihre individuellen Bedürfnisse zu befriedigen, wie beispielsweise das nach Ausdruck ihres Innenlebens. Und drittens setzen sie Strategien ein, die es ihnen ermöglichen ,Demotivation zu vermeiden', um Prozesshaftigkeit aufrecht zu erhalten. Das Resultat ihrer eingesetzten Handlungs- und interaktionalen Strategien ist, dass sich der ,Therapieeffekt Spaß und Entspannung einstellt'.

7.1.2 Subjektive Effekte von Kunsttherapie bei Persönlichkeitsstörungen in der forensischen Psychiatrie

„*(...) gebracht hat es mir im Endeffekt sehr viel, weil durch (...) die Kunsttherapie bin ich auf jeden Fall auch ruhiger geworden (...) und entspannter.*" – Die Kernkategorie Therapieeffekt Spaß und Entspannung

Der zweite Themenbereich setzt sich mit der Frage auseinander, welche subjektiven Effekte die Intervention Kunsttherapie auf das Erleben und Verhalten sowie auf das Wohlbefinden von männlichen Patienten mit Persönlichkeitsstörungen während der Unterbringung in der forensischen Psychiatrie hat. Die Antwort darauf lässt sich mit dem zentralen Phänomen ,Therapieeffekt Spaß und Entspannung' beantworten. Anhand einer Grafik (Abb. 41) soll die Kernkategorie sowie die ihr zugeordneten Subkategorien aufgeführt werden. Nachfolgendend werden diese konkreter erläutert.

7.1.2.1 Zentrales Phänomen: Therapieeffekt Spaß und Entspannung

Aus persönlicher Sicht der männlichen Teilnehmer wirkt sich die kunsttherapeutische Intervention mit ihren kreativen Methoden und Übungen auf ihr Erleben und Verhalten dahin gehend positiv aus, dass sich der ,Therapieeffekt Spaß und Entspannung' einstellt. Exemplarisch wird die Aussage eines Teilnehmers wiedergegeben, der zu Beginn des Interviews danach gefragt wird, wie er die Kunsttherapie im Nachhinein bewerte und welchen Nutzen er daraus ziehen konnte:

M (...) Es hat mir sehr viel Spaß gemacht (2) und (2) konnt mich immer gut entspannen.
(Anhang Bc, Hr M, S. 2, Z 14–15)

Und ein anderer Patient schildert seine Erfahrungen bezogen darauf, welche Ziele und Wünsche er in der Kunsttherapie erreichen konnte, so:

H Und bezüglich der Lockerheit, dass (.) is n großer Sprung. Also ich bin wesentlich lockerer wie vorher. (...). Sehe die Sache wesentlich entspannter.
(Anhang Bc, Hr H, S. 8, Z 225–228)

Das subjektive Empfinden, durch die Kunsttherapie Spaß und Entspannung erlebt zu haben, wird von den Männern immer wieder auf eindeutige Art und Weise geschildert. Die Aspekte Spaß, Entspannung, Freude und Aussagen, wie „Das hat mir gut getan", ziehen sich wie ein roter Faden durch die Interviews. Das Ausmaß des Therapieeffekts wird als ,viel

bis sehr viel' angegeben und als ‚intensiv bis sehr intensiv' erlebt. Der Effekt tritt ‚prozesshaft aber auch kontinuierlich', d. h. immer auf, und hat stets ‚positive Auswirkungen' auf das Handeln der Teilnehmer. Auch wird der Therapieeffekt als durchgehend ‚positiv' bewertet. Zum Ausmaß des entstandenen Therapieeffekts äußert sich ein Interviewteilnehmer beispielsweise so:

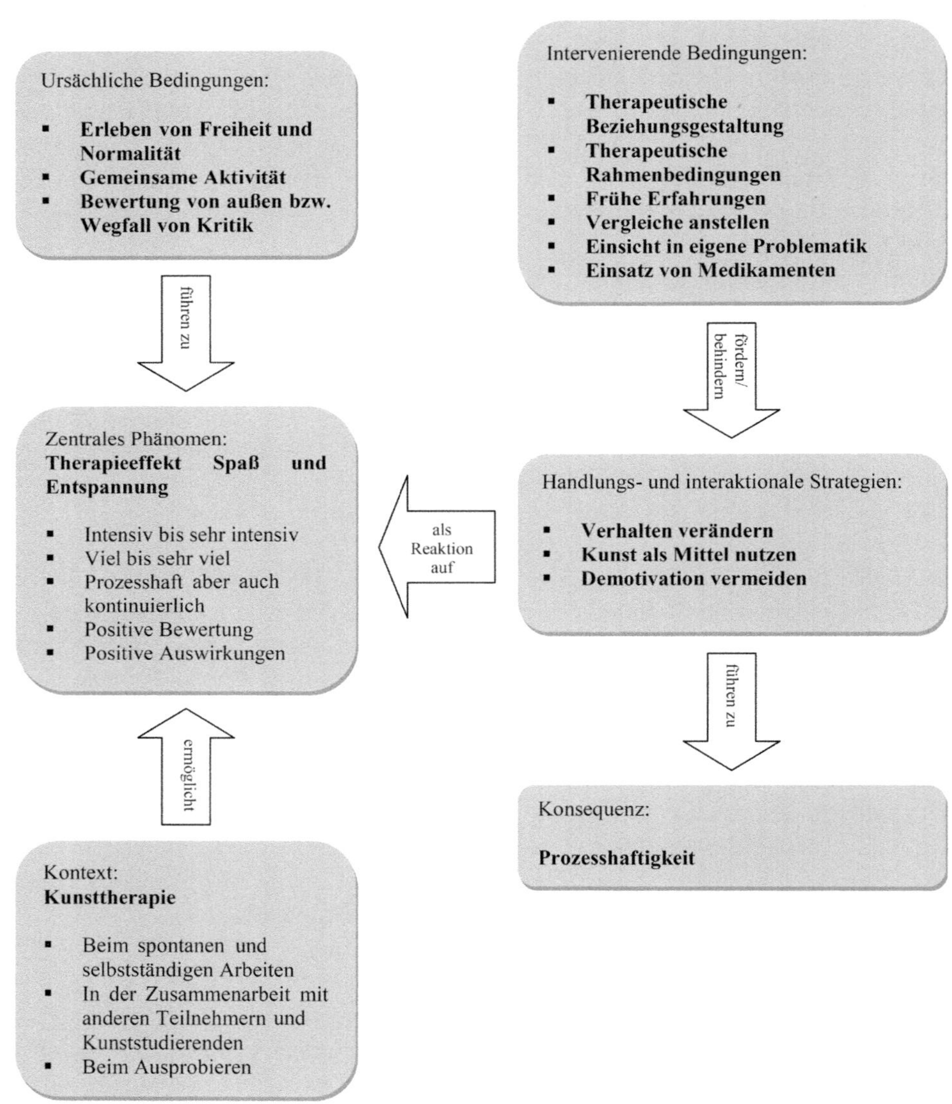

Abbildung 41: Achsenkategorie ‚Therapieeffekt Spaß und Entspannung' im Rahmen der Auswertung durch ‚Grounded Theory'.

R (…) Und es hat mir auch sehr, sehr viel Spaß gemacht. (…) einfach genial war das. Wir hatten ja wirklich so viel Spaß und so was hier. Doch, doch das (.), das war schon schön. (2). Ne schöne Zeit. (Anhang Bc, Hr R, S. 10, Z 273–277)

7.1.2.2 Ausgangsfaktoren zum ‚Therapieeffekt Spaß und Entspannung'

Ursächliche Bedingungen des Therapieeffekts Spaß und Entspannung
Als Grund für das Entstehen des Therapieeffekts Spaß und Entspannung konnten drei Auslöser bzw. Vorfälle identifiziert werden: das Erleben von Freiheit und Normalität, die gemeinsame Aktivität und der Wegfall von negativer Kritik bzw. einer Bewertung von außen.
Durch die kunsttherapeutische Maßnahme das Gefühl von ‚Freiheit und Normalität' zu erleben, führt bei den Männern dazu, dass sie Spaß, Freude und Entspannung empfinden und im Zuge dessen ihr Wohlbefinden gestärkt wird. Dies scheint von besonderer Bedeutung, da die Teilnehmer zum Teil seit Jahren geschlossen untergebracht sind und nur wenig Kontakt zur Außenwelt haben. Die Ursache ‚Freiheit und Normalität erleben' steht dabei in unmittelbarem Zusammenhang damit, dass Kunststudierende an der Maßnahme beteiligt sind und sich aktiv einbringen. Ihre Anwesenheit scheint ihnen u. a. das Gefühl von Normalität zu vermitteln. Ein Interviewteilnehmer beschreibt beispielsweise seine positive Stimmung während der Kunsttherapie und vergleicht diese mit seinem Erleben im Rahmen der alltäglichen stationären Unterbringung. Als Grund für das Auftreten von Wohlbefinden bzw. Freude führt er folgendes an:

B (…) Das war, ja, weiß ich nich, so'n, so'n Lichtblick, das war einfach so'n Highlight der Woche, wo man sich drauf freuen konnte. Nicht immer mit irgendwelchen Leuten von der Station, die man in und auswendig kennt und das war schon was anderes, da war auch dann so die, die Freundlichkeit, oder das, das, äh, äh, das Normale wieder da, auch wenn's nur für, für ne Stunde oder anderthalb Stunden war. (…). Das war'ne andere Welt auf der Station. Das hat mir verdammt gut getan. (Anhang Bc, Hr B, S. 9, Z 246–253)

Das Ausmaß Freiheit und Normalität zu erleben, wird von den Teilnehmern von ‚ein bisschen bis viel' angegeben und hat ‚positive bis sehr positive Auswirkungen'. Ein Interviewpartner beschreibt beispielsweise den Umfang seines empfundenen Freiheitsgefühls während der Zusammenarbeit mit den Kunststudierenden so:

N (…) Also, man hat sich dann ähm, ja, weiß ich nicht, n bisschen freier gefühlt, ne, man is äh, nicht auf den Gedanken gekommen in dem Moment, dass man irgendwie in ner forensischen Klinik ist, oder so, ne. Also es war ganz anders vom Gefühl her. Ähm, deswegen fand ich das auch immer dann so schade, wenn man wieder rüber gehen musste, dann war der, sozusagen der Traum war auf einmal aus (…). (Anhang Bc, Hr N, S. 14, Z 434–439)

Die zweite Ursache für das Entstehen des Kernphänomens ist die ‚Gemeinsame Aktivität'. Sie beschreibt die Tatsache zum einen innerhalb einer Gruppe zu arbeiten, die die gleichen Interessen hat und zum anderen mittels Partner- oder Gruppenarbeiten mit anderen zusammenarbeiten zu können.

Hierzu ein Beispiel aus den Interviews: Wie viele andere Teilnehmer der Maßnahme auch, war ein Interviewpartner durch die Kunsttherapie und dem damit verbundenen Erleben von Spaß und Entspannung hoch motiviert, auch allein auf der Station zu malen und zu zeichnen. Sein Wunsch war, die positiven Effekte auch auf den Alltag zu übertragen. Dies gelang ihm, wie den meisten Teilnehmern der Kunsttherapie, aufgrund fehlender Bedingungen nicht. Er erlebte beim kreativen Arbeiten auf der Station keinen Spaß und die Motivation blieb aus. Ihm fehlte die gemeinsame Aktivität.
Im Interview beschreibt der Teilnehmer sehr klar, was den Unterschied ausmacht und welches Ereignis für das Entstehen von Spaß und Entspannung wesentlich ist. Während der Interviewpartner davon berichtet, dass er sich während der Kunsttherapie gut ablenken und entspannen konnte, führt er als Begründung an:

N Ähm, aufe Station selber komme ich nich dazu richtig zu malen, weil ähm (.) ja einerseits bin ich noch mit anderen Sachen beschäftigt, andererseits, äh, fehlt mir dann, dann in dem Moment Interesse und die Lust. Ähm, was hier eigentlich nich so der Fall ist. Weil hier ist man auch, ähm, mit mehreren, die dann halt malen und äh, die dann auch so über die Schulter gucken, oder auch vielleicht mal was fragen. Ähm, das macht mir dann irgendwie mehr Spaß, ne. So wie mit den Gruppen zu arbeiten oder zu malen, als wie alleine dann auf ner Station.
(Anhang Bc, Hr N, S. 17, Z 531–537)

Da während der kunsttherapeutischen Maßnahme verschiedenste Methoden und Übungen durchgeführt wurden, wird der gleiche Interviewpartner an anderer Stelle erneut gefragt, was ihm besonders gut an der Kunsttherapie gefallen hat. Auch hier kommt er wieder auf den Aspekt der ‚gemeinsamen Aktivität' als Grund für das Entstehen von Spaß und Entspannung zu sprechen. Er bezieht sich dabei u. a. auf gemeinsame Malaktionen mit Kunststudierenden und auf das Gestalten einer lebensgroße Gipsfigur mit einer Studentin. Er äußert sich so:

N Ja, die Zusammenarbeit zum Beispiel, äh (.) mit, mit den Praktikantinnen (...), ähm, also Studentinnen halt, ne? (...) hat mir Spaß gemacht. Wenn man gemeinsam ein Bild gemalt hat, oder so wie bei meiner Gipsfigur.
(Anhang Bc, Hr N, S. 4, Z 69–74)

Als dritte Ursache, die zum Auftreten des Therapieeffekts führt, konnte die Kategorie ‚Wegfall von Kritik bzw. einer Bewertung von außen' identifiziert werden.
Nicht bewertendes Verhalten von Seiten der Therapeutin ist ein wichtiges Mittel, um Spaß und Entspannung bei Patienten herbeizuführen. Insbesondere psychisch kranke Straftäter haben häufig durch ihre Umgebung ein zu viel an negativer Rückmeldung bzw. Strafe erfahren und erwarten dies, aus Erfahrung, auch von Seiten ihrer Therapeutin. Dies beschreibt ein Teilnehmer während des Interviews sehr eindrücklich. Nachdem er danach gefragt wird, was ihm neben der Zusammenarbeit mit den Studierenden noch gut getan hat, sagt er an dieser Stelle exemplarisch:

N Ja, dass ich einfach irgendwie (.) bis jetzt noch nichts Negatives, äh, zu hören gekriegt habe.
(Anhang Bc, Hr N, S. 15, Z 456–457)

Kontext von ‚Therapieeffekt Spaß und Entspannung'

Der ‚Therapieeffekt Spaß und Entspannung' und die damit in Zusammenhang stehenden Handlungs- und interaktionalen Strategien, scheinen besonders dann aufzutreten und sich zu entwickeln, wenn drei Bedingungen in der Kunsttherapie vorliegen. Erstens scheint es wichtig zu sein, ‚spontan und selbstständig' zu arbeiten, zweitens ‚mit anderen Teilnehmern sowie Kunststudierenden zusammenzuarbeiten' und drittens etwas ‚ausprobieren' zu können.

Die Aspekte, ‚selbstständig und spontan tätig sein' zu können, stellen wichtige Bedingungen dar, bei dem sich Spaß und Entspannung einstellen. Ein Interviewteilnehmer beschreibt dies beispielsweise so:

N Ja, und äh, (.) ja, meine Zeichnungen an sich selber, die ich selber mache, machen mir sehr viel Spaß, ne.
(Anhang Bc, Hr N, S. 4, Z 83–84)

Und ein anderer Teilnehmer berichtet, wie sehr ihm die Tatsache gefallen hat, zum ersten Mal mit dem Material Ton zu experimentieren und dabei ohne große Vorüberlegung arbeiten zu können. Bezogen auf die Bedingungen, die für das Erleben von Spaß und Entspannung notwendig sind, sagt er rückblickend:

B (…) das ging voll flüssig, ohne, dass ich da jetzt großartig überlegt hab, was ich mache, oder wie ich das mache. Ich hab einfach so nach m Bauch heraus (spricht schnell). Und das hat, da hat ich schon das Gefühl, dass das (.) so n Automatismus war, ohne großartig zu überlegen und, dass das hundertprozentig aussehen muss. Und einfach so drauf los. (…). Da hab ich mich ja dann zum Schluss auch noch richtig geärgert, dass ich das nicht früher gemacht hab. (…). Hätt ich hier ne ganze Armee schaffen können. (…). (lacht). Das hat mir wohl gefallen. Ja.
(Anhang Bc, Hr B, S. 5, Z 120–132)

Die zweite wichtige Rahmenbedingung bezieht sich auf den aktiven Kontakt innerhalb der Kunsttherapie und den Gesichtspunkt, ‚mit anderen Gruppenteilnehmern oder Kunststudierenden zusammenzuarbeiten'.

Die Therapieeinheiten waren gezielt darauf ausgerichtet auch sozial-edukative Übungen in Form von Partner- und Gruppenarbeiten durchzuführen, um die Kommunikation und das Miteinander der Teilnehmer zu fördern. Der Einsatz solcher Maßnahmen schien besonders auf dem Hintergrund bedeutsam, dass die psychisch kranken Teilnehmer zum Teil seit Jahren von der Außenwelt abgeschottet leben und außer zum pflegerischentherapeutischen Team und zu Angehörigen kaum Kontakte pflegen können. Zudem haben sie aufgrund ihrer Lebensgeschichte häufig wenig günstige Erfahrungen im Entwickeln sozialer Beziehungen gemacht, die eine elementare Voraussetzung dafür sind, sich gesellschaftlich positiv und zielführend einzubringen.

Ein Teilnehmer, der auffallend große Schwierigkeiten speziell im Umgang mit jüngeren Frauen hatte, äußert sich rückblickend auf die Frage, welcher Kontext für das Entstehen des Therapieeffekts wichtig war, beispielsweise so:

I Das heißt so Ihr Fazit, was die Partnerarbeit anging?

M Ja, es war gut. (…) Hat Spaß gemacht. (…) So viel Spaß, dass ich noch nen Blumenbild gemalt hab (…).
(Anhang Bc, Hr M, S. 6, Z 134–139)

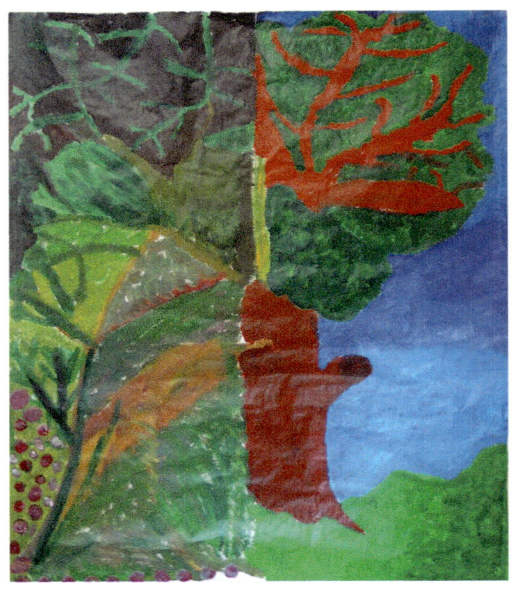

Abbildung 42: Vier Teilnehmer malen innerhalb von 60 Minuten gemeinsam einen Baum (ca. 120x160 cm), ohne sich währenddessen unterhalten zu dürfen und mit der Aufforderung das gesamte Blatt zu bemalen.

Und ein weiterer Interviewteilnehmer bezieht sich ebenso konkret auf die Durchführung einer sozial-edukativen Übung (Abb. 42), indem er sagt:

R (...) Und auch jetzt die Gruppenarbeiten, und so was, die wir hatten, jetzt da, mhm, zum Beispiel den Baum, oder so was, da den wir da gemalt haben, das war auch, (2) einfach genial war das. Wir hatten ja wirklich so viel Spaß (...). (Anhang Bc, Hr R, S. 10, Z 273–277)

Der ‚Therapieeffekt Spaß und Entspannung' scheint aber auch beim ‚Ausprobieren' aufzutreten. Dies wird von den Interviewteilnehmern in erster Linie darauf bezogen, sich mit neuen Materialien und Techniken auseinanderzusetzen. Hierzu exemplarisch die Aussage eines Interviewpartners, der beschreibt, in welchen Zusammenhang er Spaß erlebt hat:

B (...) Und, hab viel Spaß gehabt in dem halben Jahr. (.) Viel Neues ausprobiert, also mit Malen, da hab ich ja so, sonst im Alltag nicht so viel zu tun gehabt, ne? (.) Ja. (1) Konnt mich viel entspannen. Hab viel Spaß gehabt (...). (Anhang Bc, Hr B, S. 2, Z 22–24)

Ein anderer Teilnehmer hatte sich in der Kunsttherapie von Bildern aus einem Buch inspirieren lassen und danach den Versuch gestartet, eines davon nachzumalen. Auch bei ihm tritt das Phänomen Spaß im Zusammenhang mit der Bedingung auf, etwas auszuprobieren. Hierzu folgendes Beispiel:

R Genial (leicht lachend). Das hab ich jetzt zum Beispiel bei dem Strand oder so was da (schnell gesprochen), hab ich ja auch aus dem Buch da und da hab ich mal (undeutlich, schnell gesprochen), da jetzt mal schön Urlaub machen und so was und das könnste ja auch mal versuchen, zu malen oder so ne (...). (Anhang Bc, Hr R, S. 4, Z 97–100)

7.1.2.3 Strategien zum ‚Therapieeffekt Spaß und Entspannung'

Werden die Teilnehmer der vorliegenden Studie mit dem ‚Therapieeffekt Spaß und Entspannung' konfrontiert, setzen sie mehrere Strategien ein oder vermeiden bestimmte, um auf diese Kernkategorie zu reagieren bzw. diese zu bewältigen. Folgende drei Handlungs- und interaktionale Strategien konnten identifiziert werden: Verhalten verändern, Kunst als Mittel nutzen und Demotivation vermeiden.

1. Verhalten verändern

Die bedeutsamste Strategie wurde als ‚Verhalten verändern' identifiziert. Dies geschieht auf unterschiedlichste Art und Weise (Tab. 17).

Eine auffallend häufig genannte Verhaltensveränderung zeigte sich bei den Männern darin, dass sie ‚weniger perfektionistisch und stattdessen spontan' mit Situationen und Begebenheiten umgehen konnten. Ein Teilnehmer hatte beispielsweise erst kurz vor Ende der Maßnahme entdeckt, dass ihm die spontane künstlerische Auseinandersetzung mehr Freude und Entspannung bringt als der Anspruch, so gut malen zu wollen wie der Maler Pablo Picasso. Zu seiner veränderten Strategie sagt er:

B Nee, das war einfach so (1) ja, aus' m Bauch raus, so wie ich das mir vorgestellt hatte, hab ich das einfach versucht, ohne da großartig, äh, tausendmal das wie dann zu kaputt zu machen und neu zu formen. (...) Ja, ich glaub bei den Bildern wollte ich immer picassomäßig n Bild malen. (...) Das muss alles so, das soll hundertprozentig aussehen (...). Und deshalb hab ich auch immer, wenn mir was nicht gefallen hat so, hab ich das wieder wegradiert (...).
(Anhang Bc, Hr B, S. 6, Z 134–150)

Und ein anderer Interviewteilnehmer beschreibt seine verwandelte Herangehensweise so:

H (...) den Perfektionismus nicht mehr so, sondern wirklich einfach drauf los. (...) Gucken was kommt.
(Anhang Bc, Hr H, S. 2, Z 31–34)

Eine weitere Strategie, die der vorherigen ähnelt, deutet daraufhin, dass die Teilnehmer ihr ‚Verhalten verändern', indem sie nicht wie gewohnt ‚starr, sondern flexibel handeln und von üblichen Herangehensweisen abweichen'. Exemplarisch soll hier die Aussage eines Interviewpartners angeführt werden, der sich in der Kunsttherapie anfänglich vielem Neuen gegenüber verweigerte und sich erst im Laufe der Zeit flexibler verhielt und von seinen starren Verhaltensmustern ablassen konnte. Nachdem er während des Interviews darauf aufmerksam gemacht wird, dass er sogar das Material Ton ausprobiert habe, sagt er zu seiner veränderten Vorgehensweise:

M Ja, obwohl's auch nicht mein Fall ist.
I Mhm. (.) Aber Sie hatten vorher gesagt: Wenn wenn's Ton gibt, mach ich das nicht, aber Sie ham's trotzdem...
M Ja, mit Gips hab ich auch gearbeitet, obwohl ich gesagt hab: Mach ich nich.

Subkategorie: Verhalten verändern	
von	**zu**
perfektionistisch	spontan
starr	flexibel/abweichen vom Üblichen
ängstlich/verweigernd	vertrauensvoll/helfend
inkongruentem	kongruentem Gefühlsumgang bzw. Ausdruck

Tabelle 17: Untergeordnete Handlungs- und interaktionale Strategien der Subkategorie ‚Verhalten verändern' (Therapieeffekt Spaß und Entspannung)

I Mhm. (.) Mhm. (1) Heißt das auch so'n bisschen, Sie sind schon (.) offener geworden, auch mal Dinge zu tun (.)

M die mir eigentlich überhaupt nicht liegen, oder die mir nicht passen.
(Anhang Bc, Hr M, S. 7, Z 186–192)

Darüber hinaus kommt es laut Aussagen der Interviewteilnehmer noch zu einer weiteren Verhaltensveränderung, um auf den ‚Therapieeffekt Spaß und Entspannung' zu reagieren. Dieser zeichnet sich dadurch aus, dass die Männer im Verlauf der Kunsttherapie ‚weniger ängstlich und verweigernd agieren, sondern zunehmend vertrauensvoll und helfend'. Exemplarisch wird die Aussage eines Interviewpartners zitiert, der auf seine veränderte Offenheit angesprochen und danach gefragt wird, ob er sich diese Entwicklung zu Beginn der Kunsttherapie hat vorstellen können. Er äußert sich folgendermaßen:

M Nö. (1) Am Anfang hätt ich eher gesagt: Ach, wenn Herr N die Figur machen will, dann soll er das mal <u>alleine</u> machen, ne. (...) Aber dann hab ich ja <u>doch</u> mit angepackt. (...) Als dann am Ende noch n bisschen was zu tun war. (...) Und hat auch Spaß gemacht.
(Anhang Bc, Hr M, S. 7, Z 194–201)

Und kurz darauf fügt derselbe Teilnehmer auf die Frage, was ihm Spaß gemacht habe, hinzu:

M Ja, es war ganz schö, es hatte schon, also was alleine reichte, war schon, jemandem zu <u>helfen</u>, dass er seins noch fertig kriegt.
(Anhang Bc, Hr M, S. 8, Z 205–206)

Eine weitere Veränderung des Verhaltens betrifft den Umgang mit den eigenen Gefühlen. Bezogen darauf berichten die Interviewteilnehmer, dass sie zunehmend häufiger mit ihren Stimmungen besser umgehen und sie zudem deutlicher zeigen konnten. Diese Strategie, die als Reaktion auf den ‚Therapieeffekt Spaß und Entspannung' eingesetzt wird, wurde als ‚Verhalten verändern von inkongruentem zu kongruentem Gefühlsumgang bzw. Ausdruck' identifiziert. Exemplarisch äußert sich ein Interviewteilnehmer folgendermaßen:

R (...) Ähm, (2) ja und ich weiß nicht, ob sie das auch so sehen, aber wenn ich jetzt, äh, zum Beispiel schlechte Laune oder so was habe, ähm, dann habe ich das auch <u>gezeigt</u>. (...) So, un, äh, gut am Anfang war es so, dann habe das auch (unverständlich), dass ich schlechte Laune hab, aber hab dabei gegrinst oder so was. So, aber das war in der letzten Zeit ja gar nicht mehr so. Das hat sich auch geändert, dass man mir das dann auch ansehen konnte und so und dass ich dann schlechte Laune und so was <u>hatte</u>, das hat sich auch geändert.
(Anhang Bc, Hr R, S. 5–6, Z 132–140)

2. Kunst als Mittel nutzen

Die zweite Subkategorie, die identifiziert werden konnte, um auf das Phänomen ‚Therapieeffekt Spaß und Entspannung' zu reagieren bzw. es zu bewältigen, beinhaltet, die ‚Kunst als Mittel zu nutzen' (vgl. Kapitel 7.1.1.3). Hier konnten drei untergeordnete interaktionale Strategien zugeordnet werden. Kunst als Mittel nutzen: zur Problembewältigung, um Aufklärungsarbeit zu leisten, zum Ausdruck von Wünschen und Erinnerungen und zum Ausdruck des Innenlebens und der Selbstwahrnehmung.

Es fand sich aber in der Werkarbeit auch eine Handlung, die immer wieder von ihnen in den Interviews genannt wurde, aber erstaunlicherweise in Zusammenhang mit ‚Spaß und Entspannung' nicht zum Einsatz

kam. Diese wird von mir als ,Kunst als Mittel nutzen zum Ausdruck des Innenlebens und der Selbstwahrnehmung' identifiziert.

Die Strategie, die ,Kunst als Mittel zur Problembewältigung' einzusetzen, sagt aus, dass die Teilnehmer ihre Sorgen und Sehnsüchte, die sie während des psychiatrischen Aufenthalts erleben, mit Hilfe von Bildern bearbeiten. Ein Teilnehmer beschreibt während des Interviews, dass die intensive Auseinandersetzung mit seinen Nöten zwar schmerzhaft war, ihm aber letztendlich gut getan hat. Er beschreibt seinen Einsatz, die Kunst als Mittel zu nutzen so:

B Ja, <u>natürlich</u>, das war ja auch ne Art, äh, äh, Problembewältigung, indem man das einfach nicht redet, sondern einfach das, was man denkt und fühlt zeichnet.
(Anhang Bc, Hr B, S. 4, Z 89–91)

Aber auch die Strategie, die ,Kunst als Mittel zu nutzen, um Aufklärungsarbeit zu leisten', scheint dazu beizutragen, das eigene Wohlbefinden zu stärken sowie Spaß und Entspannung aufrecht zu erhalten. Und dies gerade dann, wenn, wie in dieser Studie geschehen, eine baldige, öffentliche Ausstellung der eigenen Werke bevorsteht. Derselbe Teilnehmer schildert im Laufe des Interviews, wie sehr es ihn kränke, dass Außenstehende seiner Meinung nach ein falsches Bild von einer Unterbringung in der forensischen Psychiatrie haben und wie gut es ihm getan habe, diese Vorurteile mit Hilfe seines Bildes „Forensische Straße“, abbauen zu helfen:

B Und das, das, (.) das hat gut getan. Außerdem sehen das auch andere, ne? (…). Und nicht immer dieses Null-Acht-Fünfzehn-Klischee, was die immer haben.
(Anhang Bc, Hr B, S. 4, Z 95–97)

Die ,Kunst als Mittel zu nutzen, um eigene Wünsche und positive Erinnerungen auszudrücken', kann ebenfalls als Antwort auf den Effekt Spaß und Entspannung verstanden werden. Erleben die Teilnehmer in der Kunsttherapie für sie angenehme und wohltuende Situationen, reagieren sie darauf, indem sie eigene Bedürfnisse und positive Eindrücke aus der Vergangenheit kreativ darstellen. Ein Interviewpartner berichtet beispielsweise von einer Situation, dass er in der Kunsttherapie ein Bild in einem Buch sah, das Urlaubsgefühle in ihm weckte. Die spätere Umsetzung des Werks bringt er im Nachhinein in unmittelbarem Zusammenhang mit seinem zurückliegenden Urlaub. Stellvertretend für die Aussagen der Interviewteilnehmer, die ,Kunst als Mittel zu nutzen, um damit Wünsche und positive Erinnerungen dazustellen', wird folgendes Zitat angeführt:

R Irgendwo an der Nordsee, ja, und da war ja auch Strand (schnell und abgehackt gesprochen) und so was da und ne, also, das hat mir einfach sehr gut gefallen, dann bin ich abends immer schön noch allein so was am Strand gewesen und so und hab mir das so angeguckt, dieses und jenes, auf die Bank gesetzt und das war richtig (.) <u>toll</u>.

I Mhm. Ist das dann so was wie so'n Erinnerungsbild?

R Mmm, ja, (1) dass könnte passen (unsicher gesprochen). Ja, außer die Berge da nicht, aber sonst, das andere ja (räuspert sich). Berge waren da ja nicht, das war ja nur, was weiß ich, dann Strand und Wasser und hinten irgendwo, da war dann der Hafen und so was da. Aber das so ungefähr die Erinnerung (…).
(Anhang Bc, Hr R, S. 5, Z 108–117)

Ergänzend wird ein Ausschnitt aus einem Kurzinterview von Herrn O zu einer bevorstehenden öffentlichen Ausstellung angeführt:

> Zu meinen Werken
>
> Ich beschäftige mich erst seit kurzem mit Kunst, das ist noch nicht solange her, erst seitdem die Therapie angefangen hat. Das war im Januar. Ich arbeite gerne mit dem Fotoapparat, um Erinnerungen festzuhalten. Die Fotografie ist ein Teil von meinem Leben geworden, weil Fotos viel aussagen können. So kann ich mir in 10 Jahren noch ansehen, was ich gemacht habe. Aber die Erinnerung festzuhalten ist das wichtigste. Wir haben ein Foto von einem Mitpatienten, der gestorben ist. Das hängt im Wohnraum. Das zeigt, dass es ihn gegeben hat und dass man diesen Menschen nicht vergisst.

Die vierte identifizierte Strategie mit dem Titel ‚Kunst als Mittel nutzen zum Ausdruck des Innenlebens und der Selbstwahrnehmung' wird zwar durchgängig von den Interviewteilnehmern angeführt (vgl. Kapitel 7.1.1.3), aber von den meisten nicht in direkte Verbindung mit dem ‚Therapieeffekt Spaß und Entspannung' gebracht. Die Strategie beschreibt den Umstand, dass die Teilnehmer mit Hilfe ihrer individuell erstellten Werke und dem damit einhergehenden kreativen Prozess ihr Innenleben zum Ausdruck bringen und sich darüber selbst besser wahrnehmen. Warum wird sie aber vom Gros der Männer nicht in Zusammenhang mit dem Therapieeffekt benannt?

Die Tatsache lässt sich möglicherweise damit erklären, dass die künstlerische Auseinandersetzung mit den eigenen Sorgen und Nöten, die die Teilnehmer während der Unterbringung erleben, eher schmerzhafte Erfahrungen und Anspannung mit sich bringen und damit nicht zum Erleben von Spaß und Entspannung beiträgt. Folgende Aussage eines Interviewpartners verdeutlicht, dass die Teilnehmer diese Strategie durchaus mit schmerzlichen Effekten in Verbindung bringen:

B (...) Und da hab ich eigentlich, hätt ich mich eigentlich selbst reinstellen können in dieses Bild, ne. (...) Das war mir schon wichtig, da häng ich auch dran an dem Bild. (...) Ja, weil's einfach äh, äh, äh, persönlich is, weil man viele Sachen hier vermisst, viele Sachen (.) da Sehnsucht nach hat, die Freiheit oder das ganz <u>Alltägliche</u>, was für, für freie Menschen alltäglich ist, das haben wir hier <u>nicht</u>. Wenn man das so als krassen Gegensatz da auf dieses, dieses Blatt Papier zeichnet, dann wird man auch n bisschen wehmütig und traurig und, und ja (.), und deshalb würd ich schon sagen, dass da viel persönlich auch (.) ich hab auch viel, was <u>mir</u> fehlt reingezeichnet, ne.
(Anhang Bc, Hr B, S. 3, Z 46–60)

3. Demotivation vermeiden

Unter der Subkategorie ‚Demotivation vermeiden' konnten zwei Strategien identifiziert werden: Angst vor dem Versagen/Leistungsdruck vorbeugen und Spaß, Entspannung versus Demotivation.

Die erste, die mit ‚Angst vor dem Versagen/Leistungsdruck vorbeugen' betitelt wurde, wird von den Teilnehmern eingesetzt, um eigene Versagensängste und aufkommenden Leistungsdruck gering zu halten und damit Unlust, Frust oder Anspannung zu vermeiden. Ein Teilnehmer beschreibt beispielsweise, wie unmöglich es ihm schien, strukturiert

und gezielt an einer lebensgroßen Gipsfigur zu arbeiten, obwohl er sich dies sehnlichst gewünscht hatte. Um dennoch den Spaß und die Freude am kreativen Schaffen aufrechtzuerhalten, entwickelt er eine Methode, sich dem empfundenen Leistungsdruck zu entziehen, indem er eine genaue Planung vermeidet:

N Ja, aber die Planung an sich selber, die hat mich dann nach ner gewissen Zeit voll gestört, weil ich selber auch gemerkt habe, es (.) geht gar nicht nach nem Plan. (…). Ich, ich selber hab nicht direkt nach nem Plan gearbeitet, (.) ähm, es war auch nicht machbar, direkt in Plan zu arbeiten, weil ebend halt die ganzen Fehler auch auftauchten und von daher, ähm (.), ja das ist das, was ich halt so auch am Anfang immer sagte, ich hasse es nach Plänen zu arbeiten, weil es kommt doch immer anders als man denkt. (…). Und das ist das, was mich dann halt immer so aufregt, wenn ich dann nach Plan arbeiten muss und, ähm, es passieren dann halt Fehler und dann hab ich irgendwann einfach keine Lust mehr.
(Anhang Bc, Hr N, S. 8, Z 215–225)

Die zweite Strategie mit dem Namen ,Spaß, Entspannung versus Demotivation' wird von den Teilnehmern eingesetzt, um mittels Selbstdisziplin Frustration zu vermeiden und im Gegenzug, den Spaß an der Sache beizubehalten. Derselbe Teilnehmer beschreibt seine Art des Umgangs so:

N Und (.) ja ich hab mich teilweise auch zusammengerissen, selber mit der Gipsfigur, weil ich manchmal echt gar keine Lust mehr hatte an der Gipsfigur (.) zu arbeiten (…), weil das war schon sehr frustrierend, ne.
(Anhang Bc, Hr N, S. 8, Z 228–231)

7.1.2.4 Intervenierende Bedingungen

Als intervenierende Bedingungen, die die Handlungs- und interaktionalen Strategien zur Auseinandersetzung mit dem ,Therapieeffekt Spaß und Entspannung' im Rahmen dieser Studie beeinflussen, lassen sich sechs Umstände identifizieren (Tab. 18).

1. Therapeutische Beziehungsgestaltung
Eine wichtige Bedingung, damit die Teilnehmer sowohl die Strategie ,Kunst als Mittel nutzen' als auch die Strategie ,Verhalten verändern' einsetzen, erfordert, dass die Kunsttherapeutin und die Kunststudentinnen den Männern gegenüber ,Bereitschaft signalisieren', d. h., dass sie ihnen durch ihre Gestik und Mimik Mut machen, ihre kreativen Vorstellungen in die Tat umzusetzen. Ein Interviewteilnehmer, der das Bild „Der Schrei" von Edvard Munch nachmalen wollte, beschreibt diese unterstützende Bedingung folgendermaßen:

L So ne Aufforderung im Gesicht gehabt, Mensch, guckte immer mal hier, mal da, so wie Sie das ja auch gerne gemacht haben. Und, ja, ich weiß nicht, mit der konnte ich mit nur diesen Schrei malen vorstellen, eben (…).
(Anhang Bc, Hr L, S. 12, Z 330–333)

Ferner scheint es den Teilnehmern in diesem Zusammenhang wichtig zu sein, dass die Kunststudentinnen ihnen ein ,explizites Kontaktangebot'[19] machen:

L Ja, ich fand's natürlich auch toll, wie die Praktikantinnen, ne Studentin, ich

[19] Da bei einigen Kategorien nur eine begrenzte Auswahl an eindeutigen und aussagekräftigen Belegen vorliegt, kommt es im Laufe dieses aber auch des darauffolgenden Kapitels zu Wiederholungen von Zitaten.

Intervenierende Bedingungen:	Zugeordnete Faktoren:
1. Therapeutische Beziehungsgestaltung	◆ Bereitschaft signalisieren ◆ Explizites Kontaktangebot ◆ Freiheit lassen ◆ Hilfestellung geben
2. Therapeutische Rahmenbedingungen	◆ Zeit haben ◆ Kein Termindruck
3. Frühe Erfahrung	◆ Schule ◆ Kindheit ◆ Kränkung
4. Vergleiche anstellen	◆ Drinnen versus draußen ◆ Vergleiche anstellen zu anderen
5. Einsicht in eigene Problematik	
6. Einsatz von Medikamenten	

Tabelle 18: Satz von Bedingungen, die sich auf das Kernphänomen ‚Therapieeffekt Spaß und Entspannung' beziehen und die Handlungs- und interaktionalen Strategien fördern oder einschränken

> komme immer auf Praktikantin (lächelnd), äh, wie die Studentinnen auch mitgearbeitet haben, und, und ja auch irgendwie so ne Bereitschaft vermittelt haben, „Frag mich!" (schmunzelt). Ja, also ich hatte, mit Frau N. (Anm.: Kunststudentin) habe ich ja den Schrei gemalt. N.? Ja? (...) Äh, die hat, weiß ich nicht, von Anfang an so was ausgestrahlt „Mensch, frag mich doch", also, ne?
> (Anhang Bc, Hr L, S. 12, Z 322–329)

Um das eigene Verhalten zu verändern, ist es darüber hinaus bedeutsam, den Teilnehmern die ‚Freiheit zu lassen', etwas auszuprobieren und damit spontan und flexibel zu handeln. Nur so entwickeln sie Vertrauen in die eigenen Fähigkeiten und beginnen zu experimentieren und sich damit von alten Verhaltensmustern zu lösen:

> L (...) Ja, (2, ja, (3) aber ansonsten fand ich es gut, uns einfach mal machen zu lassen, auszuprobieren, ja. Weiß nich (leise), manchmal sind weniger Vorgaben schöner als ne ganze Menge (6). Und auch einfach mal drauf loszumalen. Ich hab ja auch bei manchen Bildern, mpf, keine Gedanken gehabt, einfach mal drauf los (...).
> (Anhang Bc, Hr L, S. 11, Z 289–294)

Eine weitere förderliche Bedingung, um das eigene ‚Verhalten verändern' zu können und die ‚Kunst als Mittel zu nutzen', scheint zu sein, dass die Kunsttherapeutin bzw. die Kunststudierenden den Teilnehmern konkrete ‚Hilfestellung geben'. Dies kann dadurch geschehen, dass sie den Männern beispielsweise etwas zur besseren Verdeutlichung vorzeichnen oder ihnen praktische Tipps zur Umsetzung ihrer Ideen geben. Exemplarisch soll die Aussage eines Interviewteilnehmers angeführt werden, der seine Urlaubserinne-

rungen verbildlichen wollte, aber Angst davor hatte, einen Pinsel zu nutzen. Eine Kunststudierende zeigte ihm daraufhin ein Bild eines Künstlers, das mittels Spachteltechnik entstanden war und verdeutlichte ihm anschaulich die dazugehörige Technik. Zur unterstützenden Bedingung ‚Hilfe erhalten' zu haben, sagt er:

R (...) Und dass so gut geklappt hat mit Spachtel und so und mit so was hätte ich ja nie mit gerechnet. Also, erst war ich ja ganz schön, äh, da hab ich (undeutlich), ich weiß nicht und so und dann hat Frau (.) F (Anm.: Kunststudierende)? (...) hat mir das dann ja gezeigt und so, ja und dann hab ich's ja dann ja mal ausprobiert.
(Anhang Bc, Hr R, S. 2, Z 30–36)

2. Therapeutische Rahmenbedingung

Der Faktor Zeit wurde als eine weitere wichtige Bedingung in Bezug auf die Handlungs- und interaktionalen Strategien identifiziert, die innerhalb eines spezifischen Kontextes eingesetzt werden. ‚Zeit zu haben' fördert nicht nur die Strategie, das eigene ‚Verhalten zu verändern' sondern auch die ‚Kunst als Mittel zu nutzen'. Dies wird aus einer Aussage eines Interviewteilnehmers deutlich, der gebeten wird, kritische Aspekte hinsichtlich der Maßnahme Kunsttherapie zu benennen:

B Ja, (.) und der (.) Mittwoch, der war zu kurz. Weil, da war man immer jedes Mal fertig und dann, oder war man mittendrin und dann musste man schon wieder aufhören. (...) Ne, also da hätt ich viele Mal gesagt, so jetzt bin ich bin ich die Lockerheit so zum Schluss, jetzt kann ich Gas geben.
(Anhang Bc, Hr B, S. 7, Z 180–185)

Hinsichtlich des Faktors Zeit scheint es dagegen wenig förderlich, wenn die Teilnehmer außerhalb der Kunsttherapie ‚Termindruck' erleben. Diese Tatsache hemmt den Einsatz der Strategie, das eigene ‚Verhalten zu verändern' und sich beispielsweise auf ungewohnte Verhaltensweisen einzulassen und spontan und offen zu handeln. Dies äußert ein Interviewpartner, der neben der Kunsttherapie noch viele weitere therapeutische Termine hatte, immer wieder in Zeitnot geriet, abgehetzt und angespannt zur Therapie erschien und sich dadurch nur schwerlich von seinem perfektionistischen Verhalten lösen konnte. Auf die Frage, ob sein zunehmend entspannterer kreativer Umgang zum Ende der kunsttherapeutischen Maßnahme auch etwas damit zu tun habe, dass das Ende der Kunsttherapie bevorstehe und der damit auf ihm lastende Druck entfalle, sagt er:

B Ich muss nicht mehr von einem Termin zum anderen hetzen, (.) doch, ja vielleicht lag das auch n bisschen daran, stimmt, kann sein (lacht).
(Anhang Bc, Hr B, S. 6, Z 152–153)

3. Frühe Erfahrungen

In Bezug auf die Handlungs- und interaktionalen Strategien konnten die drei biografisch bedingten Bezüge ‚Schule', ‚Kindheit' und ‚Kränkung' identifiziert werden.

Schon in der ‚Schulzeit' an künstlerische Techniken herangeführt worden zu sein, dort die Chance erhalten zu haben, eigene Erfahrungen mit künstlerischen Materialien und neuen Techniken zu machen, beeinflussen spätere Handlungs- und interaktionale Strategien in der Kunsttherapie. Erfolglose Erfahrungen im Kunstunterricht behindern spätere Handlungen im Rahmen der Kunsttherapie. Ein Patient, der sich u. a. aufgrund früherer Erfahrungen im Kontext Schule kaum von seinen starren Herangehenswei-

sen lösen konnte, sagte im Laufe des Gesprächs dazu:

B (5) Wie, inwiefern ‚da tut sich was' oder ‚die Auseinandersetzung wird anders'?
I Mm. (2) Das man sich so mit Kunst auseinandersetzt, ist ja für die für die meisten eher ungewohnt, ne. Wir kennen das ja aus der Schule und dann hat man, gibt's ja so wenn man, gerade wenn man anfängt, häufig große Schwierigkeiten sich überhaupt so einzufinden, da ist man irgendwie vorsichtig oder, ich muss an Sie denken, da, da radiert man so viel, solche Dinge. Und dann gibt's irgendwann so nen Punkt, da ist man so drin auch in der Materie, da hat man so viel gemacht, dass man plötzlich so das Gefühl hat, so jetzt wird's flüssig, jetzt komm ich an das ran, was ich gerne schaffen will, oder...
B Bei den Tonarbeiten!
I @Mhm@ (lacht)
B Das war (1), ich hatte die Idee, was ich machen wollte und hab da gar nicht lange überlegt, sondern hab das einfach so ge gebastelt, automatisch.
(Anhang Bc, Hr B, S. 5, Z 96–108)

Haben die Teilnehmer dagegen bereits in der ‚Kindheit' positive Erfahrungen damit gemacht, sich kreativ zu betätigen, um beispielsweise ihre Gefühle auszudrücken, sich abzulenken oder sich zu entspannen, fördert dies die Strategie später, die ‚Kunst als Mittel zu nutzen'. Dies wird aus einer Aussage eines Interviewpartners deutlich, der danach gefragt wird, warum ihm eines seiner Werke am wichtigsten sei:

M Ja, zu dem Zeitpunkt hatten wir grad das Thema Kindheit in der Therapie mit Herrn X (Anm.: Therapeut). Und da, als wir da, und da ich als Kind Mandalas gemalt hab, kam mir das sehr gelegen, mal wieder welche zu malen.
(Anhang Bc, Hr M, S. 12, Z 334–336)

Ein weiterer Grund, der speziell die Subkategorie das eigene ‚Verhalten zu verändern' hemmen kann, entsteht, wenn man im Laufe des Lebens ‚Kränkungen' und Verletzungen erfahren hat. Hat ein Mensch negative oder leidvolle Erfahrungen gemacht, kann dies langfristige Folgen in Bezug auf das eigene Erleben und Verhalten nach sich ziehen. Exemplarisch soll die Aussage eines Interviewteilnehmer zitiert werden, der schildert, welche biografisch bedingten Verknüpfungen die Strategie hemmen, sich anderen Menschen gegenüber vertrauensvoll und helfend zu verhalten anstatt ängstlich und verweigernd:

M Es gibt aber auch Leute, die, äh (.), den würde ich wahrscheinlich in tausend Jahren keine Unterstützung geben.
I Mhm. (3) Weil Sie die nicht mögen, weil die bei Ihnen unten durch sind (.), oder.
M Oder weil ich sie mal mochte, und, äh, die irgendwelchen Blödsinn über mich erzählt haben. (...) Oder mich schlecht gemacht haben, oder so. (...) Dann sind die natürlich bei mir unten durch. Ein für alle Mal. (1)
I Also, wenn so was wie ne Verletzung.
M Ja. Ich meine draußen hat ich genug, äh, angebliche Freunde, die (.) mich hintergangen haben, verletzt haben und ich der Meinung bin mit solchen Leuten muss ich mich nicht mehr abgeben. (2) Halt ich mich lieber an die Leute, die's nich tun.
(Anhang Bc, Hr M, S. 8, Z 221–229)

4. Vergleiche anstellen
Zwei weitere Bedingungen konnten identifiziert werden: ‚Vergleiche anstellen drinnen

versus draußen' und ,Vergleiche anstellen zu anderen'.
Ein Interviewpartner äußert beispielsweise, dass er im Rahmen seiner Unterbringung unter dem Verlust seiner Autonomie leidet und dass er sich in seinen Bedürfnissen und in seinem Handeln eingeschränkt fühlt. Er vergleicht während des Gesprächs mehrfach das Erleben in der forensischen Psychiatrie mit dem in Freiheit, in dieser Studie als ,Vergleich zwischen drinnen und draußen', identifiziert. Diese Bedingung, die auf seinen derzeitigen sozialen Status Bezug nimmt, fördert die Strategie, die Kunst als Mittel zu nutzen, um damit einhergehende Sorgen bildlich darzustellen und zu bearbeiten. Exemplarisch soll ein Zitat angeführt werden, das verdeutlicht, dass dieser Weg des Vergleichens der Teilnehmer speziell die Strategie begünstigt, die ,Kunst als Mittel zur Problemlösung' zu nutzen:

B Ja, weil's einfach, äh, äh, äh, persönlich is, weil man viele Sachen hier vermisst, viele Sachen (.) da Sehnsucht nach hat, die Freiheit oder das ganz Alltägliche, was für, für freie Menschen alltäglich ist, das haben wir hier nicht. Wenn man das so als krassen Gegensatz da auf dieses, dieses Blatt Papier zeichnet (...).
(Anhang Bc, Hr B, S. 3, Z 54–58)

Sich mit den Leistungen und dem Können anderer Menschen zu messen oder die Erwartungen anderer erfüllen zu wollen, kann dagegen individuelles Handeln blockieren und die Strategie hemmen, das eigene Verhalten zu verändern. Diese Bedingung wurde als ,Vergleich anstellen zu anderen' identifiziert. Sie wird aus einer Aussage eines Interviewpartners deutlich, der während des Gesprächs zu erklären versucht, warum es ihm anfänglich schwer fiel, spontan und flexibel zu handeln:

B Ja, ich glaub bei den Bildern wollte ich immer picassomäßig n Bild malen. (...) Das muss alles so, das soll hundertprozentig aussehen, und ich hab mehr, mehr daran gedacht, wie andere das sehen, als wie mir das gefällt.
(Anhang Bc, Hr B, S. 6, Z 142–145)

5. Einsicht in eigene Problematik
Sein Verhalten zu reflektieren und Erkenntnisse über das eigene Handeln zu gewinnen, fördert laut Aussagen eines Interviewteilnehmers insbesondere die Strategie sein ,Verhalten zu verändern'. In diesem Fall begünstigt die ,Einsicht in die eigene Problematik' vor allem den Aspekt, weniger perfektionistisch, sondern stattdessen flexibel und spontan zu handeln. Als der entsprechende Interviewpartner davon berichtet hat, dass er sich im Laufe der Kunsttherapie immer lockerer und offener verhalten konnte, führt er folgende Bedingung für die stattgefundene Veränderung an:

H Wahrscheinlich, weil ich selber realisiert habe, dass das, ähm, jetzt nicht, ähm, Schmerzsymptome sind aufgrund wirklich irgendwelcher (.), ähm, kaputten Zähne oder sonst irgendwas, sondern dass das wirklich Kopf, reine Kopfsache war.
(Anhang Bc, Hr H, S. 10, Z 291–294)

6. Einsatz von Medikamenten
Die Behandlung von Menschen mit Persönlichkeitsstörungen erfolgt in der Regel mit psychotherapeutischen Verfahren. In einigen Fällen werden aber auch Medikamente, wie Psychopharmaka, eingesetzt. Diese können beispielsweise bei Unruhe, Ängsten oder Erregungszuständen helfen. Der Einsatz von Medikamenten wirkt sich auf das Verhalten und Erleben der Patienten aus und unterstützt deren positive Veränderung. Diese hilfreiche

Bedingung greift ein Interviewteilnehmer auf, um seine Verhaltensveränderung zu erklären. Er äußert sich im Lauf des Gesprächs zum Thema Medikamenteneinnahme so:

I Hat schon geholfen, ne für ne gewisse Zeit.
H Denk ich schon.
I Aha. (.) Ja.
H Und jetzt geht's ohne.
I Ja. (.) Gut.
H Und das ist wichtig.
(Anhang Bc, Hr H, S. 11, Z 310–315)

7.1.2.5 Konsequenzen der Strategien zum ‚Therapieeffekt Spaß und Entspannung'

Die beschriebenen Handlungs- und interaktionalen Strategien ziehen Konsequenzen nach sich. Das eigene ‚Verhalten zu verändern', die ‚Kunst als Mittel zu nutzen' und die Strategie ‚Demotivation vermeiden' einzusetzen, um damit den Therapieeffekt ‚Spaß und Entspannung' aufrecht zu erhalten, führen dazu, dass ‚Prozesshaftigkeit' entsteht. Und dies in vielerlei Hinsicht.
So findet Entwicklung bezüglich der eigenen ‚künstlerischen Fertigkeiten und Fähigkeiten' statt. Exemplarisch äußert sich ein Interviewpartner folgendermaßen:

H Hmm. (.) (Erst mal?)= muss ich definitiv sagen, dass ich (.), doch so vom Malen her große Entwicklungen gem, gehabt habe. Auf jeden Fall, wenn ich mir das erste angucke, doch auf jeden Fall (...).
(Anhang Bc, Hr H, S. 2, Z 21–23)

Darüber hinaus verbessert sich der ‚Umgang mit den eigenen Gefühlen' und damit die Fähigkeit, sich situationsangemessener zu verhalten. Beispielhaft soll dies anhand von zwei Zitaten verdeutlicht werden:

R (...) Mhm, ja, also für mich war die Kunsttherapie (3) sehr gut, muss ich sagen, hat mir doch schon was geholfen, jetzt auch ich mit meinen, ähm, Gefühlen umzugehn und das zu zeigen (stockend gesprochen) und, ja gut, erst am Anfang hat es ja nicht so gut geklappt (schnell gesprochen), aber danach ging's ja (räuspert sich). Doch das, das hat mir doch schon was gebracht, die Kunsttherapie. Ich bin auch wirklich froh, dass ich daran teilgenommen habe (...).
(Anhang Bc, Hr R, S. 9–10 , Z 267–272)

Und ein anderer Interviewpartner äußert sich dergestalt:

H Auch was dem Thema mit Gefühle anbelangt. Wesentlich lockerer und offener mit geworden.
(Anhang Bc, Hr H, S. 8, Z 234–235)

Die von den Teilnehmern eingesetzten Handlungen und Interaktionen bewirken zudem, dass sich ihre ‚Selbstsicherheit und ihr Selbstbewusstsein' erhöht. Deutlich wird dies aus folgenden Aussagen:

L Man ist mutiger geworden.
(Anhang Bc, Hr L, S. 8, Z 195)

Aber auch die ‚Grundeinstellung und die Motivation' scheinen sich durch die eingesetzten Strategien und Handlungen, die in der Kunsttherapie eingesetzt werden, zu verändern:

N Und ich kannte das von Draußen her noch, so mit Null-Bock, (.) und na ja. (.) Aber das hat sich alles dann noch

geändert .
(Anhang Bc, Hr N, S. 15, Z 470–471)

Therapien sind erst dann effektiv, wenn stattgefundene Entwicklungsprozesse innerhalb einer Behandlung auch auf den Alltag übertragen werden können, d. h. wenn ein ,Transfer' stattfindet. Dass dies auch auf die hier vorgestellte Studie zutrifft, wird aus folgender Antwort eines Interviewpartners deutlich, der danach gefragt wird, ob sich seine Verhaltensveränderungen nur auf den Rahmen der Maßnahme beschränken. Er äußert sich wie folgt:

R Ne, das geht auch so auf der Station und so was. (...) Das geht da auch. Also jetzt da auch, ähm (räuspert sich), wenn jetzt einer, dingens, wenn ich jetzt, ähm, zum Beispiel, ähm, dingens Tabak leihen will von mir oder so von mir, (hab ich gesagt?) =: „Ja gut, ne, kann ich machen". So, aber jetzt geh (ich auch schon mal zum Beispiel)= und sach: „Ne, is nicht. Is nicht". Ja, ja. (2) Und das ist schon (1) ganz ok so.
(Anhang Bc, Hr R, S. 7, Z 192–198)

7.1.2.6 Zusammenfassung

Die Frage, welche positiven Effekte die Intervention Kunsttherapie aus Sicht der Teilnehmer hat, kann mit der Kernkategorie ,Therapieeffekt Spaß und Entspannung' beantwortet werden. Dass es zu dieser Wirkung kommt, hat möglicherweise drei Ursachen. Hierzu gehören, dass die Teilnehmer in der Kunsttherapie ,keine negative Bewertung von außen' erfahren, dass sie ,gemeinsam aktiv' sind und darüber hinaus das Gefühl von ,Freiheit und Normalität erleben'.
Unter den Bedingungen, dass die Teilnehmer in der Kunsttherapie ,spontan und selbstständig arbeiten' können, sie die Chance erhalten, etwas ,auszuprobieren' sowie ,mit Mitpatienten und Kunststudierenden zusammenzuarbeiten' und ihnen u. a. ,Zeit' und therapeutische ,Unterstützung' gewährt wird, setzen sie gezielt verschiedene Interaktions- und Handlungsstrategien ein, um den ,Therapieeffekt Spaß und Entspannung' zu bewältigen. Zu diesen zählen, dass sie erstens ihr ,Verhalten auf verschiedene Art und Weise positiv verändern', indem sie zum Beispiel flexibler und spontaner handeln. Zweitens, dass sie die ,Kunst als Mittel nutzen', um beispielsweise Wünsche und Erinnerungen auszudrücken. Und drittens setzen sie die Strategie ,Demotivation vermeiden' ein, um trotz kreativer Umsetzungsschwierigkeiten oder aktuell belastender Probleme, aktiv zu bleiben. Das Resultat der vielfältig eingesetzten Strategien zeigt, dass sich bei den Teilnehmern ,Prozesshaftigkeit' einstellt.

7.1.3 Behandlung durch Kunsttherapeuten bei Persönlichkeitsstörungen in der forensischen Psychiatrie.

„So und jetzt krieg ich Hilfe am laufenden Band (...)." – Die Kernkategorie Hilfe erhalten

Der dritte Themenbereich behandelt die Frage, wie männliche Patienten mit Persönlichkeitsstörungen, die in der forensischen Psychiatrie untergebracht sind, aus ihrer Sicht die Behandlung durch Kunsttherapeuten erleben und welche spezifischen Interventionsmethoden und Verfahren sie als förderlich wahrnehmen.
Das Resultat der Untersuchung, wie die Teilnehmer die kunsttherapeutische Behandlung während der Intervention subjektiv erleben, wie sie das spezielle kunsttherapeutische

Konzept beurteilen und welche Maßnahmen oder Vorgehensweisen sie als erkenntnisreich oder förderlich einschätzen, lässt sich mit dem zentralen Phänomen ‚Hilfe erhalten' zusammenfassen. Die Kernkategorie sowie die ihr zugeordneten Subkategorien werden nachfolgend anhand einer Grafik (Abb. 43) aufgeführt und daran anschließend erläutert.

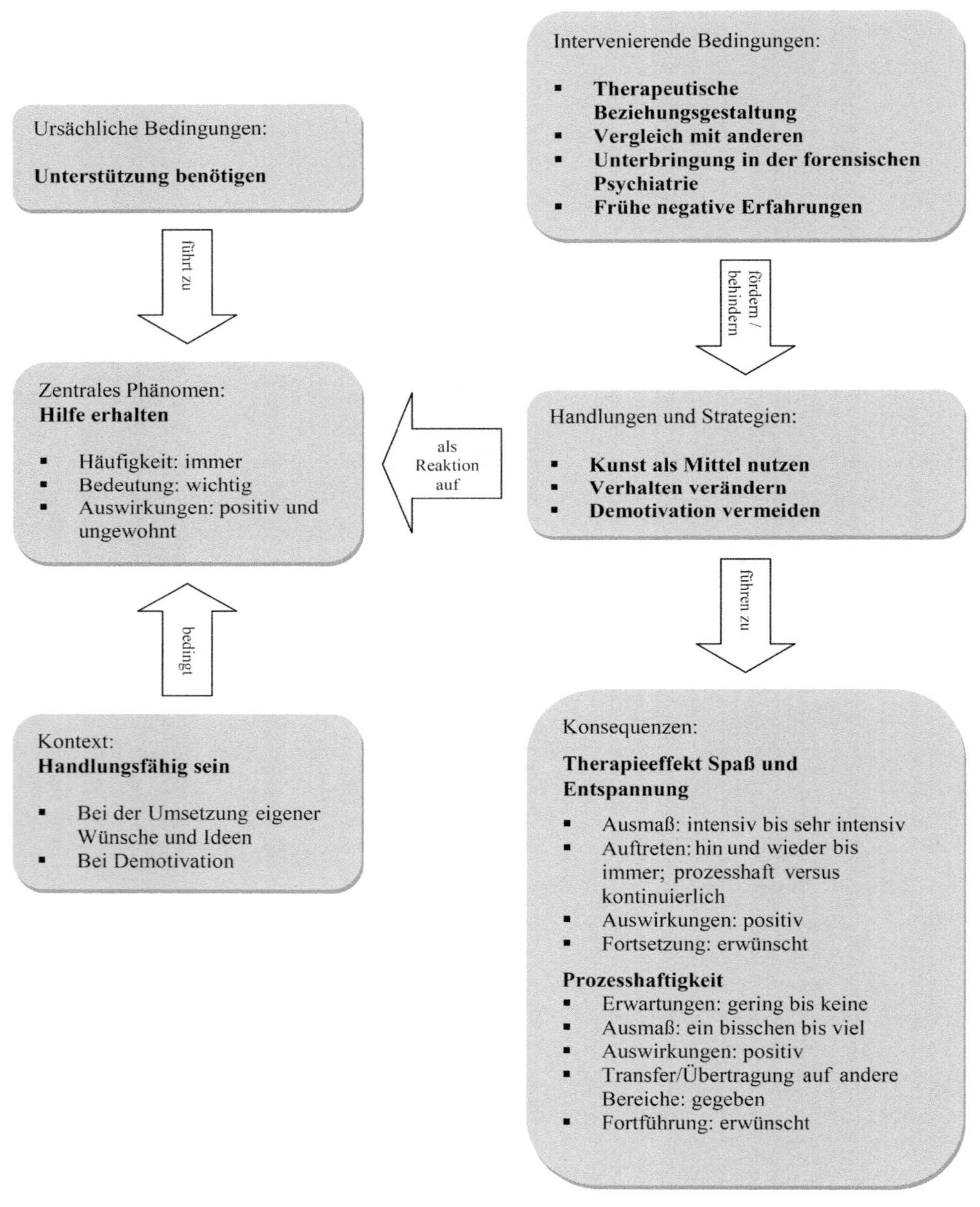

Abbildung 43: Achsenkategorie ‚Hilfe erhalten' im Rahmen der Auswertung durch ‚Grounded Theory'.

7.1.3.1
Zentrales Phänomen: Hilfe erhalten

Nach Ansicht der Teilnehmer ist es von besonderer Bedeutung, dass sie während der Intervention durch die Kunsttherapeutin und teilnehmenden Kunststudierenden ‚Hilfe erhalten'. Neben anderen Maßnahmen und Verfahren, wie beispielsweise einem nicht bewertenden Verhalten, der Möglichkeit nondirektiv tätig sein zu können sowie angeleitete Gruppen- und Partnerarbeiten durchzuführen, scheint diese Intervention bei der kunsttherapeutischen Behandlung am förderlichsten und hilfreichsten zu sein. Das zentrale Phänomen wird insbesondere aus einer Aussage eines Interviewteilnehmers deutlich, der mehrmals davon berichtet, dass er in vergangenen Krisenzeiten keine Unterstützung erhalten habe. Er beschreibt seine neue Erfahrung in der Kunsttherapie so:

O Ja und hier krieg ich, äh, Hilfe am laufenden Band.
(Anhang Bc, Hr O, S. 5, Z 107–108)

Und ein anderer Interviewpartner, der kundtut, dass er über seine eigenen Leistungen in der Kunsttherapie erstaunt ist, äußert sich hinsichtlich der unterstützenden Maßnahme durch eine Kunststudentin so:

R Ja, eben, ja. Also da, wie man, wie man mir das gesagt hat und so was, ja, das man das auch mit Spachtel machen kann und ne, wie das geht, da hab ich erst gedacht, das krieg ich <u>nie</u> hin, <u>nie</u>. Das hab ich auch noch nie gemacht und das werd ich dann auch <u>nie hinkriegen</u>. Ja, aber im Gegenteil. Hab ich <u>gut</u> hingekriegt.
(Anhang Bc, Hr R, S. 3, Z 47–51)

Ein weiteres Beispiel, wie wichtig es den Teilnehmern ist, Hilfe beispielsweise in Form von Zuspruch zu erhalten, wird auch aus folgendem Zitat deutlich:

N Und bin sehr froh, wenn ich dann ma positive Sachen höre, ne. Oder nicht höre „Du kannst das nicht, Du bist zu doof dazu", ne, sondern einfach mir mich weiter der in dem Moment dann halt unterstützt und ähm mir sagt „Ja, <u>probier's</u> einfach mal", ne.
(Anhang Bc, Hr N, S. 3, Z 47–51)

Die dimensionale Häufigkeit, Hilfe durch die Kunsttherapeutin und Kunststudierenden zu erhalten, wird von den Teilnehmern nicht näher spezifiziert, sondern nur mit ‚immer' angegeben. Auch in Bezug auf dessen Bedeutung lässt sich keine Bandbreite ermitteln. Sie wird von den Männern nur als ‚wichtig' eingeschätzt. Dies gilt auch für die Auswirkungen, die von den Männern als ‚positiv aber auch als ungewohnt' bewertet werden. Exemplarisch wird eine Aussage eines Interviewteilnehmers zitiert, der auf die Häufigkeit und Auswirkungen der Kernkategorie ‚Hilfe erhalten', eingeht. Er sagt:

O (...) und jetzt, äh, kriegt ich meine Hilfe am laufenden Band und das is 'ne Sache, wo ich sag, äh, wo ich Schwierigkeiten hab, mit klar zu kommen.
(Anhang Bc, Hr O, S. 5, Z 123–125)

7.1.3.2
Ausgangsfaktoren zu ‚Hilfe erhalten'

Kontext von ‚Hilfe erhalten'
Hilfe durch die Kunsttherapeutin und Kunststudierenden zu erhalten, scheint den Interviewteilnehmern insbesondere dann wichtig zu sein, wenn sie handlungsfähig sein wollen. Erstens erleben die Teilnehmer eine konkrete Hilfestellung von Seiten der Kunsttherapeutin als hilfreich, wenn sie aufgrund

von ‚Demotivation' handlungsunfähig sind und zweitens, wenn sie in der Kunsttherapie ‚eigene Wünsche und Ziele umzusetzen' möchten und dies von alleine nicht bewerkstelligen können (Abb. 44). In Bezug auf den letzten Aspekt scheint es von Belang, dass die Teilnehmer durch die Kunsttherapeutin und die Kunststudentinnen konkrete Unterstützung erhalten und zwar in der Form, dass ihnen technisches Know how vermittelt wird und ihnen darüber hinaus praktisch etwas demonstriert wird. Diese Form der Hilfe hebt sich damit deutlich von psychotherapeutischen Verfahren ab, die auf einen rein sprachlichen Umgang mit ihren Klienten abzielen. Ein Interviewteilnehmer, der während des Gesprächs davon berichtet, dass die Unterstützung durch eine Kunststudierende letztendlich dazu geführt hat, dass er den Mut fand, seine eigenen kreativen Ideen umzusetzen, äußert sich bezüglich der erhaltenen Hilfe so:

L Erst sollte sie eigentlich von mir aus sogar noch viel mehr mit einsteigen in das Bild, aber andererseits, wo sie mich dann nachher geleitet hat und mir das gezeigt hat, und auch zum Teil einfach mal auf nem Schmierzettel erst nur wie, wie man so die Konturen vorzeichnet, so nen bisschen, und ja, das hat mir die Sicherheit gegeben, das auch erst mal auf Papier einfach zu probieren und dann auf der Leinwand.
(Anhang Bc, Hr L, S. 13, Z 336–342)

Da ein Großteil der Teilnehmer über ein nur geringes Selbstwertgefühl verfügt und wenig Zutrauen in die eigenen Fähigkeiten hat, scheint es zudem förderlich zu sein, wenn sie durch die Kunsttherapeutin konkrete ‚Hilfe bei aufkommender Demotivation' erhalten. Exemplarisch wird ein Zitat eines Interviewteilnehmers wiedergegeben, der während des Gesprächs zum Ausdruck bringt, dass er vor der kunsttherapeutischen Maßnahme Problemen eher aus dem Weg ging und notwendige Auseinandersetzungen aufgrund von fehlendem Mut vermied. Dass er durch die Kunsttherapeutin Hilfe in Phasen aufkommender Frustration und Unlust erhielt, hat seiner Meinung nach dazu beigetragen, dass er handlungsfähig blieb, sein Verhalten veränderte und sich damit insgesamt weiterentwickelte. Er beschreibt den Kontext bei Demotivation ‚Hilfe zu erhalten' folgendermaßen:

O Also, das war halt ne Psychologin, die, also, (.) die ihr Handwerk, äh, und ihren Beruf, also konnte. (…) Und, ähm, die hat auch nie aufgegeben. (…) Und, äh, das hat mich so halt so'n bisschen so fasziniert alles und deswegen also hab ich mich halt, äh, hab auch mit ihren (Werk?)= getan, dass ich jetzt so bin, wie ich jetzt heute bin. (…) Und sie natürlich auch und ihre, ihre Kunsttherapie, äh, wo ich halt sage, nee, ich komm heut nich, ich hab keine Lust, also äh, mir geht's nich so besonders, dass sie, äh, nich, nich gleich aufgelegt haben, das, das so hingenommen haben, dass sie trotz alledem am Telefon gesacht hätt, äh, (3) mal, mal, äh, komm se trotzdem mal, äh, ham se doch Ablenkung und solche Sachen, dass, äh, solche Sachen.
(Anhang Bc, Hr O, S. 3, Z 56–70)

Ursächliche Bedingungen von ‚Hilfe erhalten'

Als Bedingung, die zum Kernphänomen ‚Hilfe erhalten' geführt hat, konnte die Ursache ‚Unterstützung benötigen' identifiziert werden. Keine oder ungenügende Hilfe bei aufkommenden Problemen zu bekommen oder sich in schwierigen Lebensphasen mit

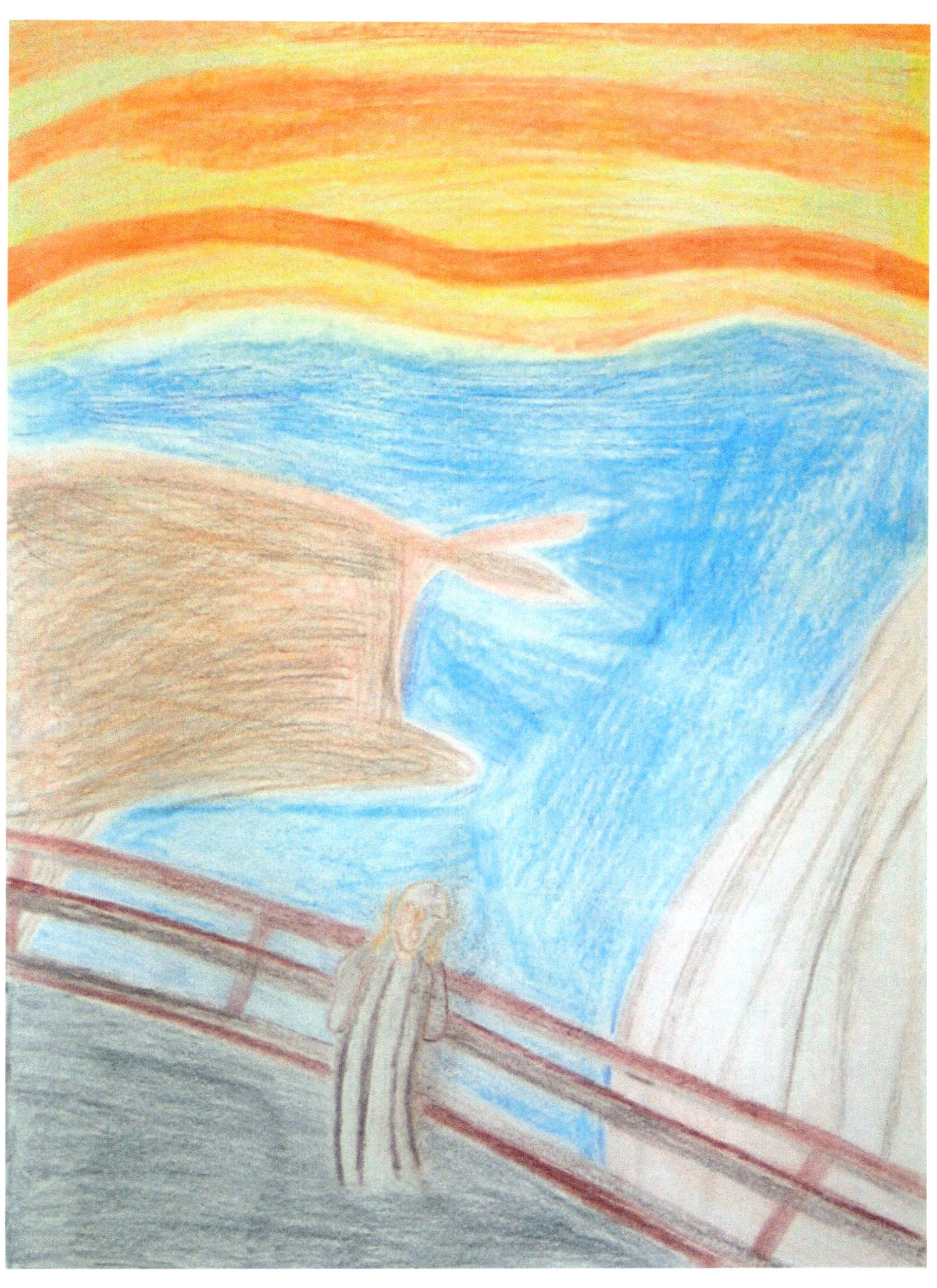

Abbildung 44: Hilfe von der Kunsttherapeutin und den Kunststudentinnen zu erhalten ist vor allem dann wichtig, wenn die Teilnehmer den Wunsch haben, eigene Ideen umzusetzen. Herr L, „Der Schrei“, Vorzeichnung, Buntstifte auf Papier, ca. 35x50 cm.

seinen Sorgen alleine und im Stich gelassen zu fühlen, führen dazu, dass die Teilnehmer die Gegebenheit, innerhalb der Kunsttherapie konkrete Hilfe zu erhalten, als grundsätzlich förderlich erleben. Dies lässt sich aus der folgenden Gesprächspassage mit einem Interviewpartner entnehmen, in der es darum geht, warum es ungewohnt und gewöhnungsbedürftig für ihn ist, in der Kunsttherapie Hilfe zu erhalten:

I Heißt das auch, sie sind das gar nicht gewohnt, dass sie auch hingehen können, um zu sagen, (…) so, ich brauch jetzt mal Unterstützung?

O Nein, also gewohnt nicht, was, wie ich, wie gesagt, ich hab Leute damals um Hilfe gebeten (…) hams abgelehnt. (…) Ham mich praktisch meine Sachen alleine machen lassen und das Ergebnis ist, dass ich wieder hergekommen bin. (…) Und, ähm, da hab ich keine Hilfe gekriegt und jetzt, äh, kriegt ich meine Hilfe am laufenden Band (…).
(Anhang Bc, Hr O, S. 5, Z 111–124)

Dass die Teilnehmer auch bei der kreativen Umsetzung ihrer eigenen Ideen ‚Unterstützung benötigen', und damit in der Folge eine konkrete künstlerische Hilfe durch die Kunsttherapeutin als hilfreich erleben, wird auch aus folgendem Zitat deutlich:

L (…) Ich möchte gern irgendwie, weiß nicht, vielleicht gibt's irgendwann mal den Rahmen, dass man auch mal nicht nur in Ergotherapie was macht, sondern auch mal so was in diesem künstlerischen Bereich, in Kunst. Und da kommt Herr G (Anm.: Ergotherapeut) seine Gruppe leider nicht mit. Der hat einfach nicht die Materialien, und, und ja, versteht vielleicht selber vom Fach nichts (genuschelt). Man braucht trotzdem immer noch mal einen zum Fragen, allein wenn's darum geht die Farben zu mischen.
(Anhang Bc, Hr L, S. 12, Z 309–316)

Bezüglich der ursächlichen Bedingung ‚Unterstützung benötigen' konnten keine stichhaltigen Dimensionen identifiziert werden.

7.1.3.3
Strategien zu ‚Hilfe erhalten'

Die Strategien, die die Teilnehmer innerhalb der Kunsttherapie einsetzen, um auf das Kernphänomen ‚Hilfe erhalten' zu reagieren, ergeben sich aus der ursächlichen Bedingung ‚Unterstützung benötigen' und dem Kontext ‚Handlungsfähig sein'.
Wie auch bei den zuvor vorgestellten Fragestellungen hinsichtlich der Bedeutung und der Effekte von Kunsttherapie aus Sicht der Teilnehmer, konnten im Rahmen der Handlungs- und interaktionalen Strategien drei Subkategorien identifiziert werden. Die erste lässt sich mit dem Begriff ‚Kunst als Mittel nutzen' zusammenfassen, bei der zweiten kommt es zu aktiven ‚Veränderungen des Verhaltens' und drittens zu einer Subkategorie, die als ‚Demotivation vermeiden' identifiziert wurde.

1. Kunst als Mittel nutzen
Erhalten die Teilnehmer in Situationen, in denen sie Unterstützung benötigen, konkrete Hilfe durch die Kunsttherapeutin und Kunststudierenden, reagieren sie darauf, in dem sie die Kunst verstärkt als eine Art Instrument einsetzen, um damit individuell notwendige Bedürfnisse zu stillen. Im Rahmen dieser Untersuchung konnten drei interaktionale Strategien identifiziert werden, wie die Teilnehmer die ‚Kunst als Mittel nutzen'. An erster Stelle verwenden sie ihre Werke, um

ihr ‚Innenleben auszudrücken und sich selbst besser wahrzunehmen', zweitens machen sie sich die Kunst zunutze, um damit ihre ‚Wünsche und Erinnerungen auszudrücken' und drittens setzen sie die Kunst als Mittel ein, um ein ‚Gefühl der Zusammengehörigkeit zu erleben'.

Haben die Teilnehmer der Kunsttherapie beispielsweise Hemmungen, eigene kreative Ideen umzusetzen oder fehlen ihnen die Fertigkeiten für deren Verwirklichung, kann eine erhaltene Hilfe dazu führen, dass sie sich daraufhin zutrauen, die ‚Kunst als Mittel zum Ausdruck des Innenlebens und der Selbstwahrnehmung' zu nutzen.

Diese Strategie wird besonders aus einem Zitat eines Interviewteilnehmers deutlich, der in der Kunsttherapie das Werk ‚Der Schrei' von Edvard Munch abmalen wollte, weil er sich mit dem Bild identifizierte, aber Schwierigkeiten bei der Umsetzung hatte. Indem er Unterstützung durch eine Kunststudierende erhielt, die ihm u. a. zeigte, wie er die Konturen des Bildes erst mal auf Papier vorzeichnet, fand er den Mut, auch seine eigenen Gefühle und persönlichen Vorstellungen mit in das Werk einzubringen. Er äußert sich resümierend folgendermaßen:

L Es hat die persönliche Note von mir und es sind nicht alle Farben haargenau so, aber, mir gefällt es, es passt alles zusammen.
I Es kam ja auch darauf an, einen <u>eigenen</u> Schrei daraus zu machen.
L Genau!
I Sie haben das Bild ja auch genannt „<u>Mein</u> Schrei".
L Genau.
(Anhang Bc, Hr L, S. 13, Z 358–363)

Ein weiteres Beispiel, wie die Teilnehmer auf die konkrete ‚Hilfestellung' durch die Kunststudierenden reagierten, zeigt auch das nächste Zitat eines Interviewteilnehmers. Dieser hatte sich in der Kunsttherapie vorher nicht zugetraut, seine persönlichen ‚Gefühle und Stimmungen mittels Bildern auszudrücken' und erst durch das gemeinsame Malen mit einer Kunststudierenden den Mut gefunden, es zu versuchen (Abb. 45). Er beschreibt den Vorgang des Gestaltens und wie es dazu kam, dass er infolgedessen seine Gefühle in das Bild einbrachte, so:

O Doch, wir hatten uns erst 'n Thema ausgesucht (…) zumindest bei das, das letzte Bild. Äh, den, andern beiden Bildern haben wir einfach, äh, (sind wir das, sind wir das, äh?)= das sind , äh, irgendwie Gefühlsbilder auch geworden. (…). Ähm, mal hat's da ja so geregnet und halt, äh, da hab ich auch, glaub ich, hab ich, glaub ich 'n schlechten Tag gehabt, ähm, (.) hab ich erst die Sonne gemalt, weil ich gedacht hab, o mein, ma, äh, wenn ich die Sonne male, (.) fühl ich mich in a, fühl ich mich besser. (…). Aber dann, ähm, hab ich nachher die Sonne fertig gehabt, und da sind wir <u>doch</u> noch zum Regenbild gekommen. (…). Und deswegen kam das ein Regenbild, was jetzt auch ausgestellt ist, zustande. (…).
(Anhang Bc, Hr O, S. 7, Z 179–194)

Dass das Kernphänomen ‚Hilfe erhalten' auch dazu führen kann, dass die Teilnehmer die Bereitschaft entwickeln, ihre ‚Wünsche und Erinnerungen in ihren Werken ausdrücken', zeigt die folgende exemplarisch angeführte Textstelle eines Interviewpartners. Nachdem der Teilnehmer davon berichtet, dass er von einer Kunststudierenden technische Hilfe bei der Umsetzung seiner kreativen Ideen bekommen habe, in dem sie ihm zeigte, wie sich ein Bild auch mit Hilfe der Spachteltechnik sowie Anregungen aus einem Kunstbuch

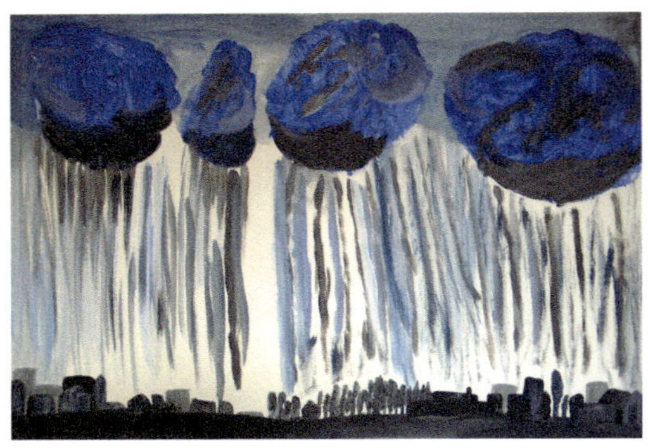

Abbildung 45: Trauen sich die Teilnehmer nicht zu, eigenständig zu malen, kann sie eine Partnerarbeit darin unterstützen, Mut zu entwickeln und darüber hinaus die eigenen Gefühle zum Ausdruck zu bringen. Herr O, „Regenbild", Acrylfarbe auf Papier, ca. 100x70 cm.

umsetzen lassen, beschreibt er, wie ihn das dazu brachte, seine Urlaubserinnerungen und Wünsche umzusetzen:

R Genial (leicht lachend). Das hab ich jetzt zum Beispiel bei dem Strand oder so was da (schnell gesprochen), hab ich ja auch aus dem Buch da und da hab ich mal (undeutlich, schnell gesprochen), da jetzt mal schön Urlaub machen und so was und das könnste ja auch mal versuchen, zu malen oder so ne und dann hab ich's einfach gemalt.
(Anhang Bc, Hr R, S. 4, Z 97–101)

Der Umstand, Hilfe von Seiten der Kunsttherapeutin und Kunststudierenden zu erhalten, kann bei den Teilnehmern auch dazu führen, dass sie über die Kunst, bzw. über das gemeinsame Arbeiten in einer Gruppe ein ‚Gefühl der Zusammengehörigkeit' erleben. Ein Interviewteilnehmer, der zuvor beschreibt, wie wichtig es ihm war, dass er Unterstützung durch die Kunsttherapeutin erhielt, in dem sie ihn in Krisenzeiten motivierte, berichtet auf die Frage, was ihm das Wichtigste in der Kunsttherapie war, folgendes:

O Ja, diese Erfahrung erst mal zu sammeln, weil, weil ich kann, ich kannte jetzt auch schon Kunsttherapie von der Schule her, aber hier wars halt n bisschen anders auch. (...) Also von der Schule her, ähm, ist man ja nicht so intensiv dabei, also, wie wir das hier waren, halt also, halt die Gemeinschaftsarbeiten und, ja und dieser Zusammenhalt. Dieser war für mich ziemlich, also, sehr wichtig. (...) Also da hat keiner gesagt, nee also, äh, ich hab meine Sache, Sachen jetzt fertig, also, also äh, seh mal zu, dasse ferti, dasse damit fertig wirst, also ich mach jetzt was anderes (schnell gesprochen). Dass halt dieser Zusammenhalt also praktisch da war. (...) Von, von den, von den Patienten her, von ihrer Seite her und halt auch von den Studentenseite her.
(Anhang Bc, Hr O, S. 4, Z 76–90)

2. Verhalten verändern

Die Interviewteilnehmer berichten darüber hinaus davon, dass sie auf das Kernphänomen ‚Hilfe erhalten' mit einer positiven Veränderung des Verhaltens reagieren. Unter der Subkategorie ‚Verhalten verändern' konnten vier spezifische Handlungs- und interaktionale Strategien identifiziert werden (Tab. 19).
Aus Erfahrung der Untersuchungsleiterin kommt es gerade zu Beginn einer kunsttherapeutischen Behandlung immer wieder vor, dass Teilnehmer bestrebt sind, vermeintlich normative Ansprüche an gute Kunst zu erfüllen und sich aufgrund dessen kaum trauen, von sich aus künstlerisch aktiv zu werden. So wünschen sie sich beispielsweise hin und wieder, dass ihnen etwas vorgezeichnet wird, damit sie es anschließend bloß auszumalen brauchen. Erhalten sie in solchen Situatio-

Subkategorie: Verhalten verändern	
von	**zu**
Erwartungen anderer erfüllen	eigenes Umsetzen
geplant, kontrolliert	spontan, expressiv
inkongruentem	kongruentem Gefühlsausdruck
schüchtern, angepasst	kontaktfreudiger, selbstsicher

Tabelle 19: Untergeordnete Handlungs- und interaktionale Strategien der Subkategorie ‚Verhalten verändern' (Hilfe erhalten)

nen konkrete Unterstützung, indem ihnen Techniken demonstriert werden, wie sich beispielsweise Werke von Künstlern eigenständig nachbilden lassen, scheinen sie diese anfänglichen Hemmungen zu überwinden und Sicherheit zu gewinnen, selber aktiv zu werden. Dieses Vorkommnis findet sich auch in einem Zitat eines Teilnehmers wieder, der erst aufgrund der Hilfestellung einer Kunststudierenden den Mut fand, das Werk eines Künstlers größtenteils ‚selber umzusetzen, anstatt die vermeintlichen Erwartungen anderer zu erfüllen':

> L Und so ist das Bild ebend, ja (3). Sie hat vielleicht ganz, ganz bisschen, drei, vier, fünf Striche würde ich sagen, zu Anfang vorgelegt mit und den Rest hab ich alles selbst gemacht so. Das ist also alles meiner Feder entsprungen und sie hat mir nur so kleine Ideen, so Tipps und Kniffe gezeigt, und ja.
>
> I Und da kann man schon mehr drauf stolz sein, als (…) hätt's n anderer gemacht, ne?
>
> (Anhang Bc, Hr L, S. 13, Z 344–351)

Eine erhaltene technische Hilfe bei der Umsetzung kreativer Ideen bringt die Teilnehmer des Weiteren dazu, ‚weniger geplant und kontrolliert, sondern stattdessen spontaner und expressiver zu handeln'. Dadurch, dass sie durch die Kunsttherapeutin und die Kunststudentinnen das Handwerkszeug erhalten, eigenständig zu handeln, gewinnen sie die Sicherheit und das Selbstvertrauen, sich von allzu kontrollierten Herangehensweisen zu lösen und freier zu agieren. Nachfolgend wird exemplarisch ein Zitat eines Teilnehmers angeführt, der im Verlauf des Interviews beschreibt, wie sich sein anfänglich geplantes Verhalten durch die konkret erhaltene Hilfestellung zu einem eher expressiven kreativen Umgang veränderte:

> L Tja, vielleicht war ich aber auch so, dass ich's zu genau, zu gleich haben wollte. Ich wollte es ja am liebsten irgendwo kopieren, sag ich mal, aber auch ne persönliche Note sollte mit rein, und deswegen ist es so wie es ist geworden. Es, ja, ist wunderschön.
>
> (Anhang Bc, Hr L, S. 13, Z 352–355)

Hilfe bei der praktischen Umsetzung durch die Kunsttherapeutin zu erhalten, kann zudem dazu beitragen, dass die Teilnehmer Vertrauen gewinnen und sich mit zunehmender Zeit eher in der Lage sehen, ihre aktuellen Gefühle durch Gestik und Mimik zu zeigen, anstatt sie aufgrund von Unsicherheit oder Angst zu verstecken. Nachfolgend wird ein Zitat eines Interviewteilnehmers angeführt, der Auskunft darüber gibt, wie sich durch die

zuvor erhaltene Unterstützung sein Verhalten ,von einem anfangs inkongruenten Gefühlsausdruck zu einem kongruenten' veränderte:

R (...) Ähm, (2) ja und ich weiß nicht, ob sie das auch so sehen, aber wenn ich jetzt, äh, zum Beispiel schlechte Laune oder so was habe, ähm, dann habe ich das auch gezeigt. (...) So, un, äh, gut am Anfang war es so, dann habe das auch (unverständlich), dass ich schlechte Laune hab, aber hab dabei gegrinst oder so was. So, aber das war in der letzten Zeit ja gar nicht mehr so. Das hat sich auch geändert, dass man mir das dann auch ansehen konnte und so und dass ich dann schlechte Laune und so was hatte, das hat sich auch geändert. (Anhang Bc, Hr R, S. 5–6, Z 132–140)

Eine weitere Strategie, die als Reaktion auf die ,erhaltene Hilfe' gewertet werden kann, ist die ,Veränderung des Verhaltens von einem anfangs schüchternen zu einem kontaktfreudigen Umgang'. Auf die Frage, was sich seiner Meinung nach rückblickend durch die Kunsttherapie verändert habe, äußert sich ein Interviewteilnehmer beispielhaft so:

R Und was sich noch auch geändert hat, dass ich dann auch, ähm (räuspert sich), jetzt (3) mehr geredet habe, jetzt mit der Praktikantin'n zum Beispiel, oder so, dass, dass ich da auch nicht mehr so schüchtern war, sondern, dass ich, dass ich da auch mehr geredet habe oder mich auch mit denen unterhalten habe und so. Ist mir aufgefallen, dass das so ist.
(Anhang Bc, Hr R, S. 6, Z 143–147)

3. Demotivation vermeiden

Hilfe von Seiten der Kunsttherapeutin und Kunststudierenden zu erhalten, scheint insbesondere dann bedeutsam und förderlich, wenn die Teilnehmer Phasen von Selbstzweifel und intensiver Demotivation erleben. Werden sie in solchen Situationen motivational unterstützt, indem ihnen beispielsweise Mut gemacht wird, etwas Neues auszuprobieren, reagieren sie darauf, indem sie selber Strategien entwickeln, wie sich ,Demotivation vermeiden' lässt. In Bezug auf diese Subkategorie konnten zwei Handlungsstrategien identifiziert werden: Angst vor dem Versagen/Leistungsdruck vorbeugen und Spaß, Motivation versus Demotivation.

Die erste Strategie, die mit ,Angst vor dem Versagen/Leistungsdruck vorbeugen' betitelt wurde, sagt aus, wie Teilnehmer der Kunsttherapie ein strukturiertes und zielgerichtetes Arbeiten vermeiden, um sich selbst nicht zu überfordern. Beispielhaft soll hier ein Zitat eines Teilnehmers angeführt werden, der im Laufe des Interviews erläutert, warum er bei seinen kreativen Projekten eine frühzeitige Planung vermied und aufkommende Probleme eher kurzfristig anging. Als er danach gefragt wird, ob er einer längerfristigen Planung aus dem Wege geht, um sich selber zu schützen, antwortet er:

N (...) Ja, das (...) wäre so n (.) ähm (.) ja schützen, weiß ich nicht, ob man das schützen nennen kann, aber ähm (.), ja doch, eigentlich schon. Weil ich hab eigentlich (.) Angst davor, dass, wenn ich zu weit voraus denke, dass mir unheimlich viele Fehler passieren und dann bin ich extrem frustriert, und da hab ich dann halt keine Lust zu. (...) Also dann mach ich das lieber so in kurzfristigen Formen (...) und bin dann auch nur kurzfristig sozusagen frustriert und (...) habe halt dann aber trotzdem noch n

Spaß dran das weiterzumachen, als wie wenn ich das zu weit plane und sozusagen die ganzen Fehler voraussehe und, was mich dann wesentlich mehr frustriert, ne. (...) Dann irgendwann auch keine Lust mehr dazu habe.
(Anhang Bc, Hr N, S. 7–8, Z 194–209)

Erhalten die Teilnehmer in Phasen von Frustration über das scheinbar eigene Unvermögen motivationale Hilfe, entwickeln sie darüber hinaus eine weitere Strategie, die als Reaktion auf das Kernphänomen gewertet werden kann. Diese Strategie, die den Namen ‚Spaß, Motivation versus Demotivation' trägt, wird von den Teilnehmern eingesetzt, um die Freude und das Interesse am künstlerischen Arbeiten aufrecht zu erhalten. Bei dieser Strategie versuchen die Teilnehmer sich selbst zu disziplinieren, indem sie sich in frustrierenden Situationen zusammenreißen und sich in ihrer Tätigkeit nicht beirren lassen. Beispielhaft wird ein Zitat eines Teilnehmers wiedergegeben, der über viele Monate mit Hilfe einer Kunststudierenden an einer lebensgroßen Gipsfigur gearbeitet hatte und zwischendurch immer wieder mit ihr die weiteren Schritte planen musste. Als er während des Interviews darauf aufmerksam gemacht wird, welche enorme Leistung das Gestalten der Gipsfigur für ihn gewesen sei, beschreibt er seine Taktik, die ihm dabei geholfen habe, sein Werk zum Abschluss zu bringen, folgendermaßen:

N (...) Und das ist das, was mich dann halt immer so aufregt, wenn ich dann nach Plan arbeiten muss und, ähm, es passieren dann halt Fehler und dann hab ich irgendwann einfach keine Lust mehr. (...) Und (.) ja, ich hab mich teilweise auch zusammengerissen, selber mit der Gipsfigur, weil ich manchmal echt <u>gar keine</u> Lust mehr hatte an der Gipsfigur (.) zu arbeiten, (...) weil das war schon sehr frustrierend, ne. (...). Und ich kann dann wenigstens endlich auch mal sagen: Ich <u>hab</u> ne Gipsfigur mal gemacht, ne. (...). Nich nur immer n Teil davon und dann doch abgebrochen. (...) Ich habe wenigstens auch mal was zu Ende gemacht. (...)
(Anhang Bc, Hr N, S. 8–9, Z 224–242)

7.1.3.4
Intervenierende Bedingungen

In Bezug auf die Handlungs- und interaktionalen Strategien konnten vier intervenierende Bedingungen sowie mehrere untergeordnete Faktoren identifiziert werden (Tab. 20).
Die erste und zugleich umfassendste intervenierende Bedingung wurde mit dem Oberbegriff ‚Therapeutische Beziehungsgestaltung' versehen. Sie fasst mehrere Umstände zusammen, die sich förderlich, aber auch hemmend auf die von den Teilnehmern angewandten Strategien und Handlungen auswirken. Zu diesen gehört, dass die Kunsttherapeutin und die Studentinnen den Teilnehmern gegenüber durch ihre Gestik und Mimik ein ‚explizites Kontaktangebot' machen und eine Offenheit zum Ausdruck bringen, die es ihnen ermöglicht, Hilfe einzufordern und sich Unterstützung bei der Umsetzung ihrer Ideen zu holen. Ein Interviewteilnehmer drückt es so aus:

L und, und ja auch irgendwie so ne Bereitschaft vermittelt haben, „Frag mich!" (schmunzelt). (...) Äh, die hat, weiß ich nicht, von Anfang an so was ausgestrahlt „Mensch, frag mich doch", also, ne?
(Anhang Bc, Hr L, S. 12, Z 324–329)

Intervenierende Bedingungen:	Untergeordnete Faktoren:
1. Therapeutische Beziehungsgestaltung	◆ Explizites Kontaktangebot ◆ Bereitschaft signalisieren ◆ Freiheit lassen ◆ Hilfestellung geben ◆ Negative Kritik/Bewertung von außen
2. Vergleich zu anderen	
3. Unterbringung in der forensischen Psychiatrie	
4. Frühe negative Erfahrung	

Tabelle 20: Satz von Bedingungen, die sich auf das Kernphänomen ‚Hilfe erhalten' beziehen und fördernd oder einschränkend auf die Handlungs- und interaktionalen Strategien einwirken

Ferner scheint es wichtig, gegenüber den Teilnehmern ‚Bereitschaft zu signalisieren', d. h. achtsam zu sein und aktives Interesse am Wirken der Teilnehmer erkennen zu lassen. Zeigen die Kunsttherapeutin und die Kunststudentinnen sichtbares Engagement, fördert dies die Teilnehmer u. a. darin, ihre Gefühle mittels Bildern zum Ausdruck zu bringen. Derselbe Interviewteilnehmer beschreibt diese förderliche Bedingung dergestalt:

L So ne Aufforderung im Gesicht gehabt, Mensch, guckte immer mal hier, mal da, so wie Sie das ja auch gerne gemacht haben.
(Anhang Bc, Hr L, S. 12, Z 331–332)

Außerdem wird von den Teilnehmern hervorgehoben, dass es bedeutsam sei, dass ihnen die ‚Freiheit gelassen wird', selber etwas auszuprobieren. Diese nondirektive Herangehensweise von Seiten der Kunsttherapeuten scheint sie dabei zu unterstützen, ihr Verhalten zu verändern, indem sie spontaner und experimenteller handeln. Exemplarisch äußert sich ein Interviewteilnehmer diesbezüglich so:

L Ja (2), ja (3), aber ansonsten fand ich es gut, uns einfach mal <u>machen</u> zu lassen, auszuprobieren, ja. Weiß nich (leise), manchmal sind weniger Vorgaben schöner als ne ganze Menge...(6). Und auch einfach mal drauf loszumalen. Ich hab ja auch bei manchen Bildern, mpf, keine <u>Gedanken gehabt</u>, einfach mal drauf los, und irgendwie (...). Ist was ganz <u>Schönes</u> da draus geworden.
(Anhang Bc, Hr L, S. 11, Z 288–295)

Eine weitere wesentliche Bedingung, die beispielsweise auch aus der dialektisch- behavioralen Therapie (DBT) von Marsha Linehan bekannt ist, bezieht sich auf das nicht bewertende Verhalten von Seiten des Therapeuten, in dieser Studie als ‚Negative Kritik/ Bewertung von außen' identifiziert. Hierbei geht es darum, dass die Teilnehmer es als hilfreich erleben, dass ihr Verhalten nicht negativ bewertet wird, sondern stattdessen konstruktiv unterstützt wird. Dies scheint es ihnen zu ermöglichen, ihr Verhalten positiv zu verändern und sich in ihrem Bemühen nicht abgelehnt zu fühlen.
Exemplarisch wird ein Zitat eines Teilnehmers angeführt, der während des Interviews danach gefragt wird, was ihm außer der Zu-

sammenarbeit mit den Kunststudierenden noch gut getan hat. Er äußert sich daraufhin folgendermaßen:

N Ja, das ich einfach irgendwie (.) bis jetzt noch nichts Negatives, äh, zu hören gekriegt habe. (...) Außer, dass Sie einmal so sagten, dass ich dann halt morgens in der Runde (.) und so ne n bisschen mal zurückhaltend sein soll (verschmitzt lächelnd) und nich so ne (.), ähm, ja nich so auf Null-Bock eingestellt, ne. (...) Ähm (.) (lacht kurz) ja, hab ich ja versucht, hat auch gut geklappt (leichtes Lachen). Ich hab dann auch irgendwann gar nicht mehr drüber nachgedacht, ne.
(Anhang Bc, Hr N, S. 15, Z 456–464)

Die zweite intervenierende Bedingung, die sich auf die Handlungen und Strategien der Teilnehmer auswirkt, wurde mit dem Begriff ‚Vergleich zu anderen' versehen. Hierbei setzen die Teilnehmer ihre eigenen Werke mit denen der anderen Männer in Beziehung, d. h. sie wägen ihr eigenes Schaffen und Können mit dem der anderen ab. Um dies zu veranschaulichen, wird beispielhaft ein Zitat eines Teilnehmers angeführt, der während des Interviews auf dieses Phänomen zu sprechen kommt und erzählt, dass er sein Werk mit denen der anderen Teilnehmer verglich:

N Also da waren Sie mit ihre Stühle waren da schneller fertig, als ich mit meiner Gipsfigur.
(Anhang Bc, Hr N, S. 3, Z 131–132)

Die dritte intervenierende Bedingung, die in engem Zusammenhang mit der eigenen Geschichte der Teilnehmer steht, ist ihre ‚Unterbringung in der forensischen Psychiatrie'. Sie beeinflusst die Handlungen und Strategien der Teilnehmer insofern, dass sie sie dazu bringt, verstärkt ihre Gefühle und ihr Innenleben mit Hilfe der eigenen Werke auszudrücken. Dies wird aus einem Zitat eines Interviewteilnehmers deutlich, der von seinen Erfahrungen nach einer Kunstausstellung erzählt, in der er seine Werke gezeigt hatte:

O Ja und dann wurd ich noch gefragt, warum ich inne Forensik gekommen bin und solche Sachen, ich sach, also die Fragen hab ich natürlich nicht beantwortet. (...) Weil also, ähm, das sind Sachen, also, die 'n bisschen noch bei mir bleiben müssen. (...) Weil also, wenn sie erfahren, wie ich denn hier rein gekommen bin und solche Sachen, ich weiß nicht, ob se mich dann noch mal so sehn, wie sie mich da gesehn haben. (...) Und deswegen hab ich da wohl eigentlich auch nichts zu gesagt. (...) Ich bin zwar, ich bin halt hier drin und jetzt (.) muss ich halt damit klar kommen. (...) Und das zeig ich halt durch den Bildern her.
(Anhang Bc, Hr 0, S. 17–18, Z 534–550)

Die vierte identifizierte intervenierende Bedingung bezieht sich auf die individuelle Biografie der Teilnehmer. Sie wirkt sich eher hemmend auf die eingesetzten Handlungs- und interaktionalen Strategien aus. Haben die Männer in der Vergangenheit beispielsweise frühe ‚negative Erfahrungen' gemacht, kann sie dies später daran hindern, sich ungezwungen und unvoreingenommen auf neue Menschen einzulassen. Dies beschreibt ein Interviewteilnehmer, der kundtut, wie er es mit zunehmender Zeit schaffte, sich Hilfe von den weiblichen Kunststudierenden zu holen und erläutert, warum ihm dies anfangs so schwer fiel:

L Man musste sie erst mal kennenlernen, man musste die Studentinnen jeweils immer wieder erst mal kennenlernen und dann hatten wir da auch noch einen sehr häufigen Wechsel bei, sonst wäre das vielleicht auch noch eher ne Zusammenarbeit draus entstanden. Aber nun, es ist, andererseits lernt das mich auch wieder, äh, ja, neue Menschen so auch darauf zuzugehen. Da meine Schüchternheit, meine, ja vielleicht auch so n bisschen Vorurteile über n Haufen zu werfen. (…) Weil ich eben da ja auch schlechte Erfahrungen gemacht habe.
(Anhang Bc, Hr L, S. 9, Z 302–311)

7.1.3.5
Konsequenzen der Strategien zu ‚Hilfe erhalten'

Die von den Teilnehmern eingesetzten Handlungs- und interaktionalen Strategien, zu denen ‚Verhalten verändern', die ‚Kunst als Mittel nutzen' und ‚Demotivation verhindern' zählen und die als Antworten auf das Kernphänomen ‚Hilfe erhalten' gesehen werden können, haben Auswirkungen. In dieser Untersuchung konnten zwei Konsequenzen identifiziert werden: erstens die Subkategorie ‚Prozesshaftigkeit' und zweitens der ‚Therapieeffekt Spaß und Entspannung'.
Das erste Ergebnis, das aus den eingesetzten Strategien resultiert, zeigt, dass ‚Prozesshaftigkeit' und damit eine positive Entwicklung des Erlebens und Verhaltens bei den Teilnehmern eintritt.
Die Eigenschaften und Dimensionen dieses Phänomens sind vielschichtig. So geben die Interviewpartner an, dass sie in Bezug auf ihre persönliche Entwicklung nur ‚geringe bis keine Erwartungen' hatten. Das Ausmaß von ‚Prozesshaftigkeit' wird dagegen von ihnen ‚von ein bisschen bis viel' angegeben und die Auswirkungen als ‚positiv' eingeschätzt. Zudem berichten die Teilnehmer davon, dass über die Kunsttherapie hinaus ein ‚Transfer' und damit eine Übertragung von ‚Prozesshaftigkeit' auf andere Bereiche stattgefunden hat. Außerdem wird von ihnen eine ‚Fortführung und Ausweitung ihrer Entwicklung erwünscht'.
Stellvertretend für die vielen Aussagen der Teilnehmer äußert sich ein Mann so:

L Man ist mutiger geworden. (…) Was zu malen, was Neues auszuprobieren. Die Praktikantin, äh Studentin jetzt für den Schrei um n bisschen Hilfe bitten, wie man so die Farben, der Munch hat ja da so manche Farben wahrscheinlich auch selbst zusammengemischt. Die gibt es nicht so, oder, ja, da einfach mal zu fragen, n bisschen Hilfe zu holen, dass wäre glaube ich ganz zu Anfang der Kunsttherapie, hätte ich das nicht gemacht.
(Anhang Bc, Hr L, S. 8, Z 194–201)

Keine Erwartungen an die eigene Entwicklungsfähigkeit zu haben, aber festzustellen, dass eine persönliche Veränderung dennoch möglich ist, greift dieser Interviewteilnehmer in seiner Aussage auf:

O Ja, und gebracht. Also viel. Also wenn man mich so, äh, bevor ich hier war, also noch kennt, also, (3) also ich trau mir, eh, ziemlich viel zu. Wo ich vorher gesagt hab, also, äh, das pack ich nie. (…) Also ich geb sogar auch zu, dass ich schon mit das Gefühl auch erst hierher gekommen bin. Wo ich, ähm, mir gesacht habe, dass hälst Du so und so nich durch auch, aber versuchen kanns'es ma, aber wenn'es nich durchhälst, ok, dann is dumm gelaufen (schnell gesprochen). (…) Also mit das

Gefühl bin ich auch schon hierher gegangen. (...) Also un aber (2) ich hab bis zum Ende durchgehalten, da muss ich sagen, ok, hab ich mich halt geirrt. (.) Ja, das Einzige, was ich dazu sagen kann.
(Anhang Bc, Hr O, S. 2, Z 13–25)

Und abschließend wird ein Zitat eines Mannes exemplarisch wiedergegeben, der auf die Frage, was ihm zum Schluss des Interviews noch wichtig sei, antwortet:

R (...) Hm? (4) Mm, ja, also für mich war die Kunsttherapie (3) sehr gut, muss ich sagen, hat mir doch schon was geholfen, jetzt auch ich mit meinen, ähm, Gefühlen umzugehn und das zu zeigen (stockend gesprochen) und, ja gut, erst am Anfang hat es ja nicht so gut geklappt (schnell gesprochen), aber danach ging's ja (räuspert sich). Doch das, das hat mir doch schon was gebracht, die Kunsttherapie. Ich bin auch wirklich froh, dass ich daran teilgenommen habe. (...)
(Anhang Bc, Hr R, S. 9–10, Z 267–272)

Die zweite identifizierte Konsequenz mit der Bezeichnung ‚Therapieeffekt Spaß und Entspannung' wird von den Teilnehmern als ‚intensiv bis sehr intensiv' erfahren. Sie tritt nach ihrer Einschätzung ‚hin und wieder bis immer' auf. Ihrer Entwicklung nach ist sie ‚prozesshaft', sie wird aber auch als ‚kontinuierlich auftretend' beschrieben. Exemplarisch äußert sich ein Interviewteilnehmer in Bezug auf seine zum Einsatz gebrachten Handlungs- und interaktionalen Strategien dergestalt:

R (...) Und es hat mir auch sehr, sehr viel Spaß gemacht. Und auch jetzt die Gruppenarbeiten, und so was, die wir hatten, jetzt da, mhm, zum Beispiel den Baum, oder so was, da den wir da gemalt haben, das war auch (2), einfach genial war das. Wir hatten ja wirklich so viel Spaß und so was hier. Doch, doch das (.) das war schon schön. (2). Ne schöne Zeit.
(Anhang Bc, Hr R, S. 10, Z 273–277)

Und ein anderer Teilnehmer, dem während des Interviews in Aussicht gestellt wird, nach dem halbjährigen Forschungsprojekt an einer weiterführenden kunsttherapeutischen Maßnahme teilzunehmen, äußert sich so:

O Weil also, äh, 'n halbes Jahr, wie gesagt, ich hab gerad erst angefangen, ist schon wieder vorbei, also 'n halbes Jahr ist nichts. O.k., die acht Monate gehen auch, werden zwar auch ruck zuck umgehen, aber man hat in den Zeitraum, man hat drei Monate mehr dazu, oder, ah, das. Ich will hoffen, dass ich dann eventuell, wenn's machbar ist, wieder mit dabei bin. (...) Weil das hat mir sehr viel Spaß gemacht. O.k., jetzt bin ich erst mal im Oktober wahrscheinlich dabei, unten inner Offene. (...) Weil ich hab ja den Lockerungsstatus, dass ich nach unten kann. (...) Ja und jetzt freu ich mich schon darauf und was mich da erwartet.
(Anhang Bc, Hr O, S. 21, Z 643–654)

In Bezug auf das Ergebnis ‚Entspannung' als Folge der eingesetzten Strategien, soll folgendes Zitat stellvertretend für viele andere eingebracht werden:

N Ähm (.), gebracht hat es mir (.) im Endeffekt (.) sehr viel, weil (.) durch, äh, die Kunsttherapie bin ich auf jeden Fall auch ruhiger geworden. (...) und entspannter.
(Anhang Bc, Hr N, S. 3, Z 53–56)

7.1.3.6 Zusammenfassung

Wie männliche Patienten mit Persönlichkeitsstörungen, die in der forensischen Psychiatrie untergebracht sind, aus ihrer Sicht die Behandlung durch Kunsttherapeuten erleben und welche spezifischen Interventionsmethoden und Verfahren sie als förderlich wahrnehmen, lässt sich in dieser Studie mit dem zentralen Phänomen ‚Hilfe erhalten' beantworten.
Sie ist vor allem praktisch ausgerichtet und geht über eine rein sprachliche Unterstützung, wie sie in anderen psychotherapeutischen Behandlungen üblich ist, hinaus.
Die von den Interviewteilnehmern eingesetzten Handlungs- und interaktionalen Strategien, um auf das Kernphänomen ‚Hilfe erhalten' zu reagieren oder darauf zu antworten, resultieren einerseits aus der ursächlichen Bedingung ‚Unterstützung benötigen' und andererseits aus dem Kontext ‚handlungsfähig sein'. Das identifizierte zentrale Phänomen scheint für die Interviewpartner so bedeutsam zu sein, dass sie gleich drei Handlungs- und interaktionale Strategien entwickeln, um auf die erhaltene Hilfe zu reagieren. Hierzu gehören, dass sie erstens ihr ‚Verhalten verändern', in dem sie beispielsweise weniger geplant und kontrolliert handeln sondern stattdessen spontaner und expressiver. Zweitens antworten sie auf die erhaltene Hilfe, indem sie damit beginnen, die ‚Kunst als eine Art Mittel zu nutzen', um damit etwa ihre Gefühle auszudrücken und sich selbst besser wahrzunehmen. Und drittens entwickeln sie durch die erhaltene Unterstützung Strategien, die es ihnen ermöglichen, aufkommende ‚Demotivation zu vermeiden', in dem sie zum Beispiel nicht über aufkommende Umsetzungsprobleme lange nachdenken, sondern einfach weiterarbeiten. Neben der erhaltenden Hilfe von Seiten der Kunsttherapeuten, wirken sich zudem noch weitere intervenierende Bedingungen auf die identifizierten Handlungs- und interaktionalen Strategien aus, wie etwa frühere ‚negative Erfahrungen' der Männer und die Tatsache, dass sie ‚in der forensischen Psychiatrie untergebracht' sind. Der Einsatz der verschiedenartigen Handlungen und Strategien hat zur Konsequenz, dass sich der ‚Therapieeffekt Spaß und Entspannung' einstellt sowie ‚Prozesshaftigkeit' entsteht.

Nachdem in diesem Kapitel die Ergebnisse der Auswertung durch ‚Grounded Theory' dargelegt wurden, werden anschließend die gewonnenen Resultate durch den Einsatz des IBAKP vorgestellt.

7.2 Ergebnisse der Auswertung durch ‚Instrument zur Beobachtung und Auswertung kunsttherapeutischer Prozesse' (IBAKP)

In diesem Kapitel werden die Ergebnisse entlang der eingangs definierten Forschungsfrage (vgl. Kapitel 6.2.1) dargestellt. Einleitend wird auf die Bedeutung von Falldarstellungen in der Kunsttherapie eingegangen (Kapitel 7.2.1). Im Anschluss daran werden auf der Basis des IBAKP zwei kontrastierende Fälle dargestellt (Kapitel 7.2.2 & 7.2.3), und abschließend die Ergebnisse der kunsttherapeutischen Behandlung sowie der Bedingungen, die zu positiven Veränderungen geführt haben, dargelegt (Kapitel 7.2.4).

7.2.1 Exemplarische Falldarstellung

Kunsttherapeutische Verläufe und auch deren Werke entspringen einem individuellen Pro-

zess. Sie lassen sich nicht in Form von Zahlen oder objektiven Daten wiedergeben oder gar kontrollieren. Welche Intention ein Teilnehmer zu Beginn der künstlerischen Auseinandersetzung hat, wie er an sein Werk herangeht und was er daraus macht, ist immer einzigartig. Jeder Mensch bringt verschiedene Beweggründe, Erfahrungen, Fähigkeiten und Grundeinstellungen in die Therapie mit, die sein Denken und Handeln bestimmen. Auch der Einfluss der Kunsttherapeutin auf den jeweiligen Teilnehmer unterscheidet sich, ist nie gleichartig und damit nicht reproduzierbar. Der Umgang miteinander ist immer von einem individuellen Prozess geprägt. Auch die Bedeutung von Zeit, Raum und Gruppe hat auf jeden Teilnehmer eine andere Wirkung, spricht ihn auf unterschiedliche Art und Weise an und beeinflusst damit sein Erleben, Verhalten und kreatives Schaffen. Das was während der künstlerischen Auseinandersetzung geschieht, wird grundsätzlich von einer Vielzahl unterschiedlicher Faktoren bestimmt.

Forschung sollte immer konkret und transparent sein. Sie dient dazu, therapeutisches Handeln zu vergegenwärtigen. Um ein Feld, wie hier die Kunsttherapie, genauer zu untersuchen, müssen aus der Vielzahl der zur Verfügung stehenden Informationen immer einige gezielt zum Zweck der Forschung ausgesucht werden. Damit wird der vielfältige kunsttherapeutische Prozess unweigerlich auf bestimmte Aspekte reduziert. Dies sollte aber nicht dazu führen, dass das Wesen künstlerischer Therapien verloren geht (vgl. Petersen, 2004, S. 60). Künstlerische Therapien zeichnen sich laut Petersen (2004) insbesondere durch drei Faktoren aus. Sie steigern im Sinne einer ästhetischen Anthropologie das Sinnenbewusstsein, d. h., dass ästhetische Wahrnehmung sinnliche Erkenntnis ermöglicht. Sie geben der Individualität eines Teilnehmers in seiner Einzigartigkeit und Ausdrucksgestaltung Raum und schaffen zudem einen Ort für eine „individuelle heilende Beziehung, die sich in der therapeutischen Beziehung zwischen Patient und Therapeut und im autonom ablaufenden therapeutischen Prozess zwischen beiden darstellt" (Petersen, 2004, S. 60). Diese Besonderheiten dürfen bei all den Forderungen nach Wirksamkeitsbeweisen künstlerischer Therapien nicht aus dem Blick geraten.

Auf der Suche nach den Auslösern von Krankheits- oder Störungsverbesserungen durch Kunsttherapie kommen immer auch alternative Erklärungen für die eingetretene Wirkung in Betracht. So können auch die Begleittherapien, wie psychologische Gespräche, Ergotherapie und Bezugspflegekontakte oder auch äußere Lebensereignisse einen positiven Therapieverlauf begünstigen. Diese ‚Bias Faktoren' gilt es zu berücksichtigen, um eine ungenaue oder verkehrt interpretierte Beobachtung zu vermeiden (vgl. Hamre, Glockmann & Kiene, 2004, S. 141).

Um kunsttherapeutische Wirkfaktoren bei männlichen Patienten mit Persönlichkeitsstörungen im Maßregelvollzug mit Hilfe des IBAKP zu untersuchen, soll nachfolgend der kunsttherapeutische Prozess von zwei sehr gegensätzlichen Teilnehmern auf der Basis der Dokumentationsunterlagen und damit aus Sicht der Untersuchungsleiterin nachgezeichnet werden. Als Grundlage für die Falldarstellungen dienen die während des Forschungsprojekts angefertigten Aufzeichnungen in den dafür entwickelten Formularen, die jeweils nach den Gesprächen mit den betreuenden Psychologen und Teilnehmern angefertigt wurden (Anhang A4a–l). Als Basis werden aber vor allem die erzählenden Dokumentationen der Untersuchungsleiterin und der begleitenden Kunststudierenden herangezogen. Speziell im Fall des Abschlussgesprächs wurden zudem die Aussagen der Männer, die damals mit Hil-

fe eines Kassettenrekorders mitgeschnitten wurden, herangezogen. Ergänzt werden die Fallbeschreibungen durch die Werke der Teilnehmer, die fotografiert und katalogisiert wurden. Die Ereignisse werden dabei in der Regel so wiedergeben, wie sie damals niedergeschrieben wurden und dies in der zeitlichen Abfolge ihre Auftretens. Zu Beginn werden die wichtigsten Daten aus dem ‚Aufnahmegespräch' mit dem Psychologen des Teilnehmers aufgeführt, danach folgen die Ergebnisse aus dem ‚Erstgespräch' mit dem Patienten. Hiernach werden die Resultate des ‚Zielplanungsgesprächs' mit dem jeweiligen Teilnehmer aufgeführt. Daran schließen sich abwechselnd die Einträge aus den Formularen der ‚Verlaufsdokumentationen' und den ‚Werkbesprechungen' an. Zusätzlich wird der Informationstext mit dem Titel ‚Zu meinen Werken', der zu einer Ausstellung entstand, wiedergeben. Abschließend erfolgt eine Zusammenfassung aus dem ‚Abschlussgespräch'. Diese Art der Präsentation erscheint sinnvoll, um nicht der Gefahr zu unterliegen, durch eine erneute Zusammenfassung der seinerzeit gewonnen Eindrücke, die damaligen Entwicklungen, Konsequenzen und Ergebnisse zu verfremden. Darüber hinaus ermöglicht diese Art der narrativen Darstellung eine differenzierte Schilderung des individuellen Therapieprozesses (vgl. Hamre, Glockmann & Kiene, 2004, S. 141).

An der Untersuchung nahmen 15 Männer teil. Es hatte vier Gründe, dass die Wahl für die exemplarische Falldarstellung gerade auf die Teilnehmer Herr C und Herr L fiel:

1. Im Gegensatz zu Herrn C, der von sich aus ein großes Interesse an der Kunsttherapie gezeigt hatte, reagierte Herr L eher skeptisch und misstrauisch auf seine Teilnahme.
2. Beide hatten zudem unterschiedliche Ziele und Wünsche für ihre Teilnahme formuliert und damit auch ein ganz anderes Interesse an der Maßnahme. Die Ziele, die Herr C zu Beginn der Kunsttherapie äußerte, waren eher darauf ausgerichtet mit anderen etwas gemeinsam zu machen und künstlerische Fertigkeiten zu erlernen. Der Wunsch von Herrn L war dagegen, erst einmal nur in die Kunsttherapie hineingucken und später eventuell zu sehen, was er machen will.
3. Auch die Schulausbildung der beiden Männer unterscheidet sich. So hat Herr C einen Realschulabschluss, Herr L indessen einen einfachen Hauptschulabschluss.
4. Außerdem ist das gezeigte Verhalten der Männer nach Aussagen der Psychologen und des Teams zum Zeitpunkt der Intervention stark verschieden. Während Herr C als passiv hilflos beschrieben wird, der nicht auffallen möchte, wird Herr L als Mensch geschildert, der nichts fühlen kann und auf Konflikte mit impulsiven Gewaltausbrüchen reagiert.

Die beiden Teilnehmer bringen damit ganz gegenteilige und kontrastreiche Ausgangsprofile mit. Sie unterscheiden sich in Bezug auf ihre Motivation sowie ihre Ziele und Wünsche in Hinblick auf die Intervention und ferner in ihrer Schulausbildung und in ihrem Verhalten.
Im Anschluss soll der Versuch unternommen werden, den kunsttherapeutischen Prozess von Herrn C und Herrn L auf Grundlage der vorliegenden Dokumentationen nachzuzeichnen (Anlage A4). Damit wird ein Einblick in die Entstehung der Werke, die individuellen Wünsche und in die Ideen der Teilnehmer gegeben. Darüber hinaus wird beispielhaft aufgezeigt, wie mit den Männern gearbeitet wurde und welche Interventionen zu welchen Reaktionen führten. Aus Gründen der Anonymisierung wurden einige

Daten, die für die Beurteilung des Prozesses nicht wesentlich sind, verändert.

7.2.2
Fallbeispiel Herr C

Herr C hat schon im Vorfeld an einem Kunstprojekt teilgenommen und kennt das therapeutische Angebot. Er wird für das Forschungsprojekt vorgeschlagen, weil er selbst den Wunsch dazu geäußert hat. Dazu war während des vorangegangenen Kunstprojekts aufgefallen, wie erstaunlich positiv Herr C auf künstlerische Angebote reagierte. Er selbst hatte mehrfach kundgetan, wie viel Spaß ihm die Kunsttherapie macht, wie gut er den Zusammenhalt innerhalb der Gruppe findet und wie sehr ihn die kreativen Übungen zum Nachdenken anregen. Außerdem zeigte er während des Kunstprojekts soziale und künstlerische Fähigkeiten, die vorher im stationären Rahmen und in der Ergotherapie nicht entdeckt worden waren und dem Team förderungswürdig schienen.

7.2.2.1
Das Aufnahmegespräch mit dem Psychologen

Bevor Herr C in die Intervention einsteigt, findet ein 30 minütiges Aufnahmegespräch mit seinem betreuenden Psychologen statt, um wichtige Aspekte zu seiner Biografie, zum Beschwerdebild, zum Aufnahmegrund, zur Diagnose, zur Indikation, aber auch zu den Zielen aus ärztlich-psychologischer Sicht zu erfragen. Sein Psychologe berichtet folgendes: Herr C ist 30 Jahre alt. Er wächst bei seiner Mutter auf, wird aber immer wieder von ihrem Freund geschlagen. Daraufhin kommt er zu Pflegeeltern. Herr C kann ihnen scheinbar nichts recht machen. Herr C erlangt einen qualifizierten Hauptschulabschluss, wird Installateur und arbeitet nach der Ausbildung zwei bis drei Jahre in seinem Beruf. In der Therapie stellt sich heraus, dass er massive und sadistische Gewaltfantasien hat und dass es zu Alkoholmissbrauch in der Vergangenheit gekommen war.
Über sein Verhalten auf der Station und in anderen therapeutischen Maßnahmen (psychologischen Gesprächen, Sport- und Ergotherapie) berichtet der Psychologe folgendes: Herr C sitzt Dinge scheinbar aus, zeigt sich passiv hilflos, kann sich nur schlecht abgrenzen, möchte bloß nicht auffallen und wird als selbstunsichere Persönlichkeit eingeschätzt[20]. Zusammenfassend beschreibt er ihn als einen Mitläufer, der aber in der Therapie hoch motiviert mitarbeitet.
Sein Psychologe wird nach möglichen therapeutischen Zielen für die Kunsttherapie gefragt. Seiner Meinung nach muss Herr C lernen, Verantwortung für sich zu übernehmen. Zudem soll er soziale Kompetenzen erwerben und seine Selbstwahrnehmung sowie emotionale Schwingungsfähigkeit verbessern (Anhang A4a).

7.2.2.2
Das Erstgespräch

Da Herr C bereits im Vorfeld den kunsttherapeutischen Arbeitsraum kennengelernt hat, entfallen der sonst übliche Rundgang sowie die Erläuterungen in Bezug auf die Materialien und Möglichkeiten in der Kunsttherapie. Im Erstgespräch, das 30 Minuten dauert, stellt Herr C dar, welche Vorkenntnisse, Hobbys und Interessen er habe. Er berichtet von seinen Erfahrungen während des ersten Kunstprojekts und äußert darüber hinaus,

[20] Die Diagnose und die Delikte des Patienten werden nicht näher ausgeführt, um seine Anonymität zu wahren.

dass er vor seiner Aufnahme in die forensische Psychiatrie gerne Rad gefahren sei, dass er in der Jugendzeit getanzt habe und zurzeit gerne in der Ergotherapie mit Elektrosachen bastele. Danach wird er nach dem Grund für seine Teilnahme gefragt, und er äußert, dass er neugierig sei und ihm das erste Kunstprojekt viel Spaß gemacht habe. Als ich mich nach seinen Erwartungen, Zielen und Wünschen in Bezug auf die Kunsttherapie erkundige, zählt er auf, dass er als Erstes besser zeichnen lernen wolle, denn das wäre nach seiner Aussage „noch ausbaufähig". Besonders das räumliche Zeichnen interessiere ihn. Als Zweites wolle er gerne eine Gruppenarbeit durchführen, um mit anderen etwas gemeinsam zu machen und zu lernen, mit anderen zusammenzuarbeiten. Als Drittes möchte er eigene Interessen und Ideen anderen gegenüber besser präsentieren können. Er sei nicht besonders selbstbewusst, meint er. Im Anschluss frage ich Herrn C, ob es noch irgendetwas gäbe, dass wir seiner Meinung nach wissen sollten. Er berichtet, dass er Schwierigkeiten habe, seine Gefühle zu äußern, und dass er diesbezüglich vielleicht etwas mehr Unterstützung brauche. Ansonsten sei er recht flexibel.

Zum Abschluss des Gesprächs werden Herrn C die Einverständniserklärung und der Zielplanungsbogen vorgestellt und zum Ausfüllen mitgegeben. Nachdem Herr C gegangen ist, notiere ich mir unter dem Stichwort ‚Ersteindruck der Kunsttherapeutin' auf dem Formular Erstgespräch II, dass Herr C auf mich einen freundlichen, höflichen und zurückhaltenden Eindruck macht und es den Anschein hat, als habe er viele Fähigkeiten. Außerdem halte ich fest, dass er im Ausdruck verlangsamt scheint und im Verhalten vorsichtig und leicht unsicher wirkt. Während des Gesprächs hat Herr C auffallend viel gelächelt, aber den Blickkontakt nur mäßig gehalten (Anhang A4c&d).

7.2.2.3 Zielplanung

Zwei Wochen später findet das Zielplanungsgespräch mit Herrn C statt, das im Kunsttherapieraum durchgeführt wird und 45 Minuten dauert. Als erstes wird Herr C gebeten, die Ergebnisse des Zielplanungsbogens vorzustellen. Herr C berichtete daraufhin, welche Materialien ihn in der Kunsttherapie interessieren oder mit welchen er gerne arbeiten möchte. Hierzu gehören Bunt- und Bleistifte, Wasser- und Aquarellfarben, Ton, Ytongstein, Holz aber auch Gouachefarbe. Danach geht er auf Punkt zwei zum Thema Stärken und Schwächen ein. Hier berichtet er, dass er die Fähigkeiten hat, kreativ, ausdauernd und motiviert zu sein. Seine Schwächen sind, so sagt er, dass ihm das Durchsetzungsvermögen fehlt und er soziale Ängste hat. Nachdem Herr C anschließend seine möglichen Ziele für die Kunsttherapie aufführt, berichtet er, für welche drei er sich letztendlich entschieden hat. Seine wichtigsten Ziele sind, geordnet nach Priorität:

1. Mich besser durchsetzen können
2. Selbstbewusster werden
3. Meine Gefühle zu zeigen

Als nächstes geht Herr C darauf ein, auf welche Art und Weise und mit welchen Materialien er arbeiten möchte, um seine Ziele zu erreichen. Beim ersten Ziel ‚Mich besser durchsetzen können' hat er die Idee, dies in Form von Gruppenprojekten zu üben. Beim zweiten Ziel ‚Selbstbewusster werden' berichtet er, dass er hierzu bereits kleinere Übungen auf der Station mache. Er erzählt, dass er sich hin und wieder unter die Patienten mische, um Gespräche mit ihnen zu führen und dass ihm dies schon ganz gut gelänge. Die Patienten auf der Station seien sehr unterschiedlich und ein gutes Versuchsfeld. Auf die Frage,

wie er dies eventuell in der Kunsttherapie üben könne, sagt er, dass es in der KT zu harmonisch sei, um dies zu trainieren. Daher habe er auch ein Fragezeichen an dieser Stelle in das Formular Zielplanung gemacht. Beim letzen Wunsch ‚Meine Gefühle zeigen' erklärt er, dass er lernen möchte, seine Gefühle durch seine Bilder und Zeichnungen auszudrücken. Darüber hinaus wolle er aber auch üben, sie in den Abschlussrunden und im alltäglichen Umgang mit Mitpatienten mitzuteilen. Dabei gehe es ihm vor allem darum, zu lernen, negative Gefühle zu äußern. Als letztes geht Herr C darauf ein, wann er seine persönlichen Ziele erreicht haben möchte. Hier möchte er kurzfristig, d. h. in den nächsten Wochen, alle seine angeführten Ziele so schnell wie möglich erreichen. Mittelfristig, d. h. in den nächsten Monaten, wolle er auf eine weiterführende Station verlegt werden. Langfristig, d. h. in einigen Jahren, möchte er ein zufriedenes Leben in Freiheit führen.
Im Anschluss an das Gespräch notiere ich mir, dass Herr C während des Gesprächs auf mich einerseits aufgeschlossen und offen, aber andererseits auch sehr oberflächlich wirkte und häufig Worthülsen verwendete. Auch war für mich eine emotionale Beteiligung kaum spürbar (Anhang A4b).

7.2.2.4
Verlaufsdokumentation I

Fünf Tage nach dem Zielplanungsgespräch steigt Herr C in die Kunsttherapie ein. Ab diesem Zeitpunkt reflektiere ich mit den beteiligten Kunststudierenden regelmäßig den therapeutischen Verlauf des Teilnehmers. Gemeinsam notieren wir auf dem Formular Verlaufsdokumentation (Anhang A4e), womit sich Herr C beschäftigt, was uns auffällt und welchen Eindruck er auf uns macht.
Zwei Wochen nach Beginn der Kunsttherapie, halten wir folgende Eindrücke im Formular ‚Verlaufsdokumentation' fest:

> Herr C hat heute sein zweites Bild, an dem er etwa zwei Wochen gearbeitet hat, zu Ende gebracht. Auf dem Bild ist aus der Perspektive eines Lokomotivführers eine Bahnszene dargestellt. Man schaut aus der Lok hinaus auf die Schienen bzw. auf die Landschaft und den Horizont. Es handelt sich um eine recht einfache Landschaft – grüne Wiesen. Der Fokus liegt auf dem Innenleben der Lok, da die Schalter und möglichen Apparaturen recht detailliert dargestellt sind.
> Herr C scheint recht zufrieden mit seinem Bild zu sein und es kommt mir persönlich sogar ein wenig so vor, als habe er in diesem Bild einen seiner „Kindheitsträume" verwirklicht. Er weiß zudem genau über die Fahrtrouten der dargestellten Nordwestbahn Bescheid, was meine Assoziation verstärkt. (Studierende: Frau tW)

Zusammenfassung der Fallbesprechung (Psychologe, Ergotherapeut, Bezugspfleger, Kunsttherapeutin) am gleichen Tag:

> Herr C kann sich schlecht abgrenzen, benutzt Worthülsen, versteht häufig den Sinn dessen, was er sagt, nicht. Redet Dinge einfach nach, findet keine eigenen Wörter, lässt sich schnell mitreißen. Scheint aggressionsgehemmt, hat brachiale Einstellungen (Hinweis des Psychologen) und strenge, rigide Vorstellungen von Moral und Gerechtigkeit. Er sitzt Probleme aus, lässt Dinge über sich ergehen und trifft keine Entscheidungen. Dafür scheint er aber hoch motiviert. Er erzählt viel von früher, scheint insgesamt differenzierter, nimmt Angebote auf wie ein Schwamm (Hinweis Kunsttherapie).

> Lebensstrategie: Bloß nicht auffallen.
> Fazit: Alle Termine, die Herr C bis dahin wahrgenommen hat, bleiben bestehen. Es ist keine Verlegung auf eine weiterführende Station geplant. (KaWa)

Eine Woche später wird notiert:

> Herr C arbeitete an einem abstrakten Bild weiter. Es handelt sich um einen flächigen, dunkelblauen Hintergrund und mehrere geometrische Figuren im Vordergrund, u. a. mehrere Kreise sowie ein kreuzförmiges Gebilde. Das Bild scheint seiner Vorstellung zu entsprechen, er erläuterte es und sagte, dass ihm das Bild gefalle. In der Anfangsphase sollten die Patienten ein alt bekanntes Kinderspiel, das „Knickbild“ (erst zeichnet man einen Kopf, dann wird das Blatt umgeknickt, dann gibt man es weiter und der nächste zeichnet einen Oberkörper...) machen. Herr C hat sich dabei strikt an die menschliche Figur gehalten. Er ist also mit relativ wenig Abstraktion und Phantasie (falls man das so behaupten kann) an die Aufgabe herangetreten. In der Abschlussrunde, in der von den Mitpatienten Kritik an der eigenen Arbeit geäußert wurde, hat er sich nicht wohl gefühlt, aber die zumeist positive Kritik angenommen. (Studierende: Frau tW)

Zwei Tage danach wird Folgendes festgehalten:

> Herr C schien locker und gut gelaunt. Bei der Partnerübung „Gemeinsames Malen zu zweit mit nur einem Stift“, schien er nicht zu wissen, wie er malen soll, sodass er nicht den Stift führte. Gegen Ende der Übung fing er an, eigene Ideen einzubringen, aber eher zaghaft. Beim gemeinsamen Anfassen des Stiftes wirkte er eher zurückhaltend. Bei der Gruppenarbeit „Zu Gast bei Freunden“ fiel ihm zuerst nicht so recht was ein. Meinen Vorschlag, ein Herz in den Pappkarton zu basteln, wertete er als kitschig ab. Nach weiteren Denkanstößen von mir entwickelte er auch eigene Ideen und freute sich, als wenn wir gleich richtig grillen würden (wir bastelten einen Grill). Dann wurde er sehr aktiv, arbeitete ordentlich und setzte eigene Ideen um. Auffällig war, dass er vom vielen Grillen auf einer anderen Station schwärmte. (Studierende: Frau tW)
> Abschlußrunde: Herr C berichtet, dass er Kompromisse finden kann, es aber nicht leicht findet, sich einzubringen und eigene Ideen bei Gruppenarbeiten zu verwirklichen. Die Zusammenarbeit fand er gut, und sie hat ihm Spaß gemacht. Auch die Stimmung fand er gut. Mir gegenüber scheint er zuvorkommend und höflich, aber auch zurückhaltend und schüchtern. Er wirkte sehr reflektiert und zufrieden. (KaWa)

Wieder zwei Wochen später finden sich folgende Einträge:

> Zusammenfassung: Herr C wirkt in der Gruppe eher stiller und zurückhaltender, sucht wenig Kontakt zu Mitpatienten, lacht aber auffallend laut und viel über Kommentare der anderen Teilnehmer. Er scheint konzentriert und versunken bei der kreativen Auseinandersetzung und sagt selbst „Ich bin dann so versunken, dass ich um mich herum gar nichts mehr mitbekomme, bei mir bin“. Zu den Studenten scheint er verstärkt Kontakt aufzubauen, er holt sich neuerdings Tipps zu Gestaltungen. Er wirkt hier adäquat und freundlich, etwas unsicher, scheint als würde er üben, andere Personen an-

zusprechen. Er wirkt dann sehr ernsthaft. In den Anfangs- und Abschlussbesprechungen beteiligt er sich immer mehr, wirkt hier mutiger, erzählt deutlich mehr von sich, seinen Empfindungen, Ideen und von Vergangenem. (KaWa)

Vier Tage später:

> Herr C hat heute an seinem „Straßen-/Sonnenuntergangsbild" weitergearbeitet und dieses im Großen und Ganzen vollendet. (Studierende: Frau tW)

Nach acht Wochen praktischer Auseinandersetzung findet mit Herrn C die erste Werkbesprechung statt. Die bei der Besprechung vorliegenden Werke, sowie der Verlauf und die angesprochenen Themen sollen als nächstes anhand meiner Aufzeichnungen wiedergegeben werden.

7.2.2.5 Werkbesprechung I

Die Werkbesprechung mit Herrn C findet im Kunsttherapieraum statt und dauert insgesamt 55 Minuten (Anhang A4j). Zu Beginn des Gesprächs wird Herr C daran erinnert, dass das Gespräch aufgenommen wird. Danach wird er gebeten, seine Werke an einer Leine an der Malwand aufzuhängen und zwar in der Reihenfolge ihrer Entstehung. Anschließend setzen wir uns den Bildern gegenüber auf zwei Sessel. Bei der Besprechung liegen sieben Werke vor (Abb. 46) (Anhang A4l).

Gesprächsverlauf und Ergebnisse:
Herr C wird eingangs gefragt, was ihm spontan an oder zu seinen Werken auffalle. Er bemerkt als erstes, dass die Farbe Blau häufig vorkomme. Und er erwähnt, dass Blau seine Lieblingsfarbe sei, weil sie so entspannend sei. Danach fällt ihm auf, dass die Bilder kräftig leuchten und es sowohl abstrakte Bilder, aber auch Bilder mit Themen gebe. „Die Themenbilder haben etwas mit meinen Gefühlen zu tun", berichtet er. Die abstrakten Werke dagegen seien entstanden, weil er das Bedürfnis nach Entspannung habe, „da brauche ich nicht nachzudenken", bemerkt er. Auch fällt ihm bei der Betrachtung auf, dass sich die Themenbilder und die abstrakten Werke immer abwechseln würden. Außerdem erkennt er, dass den Bildern Leben fehle und kein Mensch darauf zu sehen sei.

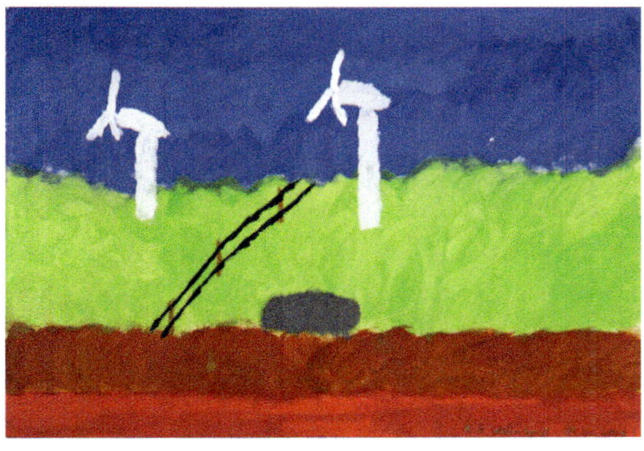

1. Motiv „Windkrafträder in Landschaft", Wasserfarbe auf Papier, 55x37 cm (1)

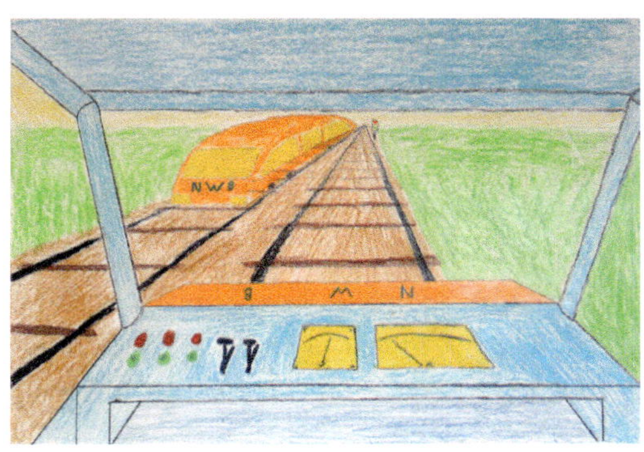

2. Titel „Abfahrt auf Gleis 4 in Richtung Hoffnung", Wachskreide auf Papier, 55x37 cm (2)

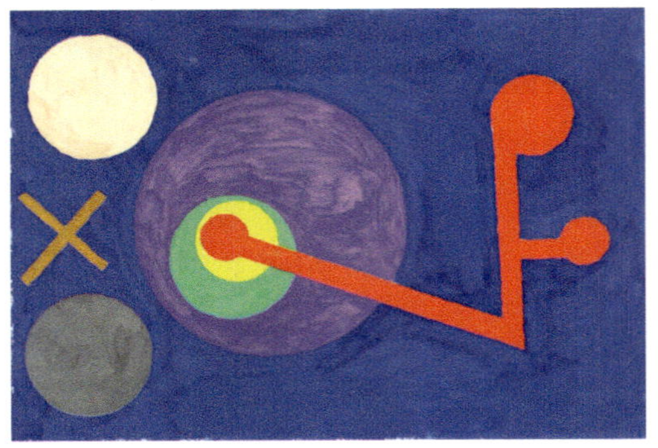

3. Motiv „Abstrakte Formen“, Wasserfarbe auf Papier, 55x37 cm (3)

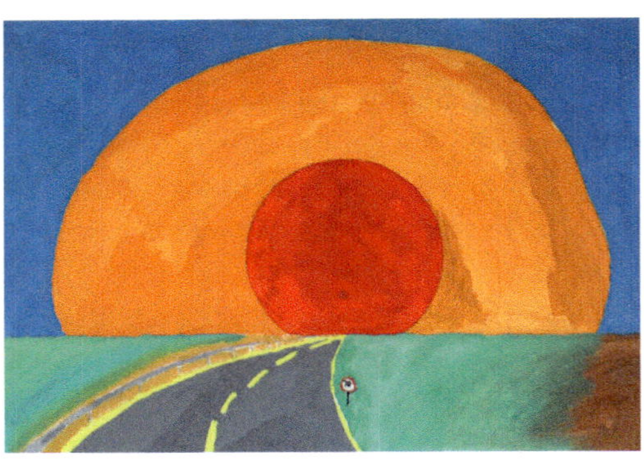

4. Titel „Ride to the sun“, Wasserfarbe auf Papier, 55x37 cm (4)

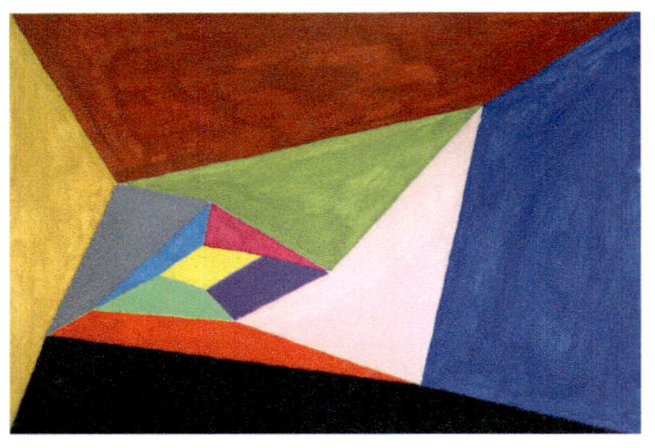

5. Titel „The next dimension“, Wasserfarbe auf Papier, 55x37 cm (5)

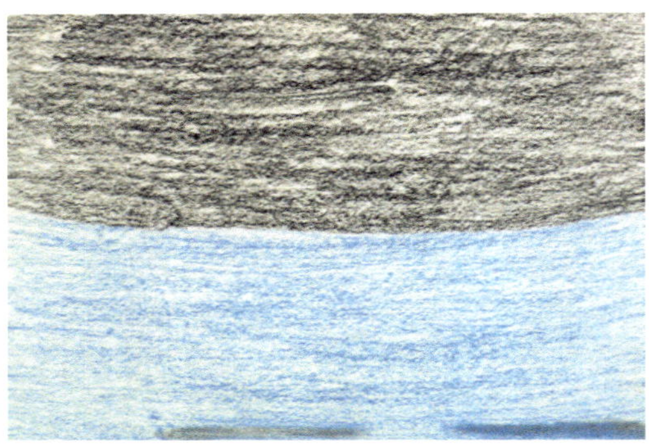

6. Motiv/Übung „10-Minuten-Heft ‚Leichtigkeit und Schwere‘“, Wachskreide auf Papier, 21x17 cm

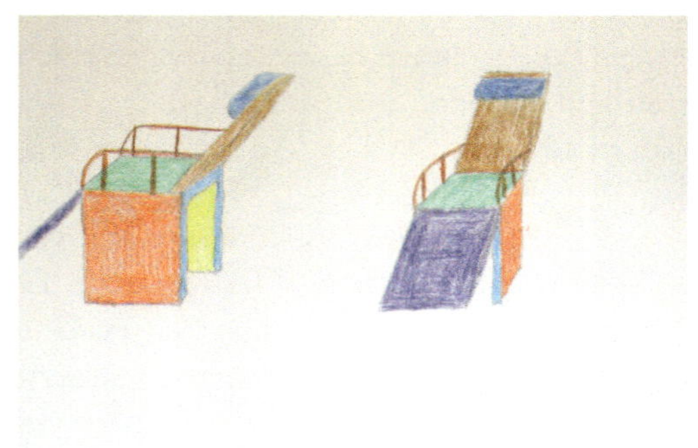

7. Übung „Stuhlskizze“, Buntstifte auf Papier, ca. 30x22 cm

Abbildungen 46: Werkbesprechung 1 – Werke Herr C.
Anmerkung: Die Titel der Werke gab es zum Zeitpunkt des ersten Werkgesprächs noch nicht. Sie wurden von Herrn C erst später benannt.

In Bezug auf die Themenbilder äußert er, dass sie sich häufig um das Thema Freiheit drehten. Für ihn sei die Zukunft noch unsicher, und es sei noch nicht klar, wohin es gehe, fasst er zusammen. „So weisen beispielsweise die Straßen, die ich male, in Richtung Horizont und ich habe noch kein erkennbares Ziel vor Augen, wie beispielsweise ein Haus oder eine Stadt", äußert Herr C. Auf die Frage, wie er auf die Idee gekommen sei, beim „Sonnenuntergangsbild" ein Straßenschild mit der Verkehrseinschränkung 70 zu malen, antwortet er: „Ich wollte erst ein Schild mit dem Hinweis Schleudergefahr malen, konnte dies aber nicht umsetzen". Im Zuge dessen erzählt er, dass er ein vorsichtiger Mensch sei, der sich eher zurücknehme und Dinge bedächtig angehe, um nicht ins Straucheln bzw. ins Schleudern zu kommen. So hätten die Bilder durchaus etwas mit seinem Leben und mit ihm selbst zu tun. „Bei dem Bild Nord-WestBahn geht es mir auch darum, zu zeigen, dass ich endlich mal wieder Verantwortung übernehmen möchte, so wie der Lockführer in seiner Bahn" fasst Herr C zusammen.

Nach der Werkbetrachtung werden mit Herrn C seine im Erstgespräch benannten Ziele thematisiert und reflektiert. Er wird von mir gefragt, ob er selbst den Eindruck habe, seinem ersten Ziel selbstbewusster zu werden, näher gekommen zu sein. „Hierzu fällt mir nichts ein", antwortet er.

Beim zweiten Aspekt ‚Gefühle zeigen' meint er dagegen, dass er das bereits in seinen Bildern mache, in denen er thematisch arbeite. Im Anschluss wird mit Herrn C überlegt, welche Ziele und Wünsche er sich für die nächste Zeit vornehmen möchte. Er formuliert folgende Wünsche, die ich schriftlich festhalte:

1. Mehr Leben in die Bilder bringen, Menschen einbringen bspw. malen.
2. Die alten Ziele bleiben bestehen, d. h., mich besser durchsetzen zu können, selbstbewusster werden, meine Gefühle zeigen.

In Bezug auf Punkt zwei ‚Mehr Leben in die Bilder bringen' berichtet Herr C dann noch, dass er schon Veränderungen bemerke, es aber noch viel zu tun gebe. Anschließend wird mit ihm gemeinsam überlegt, wie er seine Ziele praktisch umsetzen kann. Hier entwickelt er die Idee, als nächstes aus dem Material Kappaplex ein Dorf in einer Landschaft mit Häusern und Menschen zu bauen. Zum Abschluss des ersten Werkgesprächs wird Herr C danach gefragt, was er aus dem Gespräch für sich mitnehme. Er antwortet: „Ich habe mir bei der Herstellung der Bilder etwas gedacht, bin aber doch überrascht, was noch alles in ihnen steckt". Als Herr C gegangen ist, notiere ich mir zudem folgendes: Herr C wirkt während des Gesprächs lockerer als zu Beginn der Kunsttherapie. Er wirkt erstaunt über seine eigenen Werke und scheint Einsichten, die er während der Werkbetrachtung hat, auf seine jetzige Situation und auf seine Person zu übertragen.

7.2.2.6
Verlaufsdokumentation 2

Einen Tag, nachdem das erste Werkgespräch stattfand, hält eine Studentin folgendes in der ‚Verlausfdokumentation' (Anhang A4e) fest:

> Herr C hat mit Kappa-Platten ein Miniaturhaus gebaut und fertiggestellt. Er möchte mit diesen Kappa-Platten eine ganze Landschaft mit einigen Häusern bauen, und er will das nächste Mal daran weiter arbeiten. (Studierende: Frau A)

Eine Woche später findet sich folgender Eintrag:

> Herr C wurde Anfang der Woche auf eine höhere Station (Anm.: Station mit mehr Lockerungen) verlegt. Er scheint sich darüber zu freuen und beschreibt die neuen Freiheiten als Herausforderung. Herr C wirkt im Moment sehr motiviert, deutlich offener, lockerer. (KaWa)

Zweieinhalb Wochen später schreibe ich in die ‚Verlaufsdokumentation':

> Werk: Kappaplatten-Modellbau, Motiv: Stadtlandschaft mit Menschen.
> Herr C arbeitet zur Zeit mit Kappaplatten, aus denen er Häuser in einer Art Stadtlandschaft baut. Bisher hat er ein Wohnhaus gebaut, das ihn an sein früheres Zuhause erinnert. Die Schule ähnele seiner früheren Berufssschule, berichtet er. Herr C wirkt immer lebendiger, mitteilsamer, auch selbstbewusster. Er wirkt präsenter im Kontakt (kräftiger Händedruck und Blickkontakt). (KaWa)

7.2.2.7
Werkbesprechung 2

Sechseinhalb Wochen nach dem ersten Werkgespräch findet die zweite Besprechung statt, die wieder 55 Minuten dauert und unter den gleichen räumlichen Bedingungen durchgeführt wird (Anhang A4j). Bei diesem Werkgespräch liegen zwei Werke vor (Abb. 47) (Anhang A4l).

Gesprächsverlauf und Ergebnisse:
Herr C wirkt etwas unsicher und scheint nicht recht zu wissen, was er sagen soll. Auf die Eingangsfrage, ob er eine Frage oder ein Thema für dieses Gespräch mitbringe oder ob wir einfach beginnen sollen, redet er gleich drauf los und beschreibt seine Landschaft aus Kappaplexplatten. Da er inhaltlich kaum etwas zu seinen Werken sagt, wird er danach darum gebeten, zu beschreiben, wie es ihm während des Stuhlbaus ergangen sei.
Bei dieser Werkbeschreibung fällt auf, dass Herr C seine Werke nur oberflächlich erläutert. Er scheint weder etwas von sich mitzuteilen, noch zieht er persönliche Bezüge. Tiefer gehende Aussagen macht er nicht, trotz deutlicher Nachfrage. Dies scheint erstaunlich, denn er hat in den vorherigen Therapiestunden angedeutet, dass die Gebäude (in seiner Landschaft) durchaus in Zusammenhang mit seinem Heimatdorf zu sehen sind, und ihn die dreidimensionale Art des Bauens an seinen früheren Modelleisenbahnbau erinnert. Als ich ihn an seine gemachten Aussagen während der Therapiestunden erinnere, wirkt Herr C überrascht. Da das Gespräch ins Leere zu laufen scheint, wird Herr C erneut danach befragt, worum es in diesem Gespräch gehen könnte. Da ihm nichts einfällt, wird ihm an dieser Stelle die Rückmeldung gegeben, dass er in der Kunsttherapie derzeitig den Eindruck mache als liefe alles problemlos und als würde er keine Hilfe benötigen. Über diesen Eindruck scheint Herr C erneut erstaunt, das Thema scheint ihn aber nicht zu überraschen. Er berichtet daraufhin, dass er häufig in seiner Entwicklung stehen bleibe, ohne es selbst zu merken und dann Anreize von außen benötige. „Ich selbst kann mich nur schwer einschätzen und muss hin und wieder getreten werden", sagt er. Eine Rückmeldung über sein Verhalten sei für ihn hilfreich, das bemerke er auch immer wieder bei seinem Psychologen und beim Team. In diesem Zusammenhang erzählt er außerdem, dass er von außen angeregt werden müsse, da er sich eher zurückziehe und vieles mit sich alleine abmache. „Daher sind die Übungen mit dem 10-Minuten-Heft in der Kunsttherapie so gut, denn das bringt mich zum Nachdenken", resümiert er.
Über diesen Weg führt das Gespräch zu den

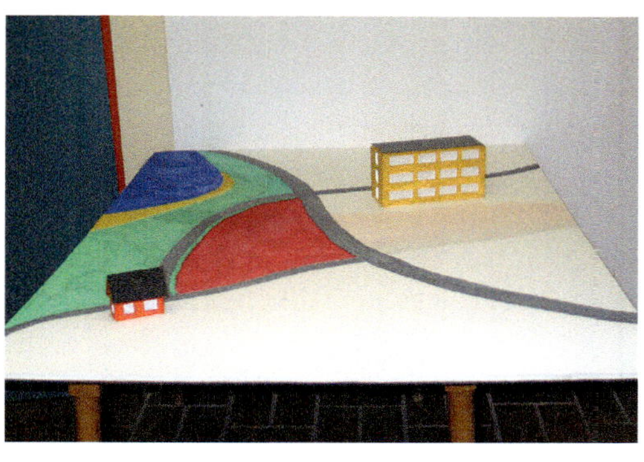

1. Titel „Dorf" (Seitenansicht), Kappaplex und Wasserfarbe, ca. 150x100 cm (6)

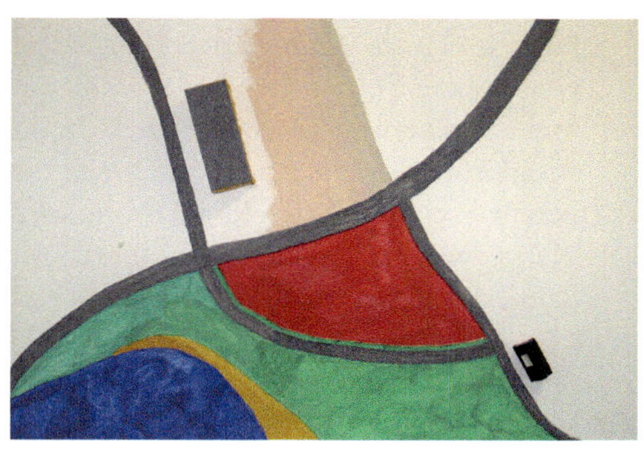

2. Titel „Dorf" (Draufsicht), Kappaplex und Wasserfarbe, ca. 150x100 cm (6)

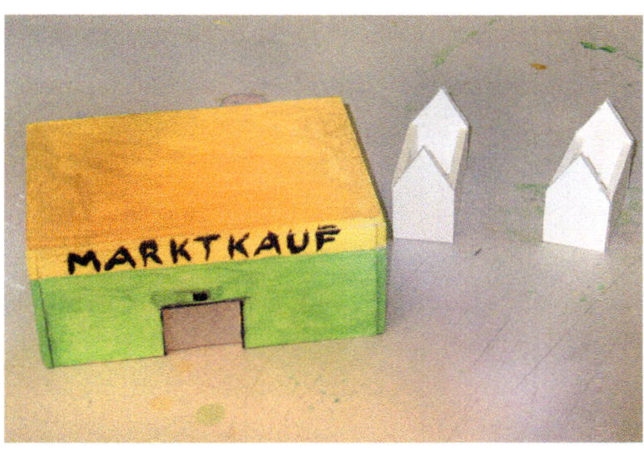

3. Motiv „Marktkauf und zwei Häuser" (Ausschnitt), Kappaplex und Wasserfarbe (6)

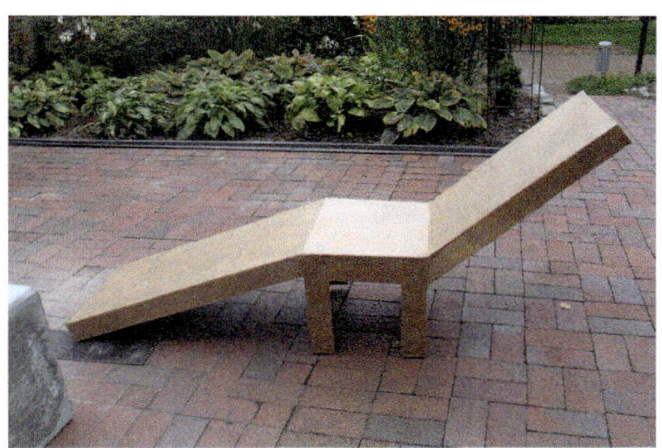

4. Modell „Stuhl" (Projekt), Kappaplex und Packpapier, ca. 200x50 cm

Abbildungen 47: Werkbesprechung 2 – Werke Herr C.

Themen Kontakt, Kontakt aufzunehmen und mit anderen Menschen zusammenzuarbeiten. Dabei berichtet Herr C, dass er bei Gruppen- aber auch Einzelarbeiten die Sorge habe, dass ihm eine andere Person fremde Ideen überstülpe und er seine Ideen nicht umsetzen könne. Darum sei es ihm speziell bei der Einzelarbeit wichtig, Raum für eigene Ideen zu haben, etwas nur für sich zu machen und sich ganz darauf zu konzentrieren. An diesem Punkt wird Herrn C vorgeschlagen, seine alten Ziele, die wir beim letzten Gespräch notiert hatten, anzusehen und danach zu überlegen, was er sich für die nächste Zeit in der Kunsttherapie wünsche. Herrn C werden alle Ziele nacheinander vorgelesen und anschließend jedes einzelne reflektiert. Zu Wunsch eins ‚Mehr Leben in die Bilder bringen', sagt er: „Da bin ich dabei". Beim zweiten Ziel ‚Menschen malen und zeichnen', berichtet er mir: „Das mache ich nach der Kappaarbeit". Beim letzten Punkt ‚Selbstbewusster werden und Gefühle zeigen', bemerkt er, dass dies ein ständiger Prozess sei, bei dem

er schon vorangekommen sei, aber weiterhin am Ball bleiben müsse. Bezogen auf die praktische Umsetzung seiner Ziele in Form einer Landschaft aus Kappaplexplatten fasst er zusammen, dass er dabei sei, seine Ideen umzusetzen. Im Anschluss an sein Resümee wird Herr C gefragt, was er sich für die nächste Zeit vornehmen möchte und was er sich wünsche. Er formuliert zwei neue Ziele, die wieder schriftlich festgehalten werden. Seine modifizierten Wünsche sind:

1. Von sich aus Kontakt aufnehmen, das Gespräch suchen, vor allem zu Studentinnen. (Hinweis: Bei diesem Punkt merkt er an, dass gerade dies ungewohnt für ihn sei, weil er die Studierenden nicht kenne und sie nicht einschätzen könne).
2. Engere Zusammenarbeit mit anderen Teilnehmern, vor allem am Donnerstag bei der Gruppenarbeit.

Zum Abschluss der zweiten Werkbesprechung wird Herr C gefragt, was er aus diesem Gespräch für sich mitnehme oder was ihm diesmal besonders wichtig sei. Er entgegnet, dass das 10-Minuten-Heft und auch die Aufwärmübungen gut seien, da er Anregungen benötige. Auch empfindet er sich selbst schon als mutiger. „Ich nehme mehr Kontakt zu den anderen Teilnehmern auf und habe sogar schon jemanden an meinen Stuhl gelassen, damit er mir hilft", erzählt er. Darüber hinaus würde er schon mehr experimentieren.
Nachdem das Gespräch mit Herrn C zu Ende ist, fasse ich kurz meine Eindrücke zusammen, die ich während des Kontakts hatte. In Bezug auf sein Auftreten stelle ich fest, dass Herr C anfangs verhalten wirkt, aber dann deutlich offener und konstruktiver erscheint. Herr C wirkt bemüht, aber scheint nicht recht zu wissen, was auf ihn zukommt. Es ist etwas schwierig herauszufinden, worum es ihm überhaupt geht. Ich habe den Eindruck, als will er sich verstecken und möglichst gut von allem Persönlichen ablenken. Trotz mehrmaliger Frage, worum es bei unserem Gespräch gehen könne, weicht er aus. Erst die Rückmeldung darüber bringt den Durchbruch.

7.2.2.8 Verlaufsdokumentation 3

Ungefähr drei Wochen nach der zweiten Werkbesprechung findet sich folgender Eintrag in den Dokumentationsunterlagen (Anhang A4e):

> (Zwischenzeitlicher Urlaub von Anfang bis Mitte September)
> Herr C wirkt unverändert. Er zieht sich bei der Einzelarbeit viel zurück und nimmt von sich aus keinen Kontakt auf, obwohl er sich dies beim Werkgespräch als Ziel gesetzt hatte. In den Anfangs- und Abschlussrunden, also nach geleiteten Aufforderungen, scheint es ihm leichter zu fallen, sich zu äußern. Positiv ist, dass er Blickkontakt sucht und hält. Kreativ setzt er sich weiterhin mit seiner Arbeit „Landschaft" auf Kappaplatten auseinander und arbeitet figürlich. (KaWa)

Drei Wochen später halte ich fest, was sich nach Aussage von Herrn C, in den letzten zwei Monaten positiv oder negativ verändert hat:

- Er hat sich auf der Station gut eingelebt und auch Kontakt zu Mitpatienten geschlossen. Er fühlt sich wohl.
- Er hat einen neuen Bezugspfleger, mit dem er sich ganz gut versteht. Er führt jetzt häufiger Gespräche und die sind für seine Verhältnisse schon wesentlich lockerer.

- Die Gespräche mit seinem Psychologen verlaufen, wie immer, sehr gut. Er wurde auch von ihm häufiger danach gefragt, was sich aktuell verändert hat, beispielsweise zum Abschluss einer Woche.
- In der ET und KT achtet er seit einiger Zeit bewusst darauf, das zu tun, was er möchte und was gut für ihn ist.

> Insgesamt beschreibt er die letzten zwei Monate als positive Veränderung in die richtige Richtung. „Es geht mir besser, und ich weiß auch warum". (KaWa)

Knapp eine Woche danach findet sich folgender Eintrag nach einem Gespräch mit Herrn C:

> Er hat sich ganz gut auf der neuen Station eingelebt und freut sich auf die Musikaufführung. Er spielt nun auch in der Freizeit Gitarre, um dies zu üben. Er gibt sich Mühe, Gespräche zu führen und Kontakt aufzunehmen. Er scheint hierbei lockerer, vertrauter, auch in der Gestik und Mimik. Es scheint, als würde er sich anderen gegenüber mehr abgrenzen, verstärkt seine Vorstellungen verfolgen, eher eigene Entscheidungen treffen und zu seinen Ideen stehen.
> Werk: Er arbeitet weiter an seiner Landschaft, schneidet Menschen aus Kappaplatten aus und zurzeit einen Zaun. Das Modell wirkt etwas statisch, ordentlich, geordnet und noch leblos. (KaWa)

7.2.2.9 „Zu meinen Werken"

Acht Wochen vor Ende des Forschungsprojekts erhalten wir die Möglichkeit, eine Ausstellung im öffentlichen Raum zu präsentieren. Für die Umsetzung werden alle Teilnehmer des Forschungsprojekts im Vorfeld darum gebeten, drei Werke auszusuchen, die ihnen wichtig sind und die sie gerne zeigen möchten. Danach werden die Bilder gerahmt und gemeinsam entschieden, welches Werk auf dem Plakat abgebildet wird. Außerdem kann jeder entscheiden, wen er einladen möchte. Da es zudem wichtig erscheint, den Besuchern einen Einblick in die Gedankenwelt und die Ideen der Patienten zu geben, und es ihnen und den Ausstellenden zu erleichtern, ins Gespräch zu kommen, werden kurze Texte neben die Werkreihen gehängt. Hierzu wird mit jedem Teilnehmer ein kurzes Interview geführt und ein Text erstellt. Allen Männern werden folgende vier Fragen gestellt: Seit wann beschäftigen Sie sich mit Kunst? Mit welchen Materialien arbeiten Sie am liebsten? Was bringt Ihnen die Kunsttherapie? Warum nehmen Sie an der Ausstellung teil?

Herr C bittet darum, die Fragen in Ruhe auf der Station bearbeiten zu können. Einige Tage später bringt er seinen fertigen Text mit. In diesem formuliert er, was er für sich herausgefunden hatte und was ihm wichtig sei:

> Zu meinen Werken
> Ich beschäftige mich seit ca. 1 ½ Jahren im Rahmen der Kunsttherapie mit Kunst. Vorher hatte ich damit nichts zu tun. Zurzeit arbeite ich am liebsten mit Wasserfarben auf Papier, weil es kräftige Farben sind. Und sie sind leicht zu verarbeiten. Durch die Kunst kann ich eigene Gedanken und Ideen nach außen zeigen, speziell bei den Bildern. Oder auch Sehnsüchte ausdrücken, wie das Bild mit der Straße, das symbolisiert Freiheit. Man kann aufbrechen und etwas Neues entdecken. Aber ich kann damit

auch Gefühle symbolisch darstellen.
Ich nehme an der Ausstellung teil, weil ich neugierig bin auf das, was mich da erwartet. Außerdem ist es ein ganz anderes Umfeld, und ich erlebe etwas Neues. Ich bin gespannt, wie derjenige, der meine Werke betrachtet, darauf reagiert.

„Abfahrt auf Gleis 4 in Richtung Hoffnung"
Ich habe mir in der Kunsttherapie unter anderem vorgenommen, meine Fähigkeiten in Bezug auf das räumliche Zeichnen zu verbessern. Die Idee mit der Schienenbahn entstand dadurch, dass ich als Kind den Wunsch hatte, Lokführer zu werden. Der Titel ist gleichnamig mit einer Geschichte, die ich im letzten Jahr geschrieben habe.

„The next Dimension"
Die Idee zu diesem Werk entstand sehr spontan. Eigentlich wollte ich einen Raum zeichnen. Dann allerdings habe ich mich von meiner Stimmung leiten lassen und immer kleiner werdende Kästchen eingezeichnet, diese an den Ecken verbunden und farbig ausgemalt. Im Nachhinein drückt dieses Bild für mich Lebensfreude aus.

„Ride to the Sun"
Auch ein gelungenes Exemplar zum Thema: räumliches Zeichnen. Allerdings das Faszinierende an dem Bild ist, dass es eine Straße ohne sichtbares Ziel ist. Das einzige sichtbare Ziel ist die Sonne, die für mich ein Symbol positiver Kraft ist.

7.2.2.10 Werkbesprechung 3

Ungefähr neun Wochen nach der zweiten Werkbesprechung findet das letzte Reflektionsgespräch mit Herrn C statt (Anhang A4j). Herr C muss aufgrund fehlenden Personals von der Station abgeholt werden. Dadurch beginnt das Gespräch erst 20 Minuten später. Herr C wartet scheinbar gleichmütig auf dem Flur der Station. Die Sitzung dauert 45 Minuten. Bei dieser Besprechung liegen zwei Werke vor (Abb. 48) (Anhang A4l).

Gesprächsverlauf und Ergebnisse:
Nachdem Herr C seine Werke platziert hat, wird er gefragt, ob er Themen oder Fragen mitbringe, die ihm in dieser Stunde wichtig seien und die wir aufgreifen sollen. Nach anfänglicher Überlegung sagt er, dass er sich keine Gedanken über unser Gespräch gemacht habe, aber dass wir ja über seine Ziele und seine Selbsteinschätzung sprechen wollen. Er habe sich hierzu den Bogen angesehen. Herr C beginnt von sich aus darüber zu berichten, dass es sein erstes Ziel gewesen sei, mehr Leben in die Bilder zu bringen. Das sei ihm, wie an seiner Arbeit „Dorf" zu sehen, ganz gut gelungen. Er habe Menschen in verschiedenen Situationen dargestellt. Auch habe er noch vor, Spieler für den Fußballplatz zu basteln oder Badegäste im Freibad zuzuschneiden. Auch solle noch eine Kirche mit Marktplatz entstehen, ein Treffpunkt, den es in jedem Dorf gebe.
Auf die Frage, wie er auf die Idee gekommen sei, solch ein Werk zu beginnen, erzählt er, dass er beim Mosaikstuhlbau auf die Idee gekommen sei, und, dass er das Material (Kappaplex) gut gefunden habe, dazu zudem gerne bastele und mit den Händen arbeite. Auf die Frage, wie er auf das Thema „Dorf" gekommen sei, berichtet er, dass sich das Material dazu angeboten habe, etwas Eckiges,

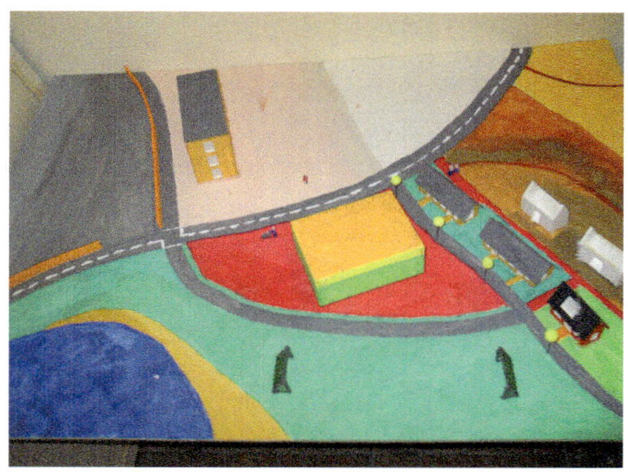

1. Titel „Dorf" (Draufsicht), Kappaplex und Wasserfarbe, ca. 150x100 cm (6)

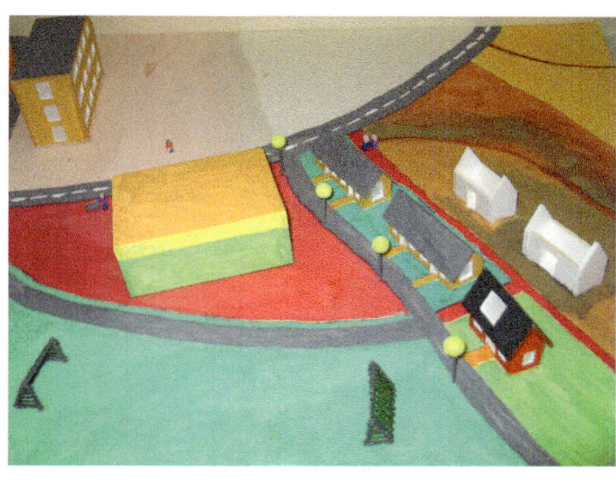

2. Motiv „Marktkauf und Siedlung" (Ausschnitt), Kappaplex und Wasserfarbe (6)

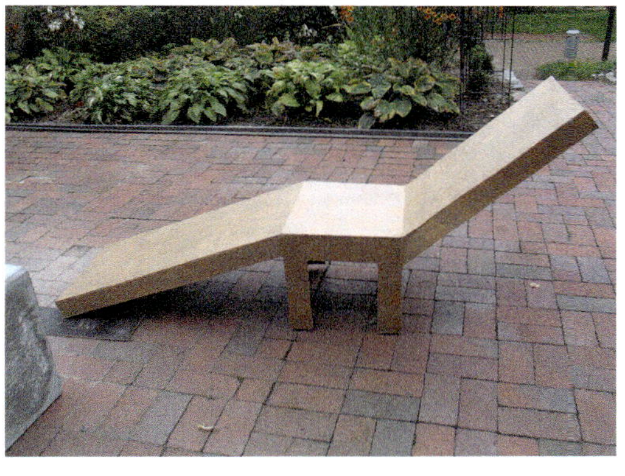

3. Modell „Stuhl" (Projekt), Kappaplex und Packpapier, ca. 200x50 cm

Abbildungen 48: Werkbesprechung 3 – Werke Herr C.

so etwas wie Häuser daraus zu machen. Auf meine Rückmeldung, dass sich sein Werk von den Werken der anderen Teilnehmer unterscheide, weil es erstens aus einem anderen Material gefertigt sei, zweitens groß, drittens gebaut als auch bemalt und viertens unterschiedliche Fähigkeiten voraussetze, lächelt er und sagt: „Ich habe an solchen Dingen, wie Malen und Bauen, Spaß. Auch die Tore habe ich gerne gebaut (Anm.: Holzstäbchen und Wolle bemalt)".

Herr C wird gefragt, wie das Werk entstanden sei und ob dem eine bestimmte Idee zu Grunde liege. Er berichtet, dass er sich nicht daran erinnern könne. Danach beschreibt er den Prozess und erzählt, er habe mit der Straße angefangen und sie sei ihm wichtig. „Sie musste quer durchs Dorf laufen, mittendurch!", erzählt er. Auf die Rückmeldung, dass das Motiv Straße auch auf einigen seiner anderen Werke zu finden sei, schaut er verwundert und bestätigt dies. „Dies ist mir

noch gar nicht aufgefallen!“. Danach wird Herr C gefragt, ob das Motiv Straße eine Bedeutung für ihn habe, so wie auf den anderen Bildern. Dort seien sie seiner Aussage nach ein Zeichen für Freiheit gewesen. Er sei sich nicht sicher, meint aber, dass dies schon so sein könne und wirkt erstaunt. Die Straße habe ja auch immer ein Ziel, gehöre zum Stadtbild dazu und man könne sie überqueren. In den letzten fünf Wochen in der Kunsttherapie wolle er die freie weiße Fläche auf jeden Fall noch bemalen. Auch solle es noch eine Kirche mit Marktplatz geben sowie Menschen auf einem Fußballplatz und im Schwimmbad.
Im Anschluss werden seine alten Ziele besprochen und reflektiert mit folgenden Ergebnissen:

> Beim ersten Ziel ‚Mich besser durchsetzen können‘ ist er der Meinung, dass er dies schon besser kann. Er kann seine Ideen, gerade am Donnerstag, mehr einbringen und ist auch aktiver. Früher ist er zurückhaltender gewesen, auch wenn er Ideen gehabt hat. Er hat sie aber nie geäußert. ‚Sich besser durchsetzen‘ zu können ist auch ein Thema in seiner Therapie mit dem Psychologen. Er hat zu diesem Thema auch ein Buch gelesen und Übungen dazu bekommen und erhält die Rückmeldung, dass auch ich ihn aktiver erlebe. Dies scheint ihn zu freuen.
> Das zweite Ziel ‚Selbstbewusster werden‘ wird nur kurz angeschnitten, denn auch hier ist er der Meinung, dass das besser geworden ist.
> Beim dritten Ziel ‚Meine Gefühle mitteilen‘ stellt er fest, dass er mittlerweile auch in den Anfangs- und Abschlussrunden von seinen Gefühlen und Stimmungen berichtet, aber sich immer noch schlecht einschätzen kann. Ich stelle ebenso fest, dass er mittlerweile lebendiger in der Gestik und Mimik wirkt, denn zu Beginn der Therapie habe ich ihn mit einem fast immer gleichen Gesichtsausdruck erlebt, der kaum einen Einblick in seine Gefühlswelt gegeben hat. Inzwischen ist ihm aber eher anzusehen, ob es ihm gut oder eher schlecht geht. Er lächelt auch mehr. Herr C freut sich sehr über diese Rückmeldung, denn er wird mittlerweile auch auf der Station von den anderen anders wahrgenommen. Er wird jetzt häufiger mal in Ruhe lassen, wenn er gedankenversunken im Essraum sitzt.

Zum Abschluss wird mit Herrn C überlegt, welche Ziele und Wünsche er noch für die verbleibenden Wochen in der Kunsttherapie habe. Er formuliert drei neue Ziele, die an dieser Stelle so wiedergegeben werden, wie er sie damals aufgezählt hat. Herr C möchte folgendes erreichen:

1. Das Projekt „Dorf“ zu Ende machen, d. h. die weiße Fläche bemalen und mich dabei aber nicht unter Druck setzen.
2. Weiter machen wie bisher und die alten Ziele verfolgen, d. h. andere ansprechen und eigene Ideen einbringen.
3. Von mir selber aus meine Werke zeigen, darüber reden und von mir aus grundsätzlich mehr andere ansprechen.

Zum Ende der Werkbesprechung wird Herr C von mir gefragt, was er für sich Wichtiges aus dem Gespräch mitnehme. Herr C meint daraufhin: Es sei gut, dass er selber Entscheidungen treffen könne, denn dadurch könne er sie leichter anderen gegenüber vertreten. Auch würde er mehr Ideen in die Gruppe einbringen. Er bestätigt nochmals meinen Eindruck und findet mittlerweile auch, dass er viele Fähigkeiten habe.
Nach dem Gespräch halte ich für mich schriftlich fest: Ich habe den Eindruck, dass

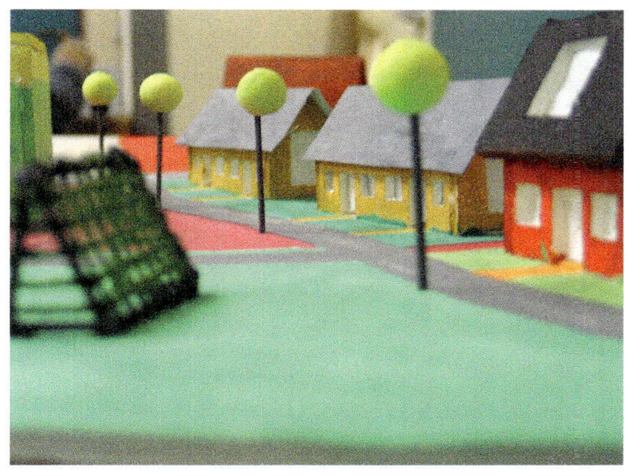

1. Motiv „Dorf/Straße“ (Ausschnitt), Kappaplex und Wasserfarbe (6)

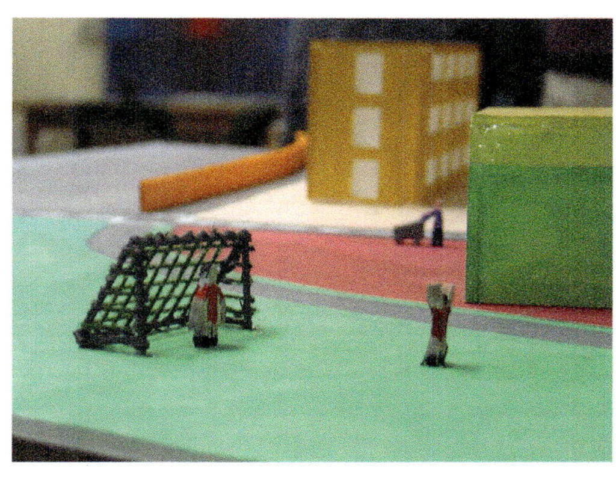

2. Motiv „Dorf/Fußballplatz“ (Ausschnitt), Kappaplex und Wasserfarbe (6)

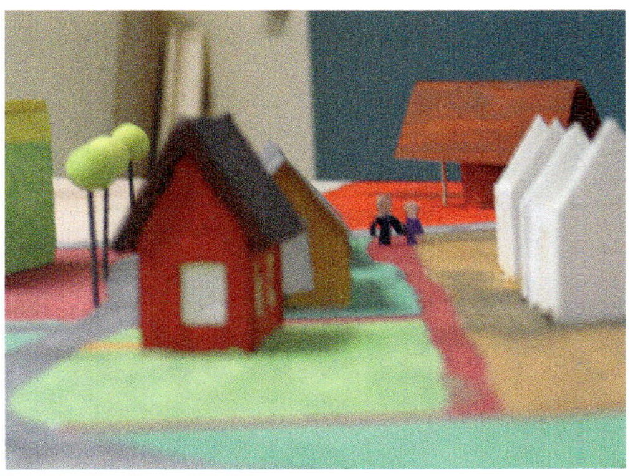

3. Motiv „Dorf/Siedlung mit Menschen“ (Ausschnitt), Kappaplex und Wasserfarbe (6)

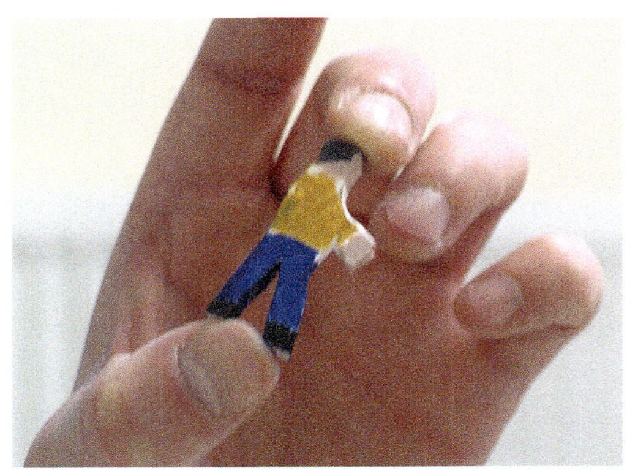

4. Titel „Mensch“, Kappaplex und Wasserfarbe (6)

Abbildungen 49: Letzte Werke – Werke Herr C.

Herr C manchmal lange für seine Antworten braucht und ich mir nicht sicher bin, ob dies aus Unsicherheit oder aufgrund fehlender Einfälle geschieht. Außerdem erscheint mir das Gespräch zwischenzeitlich etwas oberflächlich, bis Herr C kurz vor Ende des Gesprächs ein neues und wichtiges Ziel benennt. Ich habe in diesem Gespräch den Eindruck, dass es viel um den Kontakt miteinander und um den Austausch über seine Werke geht.

7.2.2.11 Verlaufsdokumentation 4

Eine Woche nach der letzten Werkbesprechung (Abb. 49) findet sich folgender Eintrag in der ‚Verlaufsdokumentation‘ (Anhang A4e):

> (Siehe auch Werkbesprechung 3)
> Herr C setzt sich immer noch mit seinem

> Dorf aus Kappaplex auseinander. Zur Zeit baut er kleine Fussballtore und Lampen. Nachdem er vorher die Landschaft und Gebäude gebaut hat, scheint er sich jetzt den Details zu widmen. Hierbei bringt er eine erstaunliche Ruhe, Konzentrationsfähigkeit und Feinmotorik auf. Bis zum Ende der KT will er dieses Modell noch zu Ende bringen und auf jeden Fall noch die bisher frei gebliebene Fläche bemalen.
> Im Kontakt wirkt Herr C gerade am Donnerstag offener, gesprächiger und humorvoller. Er bringt sich und seine Ideen mehr ein und scheint präsenter im Gruppenkontakt. Diesen Eindruck konnte er bestätigten. (KaWa)

Zehn Tage später und kurz nach der Austellungseröffnung, halte ich folgende Eindrücke fest:

> Es ist sehr beeindruckend zu sehen, wie präsent sich Herr C auf beiden Veranstaltungen (Ausstellung und Musik- bzw. Theatergruppe) gibt. Er scheint selbstbewusster und direkter zu sein. Auf der Ausstellungseröffnung erklärt er sich spontan bereit, doch noch etwas zum Mosaikprojekt zu sagen. Seine Nervosität ist ihm anzumerken, aber er hält gut durch und wendet den Blick vom Publikum nicht ab.
> In der KT arbeitet er weiter an seinem Dorf, er füllt letzte Lücken und gestaltet Menschen. Im Kontakt scheint er etwas direkter zu sein. Er bringt sich mehr ein, beispielsweise in der Abschlussrunde. Hier fordert er die anderen Mitglieder mittlerweile auf, aufzustehen und sich sein Werk anzusehen. (KaWa)

Nach 14 Tagen protokolliert eine Studierende:

> Herr C versucht sein Werk noch zu einem guten Abschluss zu bringen. Er äußert den Wunsch, vielleicht im Rahmen der ET, sein Dorf endgültig fertig zu machen. (Studierende: Frau D)

Zum Ende der Kunsttherapie schreibt die gleiche Studentin auf, was ihr an Herrn C in den letzten acht Wochen aufgefallen ist:

> Abschließend zu Herrn C: Sein Durchsetzungsvermögen und seine Kontaktaufnahme haben sich verbessert. Er scheint lockerer und versuchte gerade in den letzten zwei Monaten von sich aus Gespräche in Gang zu bringen. Zum Aspekt ‚Wahrnehmen der eigenen Gefühle': Nur auf Nachfrage spricht er über seine Gefühlslage und antwortet dann nur kurz mit ja oder nein. Er reagiert eher einsilbig. Sein ‚Kreatives Ausdrucksverhalten' ist gut. Er kann eigene Ideen umsetzen und arbeitet sorgfältig und zügig daran. Er zeigt Ausdauer. (Studierende: Frau D)

7.2.2.12 Abschlussgespräch

Mitte Dezember ist das kunsttherapeutische Forschungsprojekt für Herrn C zu Ende, und es wird ein Abschlussgespräch mit ihm durchgeführt (Anhang A4k). In diesem geht es u. a. darum, herauszufinden, wie er die Maßnahme Kunsttherapie persönlich empfunden hat, was er für sich erreichen konnte, wie er das Erreichen seiner Ziele einschätzt, und was er an der Maßnahme gut oder auch nicht so gut gefunden hat. Das Abschlussgespräch dauert 30 Minuten. Da drei seiner Werke in der Ausstellung hängen, liegen bei dieser Besprechung nur fünf Werke vor (Abb. 50) (Anhang A4l).

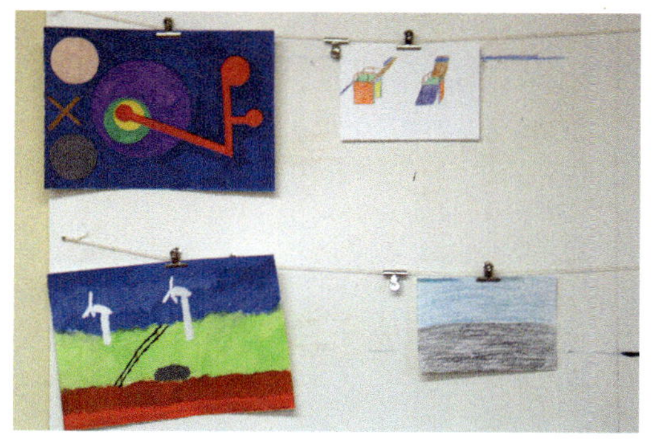

0. Teilansicht bei der Abschlussbesprechung

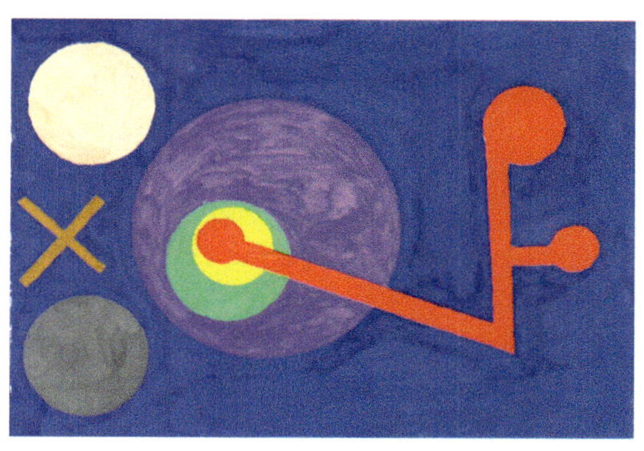

1. Motiv „Abstrakte Formen", Wasserfarbe auf Papier, 55x37 cm (3)

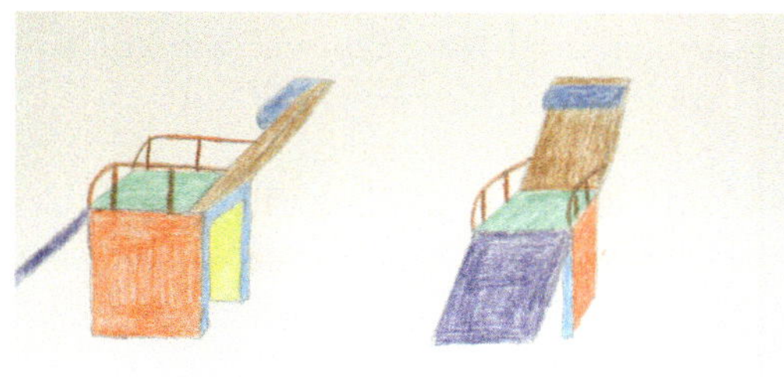

2. Übung „Stuhlskizze", Buntstift auf Papier, 30x22 cm

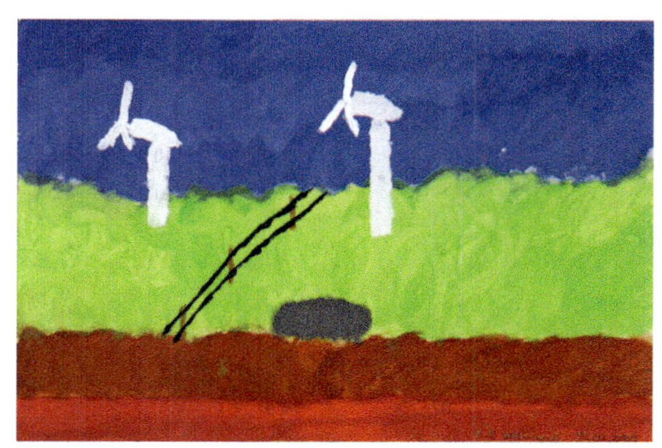

3. Motiv „Windkrafträder in Landschaft", Wasserfarbe auf Papier, 55x37 cm (1)

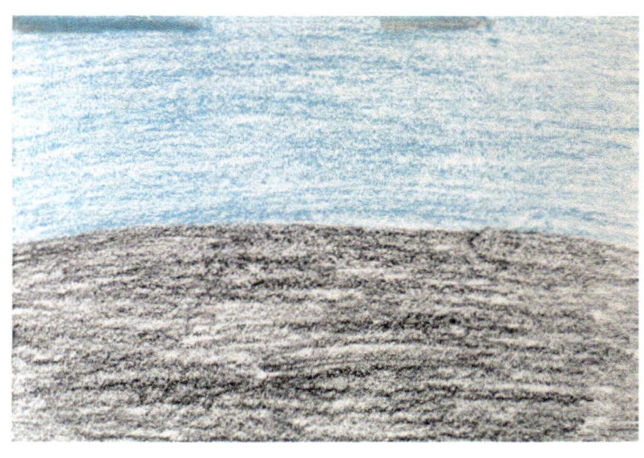

4. Motiv/Übung „10-Minuten-Heft ‚Leichtigkeit und Schwere'", Wachskreide auf Papier, 21x17 cm

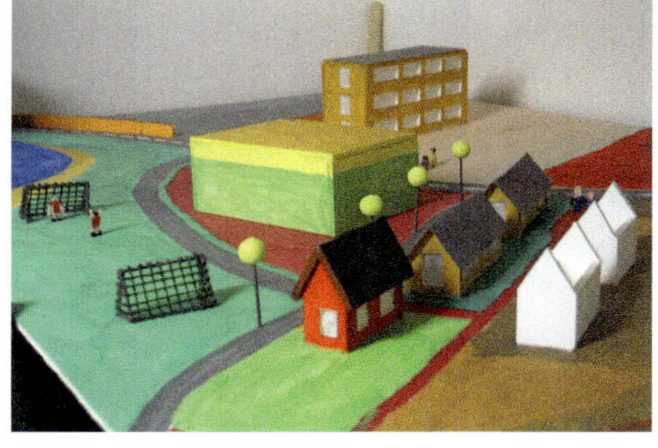

5. Titel „Dorf"(Ausschnitt), Kappaplex und Wasserfarbe (6)

Abbildungen 50: Abschlussbesprechung – Werke Herr C.

Gesprächsverlauf:
Die Abschlussbesprechung mit Herrn C verläuft eher schleppend und wird von vielen Gesprächs- und Gedankenpausen sowie von verhaltendem Lachen unterbrochen. Herr C führt viele Sätze nicht zu Ende und damit bleibt deren endgültige Bedeutung zum Teil offen im Raum stehen. Wenn ich undeutliche Aussagen hinterfrage, reagiert er hin und wieder unterschwellig gereizt. Obwohl es den Eindruck macht, dass Herr C konkrete Vorstellungen und Meinungen zu Fragen hat, scheint er sich häufig nicht zu trauen, diese offen auszusprechen.

Gesprächsthemen:
Für Herrn C hat sich das Arbeiten in der Gruppe, beispielsweise bei thematischen Gruppenarbeiten oder auch beim Mosaikprojekt, als besonders wichtig und aufschlussreich erwiesen. Er hat hier viele Erfahrungen und Erkenntnisse, in Bezug auf sein Verhalten anderen gegenüber, gesammelt. Ein weiterer wichtiger Punkt ist für ihn, in der Kunsttherapie die Möglichkeit zu erhalten, eigene Ideen zu entwickeln, diese selbstständig umzusetzen und auch anderen gegenüber zu vertreten (Mosaikprojekt). Ein besonders einschneidendes Erlebnis ist für Herrn C seine Rede bei der Ausstellungseröffnung. Hier hat er, ohne Vorbereitung, in einem kleinen Vortrag die Besucher über das Mosaikprojekt informiert und damit erstmals frei vor Publikum gesprochen.
Zum Abschluss äußert Herr C, wie wichtig es für ihn sei, dass er sein letztes Projekt mit dem Titel „Dorf", beenden könne.

Bewertungen:
Für Herrn C ist ein Werk, das „Dorf", besonders wichtig, da er zu diesem einen besonderen Bezug hat. „Es sieht interessant aus, ist aber noch nicht vollendet. Aber mit den Menschen, die sich jetzt im Dorf befinden, kommt langsam Leben rein", meint er. Herr C wird dazu angeregt, darüber nachzudenken, ob es einen Zeitpunkt gab, bei dem sich etwas in der Art seiner Umsetzung verändert habe. Er meint, dass dies bei dem Bild „Abfahrt auf Gleis 4 in Richtung Hoffnung" der Fall gewesen sei. Bei diesem habe er mehr überlegen müssen, wie er seine Vorstellungen umsetzt. Im Gegensatz dazu habe er bei anderen Bildern einfach „aus dem Bauch" heraus gemalt, ohne lange darüber nachzudenken. Diese Bilder hätten sich mit denen, bei denen er habe nachdenken müssen, abgewechselt. Auf diese Weise habe er sich zwischendurch „nach einer anstrengenden Phase entspannen" können. Herrn C weist während des Gesprächs darauf hin, dass seine Werke grundsätzlich sehr farbenfroh seien.
Zum Abschluss des Gesprächs wird Herr C um eine Bewertung gebeten, ob es in der Kunsttherapie Dinge oder Aktivitäten gab, die ihm nicht so gut gefallen haben oder die er gerne anders gehabt hätte. Herr C äußert als erstes: Die anderthalb Stunden Therapiezeit waren manchmal etwas zu knapp. Er hätte oft gerne noch weiter an seinen Werken gearbeitet, denn es wäre bestimmt auch interessant gewesen, ohne Zeitlimit zu arbeiten. „Ich kann mir auch vorstellen, um 8.00 Uhr morgens anzufangen und dann zu sehen, wie es weiter geht. Beim Malen selbst, habe ich die Zeit nicht wahrgenommen", berichtet er. Außerdem kritisiert er, dass man sich beim Mosaikprojekt vorher zu viel mit der Planung beschäftigt habe. Man hätte hier eher beginnen können. Er gibt allerdings zu bedenken, dass eine gute Planung bestimmt auch wichtig sei. „Ein Highlight war die Ausstellung!", erzählt er. Die habe er als sehr interessant und sehr angenehm empfunden, auch wenn er sich die Ausstellung selbst viel größer vorgestellt habe. Weiterhin sei es wichtig für ihn gewesen, sich kurzfristig dazu zu überwinden, selber eine kleine Rede zu halten.

„Das war etwas Besonderes und wurde vom mir kurzfristig entschieden", erklärt er. Die Rede sei für ihn eine „Chance gewesen" und es habe „auch nicht mehr als schief" gehen können. Während seiner Ansprache habe er bemerkt, wie viele Gesichter ihn erstaunt ansahen, denn man habe ihm dies vielleicht nicht zugetraut. Herr T (Anm.: ein anderer Teilnehmer) beispielsweise, habe „ganz große Augen" gemacht. Zum Schluss der Rede sei er aber froh gewesen, dass es „wieder vorbei war". Insgesamt sei das „eine ziemlich aufregende Sache gewesen!". Zwischendurch habe er auch mal den Faden verloren. Sein Fazit ist aber: „Man muss manchmal durchs kalte Wasser gehen, um Erfahrungen zu machen". Zum Ende des Gesprächs wird sich danach erkundigt, ob Herr C noch etwas mitteilen oder äußern wolle. Er erklärt, dass es eigentlich nichts Spezielles mehr gebe. Er freut sich nur sehr auf das nächste Frühjahr, wenn es mit dem Mosaikprojekt und dem Stuhlbau weiter gehe, denn das würde bestimmt eine schöne Woche werden. Nach einer langen Gesprächspause erkundigt sich Herr C noch danach, ob er an seinem Dorfprojekt weiter arbeiten könne, um das Werk zu vollenden. Ihm wird daraufhin angeboten, dies im Rahmen des ‚Studentischen Ateliers' zu tun. Herr C merkt an, dass er hierfür noch keine ausreichenden Lockerungen habe. Er schlägt selber vor, sein Werk im Rahmen der Ergotherapie zu vollenden.

Fazit:

Herr C wird nach seinen Eindrücken und seinen Erlebnissen in der Kunsttherapie gefragt. Er teilt mir folgendes mit: „Es hat mir sehr viel Spaß gemacht, eigene Ideen zu verwirklichen. Das habe ich sehr gut gefunden". „Außerdem hat das Malen dazu geführt, dass ich Fähigkeiten an mir entdeckt habe", berichtet er. „Vom Technischen her" habe er beispielsweise gelernt, räumlich zeichnen zu können. Zusätzlich sei es gut gewesen, einfach mal etwas ausprobieren zu können, auf das er von alleine nicht gekommen wäre, wie beispielsweise bei den Übungen. „Auch das Arbeiten in der Gruppe hat mir sehr gut gefallen und mir Spaß gemacht. Auch bei den Einzelarbeiten war es spannend, zu sehen, was die anderen machen und welche Ideen mir kommen", meint er. Auch sei es gut gewesen, dass dies alles in einer angenehmen Atmosphäre stattgefunden habe.

Herr C hebt hervor, dass das Gruppenprojekt für ihn besonders interessant gewesen sei, denn so etwas habe er zuvor noch nie gemacht. Einerseits sei es das Technische, das neu und spannend gewesen sei, andererseits aber auch das Arbeiten in einer festen Gruppe. Jeder hätte an seinem eigenen Stuhl gebaut, aber dennoch hätten alle zusammengearbeitet (Abb. 51). „Das war angenehm", berichtet er. Besonders die Atmosphäre wäre gut gewesen. Das sei, so betont er, sehr wichtig. Ein wichtiger Bestandteil sei für ihn zudem gewesen, dass er sich bei der Gruppenarbeit hätte einbringen können. Das habe rückblickend „ganz gut geklappt".

Herr C wird danach gefragt, ob er seine Ziele, Wünsche und Erwartungen hätte umsetzen können. Hier gibt er an, dass ihm das Setzen von Zielen und die konkrete Arbeit daran ein Stück weiter gebracht habe. Ein Ergebnis sei, dass er jetzt mit anderen offener kommunizieren könne. Er sei schon einen Schritt weitergekommen, der in die richtige Richtung gehe, aber noch ausbaufähig sei. Er äußert, dass er die Kontaktaufnahme auch noch in anderen Therapien oder auch auf der Station weiter üben könne.

Nachfolgend soll eine Zusammenfassung der wesentlichsten Ergebnisse der kunsttherapeutischen Behandlung sowohl aus Sicht der Kunsttherapeutin als auch aus dem Blickwinkel des Teilnehmers Herr C – auch

unter Zuhilfenahme der Resultate aus den Formularen ‚Werkbetrachtung', ‚Kreatives Ausdrucksverhalten' und ‚Verhaltensbeobachtung' – gegeben werden.

7.2.2.13 Dokumentation und Veränderungsdiagnostik

Werkbetrachtung

Herr C fertigt innerhalb des halben Jahres neben den Übungen und dem Mosaikstuhl von sich aus fünf Bilder und ein Objekt an. Die Bilder entstehen in den ersten zwei Monaten der Kunsttherapie. In den letzten vier Monaten des Forschungsprojekts setzt sich Herr C nur noch mit dem Objekt „Dorf" auseinander. Für vier der Bilder verwendet Herr C Wasserfarben, ein Werk malt er mit Ölmalkreiden. Alle Arbeiten sind Querformate, haben die gleiche Größe (55x37 cm) und erhalten von Herrn C einen Titel. Für die malerische Umsetzung nutzt er auffallend kräftige und leuchtende Farben, die er nicht selbst mischt, sondern sie so verwendet, wie sie im Farbkasten vorkommen. Die Farbe Blau kommt in seinen Werken besonders häufig vor. Drei Arbeiten sind gegenständlich und zwei abstrakt gestaltet. Beide Arten

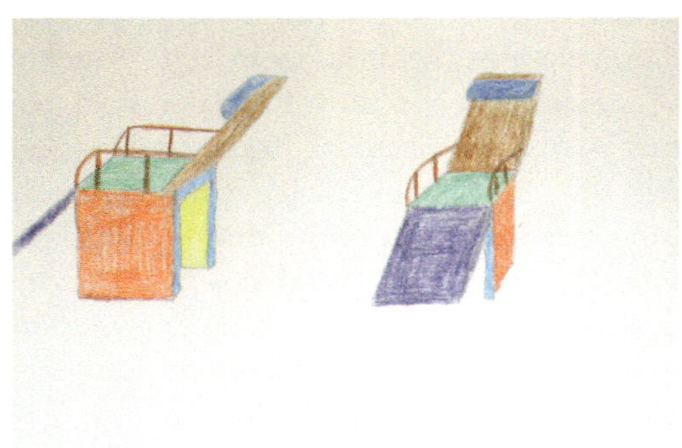

1. Übung „Stuhlskizze", Buntstifte auf Papier, ca. 30x22 cm

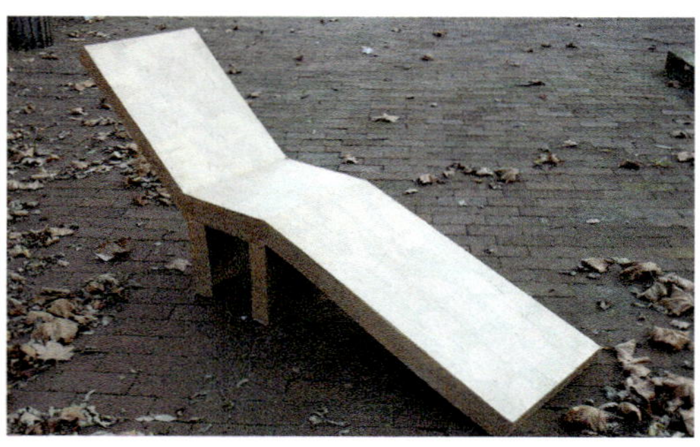

2. Modell „Stuhl" (Projekt), Kappaplex und Packpapier, ca. 200x50 cm

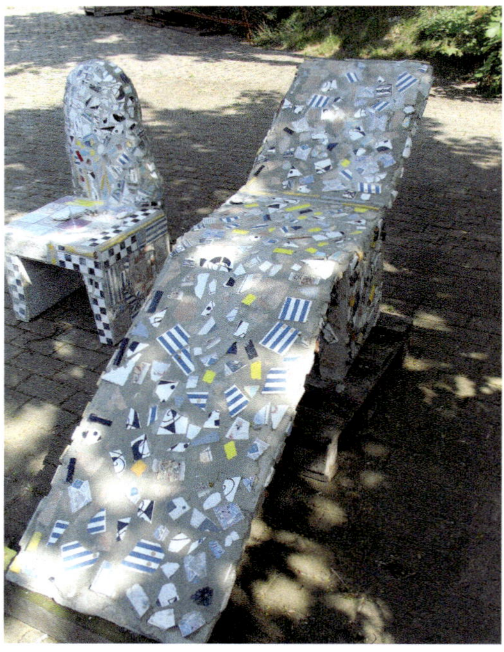

3. „Mosaikstuhl", Beton, Stahl, Draht, Papier und Mosaiksteine, ca. 200x50 cm

Abbildungen 51: Stuhlprojekt – Herr C.

der Darstellung wechseln einander ab. Auf keinem der Werke sind Menschen zu sehen. Sie wirken allesamt auffallend konstruiert und grafisch.
In den letzten vier Monaten der Kunsttherapie beschäftigt sich Herr C ausschließlich mit einem Objekt, dem er den Titel „Dorf“ gibt. Es besteht aus Kappaplexplatten und ist mit Wasserfarben koloriert. Herr C gestaltet mehrere Gebäude, wie ein Wohnhaus und eine Schule. Dazu gestaltet er Menschen in verschiedenen Situationen, wie Fußballspieler oder Badegäste. Aber auch Gegenstände entstehen, wie ein Zaun, Fußballtore und Straßenlampen. Quer durch das Dorf verläuft zudem eine gemalte Straße. Dieses Motiv taucht auch bei den Bildern auffallend oft auf. Das Objekt wirkt insgesamt statisch und sehr geordnet und wird von Herrn C in der Kunsttherapie aufgrund von Zeitmangel nicht beendet.

Kreatives Ausdrucksverhalten
Herr C zeigt in Bezug auf die Fähigkeiten Antrieb, Motivation, Ausdauer, Feinmotorik, Frustrationstoleranz, Konzentration, Kreativität, Merkfähigkeit, Problemlösefähigkeit und Sorgfalt in allen Phasen der Kunsttherapie durchschnittliche bis sehr gute Fähigkeiten. Starke bis mittlere Einschränkungen zeigt Herr C allerdings in Bezug auf die Fähigkeiten, Aggressionen zu zeigen und adäquat mit ihnen umzugehen sowie sich selbst kritisch einzuschätzen. In den letzten zwei Monaten der Kunsttherapie ist aber eine leichte Verbesserung festzustellen. Leicht eingeschränkte Fähigkeiten zeigt Herr C während der gesamten Behandlungszeit in den Bereichen Wahrnehmen und Äußern von Gefühlen und Wünschen und im Bereich der affektiven Schwingungsfähigkeit. Unverändert eingeschränkt scheint bei Herrn C die Fähigkeit der sensorischen Wahrnehmung und damit beispielsweise das Können, Sinneseindrücke in Worte zu fassen (Anhang A4g).

Verhaltensbeobachtung
In Bezug auf sein Verhalten zeigt sich, dass Herr C während der gesamten Kunsttherapie aufmerksam ist und sich an die Regeln hält. Auffallende Schwierigkeiten hat er gerade in den ersten Monaten der Kunsttherapie damit, affektiv mitzuschwingen, Wut und Anspannung zu zeigen, sich durchzusetzen, Kontakt aufzunehmen und Gefühle und Wünsche wahrzunehmen und zu äußern. Auch die Fähigkeit sich selbst ein- und wertzuschätzen scheint eingeschränkt. Außerdem zeigt sich, dass Herr C in den ersten Monaten wenig in der Lage ist, im Team zu arbeiten und damit kooperativ zu handeln. Alle Aspekte verändern sich aber zum Ende der Therapie hin in eine positivere Richtung und verbessern sich leicht. Erstaunlich gut verändert sich hingegen seine Stimmung und Gefühlslage sowie die Fähigkeit Gefühle und Wünsche zu äußern. Nur die Befähigung angemessen mit Kritik umzugehen bleibt unverändert eingeschränkt (Anhang A4f).

Wesentliche Inhalte und Aspekte des kunsttherapeutischen Prozesses
Herr C wirkt gerade in den ersten Monaten der Behandlungsphase auffallend verschlossen, unterschwellig angespannt, unsicher, distanziert, misstrauisch und kaum schwingungsfähig. Außerdem zeigt er große Schwierigkeiten, Kontakt zu anderen Menschen aufzunehmen, ihnen zu vertrauen, sich mitzuteilen und sich auf neue Situationen und Gegebenheiten einzulassen. Herr C selbst äußert in den Werkbesprechungen und auch während der praktischen Auseinandersetzung immer wieder den Wunsch, sein Selbstbewusstsein, seine Durchsetzungs- und Kontaktfähigkeit zu verbessern und zudem zu lernen, Gefühle zu zeigen. Die Eindrü-

cke, die über Herrn C in der Kunsttherapie gesammelt werden konnten, decken sich damit auffallend mit den Zielen, die er selbst benennt.
Um es Herrn C zu ermöglichen, sein Verhalten und seine negativen Grundeinstellungen positiv zu verändern, wurde bei der Behandlung besonderer Wert darauf gelegt, ihm Raum und Zeit für eigene Ideen, Vorstellungen und Wünsche zu geben und ihn immer wieder darin zu bestärken und zu unterstützen, eigene Entscheidungen zu treffen. Gleichzeitig wurde sehr darauf geachtet, den Kontakt zu Herrn C immer wieder zu suchen und sich nicht durch sein teilweise passiv aggressives Verhalten abschrecken zu lassen. Außerdem lag der Fokus in der Behandlung darauf, Herrn C regelmäßig Rückmeldungen über positive Veränderungen oder auffällige Verhaltensweisen zu geben und ihn zu ermutigen, eigene Lösungsmöglichkeiten für aufkommende Probleme zu entwickeln. In den Kurzkontakten und Werkgesprächen wurde zudem besonders darauf geachtet, seine Wahrnehmung, sein Sozialverhalten und seine Gefühle in den Mittelpunkt des Gesprächs zu rücken. Da Herr C zudem daran interessiert war, neue künstlerische Fertigkeiten zu erlernen, wurden ihm auf Wunsch des Öfteren spezielle Übungen und Techniken vorgestellt und ihm Mut gemacht, diese auch mit den Studierenden gemeinsam durchzuführen.

Subjektive Beurteilung des kunsttherapeutischen Behandlungsverlaufs und der Effekte aus Sicht des Teilnehmers

Folgende Ergebnisse wurden herausgearbeitet: Schon in den ersten Wochen der Behandlung hat Herrn C die Kunsttherapie Spaß gemacht, und er hat die Zusammenarbeit und die Stimmung in der Gruppe positiv erlebt. Bei der Umsetzung seiner Werke konnte er sich gut konzentrieren und hat das Gefühl erlebt, ganz bei sich zu sein. Schon beim ersten Werkgespräch wird deutlich, dass gerade seine Bilder seine Gefühle und Bedürfnisse widerspiegeln und beispielsweise Blau seine Lieblingsfarbe ist, die entspannend auf ihn wirkt. Ebenso stehen die gegenständlichen Malereien in engem Bezug zu seinem Leben und seinen Gedanken und drehen sich häufig um das Thema Freiheit. Außerdem ähnelt das Objekt „Dorf" seinem Heimatdorf, seinem ehemaligen Wohnhaus und seiner Berufsschule und erinnert ihn an seine Vergangenheit und an sein früheres Hobby. Diese Erkenntnisse spiegeln sich auch in seinem Text ‚Zu meinen Werken' wider. Herr C kann durch die künstlerische Auseinandersetzung Gedanken, Ideen, Sehnsüchte und Gefühle ausdrücken und dadurch eigene Fähigkeiten entdecken. Auch kann er schon früh in der Kunsttherapie seine eingeschränkte Kontaktfähigkeit verbessern.

Viele Aspekte und Effekte bezüglich seines Erlebens, seines Verhaltens und seiner dazugewonnenen Fähigkeiten, sowie der Bedingungen der Behandlung führt Herr C im Abschlussgespräch erneut an. Diese sollen hier abschließend nochmals zusammengefasst vorgestellt werden:

> In Bezug auf sein Erleben, sein Verhalten und seine Fähigkeiten hat Herrn C die Kunsttherapie Spaß gemacht. Er konnte dabei eigenständig Ideen entwickeln, verwirklichen lernen und sie anderen gegenüber vertreten. Er hatte außerdem die Möglichkeit zu experimentieren, was dazu führte, Fähigkeiten an sich zu entdecken. Aber auch das Arbeiten in einer festen Gruppe erlebte er als sehr positiv und spannend, weil er sich mit den anderen Teilnehmern vergleichen konnte,

durch ihre Werke inspiriert wurde, Neues dazulernte und zudem ein Zusammengehörigkeitsgefühl erlebte. Auch war es für ihn aufschlussreich, durch das gemeinsame Arbeiten, viele Erfahrungen und Erkenntnisse in Bezug auf sein Verhalten zu sammeln. Die Ausstellung und die kleine Rede haben seine Selbstsicherheit und sein Zutrauen gefördert. Beim Setzen von Zielen und der konkreten Umsetzung hat für Herrn C die Kommunikations- und Kontaktfähigkeit zugenommen. Auch erlebte Herr C ein Gefühl intensiver Werkverbundenheit mit seinen Bildern und speziell mit seinem Objekt „Dorf"; dazu auch ein Gefühl der Vorfreude bezüglich der Wiederaufnahme des Mosaikprojekts im Frühjahr.
Aufgrund der Bedingungen der kunsttherapeutischen Behandlung war das Arbeiten in der Gruppe für Herrn C besonders positiv und aufschlussreich, da er hierdurch sein Verhalten mit anderen vergleichen und reflektieren lernen konnte. Auch der Umstand, dass er in dieser Maßnahme die Möglichkeit erhalten hat, sich in der Einzelarbeit selbst zu verwirklichen, war für ihn förderlich. In diesem Zusammenhang führt er die Anregungen in Form von Übungen in der Kunsttherapie an, die es ihm ermöglicht haben, etwas Neues auszuprobieren, auf das er von alleine nicht gekommen wäre. Auch dass er sich in der Kunsttherapie Ziele setzen musste und konkret an ihrer Umsetzung arbeiten konnte, erlebt Herr C als gewinnbringend. Gerade die öffentliche Ausstellung war ein Highlight und damit ein zusätzlicher positiver Aspekt der Kunsttherapie, weil sie ihm die Chance bot, sich und sein Können zu präsentieren und damit das Selbstvertrauen zu steigern. Als sehr wichtig war für Herrn C außerdem, dass es in der Kunsttherapie immer eine gute und angenehme Atmosphäre gegeben hat und er sich wohl fühlen konnte. Negativ beurteilt Herr C die zu umfassende Planung zu Beginn des Mosaikprojekts und die seiner Meinung nach zu kurze Therapiezeit von nur 90 Minuten: „Ich war teilweise so versunken in meine Arbeit, dass ich gerne länger, vielleicht sogar ohne Zeitlimit, gearbeitet hätte".

7.2.3
Fallbeispiel Herr L

Herr L steht der Maßnahme anfangs skeptisch gegenüber und nimmt nur auf Anraten seines Psychologen an der Kunsttherapie teil.

7.2.3.1
Das Aufnahmegespräch mit dem Psychologen

Kurz bevor die Intervention beginnt, findet das Aufnahmegespräch mit dem betreuenden Psychologen von Herr L statt (Anhang A4a). Auf seinen ausdrücklichen Wunsch soll Herr L an der Kunsttherapie teilnehmen, denn in seiner Therapie, aber auch im stationären Setting, war es kaum möglich, einen Zugang zu Herrn L zu bekommen, deshalb stagnierte seine Therapie und er wünschte sich eine Teilnahme von Herrn L. Da dieser von sich aus eine Teilnahme an der Maßnahme ablehnte, hat er ihm zugesagt, dass er an der Kunsttherapie für zwei Wochen zur Probe teilnehmen könne.

Danach fasst der Psychologe die Entwicklung des Herrn L und seine Schlussfolgerungen zusammen: Herr L ist zum Zeitpunkt der Untersuchung 35 Jahre alt. Seine Eltern sind geschieden, und er hat einen jüngeren Bruder.

Der Vater wird als sehr dominant beschrieben. Herr L entwickelt eine verquere und krankhafte Sichtweise von Beziehungsverhalten und Sexualität.
Herr L hat einen einfachen Hauptschulabschluss und eine Ausbildung begonnen. Obwohl er in der Praxis gut ist, schafft er die theoretische Prüfung nicht und schließt somit seine Ausbildung nicht ab. Danach folgen viele Jobs in unterschiedlichen handwerklichen Bereichen. Herr L war immer um Arbeit bemüht, weil er unabhängig sein wollte. Er weist in seinem Verhalten ein großes Maß an Dissozialität auf. Herr L sucht sich viele Lücken, weicht aus und macht dann doch was er will, gemäß dem Leitsatz: „Ich muss mir nehmen, was ich kriegen kann, sonst nimmt es mir jemand weg". Herr L „ist in Extremsituationen impulsiv und wirkt dann sehr arrogant". Herr L kann nichts fühlen und scheint im Verhalten sehr perfektionistisch[21]. In der Therapie braucht Herr L starke Reize und muss Konsequenzen erfahren. Im Moment benötigt er eine kurze Therapiepause, da er sich nicht von der Stelle bewegt und nur reagiert, anstatt selbst aktiv zu werden. Außerdem hat er ein hohes Anpassungsniveau. Mögliche Ziele für die Kunsttherapie aus ärztlich-psychologischer Sicht weiß der Psychologe keine. Aber er erhofft sich von der Maßnahme, dass sich Herr L mehr öffnet.

7.2.3.2
Das Erstgespräch

Das Erstgespräch mit Herrn L dauert insgesamt 45 Minuten (Anhang A4c&d). Nach einer kurzen Begrüßung wird Herr L als Erstes über die Inhalte und Ziele des Gesprächs informiert. Danach zeige ich ihm die Räumlichkeiten und die zur Verfügung stehenden Materialien. Im Anschluss wird Herr L gebeten, an einem vorbereiteten Tisch Platz zu nehmen, um weitere Fragen klären zu können. Als Erstes erkundige ich mich nach seinen Hobbys und Interessen und erfahre, dass ihn alles interessiere, was mit Technik und Tüfteln zu tun habe und dass er gerne am Computer spiele und Fahrrad fahre. Mit Kunst habe er außer früher in der Schule, keine Berührungspunkte. Auf die Frage, warum er an der Kunsttherapie teilnehme, erfahre ich, dass er auf Anraten seines Therapeuten komme, aber auch etwas neugierig sei. Als er anschließend nach seinen Erwartungen, Wünschen und Zielen in Bezug auf die Kunsttherapie gefragt wird, berichtet er, dass er erst einmal nur gucken möchte und danach vielleicht etwas ausprobiern wolle. Da er sich nicht sicher sei, was er überhaupt schaffe, möchte er „sehen, was er an Zielen erreichen könne".
Auch Herr L wird wie alle neuen Teilnehmer, danach gefragt, ob es noch irgendetwas gebe, was wir seiner Meinung nach wissen sollten. Hier gibt er gleich vier Punkte an, die ihm wichtig sind. Herr L äußert:

- „Ich wünsche mir eine Rückmeldung, wenn ich mich im Ton vergreife. Ich merke das selber nicht und bin dann ab und zu unterschwellig aggressiv".
- „Ich will lernen, besser und angemessener mit Kritik umzugehen".
- „Mein aktueller (Therapie-) Leitsatz ist: Achte mehr auf dich".
- „Ich habe immer bei allen neuen Dingen Anlaufschwierigkeiten".

Zum Ende des Gesprächs werden Herrn L die Einverständniserklärung und der ‚Zielplanungsbogen' erläutert und zum Ausfüllen mitgegeben.

[21] Die Diagnose und die Delikte des Patienten werden nicht näher ausgeführt, um seine Anonymität zu wahren.

Herr L berichtet während des gesamten Gesprächs immer wieder von seiner Lebensgeschichte, seiner Familie und seinen Erfahrungen. Auffallend oft erzählt er, dass ihn das zerrüttete Verhältnis seiner Eltern geprägt habe, und er sich von seiner Mutter im Stich gelassen fühle. „Dass ich nach der Scheidung nicht bei ihr bleiben durfte, trage ich ihr bis heute nach und nehme es ihr übel", berichtet er. Er würde ihr das heute noch vorwerfen. Nach der Scheidung habe sich seine Oma um ihn gekümmert, die aber vor einigen Jahren gestorben sei. Danach, so erzählt er, sei es dann auch zum Delikt gekommen. Vom Vater habe er nie viel Unterstützung erhalten, dafür aber viele Geschenke. So habe er schon sehr früh als Kind einen PC und einen Fernseher von ihm erhalten und später ein Auto geschenkt bekommen.
Nachdem das Gespräch beendet ist, halte ich unter den Stichwörtern ‚Ersteindruck der Kunsttherapeutin' und ‚Bemerkungen' auf dem dafür vorgesehenem Formular Erstgespräch Teil II fest, dass „Herr L motiviert und freundlich auf mich wirkt, ich ihn aber auch als körperlich auffallend distanzgemindert erlebe". Frappant erscheint mir zudem, dass er während des Gesprächs so um Aufmerksamkeit bemüht ist, als hätte er ein grenzenloses Nachholbedürfnis. Weiterhin notiere ich, dass Herr L während des gesamten Gesprächs sehr viel redet und nur schwerlich zu bremsen ist. Bei seinen Erzählungen dreht es sich viel um seine Vergangenheit, wie die Scheidung der Eltern und die ihm fehlende Aufmerksamkeit. Weiterhin fasse ich zusammen, dass Herr L reflektiert erscheint, aber auch emotional eingeschränkt und schwingungsarm wirkt. Ich weiß von ihm, dass er sich zwar viel erklären könne, aber mit der Umsetzung Schwierigkeiten habe, „Das dauert immer lange", sagt er. Zusätzlich halte ich fest, dass Herr L über sich selbst sagt, dass er auch bei den Gesprächen mit seinem Therapeuten gerne und viel redet, aber auf Kritik schnell unadäquat reagiert, und er deshalb auf „falsche Töne" hingewiesen werden möchte.

7.2.3.3
Zielplanung

Zwei Wochen nach dem ersten Kontakt findet das Zielplanungsgespräch mit Herrn L in den Räumlichkeiten der Kunsttherapie statt. Es dauert insgesamt 50 Minuten. Herrn L wird vorgeschlagen, den ‚Zielplanungsbogen' Punkt für Punkt durchzugehen und wird gebeten, seine Ideen und Ergebnisse vorzustellen. In Bezug auf seine Materialwünsche berichtet er, dass er gerne mit Ton und Linoldruck arbeiten möchte, aber auch an der Fotografie interessiert sei. Bei der Frage nach seinen Stärken äußert er, dass er handwerklich sehr geschickt sei, gut zuhören könne und meist freundlich auftrete. Seine Schwächen sind, dass er bei manchen Dingen wenig Ausdauer zeige, Schwierigkeiten habe, Kontakt zu Mitmenschen aufzunehmen und darüber hinaus seine Wünsche nicht klar einfordern könne. Bei Punkt drei ‚Ziele für die Kunsttherapie' benennt er gleich vier Aspekte, die ihm wichtig sind. So möchte er in der Kunsttherapie Folgendes erreichen:

1. Meine Gefühle, Wut, Trauer und Freude besser zeigen zu lernen.
2. Meine Gefühle loswerden, am besten gleich, nicht anstauen lassen.
3. Mehr Freude erleben.
4. Meine Träume ausdrücken.

Im Anschluss daran wird Herr L gefragt, wie und mit welchen Materialien er dies erreichen möchte. In Bezug auf das erste Ziel ‚Meine Gefühle, Wut, Trauer und Freude besser zeigen zu lernen' äußert er, dass er „die Sicherheit benötigt, von mir nicht ausgelacht zu werden, denn für die Umsetzung benö-

tigt er all seinen Mut". Für die praktische Umsetzung kann er sich vorstellen, wichtige Themen mit Farben auszudrücken. Beim zweiten Ziel ‚Meine Gefühle loswerden, am besten gleich, nicht anstauen lassen' möchte er mit dem Material Ton arbeiten, weil er sich vorstellen kann, damit seine Wut herauszulassen. Konkret hat er die Idee, seinen Vater darzustellen. Das dritte Ziel ‚Mehr Freude erleben', möchte er durch die Verwendung von Wasserfarben erreichen, weil diese seiner Meinung nach so schön leuchten und Freude ausstrahlen. Um das vierte und letzte Ziel ‚Meine Träume ausdrücken' zu erlangen, will er schöne Materialien verwenden und viel Fantasie einbringen.
Im Anschluss daran geht Herr L auf Punkt fünf ‚Zeitplanung zu den Zielen' ein und beschreibt, wann er welche Ziele für sich erreichen möchte:
Als kurzfristiges Ziel möchte er in den nächsten Wochen lernen, seine Wünsche und Bedürfnisse klar zu äußern. Sein mittelfristiges Ziel sieht er darin, in den nächsten Monaten seine Wut besser steuern zu lernen und nicht mehr hinunter zu schlucken. Langfristig, d. h. in einigen Jahren, wünscht er sich, mehr Freude zu erleben und Dinge gelassener anzugehen (Anhang A4b).
Erneut kommt Herr L während des Zielplanungsgesprächs bei fast allen Punkten und Themen immer wieder auf seine Vergangenheit zu sprechen, speziell auf seinen Vater und seine Mutter. Insgesamt wirkt er wenig zukunftsorientiert und zeigt die Tendenz, andere für sein Verhalten und seine Entwicklung verantwortlich zu machen. Im Gespräch erscheint er extrem weitschweifig, sodass die Zusammenhänge für mich hin und wieder kaum erkennbar sind. Er muß stark begrenzt und das Gespräch immer wieder strukuriert werden. Außerdem scheint er Ergebnissen und konkreten Zielen eher aus dem Weg zu gehen und sie auf später verschieben zu wollen. Ferner sind bei Herrn L wenig eigene Ideen für Veränderungen erkennbar. Er scheint seine Entwicklung davon abhängig machen zu wollen, was andere für ihn tun. Er zeigt wenig Einsicht bzw. Vermögen, dass er eigenverantwortlich ist und demensprechend handeln muss.

7.2.3.4 Verlaufsdokumentation I

Einige Tage nach dem Zielplanungsgespräch beginnt für Herrn L die gewünschte zweiwöchige Probezeit in der Kunsttherapie. Wichtige Veränderungen, Verläufe und Hinweise aus der Kunsttherapie, aber auch aus den Stationssitzungen werden in dem dafür vorbereiteten Formular ‚Verlaufsdokumentation' dokumentiert (Anhang A4e).

Zwei Wochen nach Beginn der Kunsttherapie finden sich folgende Einträge:

> Herr L äußert auf Nachfrage, dass er auch weiterhin an der Kunsttherapie teilnehmen wolle. Er benennt drei Gründe: „Die Kunsttherapie macht mir Spaß, ich kann meine Gefühle ausdrücken und erlebe mal etwas anderes. (KaWa)
>
> Im Stuhlkreis zu Beginn der Sitzung berichtet Herr L von seinen Kopfschmerzen und seinen Leiden. Zudem teilt er mit, dass er in einem „verrückten" Traum ganz spontan in Las Vegas geheiratet habe. Er erzählt zudem von seinem Bekannten, der auf diese Art wohl wirklich einmal geheiratet habe, und weiterhin von den beruflichen Werdegängen einiger seiner Freunde. Herr L hat sich bei dem „Knickmännchen-Spiel" an einem eher realistisch, menschlichen Bild orientiert. Im kreativen Hauptteil hat er an seiner

„Trauminsel“ weitergearbeitet und mich wegen der Verbesserung seines Bootes zu Rate gezogen und diese Lösungsvorschläge auch angenommen und umgesetzt. Mit der Insel scheint er einigermaßen zufrieden zu sein. Die Schwächen im Bild fallen ihm zwar auf, aber er kann sie anscheinend gut akzeptieren. Mit der Kritik-Runde zum Schluss ist er auch gut klar gekommen. Er hatte nicht so viel zu sagen und konnte auch mit der Kritik der anderen gut umgehen. So z. B., dass der Schatten der Bäume nicht korrekt ist und ein zu heftiges Schwarz angewendet wurde und damit ein zu krasser Schatten entstanden ist. (Studierende: Frau tW)

Zwei Wochen später notiere ich in der ‚Verlaufsdokumentation‘:

> Zusammenfassung: Herr L erscheint regelmäßig zur Kunsttherapie. Er erscheint motiviert und freundlich. In den Anfangs- und Abschlussrunden berichtet er viel von seinen Erlebnissen auf der Station oder von Besuchen seines Vaters. Er teilt seine Gefühle und Wünsche immer mehr mit. Er wirkt mutiger und vertrauensvoller im Umgang. Auffallend ist sein Rede- bzw. Kontaktbedürfnis. Er berichtet im Zweierkontakt davon, dass er wenig Freude empfinden könne.
> Zu seinen Werken: Herr L zeichnet, malt und gestaltet mit Ton, beispielsweise reliefartige Gesichter mit drei für ihn typischen Stimmungen (Wut, Trauer, Freude). Die Werke wirken teilweise oberflächlich gestaltet. Herr L springt bei seiner Themenwahl hin und her und versucht, seine Werke innerhalb einer Therapiestunde fertig zu bekommen. Er nimmt sich wenig Zeit, und scheint ständig unter Druck zu stehen. (KaWa)

Wiederum zwei Wochen später schreibt eine Kunststudentin:

> Herr L hat heute an seiner zerbrochenen Tonmaske weitergearbeitet und diese so gut es ging „gerettet“. Er hat trotz Hitze konzentriert gearbeitet. (Studierende: Frau B)

7.2.3.5 Werkbesprechung I

Zwei Monate nach dem Einstieg in die Kunsttherapie findet ein 55 minütiges Werkgespräch mit Herrn L in den Räumlichkeiten der Kunsttherapie statt (Anhang A4j). Nach der Begrüßung wird Herr L gebeten, seine neun Arbeiten in der Reihenfolfge ihrer Entstehung aufzuhängen (Abb. 52) (Anhang A4l).

Gesprächsverlauf und Ergebnisse:
Schon beim Aufhängen der Bilder fällt Herrn L auf, wie viele Bilder er gemalt hat und wie gut schon die ersten Werke aussahen. Gleich nachdem wir uns setzen, bittet mich Herr L darum, den Mitpatienten nichts von seiner vierwöchigen Therapiepause zu erzählen. Ein Pfleger habe das auf der Station öffentlich preisgegeben und dies habe ihn sehr geärgert. Er verneint dann meine Frage, ob er den Mitarbeiter darauf angesprochen habe. Anschließend teilt er mir mit, es sei ihm außerdem „wichtig, dass auch sein Vater nichts davon erfährt, da der sich sonst nur wieder einmischt“. Dann berichtet er noch, dass ihn die Tatsache, dass er eine Therapiepause auferlegt bekommen habe, geschockt hätte, aber dass die Therapiepause ihn dazu bringe, sich zu überlegen, was er denn jetzt wolle. „Ich muss meine Gedanken sammeln und vielleicht kommt ja auch etwas Gutes dabei heraus“, meint er. „Nun muss ich selber überlegen, wie es weiter gehen kann“.

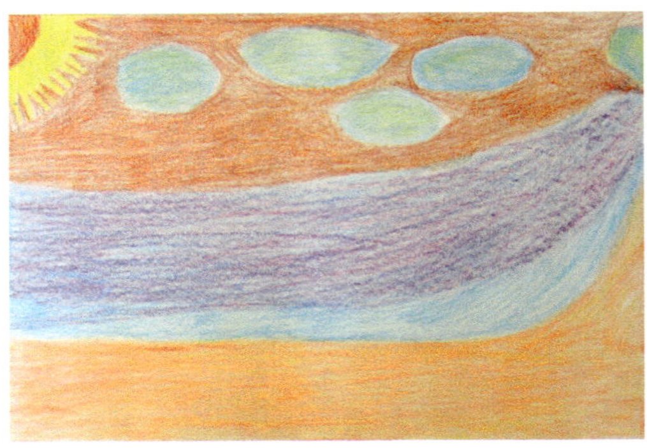

1. Motiv „Landschaft“, Buntstifte auf Papier, ca. 50x35 cm (1)

2. Motiv „Der Schrei“ (frei nach Edvard Munch), Buntstifte auf Papier, ca. 35x50 cm (2)

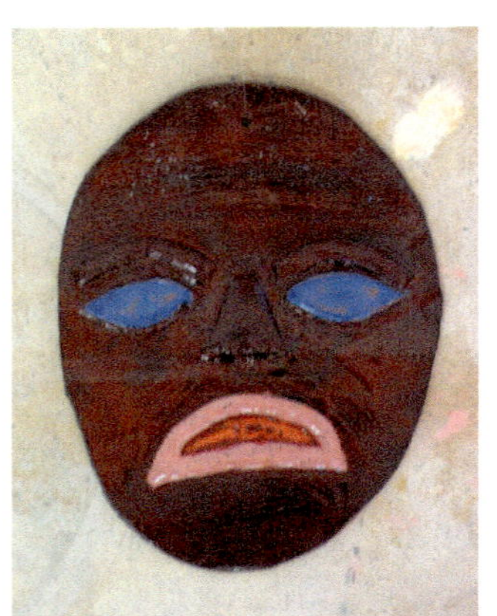

3. Titel/Übung „Trauriges Gesicht/Trauer“, Ton-Relief, ca. 20x28 cm (3)

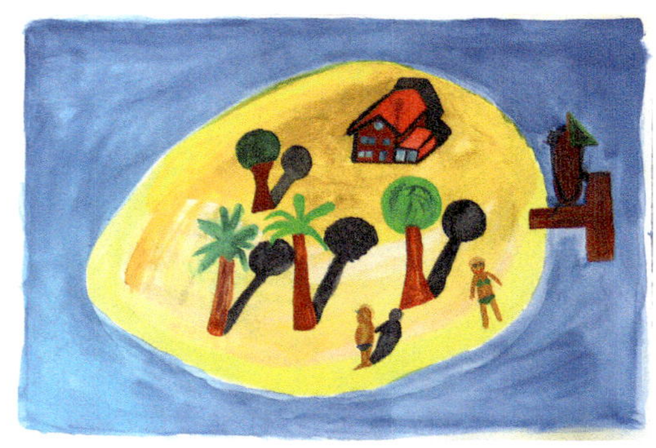

4. Titel/Übung „Eine Insel nach meinem Geschmack“, Wasserfarbe auf Papier, ca. 50x35 (4)

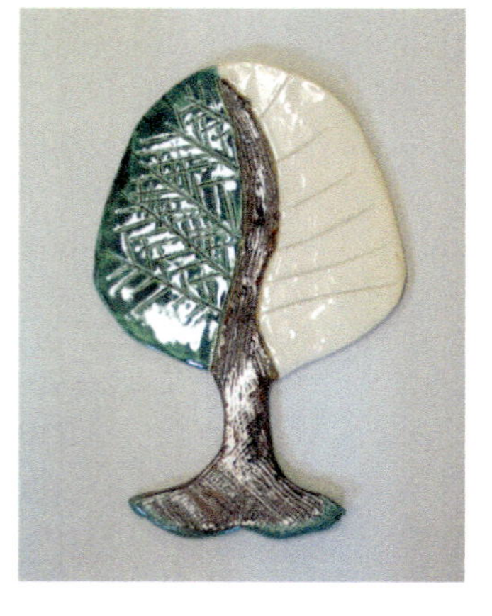

Abbildungen 52: Werkbesprechung 1 – Werke Herr L. (Fortsetzung nächste Seite)

5. Titel/Übung „Mein Baum - mein zweigeteiltes Ich“ (alte Aufgabe aus der Ergotherapie), Ton-Relief, ca. 20x28 cm (5)

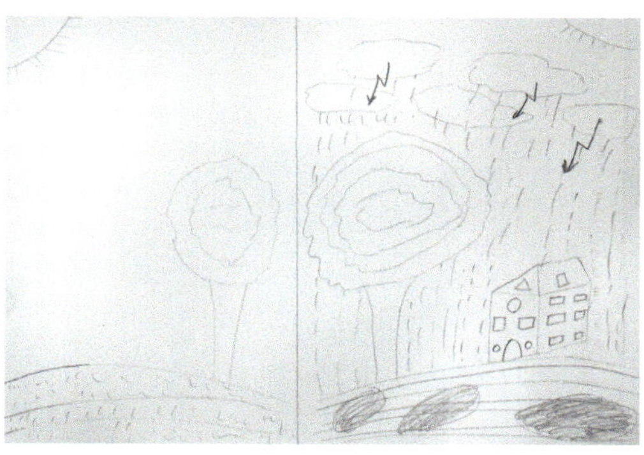

6. Titel/Übung „Gute Zeiten-Schlechte Zeiten" (10-Minuten-Heft), Bleistift auf Papier, je 17x10 cm (6)

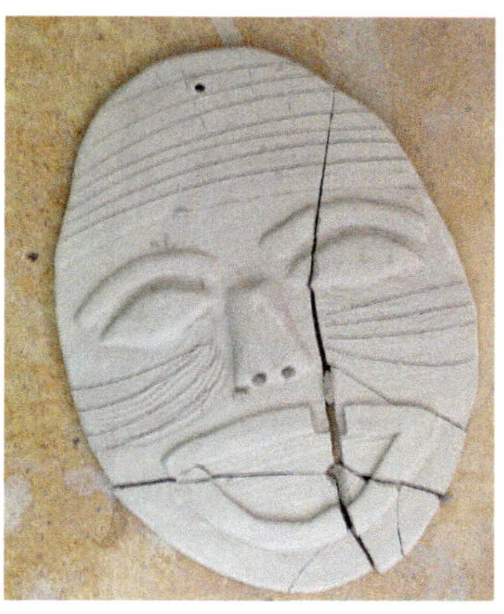

7. Titel/Übung „Lachendes Gesicht/Freude", Ton-Relief, ca. 20x28cm (7)

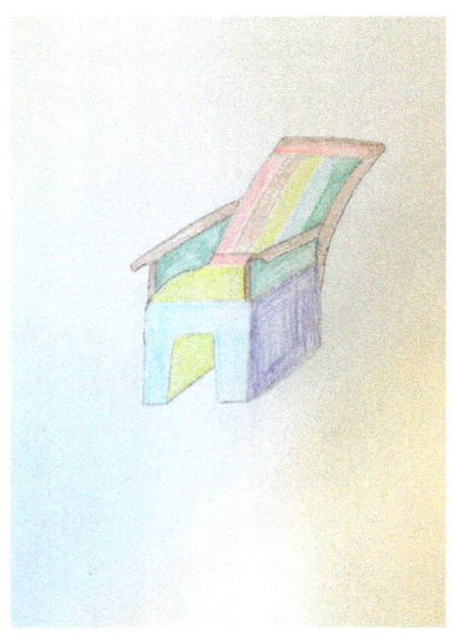

8. Übung „Stuhlskizze", Buntstifte auf Papier, ca. 17x25 cm

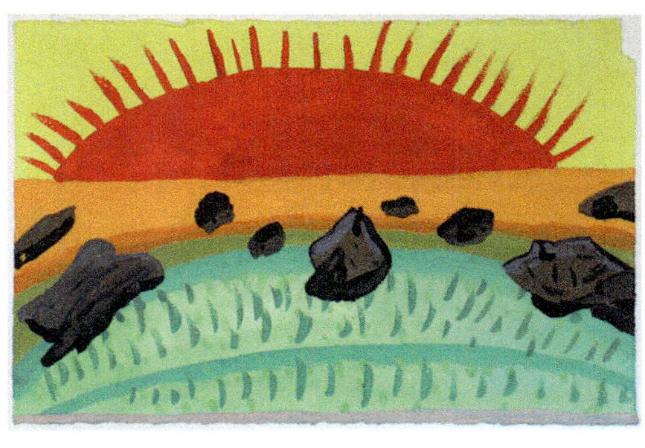

9. Titel „Hoffnung ist alles", Wasserfarbe auf Papier, ca. 28x19 cm (9)

Um das Gespräch wieder auf den Prozess in der Kunsttherapie zu lenken, wird Herr L gefragt, was ihm spontan an seinen Bildern auffalle. Er entgegnet, dass seine Werke farbig und freundlich seien und viel mit seiner Stimmung zu tun haben. Als wolle er dies demonstrieren, greift er mehrmals ein Bild heraus und beschreibt es ausführlich. Auffallend ist, dass sie zumeist in enger Beziehung zu seinen Eltern, hier besonders zum Vater, und zu seiner Lebensgeschichte stehen.

Nachdem Herr L von sich aus seine Bilder erläutert hat, wird er gebeten, die Werke einzeln, beginnend mit dem ersten zu beschreiben und dabei den Prozess und seine Intentionen zu berücksichtigen. Das erste Bild siedelt Herr L in seiner Kindheit an und gelangt über die Beschreibung der anderen Werke zum heutigen Istzustand. Bei

der Betrachtung der Bilder betont er mehrmals, dass sein Vater ihn in der Jugend in „Watte gepackt" und ihm alles aus der Hand genommen habe. Dabei „hätte ich gerne oder möchte mich heute gerne eher zurücklehnen und abwarten", erzählt er. Auf meine Rückmeldung, dass ich von ihm eher den Wunsch erwartet hätte, dass er die Zügel selbst gerne in die Hand nähme, um selbstständig entscheiden zu können, reagiert er erstaunt und überrascht. Herr L wertet seinen Wunsch sich zurückzulehnen und abzuwarten als ein Bedürfnis nach Entspannung. Dennoch wird das Thema ‚Selbst aktiv' zu werden, das ‚Leben in die eigene Hand zu nehmen' während des Gesprächs immer wieder von seiner Seite aus angesprochen. Nach der Werkbetrachtung wird das Augenmerk auf die Ziele gelenkt, die sich Herr L für die Kunsttherapie vorgenommen hat. Nachdem ich ihm seine Ziele vorgelesen habe, mache ich ihm den Vorschlag, sie der Reihe nach zu besprechen. Herr L wird daraufhin gefragt, wie er das Erreichen seines erstens Ziels ‚Meine Gefühle, wie Wut, Trauer und Freude besser zeigen zu lernen', einschätzt. Sein Fazit ist, dass er „das Gefühl der Wut und Trauer schon zeigen kann, das Gefühl der Freude dagegen kaum". Er würde sich zwar beim Malen und Gestalten über das Entstandene freuen und dies auch in der Visite mitteilen, aber dennoch wäre es noch schwer für ihn Freude zu empfinden. Beim zweiten Ziel ‚Meine Wut loswerden, am besten gleich, nicht anstauen lassen', erklärt er mir, dass dies auf der Station schon besser geworden sei. Auch der Wunsch ‚Mehr Freude zu erleben' habe sich positiv verändert. Nach seinem letzten Ziel befragt, erzählt er mir, dass es ihm in seinen Bildern immer mehr gelinge, seine Träume ausdrücken.
Im Anschluss daran wird Herr L dazu angeregt, sich zu überlegen, was er in den nächsten Wochen für sich erreichen möchte, welche Materialien sich seiner Meinung nach dafür eignen und welche Herangehensweise ihm sinnvoll erscheint. Er benennt daraufhin folgende vier Ziele und Methoden, die ich schriftlich festhalte:

1. Freude erleben. Gut hierfür ist das Material Ton.
2. Den Druck rausnehmen, Dinge in Ruhe angehen lassen, nichts erzwingen wollen, Dinge, wie das Malen und Gestalten mehr zu genießen.
3. Nicht alles mit dem Vater vergleichen.
4. Nach vorne blicken, d. h. nicht die Entlassung vor Augen haben, sondern in kleinen Schritten denken, beispielsweise an einen begleiteten Ausgang.

Zum Abschluss des Gesprächs wird Herr L gefragt, was er aus unserem Werkgespräch für sich mitnehme oder welche Erkenntnisse er gewonnen habe. Herr L entgegnet darauf, dass er die Entwicklung in der Kunsttherapie grundsätzlich positiv finde. Ein Indikator seien seiner Meinung nach seine Bilder. Diese würden zeigen, dass er sich in Richtung Gegenwart bewege und nicht mehr so in der Vergangenheit verharre. „Außerdem will ich in der nächsten Zeit mit Ton arbeiten, um besonders das Gefühl der Freude auszudrücken". Des Weiteren bringt er zum Ausdruck, dass er seinem Bezugspfleger häufig von seiner Arbeit in der Kunsttherapie erzähle, weil er jeden Tag etwas Positives und Negatives am Tag benennen müsse. „Oft ist etwas Positives aus der KT dabei", erzählt er mir „und ich freue mich darauf. Außerdem muss ich selber aktiver werden, um mich mehr von dem Vater zu lösen".

Nach dem Gespräch halte ich folgende Eindrücke fest, um wichtige Aspekte in der Kunsttherapie aufgreifen zu können oder beim nächsten Werkgespräch darauf Bezug zu nehmen:

Herr L wirkt beim Thema Therapiepause nachdenklich und betroffen. Er scheint seinen Anteil an seiner Entwicklung zu ahnen. Ihm scheint die Beziehung zu seinem Vater, aber auch zu seinem Therapeuten, sehr wichtig zu sein. Außerdem scheint sich Herr L zu bemühen, alles erklären zu wollen. Unsicherheiten oder auch Gedankenpausen kann er schlecht aushalten. Er redet viel, wirkt latent unruhig, fast etwas getrieben. Zudem hat er immer eine Geschichte, eine Erklärung parat, die mit seinem Vater und seiner Familie zu tun hat. Herr L leistet viel Beziehungsarbeit und scheint Angst vor Zurückweisung zu haben. Die Beziehung zwischen ihm und mir scheint offen und vertrauensvoll zu sein. Für die nächste Werkbesprechung notiere ich mir, dass ich Herrn L fragen will, wie der aktuelle Stand sei, ob es ihm schon besser gelinge, Freude zu erleben und was er außerdem tun könne bzw. wolle, um noch mehr aktiver Gestalter seines Lebens zu werden?

7.2.3.6
Verlaufsdokumentation 2

Eine Woche nach dem ersten Werkgespräch findet sich in der ‚Verlaufsdokumentation' nachstehender Eintrag (Anhang A4e):

> Herr L hat sich vorgenommen, sich weniger unter Druck zu setzen, langsamer und genussvoller zu arbeiten und sich dabei auch mehr mit seinen Gefühlen auseinanderzusetzen. Dabei geht es ihm nicht nur darum, dieses Gefühl nur zu gestalten, sondern auch es zu erleben. Besonders das Gefühl der Freude ist ihm wichtig. Das Gefühl der Wut und der Trauer kann er mittlerweile schon eher empfinden.
> Aktuell: Obwohl Herr L das oben genannte Ziel angegeben hat, langsamer und ohne Druck zu arbeiten, verhält er sich heute konträr zu dem, was er vorhatte. Als ich ihn darauf hinweise, reagiert er flapsig, ausweichend und antwortet nicht direkt darauf. Auch bei einem zweiten Versuch eine halbe Stunde später, weicht er aus und bringt Themen vor, die mit dem angesprochenen Hinweis nichts zu tun haben. Zum ersten Mal war bei ihm eine latente Wut bzw. Widerstand spürbar. (KaWa)

Schon einen Tag später dokumentiere ich weitere Ereignisse:

> Heute spricht Herr L innerhalb einer Pause einen Konflikt mit seinem Vater an und äußert, dass er im Moment schlecht schlafen könne und sich Sorgen mache, weil sein Vater eine Reportage über seine Familie drehen lassen wolle. Herr L möchte das nicht, schafft es aber nicht, sich gegen seinen Vater durchzusetzen. Da er gerade eine Therapiepause habe, möchte er seinen Therapeuten nicht um Unterstützung bitten und ihn ansprechen. Er will versuchen, es alleine durchzustehen: „Ich kann mich ja nicht immer hinter seinem Rücken verstecken". In der Abschlussrunde teilt er seine Sorgen zum ersten Mal auch den anderen Teilnehmern mit: „Ich kann mich so schlecht gegen meinen Vater durchsetzen – der hört mir einfach nicht zu". Er wirkt dabei echt, beteiligt, bewegt, auch leicht verzweifelt. (KaWa)

Fallbesprechung/Zusammenfassung:
Ziele der Therapie sind u. a. die Förderung der Eigen- und Fremdwahrnehmung, Abbau dissozialer und zwanghafter Anteile, Körperbezugstraining und Wahrnehmungsschulung.

Zum Verhalten: Herr L macht solange weiter, bis der andere aufgibt, dann verfällt er in Depression, Somatisierung oder Substanzmissbrauch. Herr L kann nicht trauern, hat ein Unabhängigkeitsideal, belauscht das Stationsteam, soll internalisieren lernen (Werte und Normen übernehmen und sich zu Eigen machen). (KaWa)

Eine Woche danach findet sich folgender Eintrag:

> Herr L berichtet davon, dass er sich jetzt endlich gegen seinen Vater durchgesetzt habe. „Ich habe meinem Vater am Telefon immer wieder gesagt, dass ich das nicht will, – wie bei einer Schallplatte", fügt er hinzu. Ohne seinen Therapeuten hätte er es zwar nicht geschafft, aber dennoch sei er ganz zufrieden mit sich. Schon gestern hatte ich ihn auf das Thema angesprochen, aber keine Antwort erhalten. Herr L hatte mich mehr oder weniger mit der Frage stehen lassen. Darauf angesprochen berichtet er mir heute, dass er dies nicht vor der ganzen Gruppe habe thematisieren wollen. Ich bitte ihn daraufhin, mir doch das nächste Mal einen Hinweis zu geben, anstatt meine Frage zu ignorieren. Diese Rückmeldung nimmt er gut auf.
> Herr L berichtet dann von der Aufwärmübung, „bei der mich eine Studentin an der Hand angefasst hat, was mich zuerst erschreckt hat. Sie hat mir dann aber gezeigt, dass es unkompliziert ist". Während der KT kommt es zu einem weiteren konstruktiven Austausch. Als ich Herrn L die Rückmeldung gebe, dass er sich bei seinen kreativen Ideen scheinbar nicht festlegen wolle und außerdem in den Anfangsrunden nicht konkret angebe, was er machen möchte, sagt er, dass er das ganz bewusst mache. „Da ich in der Vergangenheit von anderen häufig zu hören bekommen habe, was ich tun soll, will ich jetzt selbst entscheiden, was ich mache", erzählt er. Darüber hinaus möchte er auch mal Dinge auf sich zukommen lassen. Er wolle zusätzlich versuchen, auch mal Dinge lockerer und nicht so verbissen anzugehen. (KaWa)

Drei Wochen später findet sich folgende Bemerkung in den Unterlagen:

> Bisher entstandene Werke:
> 1. Tonarbeiten, Motive: reliefartige Gesichter zu den Gefühlen Trauer, Wut, Freude.
> 2. Zeichnung und Malerei, Motive: Kreise und Herzen mit wasservermalbaren Kreiden und Buntstiften.
>
> Herr L berichtet, dass er in einer Woche auf eine neue Station verlegt werde. Er habe zudem Einzelausgang beantragt. Dieser sei aber aufgrund der Verlegung nicht bewilligt worden. Er sei aber dennoch ganz zuversichtlich.
> In der KT arbeitet er weiter an seinen Tongesichtern und ritzt nachträglich in die angedeuteten Augen seiner reliefartigen Tonarbeiten Pupillen ein. Diese Idee hat er auf Anraten einer Praktikantin übernommen. „Dadurch wirken sie lebendiger und echter", erzählt Herr L. Er berichtet zudem, dass er am Montag Abend von einem Bild geträumt habe, dass er gerne in der KT umsetzen wolle: Ineinander liegende, farbige Kreise und Herzen, die zum Blattrand immer größer werden. Eine Variante will er mit Buntstiften und eine andere mit wasservermalbaren Wachskreiden bemalen, um fließende Übergänge zu erzeugen.
> Herr L scheint mehr in sich zu ruhen, zeigt weniger Widerstand bei Anregungen von außen und greift Vorschläge

von Außenstehenden öfter auf. Bei der Gruppenarbeit am Donnerstag arbeitete er erstmalig mit einer Praktikantin. Er bat von sich aus darum. Nachdem er anfangs verhalten und etwas angespannt erschien, wirkte er zum Ende hin lockerer. Er lachte vereinzelnd und suchte von sich aus das Gespräch. (KaWa)

7.2.3.7 Werkbesprechung 2

Sieben Wochen nach dem ersten Werkgespräch erscheint Herr L in der Kunsttherapie zum zweiten Reflektionsgespräch, das 55 Minuten dauert und bei dem sieben Werke vorliegen (Abb. 53) (Anhang A4j) (Anhang A4l).

Gesprächsverlauf und Ergebnisse:
Herr L wird nach seinem Befinden und der jetzigen Situation auf der neuen Station befragt. Hierbei kommen die Themen ‚Grenzen setzen' und ‚Grenzen testen' zur Sprache. Wie ein roter Faden lassen sich diese auch auf seine Werke und die Situation in der Kunsttherapie übertragen. Herrn L werden positive Veränderungen gespiegelt und gemeinsam wird nach Gründen dafür gesucht. Zum Abschluss werden mit Herrn L die alten Ziele reflektiert, deren Umsetzung genauer betrachtet und neue Wünsche formuliert.

Auf die Eingangsfrage nach seinem Befinden, antwortet Herr L, dass es ihm mittelmäßig gehe. Das Wetter sei schlecht und das würde seine Stimmung trüben. Auf die zweite Frage, wie er auf der neuen Station zurechtkomme,

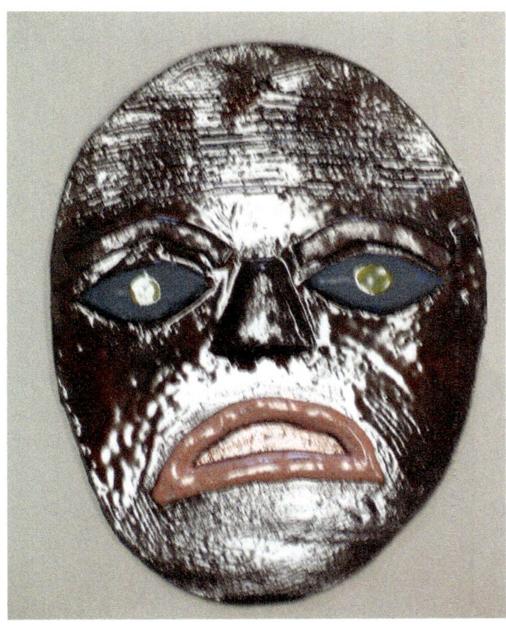

1. Titel/Übung „Trauriges Gesicht/Trauer", Ton-Relief, ca. 20x28 cm (3)

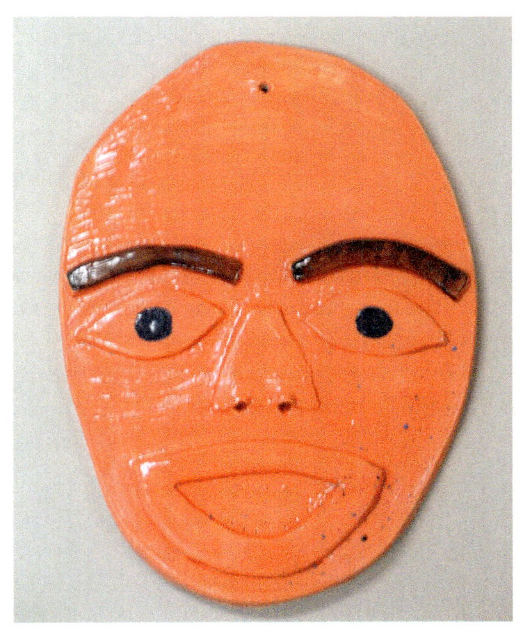

2. Titel/Übung „Lachendes Gesicht/Freude", Ton-Relief, ca. 20x28 cm (7)

Abbildungen 53: Werkbesprechung 2 – Werke Herr L.(Fortsetzung auf der nächsten Seite)

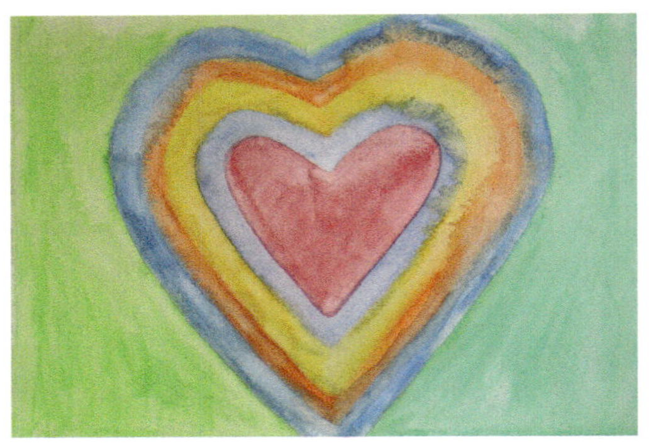

3. Titel „Gespaltenes Herz", Wasserfarbe auf Papier, ca. 28x19 cm (8)

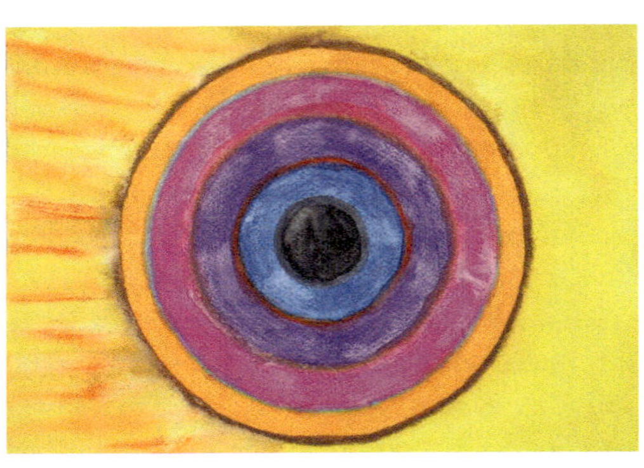

4. Titel „Kreis/Auge", Wasserfarbe auf Papier, ca. 40x30 cm (10)

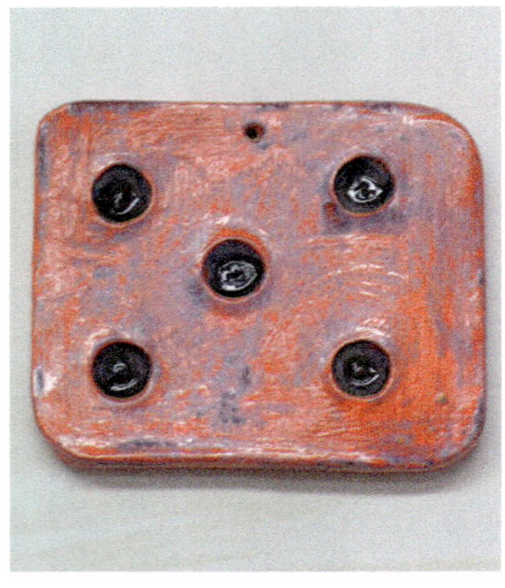

5. Titel „Würfelseite mit fünf Augen", Ton-Relief, ca. 15x15 cm (11)

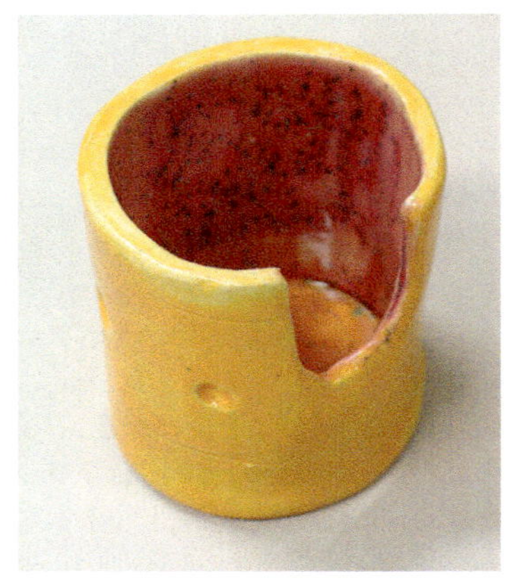

6. Titel „Stifthalter fürs Zimmer", Ton, ca. 9x13 cm (12)

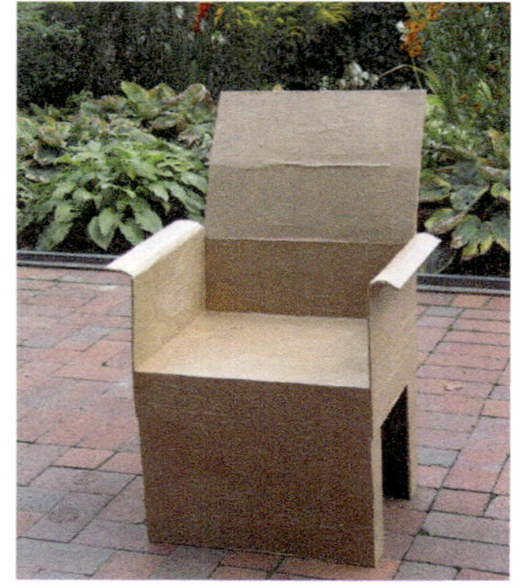

7. Modell „Stuhl" (Projekt), Kappaplex und Packpapier, ca. 50x80 cm

antwortet er etwas zögerlich, dass er ganz gut zurechtkomme. Er versucht aktuell, sich neu zu verhalten, sich anders zu präsentieren und sich neu zu positionieren. Er hat bestimmte Verhaltensweisen auf der alten Station einreißen lassen, die er jetzt ändern will, wie beispielsweise sich nicht mehr so viel um alles zu kümmern wie beim Küchendienst. Er erzählt mir, dass er auch andere Patienten mal etwas machen lassen wolle, wie beispielsweise den Beamer im Wohnzimmer aufzubauen. Bei diesem Thema kann herausgearbeitet werden, dass die Verlegung für Herrn L auch eine Chance ist, zu lernen, sich besser abzugrenzen und Grenzen neu zu testen.

In Bezug auf seine Werke erklärt Herr L, dass er lockerer geworden sei und weniger genau male und zeichne. Er spiele mehr mit den Farben und lasse sich von ihrem Verlauf überraschen, wie bei Bild 1 (Werk 3: Gespaltenes Herz). „Das zweite Bild" (Werk 4: Kreis/Auge), so sagt er, „kann dagegen auf vielerlei Weisen gesehen werden: als Auge, als Geschoss oder auch als Baumstamm. Bei diesem Werk, sind der schwarze Kern das Damals, meine Vergangenheit und der gelbe äußere Rand die Entlassung. Ich befinde mich im Moment in der Mitte bei der Farbe Lila, zwischen Schwarz und Gelb". Herr L berichtet weiter, dass er das Bild noch mal malen wolle, nur noch viel größer. „Das Werk soll mehr Ringe bekommen", sagt er, „denn der Weg in die Freiheit besteht aus vielen kleinen Schritten bzw. Ringen".

In Bezug auf seinen Modellstuhl stellt Herr L fest, dass er sich mehr Hilfe von den Studentinnen geholt habe. Als dies dann nicht mehr notwendig war, habe er allein weitergemacht. Er berichtet, dass er die Zusammenarbeit mit den Studentinnen gut gefunden habe. Auch fand er die Situation vor einigen Wochen positiv, als er gemeinsam mit einer Studentin mit nur einem Stift ein Bild malen musste (Anm. Übung). Beim Mosaikprojekt habe er außerdem geübt, Anweisungen zu geben und eigene Wünsche zu äußern. So habe er den Kunststudierenden gesagt, was an seinem Stuhl gemacht werden müsse. Eine Praktikantin habe ihn sogar immer gefragt, was denn zu tun sei. Herr L äußert, dass er sich „gezielt vornimmt, öfter den Kontakt zu suchen, auch um eigene Grenzen zu testen". Er erklärt mir, dass er mal etwas gemeinsam mit den Studierenden machen, aber auch mal erreichen wolle, „wie es nach meinen Vorstellungen laufen soll".

Herrn L erhält hiernach von mir die Rückmeldung, dass er offener, ruhiger, flexibler und mutiger wirkt. Diesen Eindruck kann er bestätigen. Als Grund gibt er an, dass der Schritt, sich gegen seinen Vater zu stellen, ausschlaggebend gewesen sei. Das Verhältnis zu seinem Vater habe sich dadurch verändert, und der Vater würde sich ihm gegenüber jetzt anders verhalten. Sie könnten besser miteinander reden und hätten sich sogar in den Arm genommen. „Ich kann mich jetzt besser gegen ihn durchsetzen".

Im Anschluss daran werden mit Herrn L die alten Ziele Punkt für Punkt besprochen und reflektiert. Als Erstes erkundige ich mich danach, wie er das Erreichen seines ersten Ziels ‚Freude in Ton gestalten', einschätze. Er antwortet, dass ihm dies gelungen sei und er Freude erlebt habe. Beim zweiten Ziel den ‚Druck rausnehmen' meint er, dass er schon ruhiger, gelassener und offener geworden sei. Beim dritten Ziel ‚Nicht alles mit dem Vater vergleichen' stellt er fest, dass das schon besser gehe und er zudem dabei sei, mit ihm nach vorne zu blicken. Beim letzten Ziel ‚Nach vorne blicken' findet er, dass ihm auch das schon besser gelinge.

Daran anschließend wird mit Herrn L überlegt, wie es in den nächsten Wochen weitergehen kann und welche Ideen und Wünsche er diesbezüglich hat. Nach kurzer Überlegung nennt Herr L ein Hauptziel und entwirft mit

meiner Unterstützung vielerlei Übungen, die schriftlich festgehalten werden, so wie er sie formuliert. Seine modifizierten Ziele sind:

Selbstbewusstsein soll sich verfestigen, indem ich:

a. mehr mit den Studentinnen arbeite,
b. sie mehr anspreche und den Kontakt suche,
c. mir bei meinen Sachen Hilfe hole,
d. mir Hilfe bei der Arbeit mit meinem Stuhl hole, aber die Verantwortung dabei in der Hand behalte,
e. meine Grenzen austeste und Grenzerfahrungen mache, d. h.
    - weiter nach vorne blicken,
    - Neues ausprobieren,
    - zulassen, dass die Farben laufen,
    - gezielt auch Verantwortung an andere (z. B. Studierende) abgeben.

Zum Abschluss des Gesprächs erkundige ich mich bei Herrn L danach, was er aus unserem Gespräch mitnimmt oder was ihm heute besonders wichtig war. Er antwortet, dass er sich auf Morgen freue, weil er dann endlich weitermachen könne. Nicht freuen würde er sich auf die übernächste Woche, denn da wäre ich im Urlaub und die Kunsttherapie würde ausfallen.

Nach dem Gespräch halte ich kurz meine Eindrücke, Ergebnisse und Ideen fest, die ich während des Gesprächs gewonnen habe und notiere mir, dass Herr L immer noch viel erzählt, hin und wieder vom Thema abkommt und scheinbar Nebensächliches berichtet. Dennoch erlebe ich den Kontakt als angenehm und entspannt und Herrn L als adäquat im Verhalten. Er scheint sich zu bemühen, nicht so viel zu reden. Für die nächste und letzte Werkbesprechung halte ich fest, dass ich Herrn L, aber auch den anderen Teilnehmern, die zuvor genannten Ziele als Infoblatt vor dem Gespräch geben möchte, damit sie sich besser darauf vorbereiten können. Außerdem will ich Herrn L das nächste Mal fragen, was sich in der Zwischenzeit bei ihm verändert hat und welche Erfahrungen er mit seinen Grenzen machen konnte. Zusätzlich notiere ich mir auch folgende Ergebnisse. Herr L erklärt, dass er:

- mutiger geworden ist,
- jetzt mehr ausprobiert,
- es nicht mehr so wichtig ist, genau zu arbeiten,
- er mehr Kontakt zu den Studentinnen aufnimmt,
- probiert, sich nicht mehr alles aus der Hand nehmen zu lassen,
- mit seinen Werken zufrieden ist und dass,
- die Werke Persönliches widerspiegeln und seine Gefühle darstellen.

Als Fazit stellt Herr L fest: „Ich bin insgesamt selbstbewusster geworden und dies vor allem auch durch die Kunsttherapie. Ich mache mir viele Gedanken über das, was in der Kunsttherapie passiert. Am Ende der Woche, wie bei der Zeitungsrunde auf der Station, ziehe ich immer ein Fazit für mich, um zu sehen, wo ich stehe."

7.2.3.8 Verlaufsdokumentation 3

Eine Woche nach der Werkbesprechung fällt die Kunsttherapie für zwei Wochen ersatzlos aus, da ich Urlaub habe. Circa vier Wochen nach der zweiten Werkbesprechung findet sich nachfolgender Eintrag über Herrn L (Anhang A4e):

> Herr L berichtet: „Ich bin heute sehr müde und habe in meinem Urlaub sehr zugenommen. Ich habe mich viel gelang-

weilt, denn auch die ET ist ausgefallen. Ich habe wenig gemacht, dafür aber viel Chips gegessen. Das zu viele Essen ist ein großes Problem bei mir". Er erzählt mir außerdem von der Idee, sich nun auch selber Stifte und Farben zuzulegen, um auch auf der Station zu malen. Er erkundigt sich nach Preisen und lässt sich Materialien erläutern. Er scheint sehr motiviert. (KaWa)

In der Anfangsrunde kann Herr L nicht angeben, was er sich für heute vorgenommen habe. Er sagt, dass er sich auch nicht festlegen wolle (Autonomiebedürfnis). Herr L grundiert seine Leinwand und malt zum ersten Mal ein Bild mit Pastellkreiden. Er will den Morgen damit beginnen, gemeinsam mit der Praktikantin den ‚Schrei von Munch' auf einer Leinwand umzusetzen. Außerdem würden ihm die Pastellfarben liegen. Er will mehr damit experimentieren. (KaWa)

In der Zwischenzeit laufen die Vorbereitungen für die Ausstellung an und alle Teilnehmer sind aufgefordert, die ihrer Meinung nach besten Werke auszusuchen, um sie präsentieren zu können. Kurz vor Ausstellungsbeginn und drei Wochen nach dem letzten Eintrag findet sich folgender Bericht in der Verlaufsdokumentation über Herrn L:

Herr L bekommt am Wochenende Besuch. Auch sein Therapeut ist wieder da. Er freut sich besonders auf ihn, damit es weitergeht. Zudem hat er die Musikgruppe gewechselt und kann jetzt an einer Aufführung teilnehmen.
Ein Tag später: Sein Antrag auf Begleitung zur Ausstellung ist abgelehnt worden. Dies hat ihn sehr geärgert, und er hat selber festgestellt, dass Gefühle wie Wut oder Enttäuschung aufgekommen sind. Es hat sich therapeutisch bei Herrn L etwas verändert. „Ich kann Gefühle heute besser wahrnehmen und auch mitteilen". Den Grund sieht er u. a. auch darin, dass auch sein Vater ihm gegenüber zur Zeit besser zu seinen Gefühlen stehen könne, und sie jetzt offener und ehrlicher miteinander umgehen könnten. „So hat mein Vater auch mal geweint und wir haben uns in den Arm genommen". (siehe auch Eintrag vor ca. 2 Monaten: habe bereits darüber berichtet) (KaWa)

Nur einen Tag später halte ich folgendes fest:

Auf die Frage, was sich in den letzten zwei Monaten Gutes oder auch nicht so Gutes ergeben hat, erfahre ich von Herrn L, dass sich insgesamt viel verändert hat:

- Vor allem ist das Verhältnis zu seinem Vater anders geworden, positiver und offener. Sein Vater zeigt ihm gegenüber mehr Gefühle und äußert diese auch. Das macht es Herrn L wiederum leichter, seine Gefühle zu zeigen.
- Sein Antrag auf Begleitung zur Ausstellung ist abgelehnt worden. Hierüber ist er sehr enttäuscht. „Gut ist aber, dass ich mittlerweile in solchen Situationen merke, dass ich wütend und enttäuscht bin. Ich kann meine Empfindungen besser erkennen", erzählt er.
- In der Musikgruppe hat er mehr Selbstbewusstsein entwickelt und traut sich hier schon mehr zu.
- In der ET klappt es auch besser mit den Gruppenarbeiten, er kann sich jetzt etwas besser abgrenzen und sich durchsetzen. Er ist lockerer geworden.
- In der KT fällt ihm auf, dass er besser Kontakt zu fremden Menschen (Stu-

dentinnen) aufnehmen kann. „Es ist schade, dass die Kunsttherapie bald vorbei ist“, meint er. Er hat mit seinem Therapeuten schon überlegt, ob er nicht doch irgendwie weitermachen kann.

Einige Tage später protokolliere ich:

> Herr L bittet um ein kurzes Gespräch. Zum Inhalt: Er ist enttäuscht, nicht mit auf die Ausstellung zu dürfen. Er möchte gerne in der Visite bei dem Leiter der forensischen Abteilung das Thema ansprechen, hat aber die Sorge, dass ihm dies negativ von der Pflege ausgelegt wird, nach dem Motto „Jetzt versucht er es hintenrum“. Er sitzt in der Zwickmühle und weiß sich keinen Rat. Es entsteht die Idee, dies mit seiner Bezugspflege zu thematisieren.
> Zudem erfahre ich so, dass Herr T (Anm: ein Mitpatient aus der KT, der auch keine Genehmigung für die Teilnahme an der Ausstellung erhalten hat) derzeitig versucht, ihn auf seine Seite zu ziehen, um den Ausgang zur Ausstellung gemeinsam durchzusetzen. Er will es zwar gemeinsam mit ihm „durchstehen“, aber sein Anliegen nicht durch „Schiebung“, wie von Herrn T vorgeschlagen, erreichen, sondern auf eine vernünftige und offizielle Art. (KaWa)

7.2.3.9
„Zu meinen Werken“

Herr L hat sich in der Zwischenzeit für seine Teilnahme an der Ausstellung eingesetzt und die Erlaubnis erhalten, in Begleitung eines Psychologen zur Vernissage zu gehen. Auch ihm werden vier Fragen gestellt und mit meiner Unterstützung ein Informationstext formuliert, der neben seinen Werken aufgehängt werden soll. Herr L fasst das ihm Wichtige folgendermaßen zusammen:

> Zu meinen Werken
>
> „Ich beschäftige mich mit Kunst, nachdem ich mit einer Freundin in Berlin auf einer Kunstausstellung war. Da habe ich zum ersten Mal den „Schrei“ gesehen. Damals hatte er es mir schon angetan. Aber so richtig mit Kunst beschäftige ich mich erst seitdem ich in der Kunsttherapie bin.
> Ich probiere alles aus, habe aber schon die Vorliebe für Ton für mich entdeckt. Aber auch das Malen auf Leinwand gefällt mir gut. Anders als auf einem Blatt kann ich mich da richtig auslassen, mehr Schwung in den Pinsel legen. Beim Ton interessiert mich nicht nur das Formen, sondern auch das Gestalten des Tons, d. h. das Bemalen und wie die Farben nach dem Brand verlaufen.
> Wenn mich starke Gefühle bewegen, greife ich eher zum Ton, weil ich mit Ton den jeweiligen Gefühlszustand ausdrücken und verarbeiten kann. Hier kann ich die Aggressionen auch mal raus lassen. Dagegen greife ich eher zu dunklen oder freundlichen Farben je nach Gefühlszustand.
> Ich habe mit der Kunsttherapie angefangen, um Gefühle überhaupt mal zeigen und wahrnehmen zu können. Als Kind habe ich das nicht so richtig gelernt. Aber ich wollte und sollte auch lernen mit fremden Menschen zu arbeiten,

zum Beispiel mit den Kunststudentinnen der Uni, die auch an der Kunsttherapie teilnehmen. Und es ging natürlich auch um den Spaß an der Sache selbst.
Ich nehme an der Ausstellung teil, weil ich auch anderen meine Werke zeigen will. Ich bin natürlich auch stolz auf das, was ich hier gemacht und bisher erreicht habe."

7.2.3.10 Verlaufsdokumentation 4

Am Tag der Ausstellungseröffnung, Anfang November, findet am Vormittag noch eine Kunsttherapieeinheit statt. Hierzu findet sich folgende Notiz (Anhang A4e):

> Herr L nimmt an der Ausstellung teil und kommt in Begleitung eines Psychologen. Er hatte sich zuvor auch bei der Pflege für seine Teilnahme adäquat eingesetzt, daher wurde ihm die Teilnahme genehmigt. Herr L hat Mitglieder seiner Familie eingeladen, die heute wohl kommen werden.
> Zur KT: Herr L hat sein Bild „Mein Schrei" beendet und hier lockere Farbübergänge geschaffen. Zur Zeit baut er sich eine kleine Leinwand in den Maßen 30x30 cm. Ein Motiv steht noch nicht fest. Er will in den letzten vier Wochen etwas malen und dies auch zuende bringen. Zudem ist er auch an Farben interessiert, damit er auf dem Zimmer weitermalen kann. Herr L wirkt im Moment ausgeglichener, selbstbewusster, selbstbestimmter, aber auch leicht distanzgemindert. Er nimmt adäquat Kontakt zu den Studierenden auf und verhält sich im Gruppenkontakt kompromissbereit und absprachefähig. In Bezug auf sein Verhalten zeigt er aber eine deutliche Tendenz, erst einmal an sich und sein Wohl zu denken. (KaWa)

Eine Woche später steht in der Verlaufsdokumentation:

> Herr L grundiert heute seine Leinwand (30x30 cm) und schließt den Bau damit ab. Er will ein Bild für seinen Vater gestalten, weil er ihm dies zu Weihnachten schenken möchte. Das Werk soll dem Bild auf Papier „Sonnenuntergang mit Steinen" ähneln, das er zu Beginn der KT gemalt hat. Es soll seinen steinigen Lebensweg darstellen.
> Herr L scheint im Moment wieder weniger greifbar. Er wirkt freundlich, bemüht, aber auch oberflächlicher. Unser Kontakt erschien mir schon intensiver und lebendiger. Herr L bat heute um Kataloge, um sich Malmaterialien zu bestellen. Er will nach der KT weitermalen, vielleicht sogar mit einem Mitpatienten (Herr T).
> Herr L berichtet in der Anfangsrunde davon, dass er in der letzten Woche nach seinen beiden Highlights (Ausstellung und Musikaufführung) sehr krank war. Auch heute wirkt er noch angeschlagen und erschöpft. Über die Ausstellung kann er sich nicht richtig freuen: „Das war einfach alles sehr viel". (KaWa)

7.2.3.11 Werkbesprechung 3

Elf Wochen nach der zweiten Werkbesprechung wird das letzte Reflektionsgespräch in der Kunstherapie durchgeführt, das insgesamt 55 Minuten dauert (Anhang A4j). Herr L muss aufgrund von Personalmangel von

der Station geholt und später auch wieder zurückgebracht werden. Da seine Werke zu diesem Zeitpunkt in der Ausstellung präsentiert werden, liegen für das Gespräch keine Werke vor. Den Ziel- und Selbsteinschätzungsbogen hat Herr L vergessen. Er kann sich nicht daran erinnern, ihn überhaupt erhalten zu haben.

Gesprächsverlauf und Ergebnisse:
In diesem Gespräch geht es in erster Linie um die Themen Grenzen setzen und Selbstbestimmung in der Kunsttherapie aber auch im Alltag. Im Verlauf der Besprechung werden seine Ziele reflektiert und überlegt, was Herr L in den letzten zwei bis drei Wochen der Kunsttherapie noch machen kann und will. Herr L wirkt zu Beginn des Gesprächs körperlich etwas erschöpft und erzählt, dass er noch erkältet sei. Noch bevor ich die erste Frage ausgesprochen habe, antwortet Herr L schon darauf, scheinbar, ohne groß darüber nachzudenken. Auch die beiden nächsten Versuche, Fragen an ihn zu richten, scheitern auf ähnliche Art und Weise. Daraufhin erhält er von mir eine freundlich formulierte Rückmeldung, dass er auf Fragen scheinbar sofort eine Antwort wisse und kaum Zeit zum Überlegen brauche. Er reagiert etwas irritiert. Es macht wieder den Eindruck, dass ihn Momente der Stille in einem Gespräch verunsichern.
Als das Thema auf die Ausstellung fällt, berichtet Herr L mir Folgendes: „Mein Vater hat sich auf der Ausstellung alle Bilder angesehen. Dazu hat er sich wirklich Zeit genommen, um zur Ausstellung zu kommen. Das hat er früher nicht gemacht. Ich erlebe meinen Vater jetzt anders, dass gibt mir den Mut, Dinge, die mich stören, auch anzusprechen“. Im weiteren Verlauf spreche ich Herrn L auf den Film an, den sein Vater hat drehen lassen. Er berichtet, dass er hierüber etwas verärgert sei, und der Umstand ihm aufstoße. Herr L berichtet auch von der Therapie mit seinem Psychologen und meint, dass er ihm den Anstoß zur Verhaltensveränderung gebe und er die eigentliche Arbeit in der darauffolgenden Woche mache. Ferner stellt Herr L fest: „Ich probiere im Moment selbstbestimmt zu handeln und Nein zu sagen“. Des Weiteren äußert er, dass er im Umgang mit den Studentinnen etwas zurückhaltender sei und sich immer noch im Hintergrund halte. „Die anderen sind offener, spontaner und ungehemmter“, meint er. Zur Entwicklung in der Kunsttherapie erfahre ich, dass er Fortschritte mache. Er wollte sich zwar anfänglich bei seiner Arbeit viel mehr helfen lassen, aber eine Studentin habe ihn dazu bewogen, es lieber selber zu versuchen. „Das letzte Bild ‚Der Schrei‘ ist das Beste, was ich bisher gemacht habe; auch die Kunstausstellung zum Schluss ist sehr schön gewesen“. Herr L hebt hervor, dass es ihm wichtig sei, seine Werke abzuschließen und eine schöne Abschlussrunde zu haben.
Nach seinem Resümee wird Herrn L vorgeschlagen, sich mit seinen Zielen vom letzten Werkgespräch auseinanderzusetzen. Hier hatte er angegeben, dass sich vor allem sein Selbstbewusstsein festigen soll. Mit ihm werden die einzelnen Übungen durchgegangen, die er sich vorgenommen hatte, wie

1. mehr mit den Studentinnen arbeiten,
2. sie mehr ansprechen und den Kontakt suchen,
3. mir bei meinen Sachen Hilfe holen,
4. mir Hilfe bei meinem Stuhl holen, aber die Verantwortung dabei in der Hand behalten und,
5. meine Grenzen austesten und Grenzerfahrungen machen.

Sein Fazit ist, dass er alle Punkte ganz gut erreicht hat, nur bei Punkt 5 nicht mehr genau wisse, was er mit dem Aspekt ‚Grenzerfahrun-

gen machen' gemeint habe. Beim Ziel ,Weiter nach vorne blicken' ist er der Meinung, dass er das tun würde. Bei seinem Wunsch etwas ,Neues ausprobieren' merkt er an, dass er auf Leinwand gemalt habe und dies ein neues Erlebnis für ihn gewesen sei. Hierzu habe er zu Beginn der Kunsttherapie noch keinen Mut gehabt. Auch das vierte Ziel ,Zulassen, dass die Farben verlaufen' wertet er positiv und berichtet, dass er dies mit Wasserfarben getestet habe. Beim letzten Wunsch ,Gezielt auch Verantwortung an andere abgeben (z. B. an die Studentinnen)' berichtet er mir, dass er das bei Frau N (Anm.: Kunststudentin) probiert habe. Bei ihr hat er vorgehabt, sie zu bitten, ihm das Bild vorzumalen, damit er es nur noch ausmalen müsse. Das hätte Frau N aber nicht getan. „Sie hat mir stattdessen Mut gemacht, es selber zu probieren. Sie hat nur bei der Skizze und beim Farbenmischen geholfen und mir immer wieder Mut gemacht. Letztendlich ist das viel besser gewesen. Ich bin stolz, dass ich das geschafft habe", sagt er. Auch wenn nur noch wenige Wochen bis zur Beendigung der Maßnahme zur Verfügung stehen, wird Herr L dazu angeregt, sich neue Ziele für die verbleibende Zeit zu überlegen. Herr L möchte in den nächsten Wochen Folgendes tun:

1. Das Leinwandbild für meinen Vater beenden, als Sinnbild für die gemeinsam durchstandene Zeit, als Zeichen des Dankes.
2. Etwas mit Ton machen, beispielsweise ein Gefäß für Blumen.

Nach der Formulierung seiner Ziele bittet mich Herr L noch darum, dass ich alle seine Werke auf eine Seite für seine Mutter ausdrucke und dass ich seinen Text ,Zu meinen Werken' für ihn kopiere. Zum Ende des Gesprächs wird Herr L gefragt, was er als Fazit aus dem Gespräch für sich mitnehme. Er antwortet, dass dieses Gespräch lockerer gewesen sei als das erste, weil wir uns jetzt schon etwas besser kennen und vertrauter miteinander seien. Auch stellt er fest, dass wir bald auseinander gehen müssen, dass die Kunst Spaß gemacht habe und dass er in der Kunsttherapie etwas gefunden habe, was er zuerst nicht gedacht hat. Ferner bedauert er das Ende der Kunsttherapie und beschreibt, worin er die Unterschiede zur Ergotherapie sehe. Sein Fazit:

- die Kunsttherapie hat manches Mal mehr Spaß gemacht, weil ich zur Ruhe kommen konnte, da es ein „ruhigeres Level" gab,
- der Rahmen in der Kunsttherapie ist persönlicher, enger und intimer,
- es ist eine positive Erfahrung, auch mal mit weiblichen Studenten bzw. Praktikanten arbeiten zu können,
- es gibt in der Ergotherapie keine Einführungsrunde wie in der Kunsttherapie,
- das Konzept in der Kunsttherapie ist ein anderes,
- die Kunsttherapie wird mir in den nächsten Monaten fehlen.

Herr L will sich bei seinem Therapeuten für eine Wiederaufnahme in die Kunsttherapie einsetzen.

Nach unserem Gespräch halte ich schriftlich fest, dass Herr L diesmal wieder sehr viel geredet hat, ohne etwas inhaltlich zu sagen. Den Kontakt zu ihm habe ich dennoch als vertrauensvoll und ruhig erlebt. Auch ist es möglich, Kritik anzubringen. Für das nächste Gespräch notiere ich mir, dass ich versuchen soll, mehr Ruhe ins Gespräch zu bringen und dies nach Möglichkeit schon von Anfang an und ihn zunächst mal „warm" reden zu lassen.

7.2.3.12 Verlaufsdokumentation 5

Zwei Wochen nach der letzten Werkbesprechung findet sich der vorletzte Eintrag in der Verlaufsdokumentation (Anhang A4e):

> Herr L will gerne weiterhin zur KT kommen. „Die Atmosphäre ist schön, der Zusammenhalt der Gruppe gut und die Zeit ist viel zu kurz gewesen".
> Die beiden letzten Termine verbringt er damit, sein Bild an den Vater zu korrigieren. Da er die falsche Farbe genommen hat, blättert sie an der einen oder anderen Stelle ab. Herr L wirkt ruhig, zufrieden, bemüht und sucht den Kontakt. Bei der Planung der Weihnachtsfeier macht er den Vorschlag, einen leuchtenden Weihnachtsbaum aus Holz mitzubringen, um damit die Stimmung zu steigern. Auf Anfrage erklärt er sich zudem bereit, eine kleine Begrüßungsrede zu halten.
> Abschiedsfest: Herr L bedankt sich bei den Studentinnen für die Unterstützung und wünscht allen eine schöne Zeit. Er bedauert nochmals, dass es mit der KT nicht weitergehe. Er hält eine warmherzige und überzeugende kleine Rede. (KaWa)

Zum Abschluss fasst die Studierende Frau D ihre Eindrücke, die sie während des Mosaikprojekts sammeln konnte, folgendermaßen zusammen:

> Kommentar auf der Grundlage des IBAKP ‚Verhaltensbeobachtung': Herr L zeigt in allen Fähigkeiten eine durchschnittliche Ausprägung (4), erst später erscheinen seine Fähigkeiten schlechter (3). Er hat am Donnerstag dafür gesorgt, dass die Gruppe gut läuft. Auffallend war speziell bei den Gruppengesprächen, dass er Themen eingebracht hat, die nicht in den Gesprächsverlauf passen. Auch seine Kommentare haben nicht wirklich etwas Persönliches über ihn ausgesagt, sie waren oft zu oberflächlich. (Studierende: Frau D)

7.2.3.13 Abschlussgespräch

Mitte Dezember und circa drei Wochen nach dem letzten Werkgespräch wird Herr L zum Abschlussgespräch eingeladen (Anhang A4k). Über dessen Inhalt, Ziel und Dauer wurde er vorher informiert. Für das Gespräch stehen 30 Minuten zur Verfügung. Da sich einige seiner Werke noch in der Ausstellung befinden, präsentiert Herr L nur zwölf seiner Arbeiten (Abb. 54) (Anhang A4l).

Gesprächsverlauf und Ergebnisse:
In der Abschlussbesprechung werden die einzelnen Werke betrachtet, besprochen sowie deren Entwicklung reflektiert. Besonders intensiv wird auf das Werk „Mein Schrei" eingegangen, das zu diesem Zeitpunkt in der Ausstellung hängt.
Ein Aspekt, der während des Gesprächs von Herrn L aufgegriffen wird, betrifft die Zusammenarbeit zwischen ihm und den Kunststudierenden. Herr L beschreibt diesbezüglich Situationen und aufkommende Gefühle, mit denen er konfrontiert wurde, beispielsweise beim gemeinsamen Malen eines Bildes mit nur einem Stift. Die Beziehung während des Gesprächs wirkt offen und konzentriert, und es macht den Eindruck, als könne Herr L den roten Faden des Gesprächs besser halten, denn er kommt nicht so häufig vom Thema ab, wie in den vorherigen Gesprächen. Auch wirkt Herr L während des Abschlussgesprächs aufgeschlossen und reflektiert. Er stellt mehrmals persönliche Bezüge zu seinen Werken her.

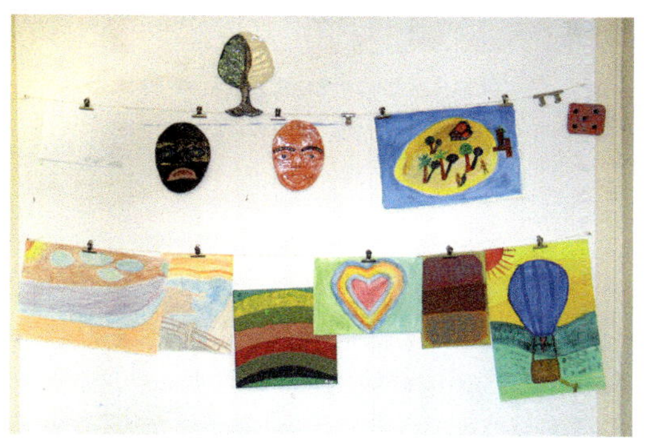

0. Gesamtansicht bei der Abschlussbesprechung

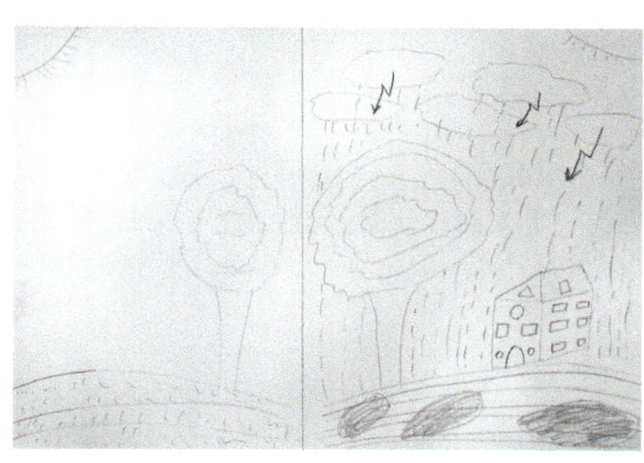

1. Titel/Übung „Gute Zeiten-Schlechte Zeiten“ (10-Minuten-Heft), Bleistift auf Papier, je 10x17 cm

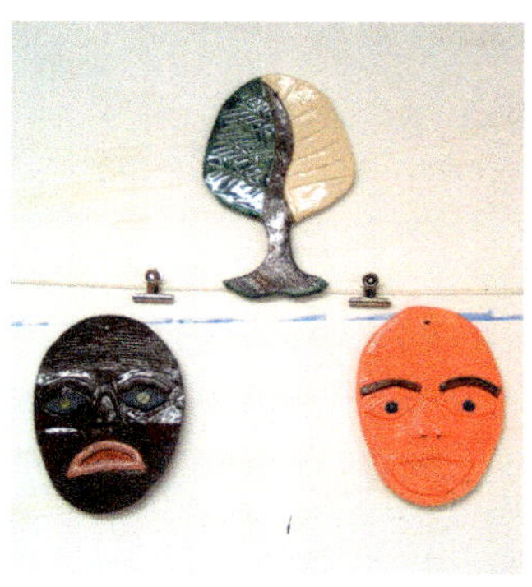

2–4. Motiv „Baum“, Ton-Relief, 16x20 cm (5); Titel/Übung „Gesichtsausdruck ‚Trauer‘“, Ton-Relief, 18x20 cm (5); Titel/Übung „Gesichtsausdruck ‚Freude‘“, Ton-Relief, 18x20 cm (7)

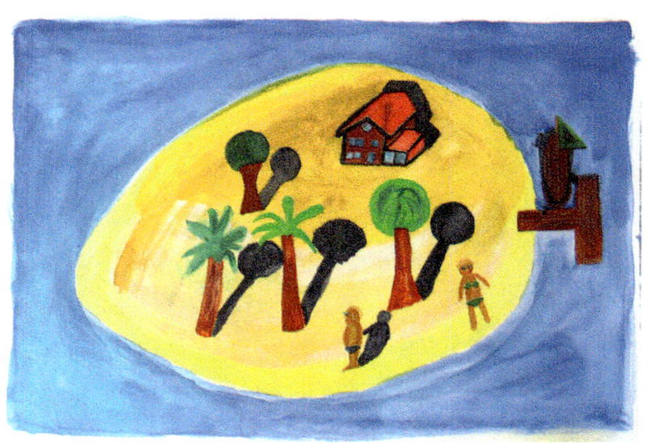

5. Titel/Übung „Eine Insel nach meinem Geschmack“ (nach einer Aufgabenstellung im Rahmen des 10-Minuten-Hefts), Wasserfarbe auf Papier, 50x35 cm (4)

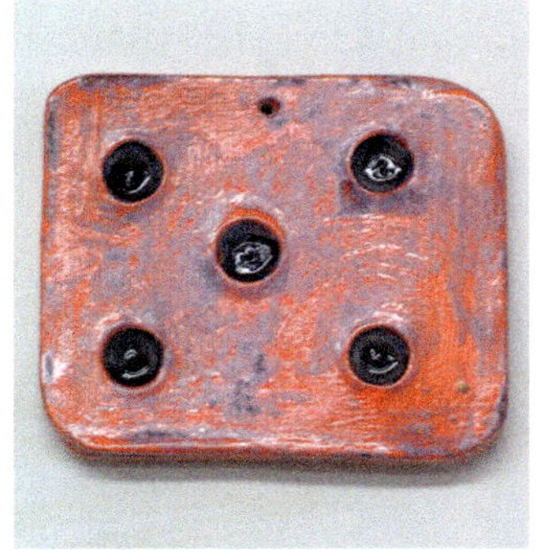

6. Titel „Würfelseite mit fünf Augen“, Ton-Relief, ca. 15x15 cm (10)

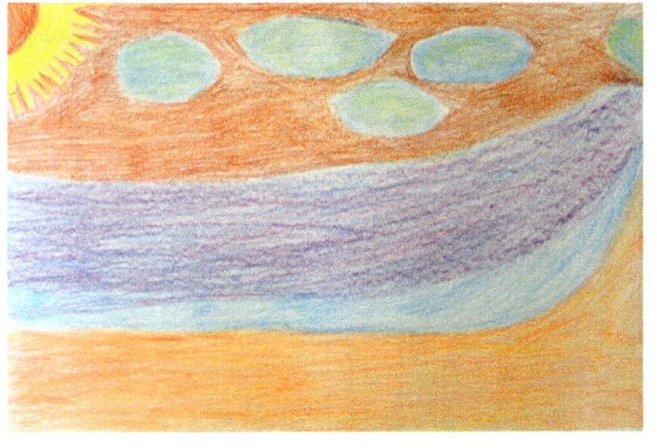

7. Motiv „Landschaft“, Buntstift auf Papier, 50x35 cm (1)

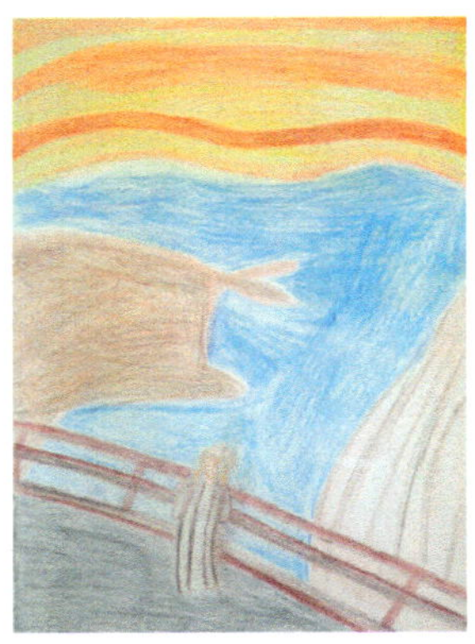

8. Motiv „Der Schrei“ (nach Vorlage), Buntstift auf Papier, 21x30 cm (2)

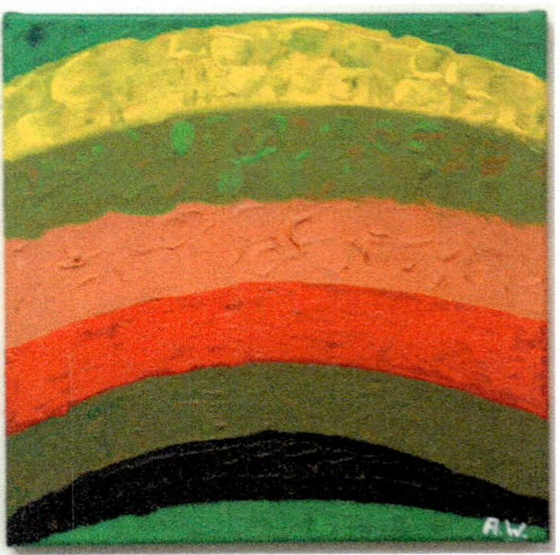

9. Motiv „Abstrakte Landschaft/Werk für den Vater“, Acrylfarbe auf Leinwand, 30x30 cm (12)

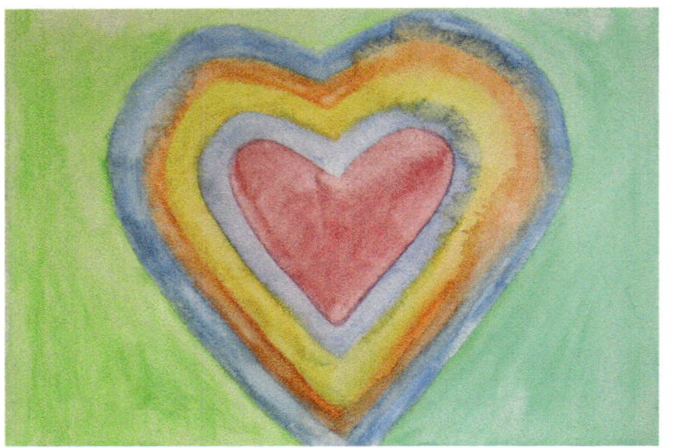

10. Titel „Herz“, Aquarellfarbe auf Aquarellpapier, 30x21 cm (8)

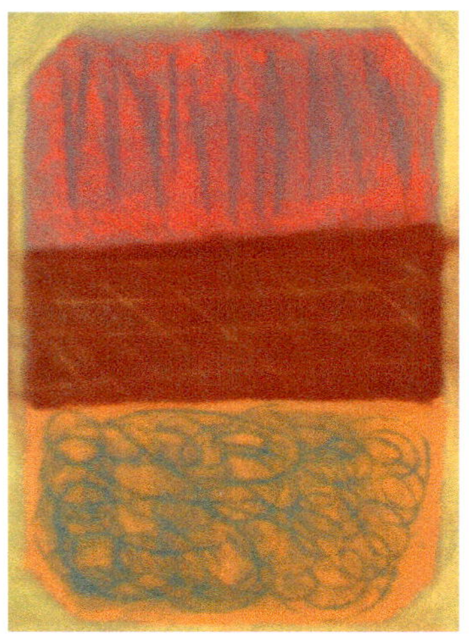

11. Motiv „Experimentelle Farbfelder“, Pastellkreide auf Velourpapier, 21x30 cm (13)

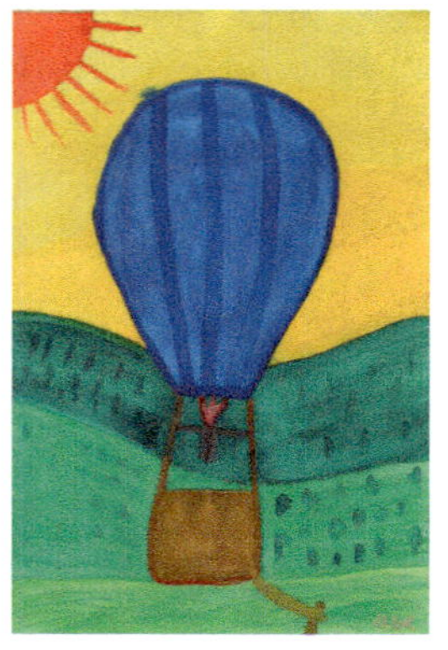

12. Motiv „Imaginationsreise ‚Ballon‘“ (Aufwärmübung), Aquarellfarbe auf Aquarellpapier, 30x40 cm

Abbildungen 54: Abschlussbesprechung – Werke Herr L.

Bei der Betrachtung seiner Arbeiten bringt er auffallend oft das Gespräch auf die Beziehung zwischen ihm und seinem Vater und dessen Verhalten ihm gegenüber. Er betont mehrmals, wie wichtig ihm die Anerkennung durch den Vater sei, auch wenn dieser, wie aktuell geschehen, Entscheidungen über seinen Kopf hinweg treffe. Auf die Frage, was er aus der Kunsttherapie für sich mitnehme, was ihm gut oder auch nicht so gut gefallen habe, antwortet Herr L: „Ich habe nicht gedacht, künstlerisch überhaupt etwas zu schaffen". Im Verlauf der Kunsttherapie habe er aber festgestellt, dass es mit der Zeit immer besser geworden sei. „Die Werke, die derzeitig in der Ausstellung hängen, sind die besten", meint er. „Die lassen sich sehen und ich brauche mich nicht damit zu verstecken". Auch ist an seinen Bildern eine Entwicklung ablesbar. In diesem Zusammenhang kommt Herr L auf das Bild ‚Der Schrei' von Edvard Munch zu sprechen und stellt einen Bezug zu seinem früheren Kunstunterricht her. Eine weitere wichtige Erfahrung, die er für sich mitnimmt, ist das Malen auf Leinwand, „denn damit habe ich meinem Vater zeigen können, welche Fähigkeiten ich besitze und was ich in der Kunsttherapie gelernt habe". An diesem Punkt nennt Herr L seine starken Glücksgefühle zum Kommen seines Vaters zur Ausstellung. Gleichzeitig bedauert er, dass seine Mutter es nicht geschafft habe. Deshalb will er ihr eine Zusammenstellung seiner Werke auf Papier zusenden. „Ich spreche viel mit meinen Eltern über das, was ich in der Kunsttherapie gemacht habe", berichtet er mir.

Ferner äußert er, dass es in der Kunsttherapie für ihn wichtig gewesen sei, alles auszuprobieren. Deshalb hat er mit verschiedenen Materialien wie Ton, Tusche und Acrylfarben gearbeitet. Nur die Arbeit mit dem Material Linoldruck hat er nicht probiert, da hierfür das halbe Jahr zu kurz war. Sein Wunsch ist daher, weiterhin zur Kunsttherapie kommen zu können, auch wenn dies vielleicht nur ein bis zweimal die Woche geht. „Die Kunsttherapie hat mir gut getan, denn ich habe meine Gefühle zeigen können", betont er.

Herr L wird gefragt, ob es Bilder gebe, die ihm besonders wichtig seien und mit denen er etwas verbinde. Herr L äußert spontan, dass dies das Bild mit dem Titel „Mein Schrei" sei. „Das ist mir wichtig, weil ich mir am liebsten auch manchmal die Augen vor den schrecklichen Dingen in der Welt zuhalten würde oder auch mal gerne schreien würde". Besonders in den Situationen, in denen sich sein Vater ihm gegenüber unfair verhalte. Herr L bringt zum Ausdruck, dass er sich stark mit seinen Bildern identifiziere und damit seine Gefühle ausdrücken könne. Sein Ziel ist weiterhin, dass er lerne, Gefühle wahrzunehmen und diese auch zu zeigen. Herr L wird ferner danach gefragt, ob es Werke gebe, bei denen sich seiner Meinung nach eine Veränderung abzeichne. Hierzu fällt ihm ein, dass er erstens mutiger geworden sei und dadurch etwas Neues ausprobiert habe, und dass er zweitens gelernt habe, sich von den Studierenden Hilfe zu holen. „Rückblickend habe ich gelernt, meine Schüchternheit zu verlieren, denn es war mir wichtig mit den Studentinnen zu arbeiten, um auch mal die Verantwortung gezielt abzugeben", erzählt er. Auf die Frage, ob er seine Ziele erreichen konnte, antwortet Herr L, dass er seinen Wünschen ein ganz schönes Stück näher gekommen sei. Nun müsse er alleine weiter trainieren. Er habe an jedem seiner Ziele etwas verändert, bei dem einen mehr und bei dem anderen weniger. „Insgesamt habe ich mehr Mut gewonnen, andere Menschen anzusprechen".

Herr L wird zum Abschluss danach gefragt, was er in der Kunsttherapie gut oder auch nicht so gut gefunden habe. Als negativ beurteilt er, dass das Gemeinschaftsprojekt zu schleppend angelaufen sei, und er deshalb

seinen Stuhl nicht beenden konnte. Ein Trost sei aber, dass sich die Gruppe im Frühjahr wieder treffe. „Insgesamt hätten wir zügiger anfangen können", meint er. Ansonsten habe er die Kunsttherapie gut gefunden, denn wir hätten ihn einfach mal machen und probieren lassen; hierdurch habe er dann eigene Erfahrungen sammeln können. Manchmal seien „weniger Vorgaben halt besser als viele", meint er.

Fazit:
Herr L ist der Kunsttherapie positiv gegenüber eingestellt und hat Entwicklungen bei sich festgestellt. Er ist stolz auf jedes seiner Bilder. Auch hat er seine Ziele erreichen können. Herr L hat einen anderen Umgang mit den Studentinnen erproben und erlernen können und hat seine Schüchternheit etwas abgelegt. Er hat viele gute Erfahrungen gemacht und konnte seine Scheu überwinden, indem er Gesprächssituationen mit den Studentinnen gesucht hat. Trotz von ihm angegebener, aber nicht näher genannter negativer Vorerfahrungen im körperlichen Kontakt zu Frauen, hat er sich bei einer Übung, zu Beginn des Projekts, von einer Studentin beim Malen die Hand führen lassen und damit positive Erfahrungen gemacht. Insgesamt geben alle seine Bilder seine Stimmungslage sowie seine Gefühle wieder und zeigen einen starken Bezug zur Realität.
Auch Herr L wird zum Abschluss des Gesprächs nach der Bewertung seiner Teilnahme an der Kunsttherapie gefragt. Hierauf antwortet er, dass er seine Ziele im Rahmen der Therapie im Großen und Ganzen erreicht habe. Dennoch hat er weitere Ziele, die er jetzt alleine umsetzen müsse. Auch habe er neue künstlerische Erfahrungen gemacht, an denen er weiterarbeiten wolle. Er meint, dass er eigentlich alles gemacht habe, was er machen wollte, vielleicht sogar etwas mehr. Er wünscht sich, dass es die Chance geben werde, irgendwann mit der Kunsttherapie weiter zu machen. Außerdem habe er es toll gefunden, wie sich die Studierenden eingebracht und sie Bereitschaft zum Nachfragen signalisiert haben. „Ich habe immer meine Gefühle in den Bildern zum Ausdruck gebracht", fasst er nochmals zusammen. Zum Abschluss schätzt sich Herr L in diesem Gespräch folgendermaßen ein: „Ich habe viel geredet, aber auch nicht zu viel. Ich kann einfach viel zu meinen Werken sagen, denn ich bin sehr stolz darauf", erklärt er mir. Auf seinen Wunsch hin erhält Herr L zum Ende hin Aquarellbuntstifte und Papier, damit er auf der Station weiter malen kann.
Um alle Werke darzustellen, die Herr L während der Kunsttherapie gefertigt hat, werden die Arbeiten aus dem Mosaikprojekt auf der nächsten Seite gezeigt. (Abb. 55) (Anhang A4l).

Abschließend folgt eine Zusammenfassung der wesentlichsten Ergebnisse der kunsttherapeutischen Behandlung von Herrn L auch mittels der Resultate aus den Formularen ‚Werkbetrachtung', ‚Verhaltensbeobachtung' und ‚Kreatives Ausdrucksverhalten'.

7.2.3.14 Dokumentation und Veränderungsdiagnostik

Werkbetrachtung
Herr L fertigt während der Kunsttherapie von sich aus 16 Werke an, elf Malereien und fünf Objekte aus Ton. Neun der elf Malereien entstehen auf Papier. Hierfür verwendet Herr L unterschiedliche Materialien, wie Wasserfarbe, Aquarellfarbe, Buntstifte und zum Schluss der Kunsttherapie auch Pastellkreide. Für die übrigen zwei Bilder, die er auf Leinwand malt, nutzt Herr L Acrylfarben. Fast alle Werke haben ein kleines (ca. 21x30

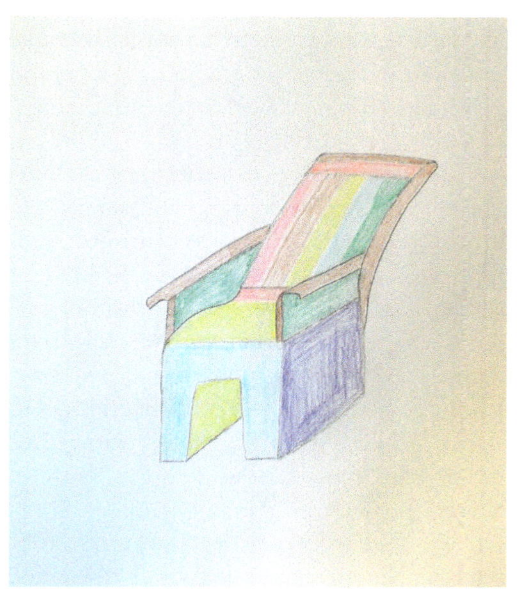

1. Übung „Stuhlskizze“, Buntstift auf Papier, ca. 17x25 cm

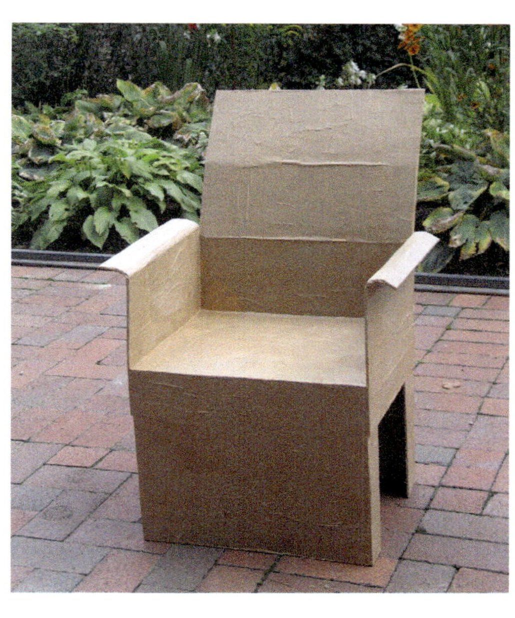

2. Modell „Stuhl“ (Projekt), Kappaplex und Packpapier, ca. 50x80 cm

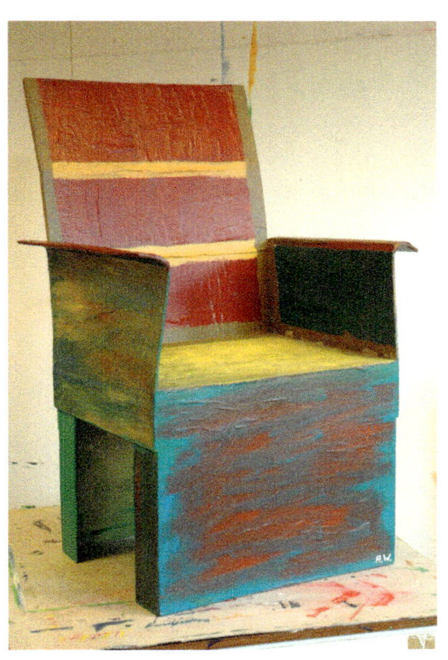

3. Modell „Stuhl“ (Projekt), Kappaplex, Packpapier und Acrylfarbe, ca. 50x80 cm

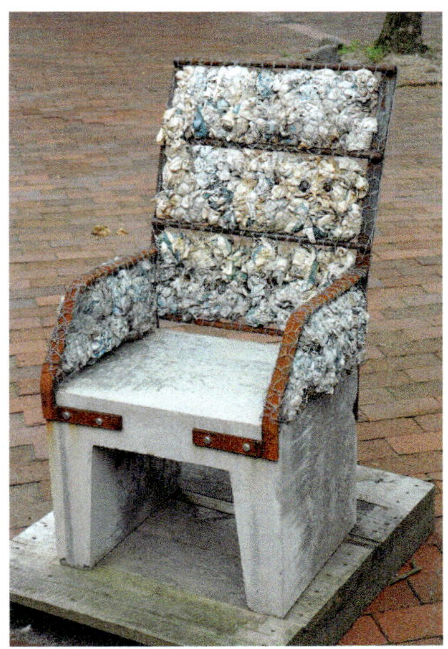

4. „Mosaikstuhl“ (unfertig), Beton, Stahl, Draht und Papier, ca. 50x80 cm

Abbildungen 55: Stuhlprojekt – Herr L.

cm) bis mittelgroßes Format (ca. 35x50 cm). Nur das Leinwandbild sticht mit seiner Größe von 50x70 cm etwas heraus. Bis auf zwei abstrakte Werke, die zum Ende der Kunsttherapie entstehen, sind alle gegenständlich gemalt. Auf fünf Arbeiten sind Landschaften dargestellt. Auf zweien befindet sich zusätzlich ein Mensch, auf einem ist ein Paar zu sehen. Neben den Landschaftsmalereien zeigen zwei Werke eher einfache Motive, wie einen Kreis und ein Herz. Die Farben Gelb und Orange tauchen auffallend oft in allen Werken auf. Unter den elf Malereien befinden sich vier Arbeiten, die nach Vorlagen bzw. durch Anregungen von außen entstehen. Bei zwei Werken lässt sich Herr L von der Arbeit ‚Der Schrei' von Edward Munch inspirieren; die anderen beiden Werke entstehen, weil er kreative Übungen, die ihm gestellt wurden, im Anschluss weiter ausarbeitet. Alle bildnerischen Werke erhalten von Herrn L einen Titel.

Neben der Malerei beschäftigt sich Herr L auch mit dem Material Ton. Den Umgang damit hatte er zuvor in der Ergotherapie erlernt. Von einem Relief mit dem Titel „Freude" erzählt er in der Kunsttherapie und äußert den Wunsch, dieses mitzubringen, um es zu beenden. Daraufhin entstehen vier weitere kleine Reliefs, die von ihm Titel erhalten und mit denen er gezielt seine Gefühle ausdrücken will. Bei ihnen ist ein eindeutiger Ausdruckswunsch zu erkennen. Außerdem fertigt er noch ein eher praktisch orientiertes Objekt an, einen Stifthalter für sein Zimmer. Alle Werke erhalten eine farbige Grundglasur, wobei bestimmte Merkmale, wie die Augen, durch besonders kräftige oder leuchtende Farben hervorgehoben sind. Die Herstellung der Tonarbeiten und der Malereien wechseln einander ab (Anhang A4h).

Kreatives Ausdrucksverhalten

Herr L zeigt in Bezug auf sein kreatives Ausdrucksverhalten durchschnittliche Profilwerte in den Bereichen Ausdauer, Feinmotorik, Frustrationstoleranz, Konzentration, Kreativität und Fantasie, Merkfähigkeit, Problemlösefähigkeit und Sorgfalt und dies mit wenigen Ausnahmen während der gesamten Behandlungszeit. Leicht eingeschränkte Fähigkeiten zeigt er in den ersten vier Monaten darin, affektiv mitzuschwingen, d. h. seine Stimmung angemessen zu modulieren. Eine Verbesserung ist in den letzten zwei Monaten der Therapie aber festzustellen. Leicht eingeschränkte Profilwerte erhält Herr L in den letzten beiden Phasen der Kunsttherapie auch im Bereich Aggressivität und dies, obwohl er in den ersten Monaten erst durchschnittliche und den darauf folgenden zwei Monaten eingeschränkte Fähigkeiten zeigte. Auffallend schwankend ist zudem seine Fähigkeit, seine Gefühle und Wünsche wahrzunehmen und zu äußern. Hier erhält Herr L während der ersten vier Monate unterschiedliche Werte, die sich aber zum Ende des Projekts positiv in Richtung durchschnittlicher Werte verändern. Besonders hervorzuheben sind sein Antrieb und seine Motivation, sich künstlerisch auszudrücken und sich aktiv an der Therapie zu beteiligen. Hier zeigt er durchschnittliche bis sehr gute Fähigkeiten (Anhang A4g).

Verhaltensbeobachtung

Die Fähigkeiten, die Herr L im kreativen Bereich zeigt, unterscheiden sich auffallend von denen, die er im zwischenmenschlichen Verhalten präsentiert. Als durchgängig positiv sticht hervor, dass Herr L aufmerksam ist und sich an die Regeln hält. Auffallend eingeschränkte Fähigkeiten zeigt er dagegen darin, affektiv mitzuschwingen. Auch seine Entscheidungsfähigkeit und sein Selbstbild sind beeinträchtigt und dies über die ganzen Phasen der Kunsttherapie hinweg. Wenig Verän-

derung zeigt Herr L auch hinsichtlich seiner Befähigung, sich adäquat durchzusetzen. Daher erhält er fast durchgängig geringe Werte. Herrn L scheint es auch schwer zu fallen, einen realistischen Bezug zur Wirklichkeit zu entwickeln. Trotz leichter Verbesserung in der mittleren Phase der Kunsttherapie, bleibt seine Fähigkeit diesbezüglich eingeschränkt und damit begrenzt. Eine leichte Verbesserung ist aber hinsichtlich seiner Teamarbeit, Kooperation und im Umgang mit Kritik festzustellen, auch wenn diese zum Ende immer noch leicht eingeschränkt bleibt. Die Art und Weise, wie Herr L den Kontakt zu den anderen Teilnehmern, den Studierenden oder der Kunsttherapeutin sucht und pflegt, verändert sich hingegen kaum und bleibt leicht eingeschränkt. Auffallend positiv verändert sich in der Kunsttherapie dagegen das Wahrnehmen und Äußern eigener Wünsche und Gefühle und seine Stimmung und Gefühlslage. Können anfangs nur eingeschränkte Fähigkeiten diesbezüglich festgestellt werden, entwickelt er zum Ende hin durchschnittliche Werte. Diese Veränderungswerte sind damit die positivsten von allen (Anhang A4f).

Wesentliche Inhalte und Aspekte des kunsttherapeutischen Prozesses

Herr L wirkt gerade zu Beginn der Kunsttherapie auffallend körperlich distanzgemindert und wenig kritikfähig. So reagiert er auf negative, aber auch positive Rückmeldungen abweisend und oftmals überheblich. Auch wechseln seine Stimmungen häufig, und er scheint mal passiv aggressiv, mal offen feindselig. Herr L redet zudem extrem viel, ohne dabei Persönliches von sich preiszugeben und scheint dadurch nur oberflächlich offen und zugewandt. Auch macht es den Eindruck, als würde er sich als nicht genügend gesehen und per se benachteiligt fühlen. Auch sein Verhalten gegenüber anderen scheint stark eingeschränkt und wenig sozial. So denkt er eher an sich und seine Bedürfnisse. Er vermeidet es, Verantwortung zu übernehmen, wirkt wenig kompromissbereit und absprachefähig. Konflikten oder Fragen der Studierenden oder der Teilnehmer geht er, wenn möglich, aus dem Weg. Gleichzeitig bemüht er sich aber sehr um den Kontakt zu mir. In den gemeinsamen Gesprächen wirkt er stark unsicher.

Herr L erzählt mir während der gesamten Behandlungszeit auffällig viel von seinem Vater und seiner Vergangenheit. Auch kreativ setzt er sich mehr mit seiner Lebensgeschichte als mit aktuellen Geschehnissen auseinander. In der kreativen Auseinandersetzung wirkt er zudem wenig ausdauernd. Er scheint ständig unter (Leistungs-) Druck zu stehen. Herr L zeigt ein sehr ausgeprägtes Autonomiebedürfnis. So berichtet er kaum davon, was er in der Kunsttherapie konkret machen möchte, teilt seine Wünsche und Erfahrungen anfangs kaum mit und zeigt sich gegenüber Anregungen von außen oftmals widerständig. In den Anfangs- und Abschlussrunden stellt er sich und seine Werke häufig in den Mittelpunkt und scheint kaum in der Lage zu sein, sich auf die Kommentare und Rückmeldungen aber auch auf die Werke der anderen Teilnehmer einzulassen. Trotz seines auffälligen Verhaltens wirkt Herr L während der gesamten Behandlungszeit motiviert und daran interessiert, sich künstlerisch auszudrücken. Herr L wünscht sich zu Beginn der Kunsttherapie, dass er lernt, seine Gefühle zu zeigen, besser mit seiner Wut umzugehen, mehr Freude zu erleben und seine Träume auszudrücken. Im Laufe der Behandlung nimmt er sich darüber hinaus vor, entspannter zu arbeiten, nicht alles mit dem Vater zu vergleichen, zukunftsgerichteter zu denken und das eigene Selbstbewusstsein zu festigen.

Herr L zeigt während der Kunsttherapie viele Verhaltensauffälligkeiten und negative Grundeinstellungen. Bei der Behandlung wurde daher besonderer Wert darauf gelegt, Herrn L, trotz seines dissozialen Verhaltens respektvoll und wertschätzend gegenüber zu treten, ohne ihn dabei aus seiner Verantwortung zu entlassen. Hierzu ein einfaches Beispiel: Nachdem sich Herr L mehrmals und vehement geweigert hatte, sich an der Vor- und Nachbereitung der Kaffeepausen zu beteiligen, wurde ein Planungsheft angelegt und gemeinsam mit der Gruppe notiert, wer wann und wie oft den Kaffee gekocht und den Tisch gedeckt hatte. Hierdurch wurden für Herrn L die Vorgänge transparenter und er schien besser in der Lage zu sein, sich auf seine Aufgaben einzulassen.
Ein weiterer wichtiger Aspekt in der Behandlung war, Herrn L dabei zu unterstützen, seine Gefühle wahrzunehmen. Hierzu erhielt er immer wieder Rückmeldungen über sein Verhalten und seine Stimmungen und dies besonders in Situationen, in denen er sehr angespannt oder auch sehr verschlossen wirkte. Durch ein nicht bewertendes Feedback sollte Herr L dazu veranlasst werden, seine Gefühle wahrzunehmen und einzuordnen. Dies geschah in der Regel in Form von Kurzkontakten im Büro, die fünf bis zehn Minuten dauerten. Gleichzeitig wurde in solchen Situationen mit ihm konkret überlegt, welche kreativen Methoden sich dazu eignen, seine aktuelle Anspannung zu reduzieren. Wichtig schien es außerdem, seine Aufmerksamkeit und sein Handeln auf aktuelle Geschehnisse zu lenken, ohne ihn dabei unter Druck zu setzen. Dies geschah unter anderem dadurch, dass seine Fähigkeiten und seine sensitive Wahrnehmung in den Mittelpunkt gerückt wurden, anstatt in erster Linie auf die Inhalte und Bedeutungen seiner Werke einzugehen.

Subjektive Beurteilung des kunsttherapeutischen Verlauf und der Effekte aus Sicht des Teilnehmers
Bereits vor dem Abschlussgespräch äußert Herr L während der Kurzkontakte und Werkbesprechungen, dass seine Werke seine Gefühle und Träume ausdrücken und in enger Beziehung zu seiner Lebensgeschichte stehen. Sie dienen ihm als eine Art Spiegelbild seiner Lebenssituation, in dem er sich selbst erkennen und seinen Standpunkt finden kann. Des Weiteren stellt er fest, dass er in seiner Herangehensweise mit dem Material lockerer und mutiger geworden ist, weniger genau malt und eher mit den Farben spielt bzw. experimentiert als sie kontrollieren zu wollen. Zusätzlich kann er für sich herausfinden, dass er sich insgesamt mehr wahrnimmt und zufrieden und stolz auf sich und seine Werke ist. Auch erlebt er das Gefühl der Freude beim Malen oder Gestalten. Dies bringt ihn auch dazu, sich Materialien zu kaufen, um auf der Station weiterzuarbeiten. Des Weiteren kann er für sich entdecken, dass er die Kunsttherapie mit seinen Übungen und Gemeinschaftsprojekten als Übungsfeld nutzen kann, um Grenzen setzen und testen zu lernen sowie seine Kontaktfähigkeit zu verbessern und sein Selbstbewusstsein zu festigen. Das er selbstbewusster geworden ist führt er vor allem auf die Kunsttherapie zurück. Außerdem bringt ihn die Therapie dazu, sich Gedanken über positive und negative Veränderungen zu machen. Zum Abschluss der Therapie kann er zudem feststellen, dass er das Ende der Kunsttherapie bedauert, die Zeit viel zu kurz war, er ein Hobby für sich gefunden hat und den Zusammenhalt sowie die Atmosphäre innerhalb der Gruppe gut fand.

Auch beim Abschlussgespräch benennt Herr L viele Aspekte und positive Effekte der Kunsttherapie, die sein Verhalten und sein

Erleben betreffen. Zusätzlich äußert er sich aber auch zu den Bedingungen, einen Weg zu sich selbst zu finden. Positiv empfindet Herr L die Möglichkeit, durch die Kunsttherapie Fähigkeiten an sich entdecken und diese sogar steigern zu können. Zusätzlich entdeckt er in seinen Werken einen hohen Identifikationscharakter, Emotionsausdruck und einen starken Realitätsbezug, dazu verspürt er eine intensive Werkverbundenheit. Auch erlebt er jetzt das Gefühl von Stolz. Wichtig sind für ihn seine Arbeiten als eine Art Kommunikationsmedium und Erfolgsnachweis besonders gegenüber dem Vater, da an ihnen ablesbar ist, was er dazugelernt hat. Als einen weiteren positiven Effekt der Kunsttherapie führt er die Reduzierung seiner Schüchternheit und damit ein Zugewinn an Selbstsicherheit und Mut an. Das gilt auch für seine Ziele, an denen er unterschiedlich intensiv gearbeitet hat und sie so weitestgehend erreichen konnte. Ebenso positiv sind für ihn die neuen künstlerischen Erfahrungen; denn er stellt fest: „Ich habe ein Hobby gefunden!".

Herr L erwähnt besonders die Bedingungen der Maßnahme. So erlebt es Herr L als förderlich, dass es in der Kunsttherapie wenig Vorgaben und genügend Freiraum für Experimente gab. „Das erst gab mir die Chance, eigene Erfahrungen zu sammeln", stellt er fest. Ebenso hebt er zudem die Anwesenheit und Mitarbeit der Studentinnen hervor, die es ihm ermöglicht haben, einen neuen und positiveren Umgang zu erproben. Auch ihre hohe Motivation und Kooperationsbereitschaft erlebt er als hilfreich. Negativ beurteilt Herr L hingegen die zu umfassende Planung zu Beginn des Mosaikprojekts.

7.2.4 Ergebnisse der kunsttherapeutischen Behandlung sowie der Bedingungen, die zu positiven Veränderungen geführt haben

Trotz unterschiedlicher Ausgangsprofile der hier vorgestellten Teilnehmer benennen sowohl Herr C als auch Herr L gemeinsame Effekte der kunsttherapeutischen Behandlung, die sie in Bezug auf ihr Verhalten und Erleben feststellen konnten (Tab. 21) sowie der Bedingungen, die ihrer Meinung nach dazu geführt haben (Tab. 22). Darüber hinaus führen beide Teilnehmer wichtige Faktoren in Bezug auf die Bedeutung ihrer Werke an (Abb. 56). Diese werden nachfolgend erläutert und tabellarisch, sowie grafisch dargestellt.

Herr C sowie Herr L bewerten die Maßnahme positiv und äußern, dass ihnen die Kunsttherapie ‚Spaß' gemacht habe und sie ‚Freude' beim Malen und Gestalten erleben konnten. Beide Männer heben zudem hervor, dass sie sich durch die Kunsttherapie weiterentwickelt haben und Fähigkeiten an sich entdecken konnten. So ist ihrer Ansicht nach ihre Selbstsicherheit und ihr Selbstbewusstsein sowie ihre Kontakt- und Kommunikationsfähigkeit gestiegen. Dies führen sie insbesondere darauf zurück, dass sie die Kunsttherapie mit ihren Aufgabenstellungen, Gruppenprojekten und individuellen Einzelarbeiten als Übungsfeld nutzen konnten, um zu experimentieren und ihre Gedanken, Ideen, Sehnsüchte und Gefühle auszudrücken.

Hinsichtlich der Bedingungen der kunsttherapeutischen Maßnahme äußern beide Teilnehmer, dass die Zusammenarbeit in einer ‚geschlossenen Gruppe' und die ‚angenehme und anregende Atmosphäre' als förderlich erlebten. Beide berichten zudem davon, auf-

Positive Effekte der kunsttherapeutischen Maßnahme:	◆ Spaß und Freude ◆ Entwicklung ◆ Wahrnehmen von eigenen Fähigkeiten
Positive Veränderungen in den Bereichen:	◆ Selbstsicherheit und Selbstbewusstsein ◆ Kontakt und Kommunikation
Ursachen für positive Veränderungen:	◆ Gezielte Aufgabenstellungen ◆ Gruppenprojekte ◆ Individuelle Einzelarbeit
Begleitumstände, die zu positiven Veränderungen beigetragen haben:	◆ Experimentieren können ◆ Gedanken und Gefühle in Werken ausdrücken können

Tabelle 21: Positive Effekte der kunsttherapeutischen Maßnahmen sowie deren Ursachen und Begleitumstände auf Basis des ‚Instruments zur Beobachtung und Auswertung kunsttherapeutischer Prozesse' (IBAKP)

Förderliche Bedingungen in der Kunsttherapie	**Konsequenzen**
Arbeiten in einer geschlossenen Gruppe Angenehme und anregende Atmosphäre	Erleben von Zusammengehörigkeit
Eigenständig Ideen entwickeln können	Selbstverwirklichung Gedanken, Sehnsüchte und Gefühle ausdrücken
Experimentieren können	Eigene Erfahrungen machen Künstlerische Techniken erlernen Gedanken, Ideen, Sehnsüchte und Gefühle ausdrücken
Öffentliche Ausstellung	Kontakt zu anderen Menschen bekommen
Zielorientiertes Arbeiten	Wahrnehmen eigener Entwicklungen

Tabelle 22: Förderliche Bedingungen in der Kunsttherapie und ihrer Konsequenzen aus Sicht der Teilnehmer Herr L und Herr C

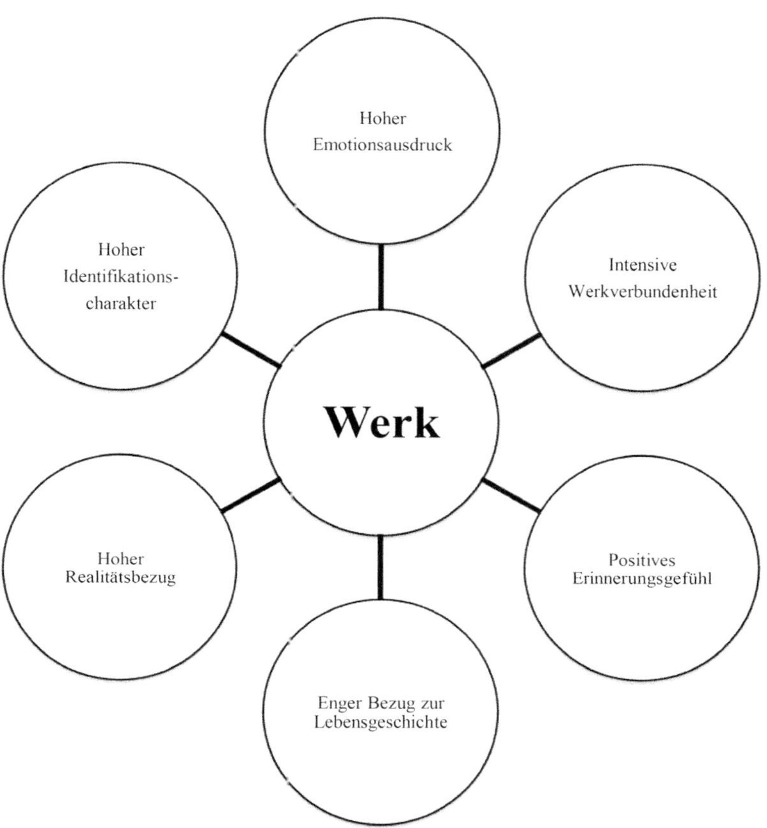

Abbildung 56: Das Werk, seine Bezüge und seine Beziehungen aus Sicht der Teilnehmer Herr L und Herr C.

grund dessen ein ‚Zusammengehörigkeitsgefühl' oder auch Peerbezug erlebt zu haben. Auch nehmen sie als förderlich war, dass sie ‚eigenständig Ideen entwickeln' konnten und damit die Möglichkeit erhielten, sich selbst zu verwirklichen. Insbesondere die Möglichkeit, ‚experimentieren zu können' hat ihrer Meinung nach dazu geführt, dass sie eigene Erfahrungen machen konnten und künstlerische Techniken dazugelernt haben. Aber auch die ‚öffentliche Ausstellung', auf der die Teilnehmer ihre Werke präsentierten, werten beide positiv, weil sie ihnen die Chance gab, mit anderen Menschen in Kontakt zu treten. Des Weiteren sagen beide Männer aus, dass sie durch das ‚Arbeiten an konkreten therapeutischen Zielen' die Möglichkeit erhielten, eigene Entwicklungen an sich wahrzunehmen. Es gibt aber auch negative Bedingungen, die die beiden Teilnehmer ansprechen. So äußern sowohl Herr C als auch Herr L, dass sie die ‚zu umfassende Planung' zu Beginn des Mosaikprojekts als störend empfanden.

Herr L wie auch Herr C attestieren ihren Arbeiten bzw. ihren Werken einen hohen ‚Identifikationscharakter', ‚Emotionsausdruck' und ‚Realitätsbezug', die auch in enger ‚Beziehung zu ihrer Lebensgeschichte' stehen.

Beide Teilnehmer berichten des Weiteren von einer Art ‚positivem Erinnerungsgefühl' hinsichtlich ihrer Werke. So wird beispielsweise Herr C durch seine Werke an sein früheres Hobby, das sich um Lokomotiven drehte, erinnert und Herr L an seine Schulzeit, als er zum ersten Mal das Werk ‚Der Schrei' von Edvard Munch zu Gesicht bekam. Auch berichten beide von einem Gefühl ‚intensiver Werkverbundenheit'.

Nachdem in diesem Kapitel die Ergebnisse der Auswertung durch das IBAKP vorgestellt wurden, wird im nächsten Kapitel eine Auswahl von Bildern mit Hilfe der ‚Dokumentarischen Bildinterpretation' genauer untersucht und ausgewertet.

7.3 Ergebnisse der Auswertung durch ‚Dokumentarische Bildinterpretation'

Entlang der zuvor definierten Forschungsfrage (vgl. Kapitel 6.3.1) soll in diesem Kapitel je ein Bild, das während des Forschungsprojekts von den Teilnehmern Herr C und Herr L gemalt wurde, detailliert interpretiert werden. In Anlehnung an die ‚Dokumentarische Bildinterpretation' nach Ralf Bohnsack wird in Abschnitt 7.3.1 das Bild von Herrn C und in Abschnitt 7.3.2 das Bild von Herrn L einer umfassenden Analyse unterzogen. Abschließend werden die Gemeinsamkeiten bzw. Unterschiede beider Arbeiten herausgearbeitet. Zusätzlich werden die Gründe für die Auswahl der beschriebenen Bilder benannt. Kapitel 7.3.3 fasst das Anliegen sowie die Ergebnisse dieser Untersuchung zusammen.

7.3.1 Bildinterpretation Herr C: „Abfahrt auf Gleis 4 in Richtung Hoffnung"

Das Werk mit dem Titel „Abfahrt auf Gleis 4 in Richtung Hoffnung" wurde aus mehreren Gründen für die Bildinterpretation herangezogen. Im Vergleich zu den anderen vier Werken (vgl. Kapitel 6.3.6.2), die Herr C nach eigenen Ideen gemalt hat, enthüllt dieses Bild ein eher ungewöhnliches Sujet mit vielerlei markanten Elementen wie Bahnschienen, eine Ampel und die Buchstaben NWB. Neben der hervorstechenden Gestaltung und ästhetischen Verdichtung fällt aber auch der außergewöhnliche Titel des Werkes ins Auge, der die Vermutung nahe legt, dass darin möglicherweise biografische Bezüge oder persönliche Kohärenzen des Bildproduzenten zum Ausdruck kommen. Außerdem wirkt die Gesamtdarstellung inhaltsreicher und erzählerischer und in ihrer Umsetzung differenzierter und anspruchsvoller als in den anderen Werken. Und nicht zuletzt ist es die außergewöhnliche Perspektive und auffällige Formalstruktur, die das Bild für eine Analyse interessant machen und eine aussagekräftige Interpretation versprechen (Abb. 57).

7.3.1.1 Formulierende Interpretation

Dieses Kapitel gliedert sich in zwei Abschnitte. Zu Beginn wird auf der vorikonografischen Ebene der visuelle Bestand des Bildes mit all seinen sichtbaren Gegenständen, Phänomenen und Bewegungsdarstellungen detailliert und anschaulich beschrieben, und anschließend werden auf der ikonografischen Ebene die kommunikativ-generalisierenden Wissensbestände dargestellt.

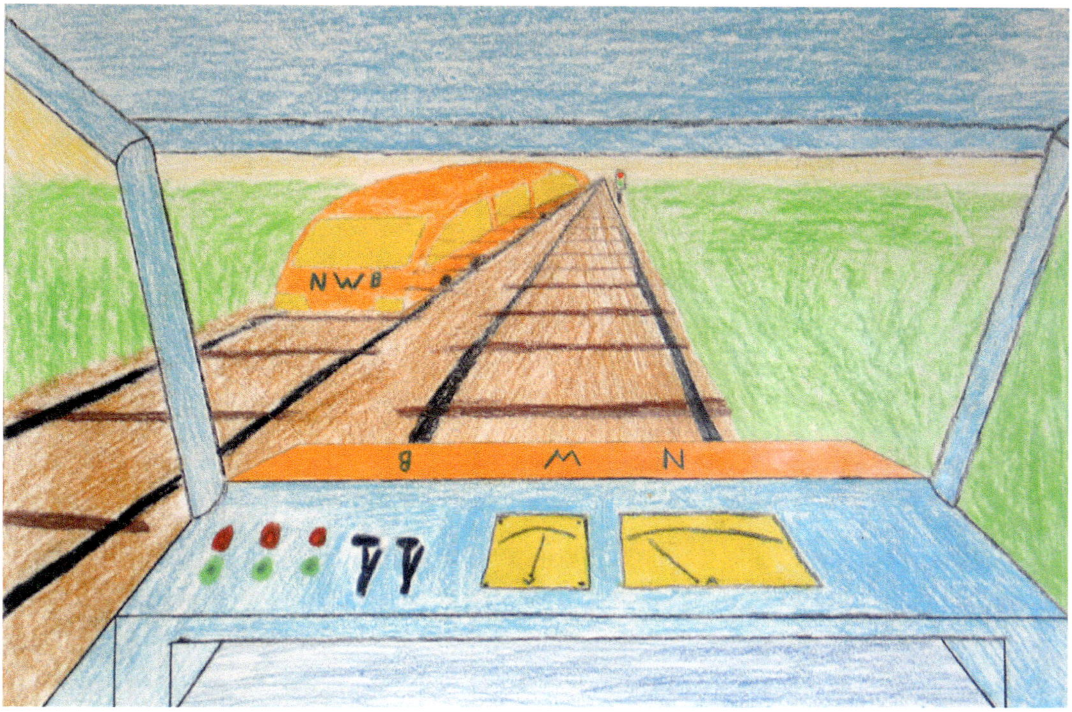

Abbildung 57: Werk Herr C „Abfahrt auf Gleis 4 in Richtung Hoffnung“, Wachskreide auf Papier, 55x37 cm, Werk Nr. 2 (von 9).

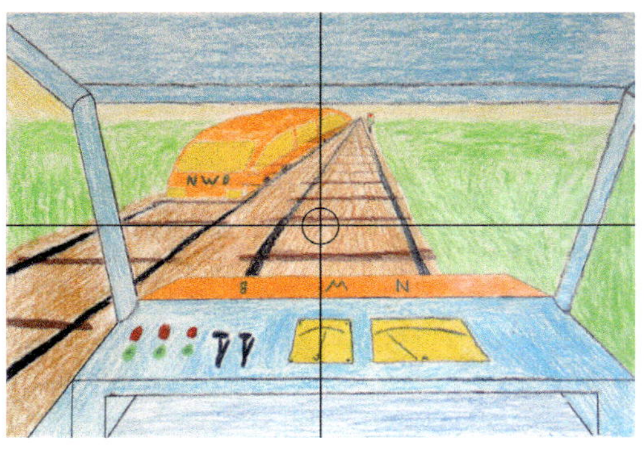

Abbildung 58: Werk Herr C „Abfahrt auf Gleis 4 in Richtung Hoffnung“ mit eingezeichneter Mittelwaagerechten, Mittelsenkrechten und Bildmittelpunkt (BMP).

Vorikonografische Interpretation

Die vorikonografische Interpretation vollzieht sich in drei Schritten, wobei als erstes der Bildvordergrund, dann der Bildmittelgrund und zum Abschluss der Bildhintergrund beschrieben wird. Um eine bessere Übersicht und Nachvollziehbarkeit zu gewährleisten, sind einzelne Motive zum Teil in separaten Abschnitten abgefasst.

Zum Bildvordergrund:

Im Bildvordergrund des querformatigen Bildes, das Herr C mit Ölkreiden gemalt hat, ist eine überwiegend hellblaue, geometrische Konstruktion mit mehreren anders farbigen Bestandteilen zu sehen. Aufgrund der Gesamtdarstellung des Bildes sowie der enthaltenden Details, wie hier ein Zug, zwei

Schienenpaare und mehrerer Anzeigeninstrumente, kann davon ausgegangen werden, dass es sich aller Wahrscheinlichkeit nach bei der Konstruktion um den Ausschnitt eines Triebfahrzeugführerstandes handelt (Abb. 58).
Die Ausmaße des angedeuteten Triebfahrzeugführerstandes reichen von der Unterkante bis fast zur Oberkante des Bildes und berühren sowohl den rechten als auch den linken Bildrand. Der nur in Teilen abgebildete Führerraum beinhaltet einen Führerstandpult mit angedeuteter Konsole und mehreren Bedien- und Anzeigeninstrumenten sowie zwei Holme und ein Teil der Front eines Zuges.

Das Führerstandpult
Das Führerstandpult selbst nimmt ein Drittel des gesamten Bildes in Anspruch. Es beginnt nahezu an der linken Unterkante des Bildes und endet auf der rechten Seite kurz oberhalb des rechten Bildrandes – auf 1/9 der Bildhöhe. Die linke Kante des Pults verläuft schräg von links unten nach rechts zur oberen Bildmitte. Die rechte Kante des Führerpults verläuft ebenfalls schräg, nur in entgegengesetzter Richtung. Werden die Schrägen gedanklich verlängert, wird deutlich, dass beide Konstruktionslinien sowohl auf den oberen Teil des Bildes bzw. auf den Bildhintergrund als auch auf die Mittelsenkrechte abzielen.
Im unteren Drittel des Führerpults sind mehrere schwarze Bleistiftlinien zu erkennen, bei dem der Bildproduzent wahrscheinlich versucht hat, eine Art dreidimensionales Fach bzw. den oberen Teil einer breiten Konsole anzudeuten. Die obere Kante des Fachs ist gleichzeitig die untere Kante des Führerpults. Diese Kante verläuft waagerecht, beginnt an der linken schrägen Außenkante des Pults und geht auf der rechten Seite über den Bildrand hinaus. Die linke Außenkante des Fachs verläuft von der schrägen Außenkante des Pults senkrecht bis zum unteren Bildrand. Unterhalb der waagerechten Oberkante des Fachs ist ein langgezogenes schwarz konturiertes Rechteck zu sehen, dessen rechte und linke Kante senkrecht bis zum unteren Bildrand reichen. Unmittelbar neben der linken Kante verläuft rechts daneben eine schräge Linie von links nach rechts. Sie setzt an der Unterkante des Bildes an und reicht bis zur unteren Waagerechten des Fachs. Eine gegengleiche Linie ist auf der rechten Seite zu sehen. Speziell diese beiden Linien sorgen dafür, dass der Betrachter den Eindruck gewinnt, ein dreidimensionales bzw. offenes Fach vor sich zu haben, in das der Fahrzeugführer beispielsweise Unterlagen legen kann. Werden die beiden schrägen Linien, wie schon an anderer Stelle geschehen, gedanklich verlängert, zielen sie sowohl auf die Mittelsenkrechte als auch auf den Horizont ab und weisen annähernd auf den gleichen Punkt, wie die verlängerten Außenkanten des Führerstandes.
Die oberen zwei Drittel des Führerstandes zeigen eine Instrumententafel, auf der sich verschiedenfarbige und verschiedenförmige Bedien- und Anzeigeninstrumente befinden (Abb. 59).
Sie sind nebeneinander angeordnet und fast über die gesamte Fläche verteilt. Ihre Gestaltung wirkt reduziert, aber anschaulich. Im linken Fünftel des Pults befinden sich drei waagerecht arrangierte rote Punkte, in deren Mitte ein hellroter kleinerer Punkt auszumachen ist. Unmittelbar unter ihnen liegen drei Hellgrüne mit einem jeweils dunkelgrünen kleineren Punkt. Bei den Punkten handelt es sich wahrscheinlich um Kontrollleuchten oder Schalter. Alle Punkte sind oval bis rund. Nur ihre Größe variiert geringfügig. So werden die Punkte insgesamt von links nach rechts etwas kleiner. Werden die einzelnen roten Punkte mit den darunterliegenden grünen mit Hilfe einer Linie verbunden und wird diese verlängert, zeigt sich, dass die

Konstruktionslinien schräg von links nach rechts verlaufen und wiederum auf ein Gebiet links der Mittelsenkrechten abzielen.
Rechts neben den Punkten und ungefähr auf gleicher Höhe liegen zwei weitere Bedienungsinstrumente. Sie sind schwarz und nahezu identisch. Angesichts der Verortung und Form der Objekte handelt es sich bei der Darstellung höchstwahrscheinlich um Schalthebel, mit denen zum einen die Geschwindigkeit und zum anderen die Zugkraft eines Zuges geregelt werden. Der linke Schalthebel befindet sich in mittlerer Position und der rechte ist in einer niedrigeren Position. Der Zug befindet sich damit in Bewegung.
Rechts neben den beiden Hebeln und direkt auf der Mittelsenkrechten aufliegend, ist ein fast quadratisches gelbes Farbfeld zu sehen. Es ist schwarz umrahmt und hat im Inneren an allen vier Ecken kleine schwarze Punkte. Darüber hinaus befindet sich unterhalb der Oberkante eine nach oben gebogene dünne schwarze Linie, die fast die gesamte Breite einnimmt. Mittig und am unteren Rand des gelben Feldes ansetzend ist ein Strich zu sehen, der bis zur gebogenen Linie reicht. Er liegt unmittelbar auf der Mittelsenkrechten auf, ist aber leicht nach rechts geneigt. Der Strich ist auf einen Punkt rechts der Mitte der gebogenen Linie gerichtet. An seinem unteren Ende schließt der Strich mit einem schwarzen Punkt ab. Zwischen diesem Punkt und der Unterkante des Vierecks ist der schwarze Buchstabe V zu erkennen. Es handelt sich vermutlich um ein Anzeigeninstrument, dass die elektrische Spannung in der Maßeinheit Volt angibt. Aufgrund der ¾ Stellung des Zeigers kann auf eine mittelgroße elektrische Spannung geschlossen werden. Rechts neben der Voltanzeige befindet sich ein weiteres Anzeigeninstrument gleichen Typs. Es hat eine längliche, rechteckige Form und ist fast doppelt so groß. Die Anzeige ist ebenfalls gelb und weißt unterhalb der Oberkante eine nach oben gebogenen Linie auf. Nur die Punkte in den Ecken fehlen. Mittig und unmittelbar über der Unterkante des Feldes ist diesmal der Buchstabe A, für Ampere zu sehen. Es zeigt die elektrische Stromstärke an. Unmittelbar links neben dem Schriftzeichen setzt ein Strich an, der schräg von rechts nach links verläuft und fast bis zur gebogenen Linie reicht. Auch er hat an seinem unteren Ende

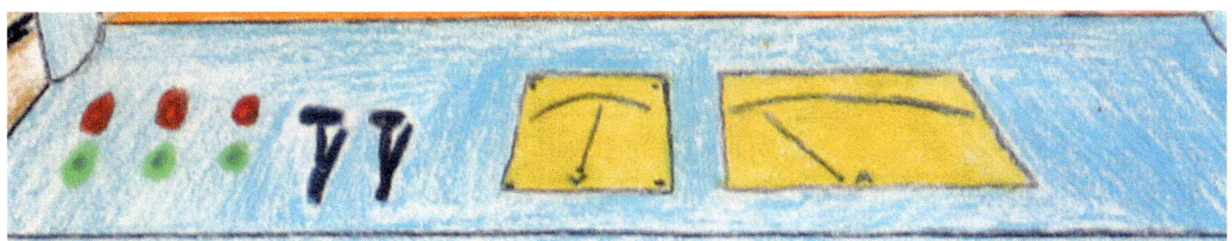

Abbildung 59: Werk Herr C – Instrumententafel (Detail).

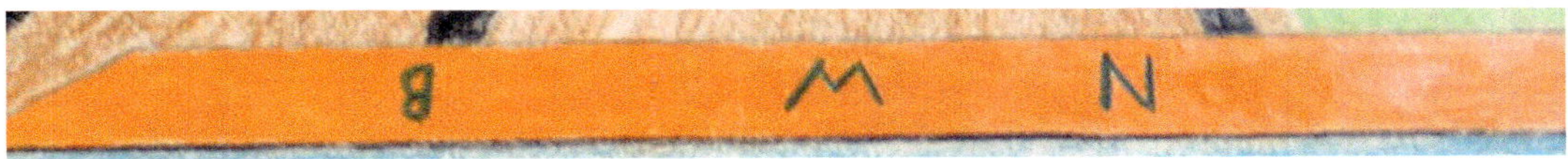

Abbildung 60: Werk Herr C – NWB Buchstabenkombination (Detail).

einen schwarzen Punkt. Der Strich- bzw. Zeigerstand deutet auf eine geringe elektrische Stromstärke hin. Wie bei den Schalthebeln verweisen auch die beiden Anzeigen darauf, dass der Zug in Bewegung ist.

Front des Zuges

An der Oberkante des Pults ist ein schmales, aber auffallend orangefarbenes Farbfeld zu sehen, das ebenfalls mit Bleistift konturiert ist. Hierbei handelt es sich vermutlich um die Front des Zuges. Das Farbfeld erstreckt sich über die gesamte Breite des Führerpults. Sowohl die rechte als auch linke äußere Kante laufen schräg in Richtung Bildmitte. Wird ihre Ausrichtung mit Hilfe einer Konstruktionslinie genauer untersucht, wird deutlich, dass beide Linien auf einen Punkt rechts oberhalb des BMP zielen. Auf der Front sind drei dunkelgrüne Großbuchstaben zu erkennen, die auf dem Kopf stehen. Unmittelbar rechts neben der Mittelsenkrechten ist ein M erkennbar, in der rechten Fronthälfte ist der Buchstabe N und gegengleich auf der linken Hälfte ein B zu sehen (Abb. 60). Zusammengenommen entsteht daraus die Buchstabenkombination NWB. Diese drei Schriftzeichen stehen für das Unternehmen NordWestBahn, dessen Schienennetz in Ostwestfalen und Teilen Niedersachsens beheimatet ist.

Zwei Holme

An der rechten und linken Außenkante des Führerpults sind an dessen oberem Ende zwei schräg aufstrebende Holme zu sehen. Sie sind hellblau, mit Bleistift konturiert und reichen bis fast an den oberen Bildrand heran. Der linke Holm besteht aus zwei Abschnitten. Der untere Abschnitt verläuft leicht schräg von rechts nach links bis kurz über den Horizont bzw. bis zum oberen Fünftel des Bildes. An dieser Stelle knickt der Holm nach links ab, wobei die Schräge deutlich zunimmt. Das obere Ende des zweiten Abschnitts liegt nahezu in der linken oberen Ecke des Bildes. Auf der rechten Seite ist der Holm etwas kürzer, aber auch zweiteilig. Wie der linke Holm verläuft der untere Abschnitt ebenfalls schräg, nur in gegengleicher Richtung. Sein Ende liegt auf gleicher Höhe wie der linke Holm, direkt am rechten Rand im oberen Fünftel des Bildes. Unmittelbar danach beginnt der zweite Abschnitt. Hier kippt die obere Linie des Holm nach rechts. Die Ansatzpunkte der beiden Holme am Führerpult sind durch eine gebogene Linie dargestellt. Eine ähnliche Linie befindet sich an der oberen linken Stelle, an der der linke Holm abknickt. Auf der rechten Seite verläuft sie dagegen schräg von links oben nach rechts unten. Gerade die gebogenen Linien verleihen den Holmen Räumlichkeit und erzielen einen dreidimensionalen Effekt.
Zwischen den Holmen, an der Stelle, an der sie abknicken, befindet sich ein Querholm. Dieser hat die Breite der anderen Holme und wird durch eine schwarze waagerechte Linie angedeutet. Darüber befindet sich ein blaues Farbfeld, das den Fahrzeughimmel darstellt.

Die Besonderheit an der Darstellung im Bildvordergrund ist, dass dem Betrachter ein Blick aus Sicht eines Lokführers gewährt wird. Der dargestellte Führerstand scheint der dahinter liegenden Landschaft im Bildmittelgrund gleichsam vorgeschaltet.

Zum Bildmittelgrund:

Im Bildmittelgrund sieht man eine Landschaft mit zwei Bahnschienenpaaren, einen entgegenkommenden Zug und eine Grünfläche sowie eine Ampel. Die Bahnschienen liegen vermutlich auf rötlichem Schotter. Der Bildmittelgrund reicht zum Teil vom unteren Bildrand bis zum oberen Fünftel des Bildes.

Zwei Bahnschienenpaare

Direkt oberhalb des Führerstandpults im Bildvordergrund sind ein schwarzes Schienenpaar sowie sienafarbene Bahnschwellen zu sehen, die sich in der Bildmitte befinden. Die linke Bahnschiene setzt auf Höhe des Buchstabens B, die rechte dagegen rechts neben dem Buchstaben N an. Der Schienenstrang verjüngt sich zum Horizont und läuft rechts neben der Mittelsenkrechten zusammen. Auch die einzelnen Bahnschienen werden nach oben immer schmaler.

Auf – und nur in wenigen Fällen unter – den Bahnschienen sind neun waagerecht angeordnete sienafarbene Bahnschwellen zu sehen, deren Länge größtenteils über die Schienen hinausreichen. Die meisten Schwellen liegen auf den Schienen auf, weshalb die Vermutung nahe liegt, dass sie vom Bildproduzenten nachträglich auf die Schienen aufgemalt wurden. Wie die Schienen verjüngen sich auch die Bahnschwellen in Richtung Horizont. Zudem werden sie schmaler und unschärfer in ihrer Ausführung.

Links neben dem Schienenpaar ist ein zweites Paar zu sehen. Die rechte Schiene setzt am unteren linken Bildrand an, die linke dagegen etwas unterhalb der Bildwaagerechten. Dieses Schienenpaar verläuft parallel zum ersten, verjüngt sich somit ebenfalls zum oberen Bereich des Bildes und steuert auf den gleichen Punkt am Horizont zu. Über bzw. unter den Schienen sind vier ebenfalls sienafarbene Bahnschwellen erkennbar. Die beiden im vorderen Bereich des Bildes befinden sich unter den Schienen. Durch die intensivere Färbung der Bahnschienen an dieser Stelle wird vermutet, dass der Bildproduzent hier versucht hat, seinen Fehler zu korrigieren, indem er die sienafarbenen Schwellen nachträglich mit Schwarz übermalte. Die beiden nachfolgenden Schwellen liegen dagegen wieder auf den Schienen auf.

Entgegenkommender Zug

Auf dem linken Schienenpaar ist ein entgegenkommender Zug zu sehen, dessen Chassis orangefarben ist (Abb. 61).

Das Heck des Zuges liegt nahezu am Endpunkt der beiden Bahnschienenpaare. Die rechte und linke Kante des Zugdachs sind bogenförmig. Die rechte untere Kante des Zuges verläuft dagegen schräg, von links unten nach rechts oben. Der Zug ist auffallend flach und wirkt durch seine abgerundete Form und Farbigkeit modern und aerodynamisch und vermittelt den Eindruck von Schnelligkeit. Die Front des Zuges setzt knapp oberhalb der vierten Bahnschwelle von unten an. Auf der Vorderseite der Bahn sind sowohl an der rechten als auch an der linken unteren Ecke auffällige gelbe Rechtecke auszumachen, bei denen es sich vermutlich um Scheinwerfer handelt. In der Frontmitte und gleichzeitig oberhalb der Scheinwerfer ist erneut die dunkelgrüne Buchstabenkombination NWB erkennbar. Direkt darüber befindet sich ein gelbes Rechteck, dass sowohl auf der linken als auch auf der rechten Seite von schmalen orangefarbenen Linien eingefasst ist. Bei dem Rechteck handelt es sich wahrscheinlich um die Frontscheibe des Zuges. Auf der rechten Seite des Zuges liegen drei gelbe Fenster, die durch zwei senkrechte, schmale orangefarbene Linien geteilt werden. Die seitliche Fensterfront erstreckt sich nahezu über die gesamte Länge des Zuges. Sowohl die Größe als auch die Höhe der Fenster wird von vorne nach hinten kleiner. Ihre Form verjüngt sich somit in Richtung Horizont. Auf der gesamten rechten Fensterseite sind noch vage horizontale Striche zu erkennen, die wie wegradiert aussehen. Hierbei handelt es sich vermutlich um Hilfslinien, mit denen der Bildproduzent die Anordnung der danebenliegenden rechten Bahnschwellen konstruiert hat.

Am unteren Rand der rechten Seite des Zuges, auf Höhe des ersten und dritten Fensters, sind jeweils zwei schwarze Punkte erkennbar, wobei die vorderen größer sind als die hinteren. Hierbei handelt es vermutlich um die Räder des Zuges.

Kleine Ampel
Erst auf den zweiten Blick ist ein weiteres Detail im Bildmittelgrund erkennbar. Es steht fast am Ende der rechten Bahnschienen auf Höhe des letzten Fensters der entgegenkommenden Bahn. Aufgrund seiner Form und Farbe scheint es sich um eine Ampel zu handeln. Das Objekt wirkt im Gesamtkontext auffallend klein. Es besteht aus einer kurzen, schwarzen, senkrechten Linie mit einem darauf befindlichen schwarz umrandeten hochkantigen Rechteck, in dem zwei übereinanderliegende farbige Punkte – oben rot und unten grün – zu sehen sind.
Der Raum zwischen den Bahnschienen und Bahnschwellen ist schlicht in Gelbbraun gehalten. Aufgrund der Farbigkeit und Gesamtgestaltung des Bildes handelt es sich vermutlich um die Andeutung von Schotter. Das Farbfeld schließt sowohl an der rechten als auch an der linken Seite mit den äußeren Enden der Bahnschwellen ab. Das Gebiet außerhalb des Schotters ist Gelbgrün. Wahrscheinlich handelt es sich hierbei um eine Grünfläche. Die Oberkante der Grünfläche bildet den Horizont.

Zum Bildhintergrund:
Der Bildhintergrund besteht aus einem gelben Farbstreifen, direkt oberhalb des Horizonts. Dieser verbreitet sich zu einem Dreieck am linken Bildrand.

Ikonografische Ebene: kommunikativ-generalisierende Wissensbestände
Das Werk mit dem Titel „Abfahrt auf Gleis 4 in Richtung Hoffnung“ wurde von Herrn C aus eigenem Antrieb gemalt, d. h. es lag weder eine Aufgabenstellung vor, noch gab es eine Bildvorlage, durch die sich der Produzent inspiriert fühlte. Das Werk zeigt eine Landschaft mit mehreren Objekten. Fremde Personen oder den Bildproduzenten selbst zeigt es nicht. Eine Identifizierung möglicher Handlungen von Personen durch die Unterstellung von „Um-zu-Motiven“, wie sie Bohnsack an dieser Stelle anstrebt, kann daher nicht vorgenommen werden (vgl. Bohnsack, 2011, S. 56). Dennoch gibt es wichtige Informationen, die auf Dokumentationen während der kunsttherapeutischen Maßnahme basieren. So wissen wir aus dem ersten Werkgespräch, dass acht Wochen nach Beginn der Kunsttherapie stattfand, dass Herr C bis zu diesem Zeitpunkt entweder abstrakte Entspannungsbilder oder gegenständliche Bilder gemalt hat, die sich um das Thema Freiheit drehen. Und wir haben die Information, dass er sich erst nach diesem Werkgespräch das kreative Ziel setzte, mehr Leben in seine Werke zu bringen, indem er beispielsweise Menschen darstellt. Darüber hinaus wissen wir, dass er bei seinen realistischen Werken u. a. Wege malt, die in Richtung Horizont weisen und bei denen noch kein konkretes Ziel, wie beispielsweise ein Haus oder eine Stadt, erkennbar ist. Ferner wissen wir aus dem ersten Werkgespräch, dass seine Werke etwas mit seinem Leben und seiner Person zu tun haben. Und speziell bei seinem Bild auf dem die NordWestBahn zu sehen ist, wissen wir, dass es ihm konkret darum ging, deutlich zu machen, dass er endlich mal wieder Verantwortung übernehmen möchte, wie der Lokführer in seiner Bahn (vgl. Kapitel 7.2.2.5). Zusätzlich ergibt sich aus den Aufzeichnungen einer Kunststudierenden in der ersten Verlaufsdokumentation, dass der Bildproduzent die Fahrtrouten der dargestellten NordWestBahn genau kennt und sich mit dem Bild möglicherweise einen Kindheitsraum verwirklicht hat (vgl. Kapitel

7.2.2.4). Und nicht zuletzt haben wir die Information aus dem Zielplanungsgespräch, das im Vorfeld der Kunsttherapie durchgeführt wurde, dass der Bildproduzent in der Kunsttherapie lernen möchte, sich besser durchzusetzen, selbstbewusster zu werden und seine Gefühle zu zeigen. Darüber hinaus hegt er das langfristige Ziel, ein zufriedenes Leben in Freiheit führen zu können (vgl. Kapitel 7.2.2.3). Gerade aufgrund dieser Hintergrundinformationen fallen beim Betrachten des Bildes einige Details besonders ins Auge, die zur Charakteristik des Werkes beitragen und womöglich wichtige Hinweise zum handlungsleitenden Wissen und damit zur Handlungspraxis des Bildproduzenten geben. Zu den auffälligen Merkmalen gehören die Bedien- bzw. Anzeigeninstrumente, die für den Lokführer notwendig sind, um den Zug angemessen bedienen zu können. Und hierzu zählt die Buchstabenkombination NWB, die den Standort und den Radius des Schienennetzes angibt und möglicherweise auch die Heimat des Zugführers lokalisiert. Und nicht zuletzt scheint die kleine Ampel von Belang, da sie darüber entscheidet, ob der Zug freie Fahrt hat.

7.3.1.2 Reflektierende Interpretation

Ziel dieses Kapitels ist, die Eigengesetzlichkeit des Bildes zu erfassen und herauszufinden, was sich im Bild über den Bildproduzenten und dessen Orientierungen dokumentiert. Hierzu wird zu Beginn die formale Komposition des Bildes untersucht und nachfolgend eine ikonologisch-ikonische Interpretation durchgeführt.

Formale Komposition

Der formale kompositorische Aufbau des Bildes wird mit Hilfe der drei Dimensionen planimetrische Komposition, perspektivische Projektion, szenische Choreografie sowie des Goldenen Schnitts untersucht, die sukzessive vorgestellt werden.

Planimetrische Komposition

Die Gesamtkomposition des Bildes wird durch zwei schräge und zwei waagerechte Linien im Bildvordergrund bestimmt, die durch den Triebfahrzeugführerstand vorgegeben werden. Es sind die drei Holme des Führerstandes und die obere Kante der Instrumententafel, die den gesamten Bildaufbau planimetrisch strukturieren. Die Linien

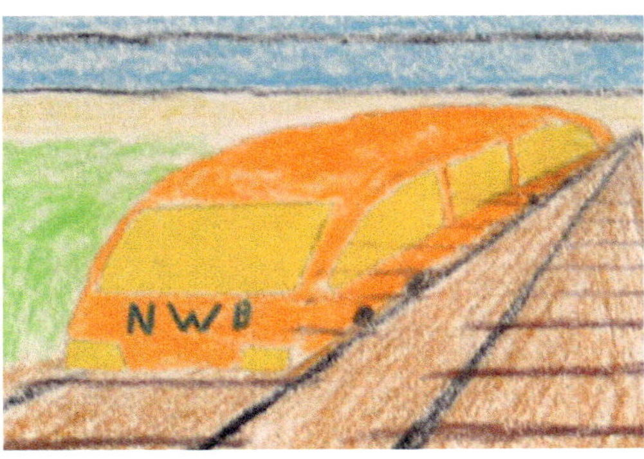

Abbildung 61: Werk Herr C – Entgegenkommender Zug (Detail).

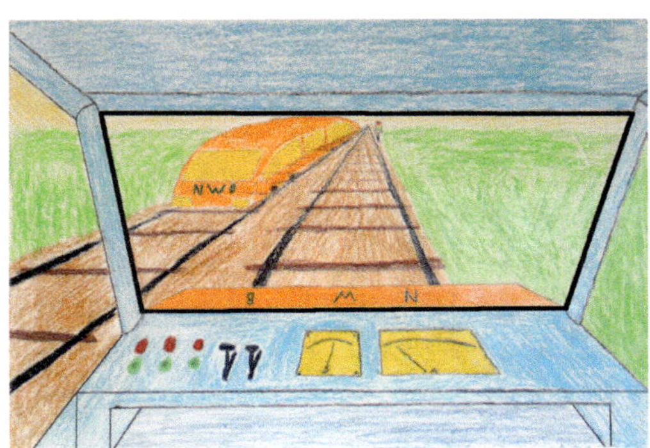

Abbildung 62: Herr C „Abfahrt auf Gleis 4 in Richtung Hoffnung" – Planimetrische Komposition.

geben einen trapezförmigen Rahmen vor, durch den das Auge des Betrachters gelenkt wird. Der Ausschnitt fokussiert die Szenerie im Bildmittelgrund und gibt damit der zukünftigen Zielrichtung des Zuges eine besondere Bedeutung (Abb. 62).

Perspektivische Projektion

Bei dem Werk „Abfahrt auf Gleis 4 in Richtung Hoffnung“ fallen insbesondere die Tiefenwirkung und die Plastizität der Motive ins Auge. Hierfür sind zwei Aspekte bedeutsam. Erstens hat sich der Bildproduzent bei seiner Landschaftsdarstellung für das Querformat entschieden, das – anders als das Hochformat – Ruhe und Passivität vermittelt aber auch Tiefe suggeriert (vgl. Hahne, 2013, S. 13). Und zweitens hat er gleich mehrere Techniken zur Raumdarstellung eingesetzt, um auf der zweidimensionalen Fläche den Eindruck von räumlicher Tiefe und Plastizität zu erzeugen. Das auffallendste Element ist der Einsatz der Zentralperspektive. Hierbei wird der dargestellte Raum mit Hilfe eines Fluchtpunktes konstruiert, der sich sowohl auf der Horizontlinie als auch mittig im Bild befindet. Erkennbar ist dies im Werk an den Fluchtlinien des Schienennetzes sowie des Fahrzeugführerstandes, die fast alle auf einen gemeinsamen Punkt rechts neben der Bildmittelsenkrechten zulaufen. Ein weiteres raumdarstellendes Element ist die Teilung des Werkes in einen Bildvorder-, Bildmittel- und Bildhintergrund, wodurch der Eindruck erweckt wird, als würde die Landschaft unendlich erscheinen. Es finden sich aber noch weitere Konstruktionen, mit deren Hilfe der Bildproduzent Tiefe ins Bild bringt. So hat er bei den dargestellten Motiven das gestalterische Element der Größenunterschiede eingesetzt. Erkennbar ist dies beispielsweise daran, dass der Zug im Bildvordergrund wesentlich größer ist als der Zug im Bildmittelgrund. Auch das Mittel Helligkeitsunterschiede zu verwenden, um das Bild räumlicher wirken zu lassen, findet sich wieder. Bei diesem Gestaltungselement verblassen die Farben mit zunehmender Distanz, nachweislich zu erkennen an den dargestellten Bahnschienen und Bahnschwellen. Zusätzlich hat der Bildproduzent das Element der Luftperspektive verwendet, bei der sich die Deutlichkeit von Konturen und Strukturen mit zunehmender Entfernung aufzulösen scheint. Ebenfalls ersichtlich ist dies an den Bahnschienen und Bahnschwellen. Ein weiteres Element der Raumdarstellung ist die Überdeckung von Motiven. Deutlich sichtbar im Bildvordergrund, wo der Fahrzeugführerstand die darunterliegenden Schienen verbirgt. Und nicht zuletzt wird Tiefe im Bild erzeugt, in dem der Standpunkt des Betrachters sehr hoch gelegt wurde und das Ziel des Zuges dadurch auffallend fern wirkt.

Zusammengefasst scheint es die zentrale Intention aller vom Maler genutzten Elemente zur Raumdarstellung und Plastizität zu sein, die Zielrichtung des Zuges in Szene zu setzen und den Blick des Betrachters darauf zu fokussieren.

Szenische Choreografie

Auf dem Bild sind weder Herr C noch andere Personen dargestellt. Eine Analyse der szenischen Choreografie, wie sie Bohnsack an dieser Stelle vorsieht, um darüber „soziale Beziehungen und Konstellationen der Umwelt“ (Bohnsack, 2013, S. 89) im Bild zu identifizieren, kann daher nicht vorgenommen werden.

Goldener Schnitt

Der Goldener Schnitt fokussiert zwei Bildelemente, die möglicherweise wichtig für die Bedeutung des Bildes sind (Abb. 63). Hierzu gehören:

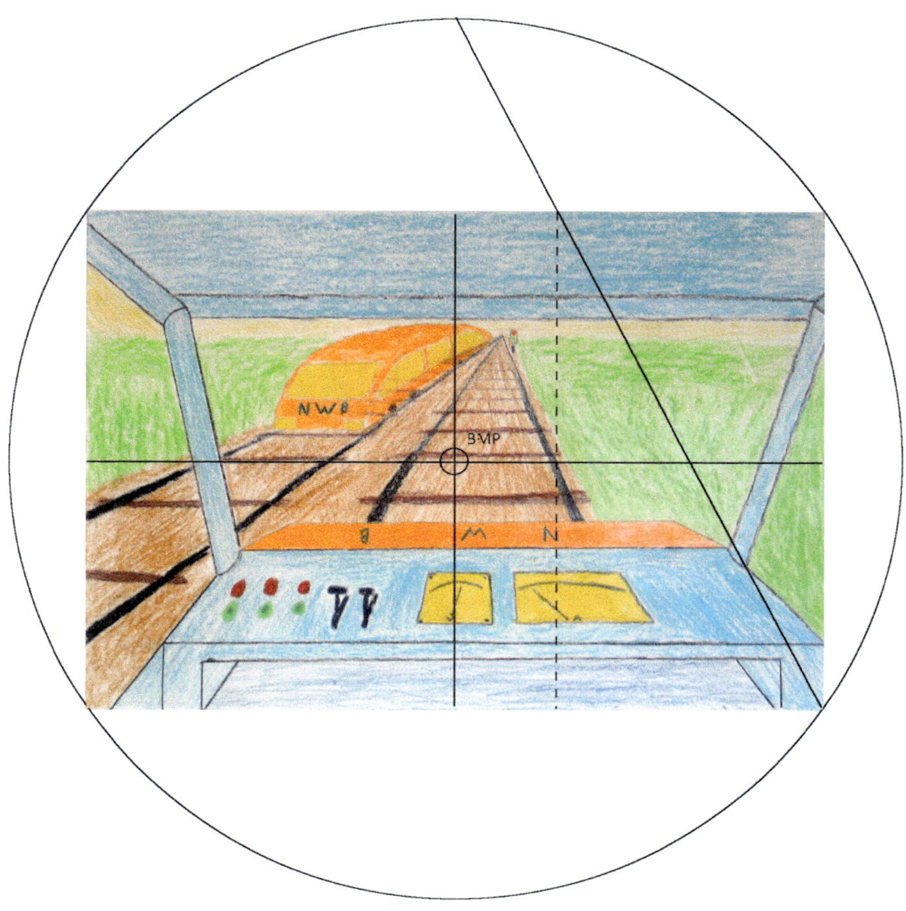

Abbildung 63: Herr C „Abfahrt auf Gleis 4 in Richtung Hoffnung" – Goldener Schnitt.

1. Die Ampereanzeige
2. Der Buchstabe N

Um der Wichtigkeit dieser Bildelemente in Bezug auf die Bildaussage näher zu kommen, werden deren Nützlichkeit oder Wert nachfolgend genauer beschrieben.
Züge werden in der Regel mittels Strom betrieben. Je mehr Strom der Zug aus dem Netz ziehen kann, desto mehr Leistung entwickelt er. Um die Leistungsentnahme aus dem Stromnetz messen zu können, befindet sich im Fahrzeugführerstand ein Amperemeter. Die Anzeige des Zuges im Bild zeigt einen geringen Amperewert an. Dies lässt auf eine geringe Leistungsentnahme aus dem Stromnetz und damit auf ein geringes Tempo des Zuges schließen.
Der Buchstabe N auf der Front des Zuges ist der erste Buchstabe der Bezeichnung NWB (NordWestBahn). Mit dieser Kennzeichnung wird auf das Einzugsgebiet bzw. die möglichen Fahrstrecken des Zuges hingewiesen.

Ikonologisch-ikonische Interpretation

Das Bild stellt eine Szenerie aus Sicht eines Triebfahrzeugführers dar. Der in Teilen dargestellte Zug, dessen Schienennetz in Ostwestfalen und Teilen Niedersachsens beheimatet ist, bewegt sich in einem mäßigen Tempo geradewegs auf eine kleine Ampel – die paradoxerweise sowohl grün als auch rot anzeigt – und einen weit entfernt wirkenden Horizont zu. Ein eindeutiges Ziel ist nicht erkennbar. Vor dem Zug sind eine grüne Landschaft und eine auf einer Parallelstrecke entgegenkommende Bahn zu sehen. Wie auf allen Bildern des Bildproduzenten sind weder andere Personen noch er selbst dargestellt.
Der Titel des Bildes „Abfahrt auf Gleis 4 in Richtung Hoffnung" lässt die Vermutung zu, dass es sich bei dem Werk um eine symbolhafte Verbildlichung eines aktuellen Wunsches oder Lebensziels des Bildproduzenten handelt. Auch wenn er zwar selbst nicht sichtbar auf dem Bild in Erscheinung tritt, scheint er gleichsam anwesend. Bei der Betitelung seines Werkes greift er zudem indirekt ein Thema auf, das in engem Bezug zu seiner derzeitigen Lebenssituation steht: der unbefristeten Unterbringung in der forensischen Psychiatrie. Dass es sich bei dem hier vorliegenden Werk um die Darstellung eigener Erfahrungsräume handelt, wird auch durch Informationen unterstützt, die während der kunsttherapeutischen Maßnahme dokumentiert wurden. So hatte Herr C während eines Werkgesprächs geäußert, dass sich seine realistischen Bilder im Gegensatz zu den abstrakten, um das Thema Freiheit drehen, und er insbesondere bei dieser Arbeit seinem Wunsch Ausdruck verliehen hat, endlich wieder Verantwortung übernehmen zu wollen. Zudem ergibt sich aus den Dokumentationen, dass ihm die Fahrroute des Zuges bekannt ist und es sich bei der Umsetzung des Werks möglicherweise um die Verwirklichung eines Kindheitstraumes handelt. Darüber hinaus zeigen die Aufzeichnungen aus dem Zielplanungsgespräch, dass Herr C in der Kunsttherapie lernen möchte, sich besser durchzusetzen, selbstbewusster zu werden, seine Gefühle zu zeigen und langfristig ein eigenständiges Leben in Freiheit zu führen.
Der anschauliche und deutlich intentionale sowie hoffnungsvolle Titel als auch die motivierten und zielgerichteten Pläne des Bildproduzenten lassen die Vermutung zu, dass er sich selbst als aktiver Gestalter der eigenen Zukunft erlebt bzw. den Wunsch danach hat. Dieser Eindruck wird unterstützt durch die dominante Darstellung des Triebfahrzeugführerstandes, die zielgerichtete Orientierung des Zuges samt Schienen gen Horizont sowie die Schalthebel- und Anzeigeninstrumente, die den Zug als fahrend und damit in Bewegung ausweisen. Nur zwei Aspekte irritieren den Anschein von Bewegung und Vorwärtsdrang. Da ist erstens die kleine Ampel, die kein klares Signal gibt, ob der Zug seine Fahrt fortsetzen kann. Wenn man davon ausgeht, dass der Herr C die Ampelphasen – rot und grün – bewusst gleichzeitig einsetzt, bietet sich die Interpretation an, dass der Lokführer keine klare Auskunft darüber erhält, ob der Zug zukünftig in den nachfolgenden Streckenabschnitt einfahren darf oder nicht. Der Stand der Ampel deutet damit möglicherweise auf einen Schwebezustand hin und auf eine befürchtete fremdbestimmte Behinderung oder allgemein auf Zweifel des Bildproduzenten in Bezug auf seine Zukunft. Zweitens irritiert es, dass der Zug kein konkretes Ziel wie ein Haus, eine Stadt oder einen Bahnhof hat. Auch dieser Umstand deutet eventuell darauf hin, dass der Maler eine Ungewissheit und Unentschiedenheit bezüglich seiner Zukunft empfindet.

In Hinblick auf die planimetrische Konstruktion des Werkes konnte herausgearbeitet werden, dass der Bildaufbau auffallend durch

einen trapezförmigen Rahmen strukturiert wird, der den Blick des Betrachters klar auf einen Punkt am Horizont lenkt. Diese Zielgerichtetheit findet sich auch bei der Analyse der perspektivischen Projektion wieder. Sowohl planimetrisch als auch perspektivisch scheint die zentrale Intention fast aller bildnerischen Mittel zu sein, das Ziel der Bahn in Richtung Horizont, Richtung Unendlichkeit in Szene zu setzen und den Blick des Betrachters bzw. des Malers darauf zu richten.
Der Goldene Schnitt rückt zusätzlich zwei Bildelemente in den Blick, die wichtige Hinweise zur Bildaussage geben. Der Buchstabe N gibt Auskunft über die örtliche Bestimmung bzw. das Umfeld des Zuges, und das Amperemeter weist den Zug als langsam fahrend aus.
Zusammengefasst offenbart das Bild zwei zeitliche Dimensionen und ein Dilemma, in dem der Herr C möglicherweise steckt. Zum einen vermittelt es aktuelle und hoffnungsvolle Bewegung, Aktivität und Aufbruchsstimmung auf ein Ziel hin. Und zum anderen verweist es auf eine zukünftige Ungewissheit, Unentschiedenheit und Fremdbestimmtheit. Diese simultan im Bild befindlichen zeitlichen Dimensionen und Erfahrungsräume, spiegeln sowohl die zentrale Stimmung als auch das Spannungsverhältnis des Bildproduzenten wider, das sich zwischen einem hoffnungsvollen und aktiven „Jetzt" und einem unsicheren „Irgendwann" bewegt.

Nachfolgend wird das Werk von Herrn L detailliert vorgestellt und analysiert sowie die Gründe für die Auswahl benannt.

7.3.2 Bildinterpretation Herr L: „Hoffnung ist alles"

Das Landschaftsbild mit dem Titel „Hoffnung ist alles" wurde gewählt, da es im Vergleich zu den anderen vier Werken (vgl. Kapitel 6.3.6.2) eine ästhetischere Verdichtung und eine differenziertere Perspektive aufweist und zudem einen ungewöhnlicheren Bildausschnitt offenbart. Darüber hinaus erscheint es in seiner gesamten Darstellung aussagekräftiger und narrativer angelegt als die übrigen Bildwerke, die eher stereotype Sinnbilder zeigen wie ein Herz oder ein kreisförmiges Gebilde, das an ein Auge erinnert.

7.3.2.1 Formulierende Interpretation

Zu Beginn des Kapitels wird auf der vorikonografischen Ebene der visuelle Bestand des Bildes beschrieben und zum Abschluss auf der ikonografischen Ebene die kommunikativ- generalisierenden Wissensbestände dargelegt. Da die digitale Vorlage des Bildes keine hohe Qualität aufweist, werden einzelne Objekte im Text bildnerisch im Detail wiedergegeben.

Vorikonografische Interpretation
Die vorikonografische Interpretation wird in drei Schritten ausgeführt. Als erstes wird der Bildvordergrund, als zweites der Bildmittelgrund und drittens der Bildhintergrund beschrieben. Um eine bessere Übersicht und Nachvollziehbarkeit zu gewährleisten, sind einzelne Motive zum Teil in separaten Abschnitten abgefasst.

Zum Bildvordergrund:
Im Bildvordergrund des querformatigen Landschaftsbildes ist ein leicht gebogenes, in verschiedenen Grüntönen gemaltes Areal zu sehen, das aufgrund des Gesamteindrucks des Werkes vermutlich eine Wiese oder ein Feld zeigt. Dieses Farbfeld erstreckt sich vom linken bis zum rechten Bildrand und liegt an seinen Enden ungefähr auf 1/3 der

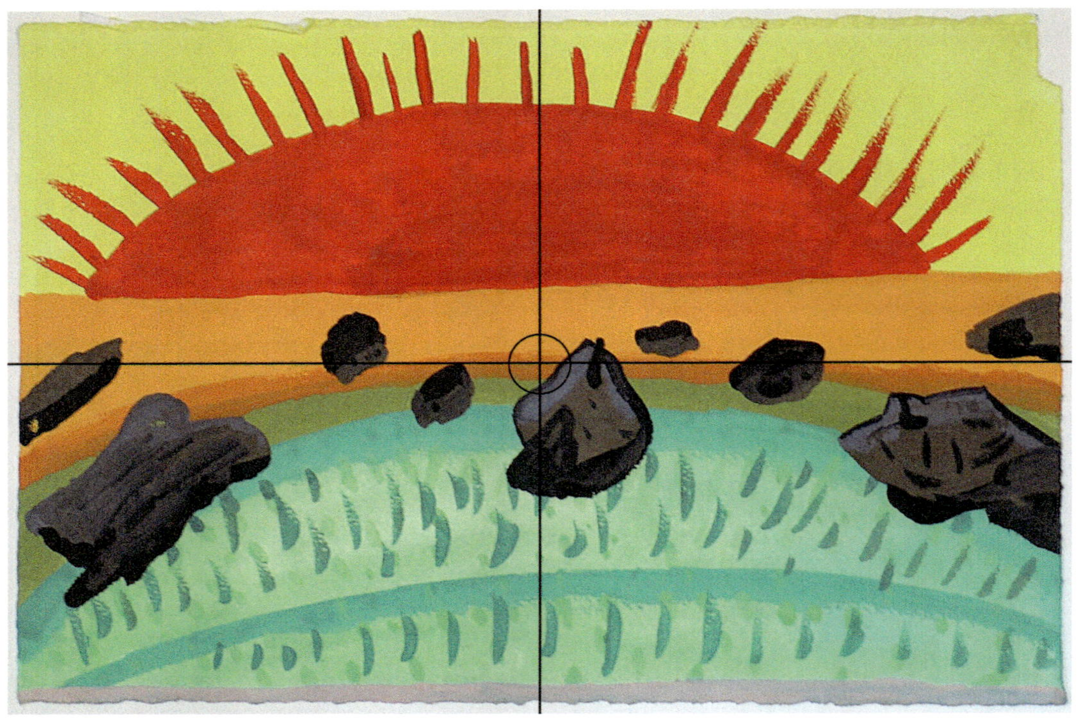

Abbildung 64: Werk Herr L „Hoffnung ist alles" mit eingezeichneter Mittelwaagerechten, Mittelsenkrechten und Bildmittelpunkt (BMP).

Höhe des Bildes. An seinem höchsten Punkt – im rechten mittleren Bereich – reicht das Farbfeld fast bis an die Mittelwaagerechte heran. Auf Höhe der Mittelsenkrechten liegt es knapp unterhalb des Bildmittelpunktes (BMP) (Abb. 64).

Das Farbfeld ist teilweise durch vorwiegend dunkelbraune Objekte verdeckt, auf deren Beschreibung später eingegangen wird. Die hellgraue untere Kante des Bildes gehört nicht mit zum Bild, sondern zeigt ein Stück Graupappe, auf der das Werk fotografiert wurde.

Das gesamte Farbfeld selbst ist in drei unterschiedlichen Grüntönen gestaltet: olivgrün, blaugrün und gelbgrün. Der obere Rand des Areals ist einheitlich in olivgrün gemalt. Seine obere und untere Farbkante weist in ihrem Verlauf leichte Unregelmäßigkeiten auf, wie dies beim ungeübten Malen oder beim Malen ohne Vorzeichnung typisch ist. Der olivgrüne Streifen reicht an beiden Seiten bis an den Bildrand heran, und auf Höhe der Mittelsenkrechten ist er schmaler als an seinen Enden.

Direkt unterhalb des olivgrünen Farbstreifens befindet sich ein fast gleichbreiter und in seinen Konturen ebenfalls leicht unregelmäßig gemalter blaugrüner Farbstreifen. Anders als der Streifen darüber ist er an allen Stellen nahezu gleich breit. Der obere Rand des Streifens grenzt sich deutlich zum darüber liegenden olivgrünen ab. Die untere Kante scheint dagegen – gerade im Bereich der Bildmitte – an einigen Stellen zu verschwimmen und sich mit dem darunterliegenden Farbfeld zu vermischen. Dies deutet darauf hin, dass

Herr L diese Farbschicht entweder auf einen noch feuchten Untergrund aufgetragen hat oder nicht an einer akkuraten Darstellung interessiert war.
Unterhalb des blaugrünen Farbstreifens befindet sich ein großes, vorwiegend gelbgrünes Farbfeld, das bis an den unteren Bildrand heranreicht. Auf diesem Feld sind ein weiterer blaugrüner Farbstreifen sowie viele Striche bzw. Farbtupfer und mehrere vorwiegend dunkelbraune Objekte zu sehen.

Der untere blaugrüne Farbstreifen befindet sich im unteren Drittel des Bildvordergrundes. Er teilt das gelbgrüne Feld in eine obere und eine untere Hälfte. Der Farbstreifen greift den bogenförmigen Charakter des oberen, bereits beschriebenen Farbstreifens auf, ist aber schmaler als dieser. Er fängt auf der linken Seite am Ende der unteren Bildkante an, steigt in der rechten Bildhälfte bis auf 1/5 der gesamten Bildhöhe, um dann wieder abzusinken und kurz über dem unteren Bildrand rechts zu enden. Die obere und untere Kante des Farbstreifens weisen Unregelmäßigkeiten auf und sind eher ungenau gemalt. Im rechten sowie im linken Viertel des Bildes verschwimmt darüber hinaus die blaugrüne Linie mit dem darunterliegenden gelbgrünen Farbfeld bzw. franzt an diesen Stellen aus.

Türkisblaue Striche und helle olivgrüne Tupfer

Sowohl auf dem gelbgrünen Feld als auch auf beiden blaugrünen Farbstreifen sind 66 türkisblaue Striche und 77 helle olivgrüne Farbtupfer inklusive einiger Striche zu sehen (Abb. 65).
Die ganz genaue Anzahl lässt sich nicht exakt bestimmen, da manche Striche bzw. Farbtupfer kaum von den beiden blaugrünen Farbstreifen und dem darunterliegendem gelbgrünen Areal zu unterscheiden sind. Die Striche bzw. Farbtupfer sind – bis auf den olivgrünen Farbstreifen – über das gesamte untere Areal verteilt. Durch die türkisblauen Striche und die hellen olivgrünen Farbtupfer wirkt der eintönig gemalte gelbgrüne Untergrund etwas lebendiger und aufgelockert. Aufgrund der vorherigen Assoziation, dass der Bildvordergrund möglicherweise eine Wiese oder ein Feld darstellt, könnte es sich bei den vielen Strichen und Farbtupfer um Gräser oder Grasbüschel handeln.

Türkisblaue Striche

Die türkisblauen Striche sind aufwärtsstrebend und leicht bogenförmig. Der untere Bereich ist in der Regel schmal und konturstark, zur Mitte wird er dagegen breiter und verjüngt sich zum oberen Ende hin und franzt etwas aus. Sowohl die Richtung als auch der Duktus des Farbauftrags deuten darauf hin, dass die Striche von unten nach oben spontan und zügig gemalt wurden.
Von den insgesamt 66 türkisblauen Strichen befinden sich 19 auf dem unteren gelbgrünen Feld. Sie sind in einer Reihe angeordnet, stehen senkrecht und sind über die gesamte Breite verteilt. Die Länge der Striche orientiert sich an der Höhe des gelbgrünen Farbfeldes. Direkt an der oberen Kante des unteren blaugrünen Farbstreifen befinden sich zwei weitere türkisblaue Striche. Im oberen gelbgrünen Feld liegen 45 türkisblaue Striche. Sie weisen in ihrer Größe (Höhe und Breite) sowie in ihrer Positionierung keine feste Ordnung auf. Sie sind über die gesamte Bildbreite verteilt. Anders als die senkrecht stehenden Striche im unteren Farbfeld, orientiert sich ihre Neigung an der Kreisförmigkeit der gelbgrünen Farbfläche, auf der sie sich befinden, ähnlich den Minutenstrichen auf einem Uhrenziffernblatt.

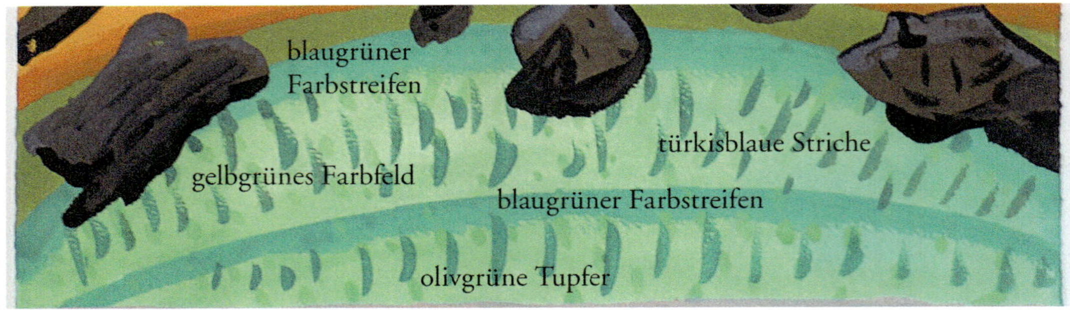

Abbildung 65: Werk Herr L mit gelbgrünem Farbfeld, zwei blaugrünen Farbstreifen, 66 Strichen und 77 Tupfern (Detail).

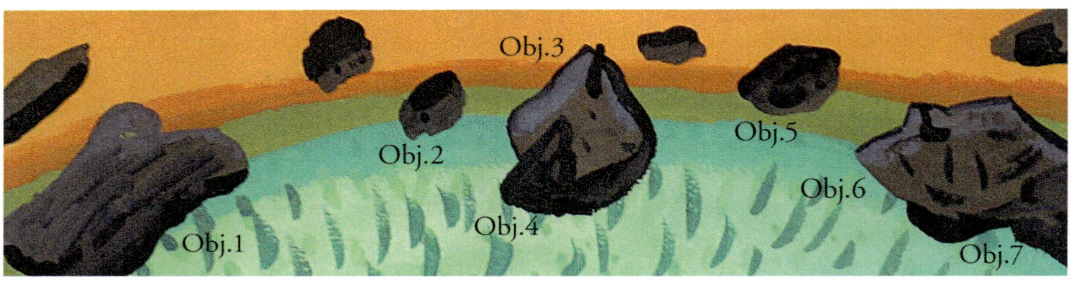

Abbildung 66: Sieben Gebilde im Bildvordergrund im Werk „Hoffnung ist alles".

Helle olivgrüne Farbtupfer

Im Bildvordergrund sind zudem 95 helle olivgrüne Farbtupfer sowie einige olivgrüne Striche zu erkennen. Auch sie sind – mit Ausnahme des olivgrünen Farbstreifens – über das gesamte gelbgrüne Farbfeld und über die beiden blaugrünen Farbstreifen verteilt. Eine gezielte Anordnung ist nicht erkennbar. Die hellen olivgrünen Farbtupfer unterscheiden sich sowohl in ihrer Farbigkeit als auch in ihrer Ausführung von den türkisfarbenen Strichen. Sie sind insgesamt kleiner bzw. kürzer, eher rund als gestreckt und wesentlich heller. Auf dem unteren gelbgrünen Feld befinden sich 31 Farbtupfer. 18 davon liegen direkt unterhalb der unteren blaugrünen Kante, wobei manche diese auch berühren. Auffallend viele liegen in unmittelbarer Nähe der türkisblauen Striche. Weitere acht Farbflecken wurden vom Maler direkt am unteren Bildrand platziert. Diese Farbflecken zeigen bei genauerer Betrachtung nur ihr oberes Ende. Die untere Hälfte scheint außerhalb des Bildausschnittes zu liegen. Dadurch wird der Eindruck erweckt, als würde die Landschaft über den Bildrand hinausreichen.

Einige helle olivgrüne Farbtupfer liegen direkt auf dem unteren blaugrünen Farbstreifen auf. Sie sind aufgrund des wesentlich dunkleren Untergrunds kaum zu erkennen. Durch ihre Darstellung lockern sie aber den Farbstreifen in seiner strengen Gestaltung auf.

Im oberen gelbgrünen Feld sind 38 Farbflecken inklusive einiger weniger Striche zu sehen. Sie sind ohne erkennbare Ordnung über das gesamte Feld verteilt und scheinen,

im Gegensatz zu denen auf dem unteren gelbgrünen Farbfeld, wahllos gesetzt.
Auf dem oberen blaugrünen Farbstreifen sind weitere 14 Farbflecken auszumachen. Auch sie sind aufgrund des dunkleren Untergrunds nur sehr undeutlich zu erkennen. Sie erstrecken sich über den gesamten Farbstreifen und lockern den eintönigen Charakter des Farbbogens auf.

Dunkelbraune Gebilde
Im oberen Bereich des Bildvordergrundes liegen sieben von zwölf Gebilden, ungefähr auf Höhe des olivgrünen und blaugrünen Farbstreifens (Abb. 66).
Einige reichen auch in den Bildmittelgrund hinein. Die Gebilde erstrecken sich über die gesamte Bildbreite. Ihre Anordnung greift den bogenförmigen Charakter des gelbgrünen Farbfeldes auf. Das erste Objekt liegt an der linken Bildkante, das zweite links neben dem BMP, zwei in seiner unmittelbaren Nähe, das fünfte auf der Mittelwaagerechten – mittig im rechten Bildbereich – und die letzten beiden am rechten Bildrand. Die sieben Gebilde weisen unterschiedliche Größen, Formen und Farbstrukturen auf. Insgesamt wirkt ihre Gestaltung im Vergleich zum darunterliegenden gelbgrünen Farbfeld und den darauf befindlichen Strichen aufwendiger und differenzierter. Aufgrund der Gesamtdarstellung des Bildes liegt die Vermutung nahe, dass es sich bei den Objekten um Steine oder Felsbrocken handelt. Die Gebilde wurden nachträglich auf die Landschaft aufgemalt und wirken in ihrer Darstellung allesamt haltlos, fast schwebend.
Nachfolgend werden die sieben Gebilde von links nach rechts ausführlicher beschrieben.

Objekt 1: Großes braunes Gebilde am linken Bildrand
Der erste ‚Steinbrocken' befindet sich am linken Bildrand und liegt zum großen Teil sowohl auf dem gewölbten olivgrünen als auch auf dem oberen blaugrünen Farbstreifen. Es erinnert grob an die Form eines abgesägten Knochens (Abb. 67).
Das Objekt ist das Größte aller zwölf Gebilde und hat ca. 1/24 der Gesamtgröße des Bildes. Eine Ecke des Gegenstandes liegt am linken Bildrand im olivgrünen Farbstreifen. Von dort aus steigt die Umrisslinie des Gebildes im Uhrzeigersinn leicht bogenförmig diagonal – von links nach rechts oben – bis in den Bildmittelgrund an und fällt an der Kante der beiden orangefarbenen Flächen halbkreisförmig bis zur oberen Kante des Bildvordergrundes ab, um von dort leicht schräg nach rechts – entlang der oberen olivgrünen Farbkante – wieder anzusteigen. Dadurch ergibt sich eine V-förmige Einkerbung, die dem Gebilde seine knochenförmige Gestalt verleiht. Die Umrisslinie fällt dann erneut halbkreisförmig ab, bis zur Mitte des blaugrünen Farbstreifens. Danach verläuft sie in unruhiger Konturlinie nahezu parallel zur oberen bogenförmigen Linie bis zur untersten Ecke. Diese Ecke hat die Form eines Zipfels, der aus der kompakten Form des Gegenstandes nach links unten herausragt. Er befindet sich auf Höhe des unteren Drittels des blaugrünen Farbstreifens. Von hier steigt die Umrisslinie im rechten Winkel zur unteren Kante schräg nach links oben an und trifft wieder auf die erste Ecke am linken Bildrand.
Bei diesem ‚Steinbrocken' lassen sich drei Farben finden, die auch bei den anderen Objekten verwendet wurden. Bei genauerer Betrachtung zeigt sich, dass der Maler den größten Teil der Form zuerst in hellgrau gestaltet hat, um ihn anschließend mit den Farben Dunkelbraun und Hellbraun zu vervollständigen. Der noch in Ansätzen des Gebildes sichtbare hellgraue Bereich erstreckt sich diagonal von der linken äußeren Ecke des Objekts bis zur rechten äußeren abgerundeten Ecke. Unterhalb des oberen Halbrunds

ist mittig ein Fleck zu sehen, bei dem die Färbung des olivgrünen Farbstreifens durchschimmert. Die rechte sowie die untere Kante des Gebildes inklusive des Zipfels sind durchgehend mit einer relativ breiten dunkelbraunen Kontur versehen. Diese Umrisslinie ist schwungvoll gemalt und weist – bis auf den Zipfel – leichte Ein- bzw. Ausbuchtungen auf. Unterhalb des äußeren rechten Halbrunds ist zudem eine hellbraune Farbfläche mit einer gezackten Oberkante zu erkennen.
Im Inneren des Gebildes sind viele unterschiedlich lange bzw. breite Striche in den Farben Hellgrau, Hellbraun und Dunkelbraun zu sehen. Die vielen Farbstriche wirken vermischt, etwas schmutzig und ihre Gestaltung ein wenig nachlässig. Sie verlaufen größtenteils diagonal von links unten nach rechts oben. Ihre diagonale Malweise scheint sich an der schrägen Ausrichtung des gesamten Objekts zu orientieren. Aufgrund der indifferenten Mischtöne im Inneren, kann davon ausgegangen werden, dass der Bildproduzent die Striche als Letztes auf den noch feuchten Farbuntergrund aufgetragen hat.

Objekt 2: Kleines braunes Gebilde links des BMP

Ein zweites, beinahe ovales Objekt, liegt links neben dem BMP. Es hat ungefähr 1/10 der Größe des ersten Gebildes. Es erinnert in seiner Form an eine aufgerichtete Nuss oder auch an einen stehenden und leicht nach rechts geneigten Avocadokern (Abb. 67).
An seiner Unterseite weist das Objekt eine kleine Einbuchtung auf. Das Objekt befindet sich direkt unterhalb der Mittelwaagerechten. Die unteren 2/3 liegen im Bildvordergrund und bedecken teilweise den olivgrünen bzw. blaugrünen Farbstreifen. Das obere Drittel reicht in den Bildmittelgrund hinein.
Das Objekt weist nur zwei Farbtöne auf. Aufgrund seines Aussehens kann davon ausgegangen werden, dass der Maler den Gegenstand zuerst vollständig in Dunkelbraun gemalt hat. Im oberen Bereich herrscht dieser Farbereich vor und hat ebenfalls die

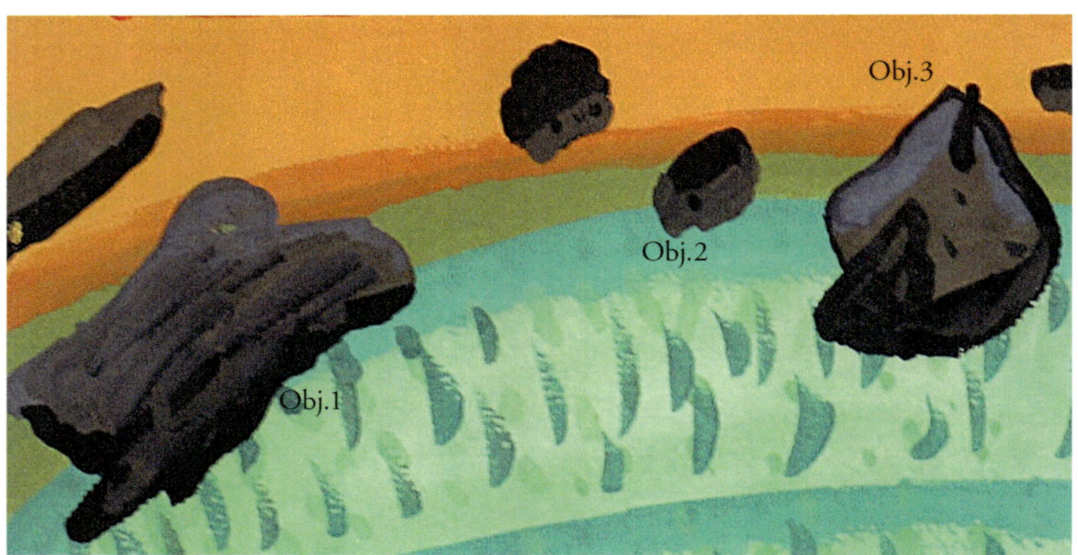

Abbildung 67: Gebilde Nr. 1, Nr. 2 und Nr. 3 im Bildvordergrund.

Form eines Ovals. Die untere Hälfte ist eine hellgraue Farbfläche, die an den Rändern hochgezogen ist und die darüber liegende braune Farbfläche links und rechts einfasst.

Objekt 3: Großes braunes Gebilde nahe des BMP

Ein großes braunes Objekt liegt in unmittelbarer Nähe der Bildmitte (Abb. 67). Direkt davor ist ein weiteres, wesentlich kleineres Objekt erkennbar. Dadurch, dass die beiden ‚Felsbrocken' sehr nah beieinander liegen, sind sie nur auf den zweiten Blick als einzelne Elemente erkennbar.

Das große Objekt liegt unterhalb sowie rechts neben dem BMP. Es nimmt damit eine nahezu zentrale Bildposition ein. Das obere Ende des Gegenstandes ragt über die Mittelwaagerechte hinaus. Sein mittlerer Bereich befindet sich auf Höhe des gelbgrünen und oberen blaugrünen Farbstreifens. Das untere Drittel des vermutlichen ‚Steines' liegt auf dem gelbgrünen Feld auf und verdeckt einige zuvor gemalte Striche. Das Gebilde hat 3/5 der Größe des ersten Objekts. In seiner Gesamtheit erinnert das Objekt vage an die Form einer Feige. Wird es gedanklich waagerecht in der Mitte geteilt, hat die obere Hälfte die Form eines Dreiecks, und die untere Hälfte nahezu die Form eines Halbkreises. Der Gegenstand ist vollständig dunkelbraun konturiert. Die Umrisslinie ist in der linken Hälfte schmal. In der rechten Hälfte ist sie wesentlich breiter, wobei sie im unteren Bereich zu einer eigenständigen Farbfläche anwächst. Hier könnte der Maler versucht haben, einen Körperschatten anzudeuten.

Der innere Teil des Gebildes ist vorwiegend in hellbraun gehalten. Es lassen sich aber auch andere Farbnuancen ausmachen. So befindet sich im oberen Drittel des Objektes ein dunkelbrauner, fast senkrechter Farbstrich, dessen oberes Ende rechts neben der Spitze des Gegenstandes liegt. Unterhalb des Strichs – in senkrechter Linie – befinden sich zwei kleine farbgleiche Punkte. Rechts neben dem untersten Punkt ist auf gleicher Höhe ein weiterer dunkelbrauner Punkt. Er liegt in der äußeren rechten Ecke des hellbraunen Farbfeldes. Die beiden unteren Punkte befinden sich auf einer horizontalen Linie, parallel zur Bildmittelwaagerechten.

Nimmt man die gedankliche Konstruktion zu Hilfe, dass die obere Hälfte die Form eines Dreiecks hat, befindet sich auf dem linken und rechten Schenkel – gleich unterhalb der dunkelbraunen Kontur – jeweils ein blaugrauer Farbstreifen. Er reicht beidseitig ungefähr von der linken bzw. rechten Ecke des Dreiecks bis zu dessen Spitze. Auf der linken Seite ist die blaugraue Linie etwas breiter als auf der rechten. Der rechte Farbstreifen ist zudem im oberen Bereich durch den bereits beschriebenen senkrechten dunkelbraunen Farbstrich an dieser Stelle verdeckt.

Objekt 4: Kleines braunes Gebilde auf der Mittelsenkrechten

Direkt vor dem soeben beschriebenen großen Objekt liegt links ein kleineres dunkelbraunes Gebilde. Es liegt unterhalb des BMP auf der Mittelsenkrechten. Es hat die Form eines Dreiecks, bei dem die Ecken leicht abgerundet sind (Abb. 68).

Der linke Schenkel des Dreiecks verläuft annähernd parallel zum linken oberen Schenkel des größeren Objektes. Der rechte Schenkel, der im oberen Drittel eine kleine Einbuchtung aufweist, ist indessen fast vertikal ausgerichtet. Die massive dunkelbraune Farbfläche wird durch mehrere hellbraune Farbstriche aufgelockert. Die beiden auffälligsten liegen nebeneinander im oberen bzw. mittleren Teil der Fläche. Der linke Farbstreifen ist in seiner Farbigkeit intensiver und länger als der rechte.

Objekt 5: Kleines Gebilde auf der Mittelwaagerechten

Direkt auf der Mittelwaagerechten und fast in der Mitte der rechten Bildhälfte befindet sich ein weiterer Gegenstand, der 1/5 der Größe des ersten Objekts hat (Abb. 68).

Das untere Drittel des Objekts ruht auf dem olivgrünen Farbstreifen, der Rest der Form ragt in den orangefarbenen Bildmittelgrund hinein. Die Außenkante ist uneben gemalt und sieht etwas zerbeult aus. Die untere Hälfte des Gebildes ist halbkreisförmig, die obere Hälfte nahezu trapezförmig.

Der Gegenstand Nr. 5 wurde ausschließlich in den Farben Hellbraun und Dunkelbraun gemalt. Das Dunkelbraun wurde nachträglich und mit eher grobem Pinselstrich auf das Hellbraun aufgebracht. Die trapezförmige obere Hälfte wird von der Farbe Dunkelbraun dominiert. In der unteren halbkreisförmigen Hälfte ist die vorherrschende Farbe Hellbraun. Fast in der Mitte dieses Farbbereichs befindet sich ein auffallend großer, nahezu runder dunkelbrauner Fleck, der an seiner Oberseite fließend in den oberen dunkelbraunen Bereich übergeht. Die beiden Farbflächen werden durch mehrere kleine Farbflecken in der jeweils anderen Farbe aufgelockert.

Objekt 6: Großes braunes Gebilde am rechten Bildrand

Das Objekt liegt am rechten Bildrand. Es befindet sich unterhalb der Mittelwaagerechten und liegt sowohl auf dem olivgrünen als auch auf dem oberen blaugrünen Farbstreifen auf und ragt mit seiner obersten Spitze bis in den Bildmittelgrund (Abb. 68). Es ist etwas größer als Gebilde Nr. 3 in der Bildmitte und ähnelt diesem in seiner farblichen und gestalterischen Ausführung.

Sein Umriss erinnert an einen fünfeckigen Stern. Zwei Spitzen weisen nach oben, zwei zu den Seiten und eine – eher abgerundete – nach unten.

Der Gegenstand Nr. 6 weist drei Farbtöne auf: Hellbraun, Blaugrau und Dunkelbraun. Aufgrund der Darstellung ist davon auszu-

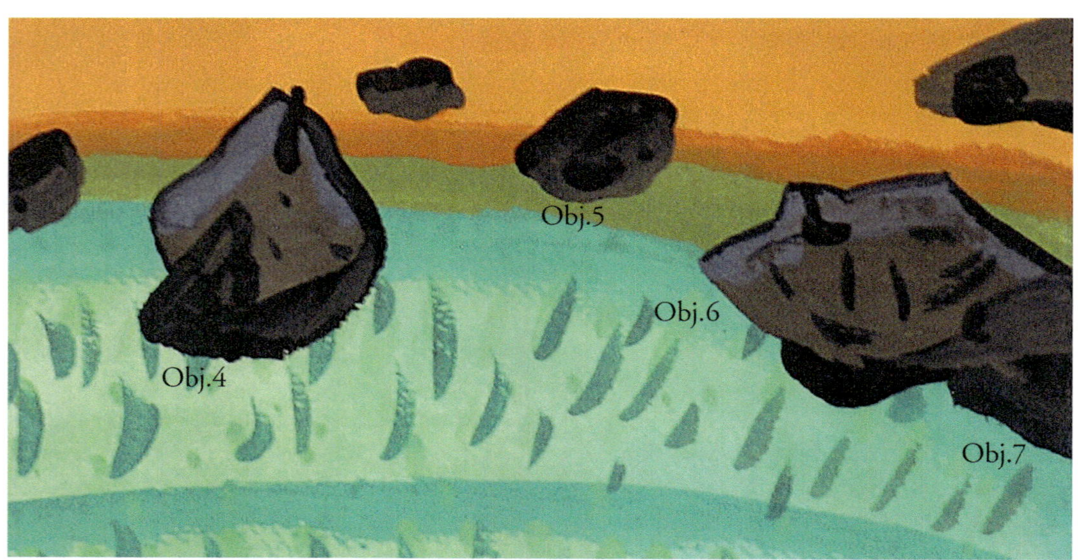

Abbildung 68: Gebilde Nr. 4, Nr. 5, Nr. 6 und Nr. 7 im Bildvordergrund.

gehen, dass der Bildproduzent das komplette Objekt zuerst in Hellbraun malte, bevor er nachträglich an einigen Stellen die Farbe Blaugrau und abschließend die Farbe Dunkelbraun auftrug.

Der dargestellte Gegenstand besteht zu einem Großteil aus der Farbe Hellbraun, wobei die gesamte Oberkante mit einer schmalen, dunkelbraunen Kontur versehen ist. Diese reicht von der äußeren rechten bis zur äußeren linken Spitze der Form. Direkt unterhalb dieser Umrisslinie befindet sich auf der gesamten Länge ein wesentlich breiter blaugrauer Farbabschnitt. Die Unterkante dieses Farbabschnitts ist nach oben hin leicht gerundet und an einigen Stellen durchbrochen. Dieser Teil bedeckt ca. 1/5 des gesamten Gebildes. Direkt auf dem blaugrauen Feld schimmert an mehreren Stellen die Untergrundfarbe Dunkelbraun hindurch. Unterhalb der rechten oberen Spitze wurden drei dunkelbraune Flecken in Reihe angeordnet.

Die untere Kante des sternförmigen Objektes ist, anders als die Oberkante, nur entlang der abgerundeten Spitze dunkelbraun konturiert. Auf der rechten Seite reicht die Kontur bis an die Spitze des kleinen Objekts heran. Diese Umrisslinie ist wesentlich breiter als die obige. Aufgrund ihrer Breite liegt die Vermutung nahe, dass der Maler an dieser Stelle einen Schatten andeuten wollte.

Im gesamten Inneren des Gebildes sind insgesamt acht dunkelbraune Farbstriche zu sehen, die auf der gesamten Form verteilt sind. Diese Striche ähneln in ihrer Gestalt, Größe und Malweise der türkisblauen Sorte auf dem gelbgrünen Farbfeld. Anders als diese weisen sie aber in mehrere Richtungen. Zwei senkrecht bzw. aufstrebend verlaufende und direkt nebeneinander liegende Striche liegen im Zentrum des Objekts. Zwei weitere Striche unterschiedlicher Länge befinden sich rechts neben den ersten beiden Strichen. Sie liegen direkt übereinander, verlaufen schräg von links unten nach rechts oben und sind leicht gebogen. Der untere Strich ist ungefähr so lang, wie die beiden im Zentrum des Objekts. Der darüber liegende ist nur halb so lang und außerdem etwas schmaler. Fast spiegelverkehrt zum kurzen Strich auf der rechten Seite befindet sich ein einzelner fünfter und ebenso langer Strich auf der linken Seite. Er verläuft von rechts unten nach links oben.

Direkt unterhalb des linken senkrechten Strichs im Zentrum befindet sich ein sechster Strich. Er hat eine liegende, sichelförmige Gestalt. Auch seine Länge ähnelt denen der großen Striche, nur das er im Ganzen etwas dicker ist.

In der oberen Hälfte des ‚Felsbrockens' befinden sich die letzten beiden Striche. Der linke ist hakenförmig. Er liegt an der oberen Kontur, rechts unterhalb der linken Spitze und fällt im Vergleich zu den anderen Formen durch seine Art, Breite und durch die Intensität seiner Farbe auf. Der letzte Strich ist im rechten oberen Teil des Objektes auszumachen. Er ruht direkt unterhalb des blaugrauen Farbstreifens, verläuft waagerecht und ist so lang wie die kürzeren Striche auf dem Gegenstand.

Objekt 7: Kleines Gebilde am rechten Bildrand

Direkt am rechten Bildrand befindet sich ein kleines Objekt, das rechts unterhalb des wesentlich größeren sechsten Gegenstandes liegt (Abb. 68). Es hat etwa die Größe von Gebilde Nr. 5.

Es stellt aller Wahrscheinlichkeit nach nur einen Abschnitt eines Objekts dar, das von rechts außen in den Bildraum hineinragt. Dadurch wird der Eindruck vermittelt, als würde die dargestellte Landschaft über den Bildausschnitt hinausreichen. Das Teilstück liegt auf Höhe des blaugrünen Farbstreifens und hat annähernd die Form einer Halbkugel, bei der an der linken Seite eine Spitze herausragt.

Das Objekt wurde in den Farben Dunkelbraun und Hellbraun gemalt. Die hellbraune Farbe wurde vermutlich nachträglich aufgetragen, sodass sich die hellere Farbe mit der Untergrundfarbe vermischt hat und dadurch insgesamt gebrochen und unsauber wirkt. Der kleine ‚Felsbrocken' Nr. 7 ist nahezu mittig farblich geteilt. Ein eher hellbrauner Teil nimmt fast die gesamte obere Hälfte ein, inklusive der nach außen ragenden Spitze. Die obere Kante dieses Farbfeldes ist dunkelbraun konturiert, wobei sich ungefähr in der Mitte der Umrisslinie ein auffallend großer dunkelbrauner Farbklecks befindet, der wie ein Haken in das hellbraune Gebiet hineinreicht. Die untere Hälfte des Gegenstandes weist zwei Farbtöne auf, einen dunkelbraunen und einen etwas unsauber wirkenden Mischton, der sich aus den Farben Hellbraun und Dunkelbraun ergibt. Der dunkelbraune Teil befindet sich am rechten Bildrand. Er hat die Form eines Dreiecks. Der übrige Bereich, mit dem unsauber wirkenden Mischton, füllt die gesamte verbleibende untere Fläche aus.

Zum Bildmittelgrund:
Im Bildmittelgrund des querformatigen Landschaftsbildes ist eine aus zwei Orangetönen bestehende Farbfläche zu sehen, die aufgrund der Gesamtdarstellung des Werkes wahrscheinlich ein karges Feld oder eine Wüste zeigt. Sie liegt sowohl oberhalb als auch unterhalb der Mittelwaagerechten und erstreckt sich vom linken bis zum rechten Bildrand. Am linken Bildrand befindet sie sich im mittleren Drittel des Bildes, am rechten Rand im mittleren Fünftel. Die Unterkante des Farbfeldes schließt direkt an den olivgrünen bogenförmigen Farbstreifen im Bildvordergrund an. Die obere Kante steigt geringfügig von links nach rechts leicht an.
Das gesamte Farbfeld weist zwei übereinanderliegende Zonen mit unterschiedlicher Farbgebung und unterschiedlicher Höhe auf. Die untere Farbzone ist orange und ungefähr so schmal wie der olivgrüne Farbstreifen, die obere ist dagegen heller – laut Farbmalkasten indischgelb – und circa viermal so breit. Bei genauerer Betrachtung fällt auf, dass Herr L zuerst das indischgelbe Farbfeld bis an den unteren Rand des olivgrünen Farbstreifens gemalt hat und nachträglich den orangefarbenen Streifen auf das indischgelbe Feld auftrug.
Der orangene Farbstreifen ist wie der darunterliegende olivgrüne Streifen bogenförmig. An seinem Scheitel verläuft er unmittelbar über dem BMP. Anders als der olivgrüne Farbstreifen wird er dagegen zu seinen Enden hin nicht breiter, sondern ist auf seiner gesamten Länge gleich. Sowohl die untere als auch die obere orangene Farbkante wirken uneben bzw. etwas nachlässig gemalt. Die untere Kante überschneidet sich zudem mit dem darunterliegenden olivgrünen Farbstreifen, sodass das Orange durch die Übermalung geringfügig dunkler wirkt.
Die darüber liegende einheitlich indischgelbe Zone erstreckt sich ebenfalls über den gesamten Bildmittelgrund. Die obere Kante, die aller Wahrscheinlichkeit nach den Horizont darstellt, wirkt leicht uneben bzw. ebenfalls nicht präzise gemalt.

Auf dem gesamten Farbfeld erkennt der Betrachter fünf größtenteils dunkelbraune Gegenstände, vermutlich Felsbrocken, die denen im Bildervordergrund ähneln. Ein Objekt befindet sich am linken Bildrand, eines liegt rechts in der Mitte der linken Bildhälfte, ein weiteres rechts der Mittelsenkrechten und zwei Gebilde befinden sich am rechten Bildrand. Die Objekte unterscheiden sich sowohl in ihrer Größe und ihrer Form als auch in ihrer farblichen Gestaltung.

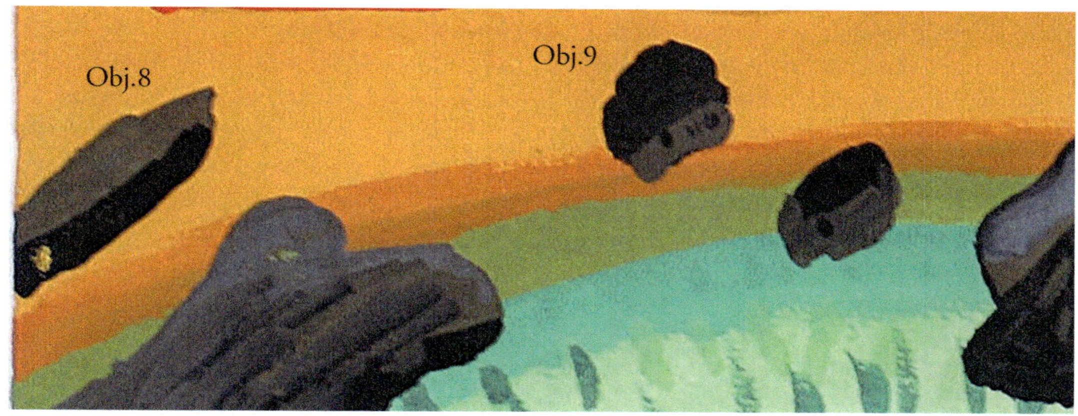

Abbildung 69: Gebilde Nr. 8 und Nr. 9 im Bildvordergrund.

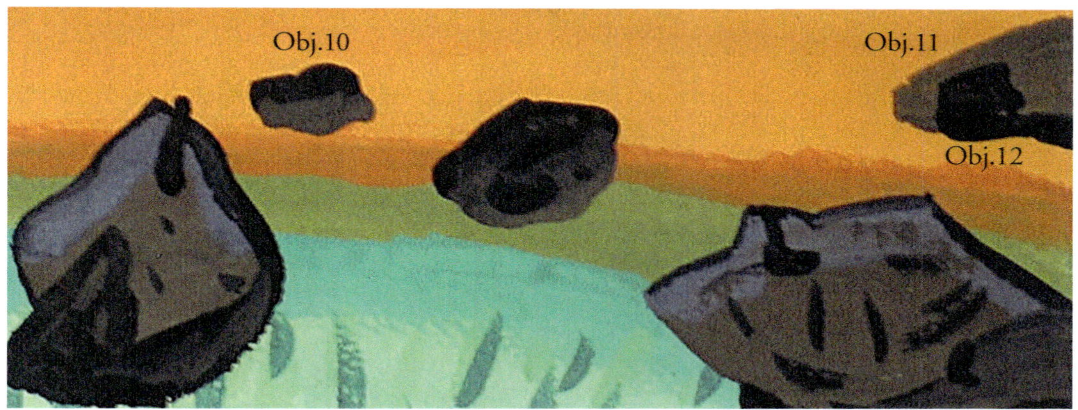

Abbildung 70: Gebilde Nr. 10, Nr.11 und Nr. 12 im Bildvordergrund.

Objekt 8: Längliches Gebilde am linken Bildrand

Direkt am linken Bildrand, kurz oberhalb des orangefarbenen Streifens liegt ein langes, schmales Gebilde von 1/3 der Größe des Objektes Nr. 1 (Abb. 69). Es verläuft diagonal von links unten nach rechts oben und wirkt aufwärtsstrebend. Es hat die Form eines Roggenkorns, wobei das untere Ende außerhalb des Bildbereichs liegt.

Der ‚Felsbrocken' Nr. 8 weist im oberen rechten bzw. linken Bereich zwei Einbuchtungen auf und ist farblich längs geteilt. Die obere Hälfte inklusive der Spitze ist bis zur rechten Einbuchtung hellbraun. Die untere Hälfte dagegen ist bis auf einen auffällig durchschimmernden indischgelben Fleck am linken Bildrand dunkelbraun. Das ‚Gestein' Nr. 8 greift die schräge Ausrichtung des knochenförmigen ‚Felsbrockens' Nr. 1 unmittelbar darunter auf.

Objekt 9: Kleines dunkelbraunes Gebilde rechts der Mitte der linken Bildhälfte

Rechts, fast in der Mitte der linken Bildhälfte, befindet sich Objekt Nr. 9. Es hat eine ähnliche Größe wie Objekt Nr. 2 und liegt sowohl im orangefarbenen als auch indischgelben Farbfeld. Das untere Viertel des Objekts schneidet zudem die Mittelwaagerechte. Das Gebilde hat die Form eines aufrecht stehenden Zypressen-Zapfens, mit einer auffälligen – fast diagonalen – Schräge an der rechten Unterseite (Abb. 69).

Bis auf den Bereich der Schräge weist die Außenkante des Objektes – wie bei einem Zapfen – viele kleine Einbuchtungen auf.

Der Gegenstand ist ausschließlich in den Farben Dunkelbraun und Hellbraun gemalt. Aufgrund der Darstellung ist davon auszugehen, dass Herr L das Gebilde zuerst in Dunkelbraun malte, bevor er nachträglich das Hellbraun auftrug. Der größte Teil des Objektes ist dunkelbraun. Nur entlang der Schräge ist eine hellbraune Kontur zu sehen. Auf dem hellbraunen Farbstreifen befinden sich am rechten oberen Ende sowie direkt auf der Mittelsenkrechten zwei dunkelbraune Punkte. Direkt zwischen den beiden ist darüber hinaus ein weiterer etwas verschwommener dunkelbrauner Fleck zu erkennen.

Objekt 10: Kleines Gebilde rechts der Mittelsenkrechten

Rechts der Mittelsenkrechten liegt das zweite kleine Objekt Nr. 10. Es ist halb so groß wie Objekt Nr. 9 und befindet sich im indischgelben Farbfeld, unmittelbar über dem orangenen Farbstreifen. Der Gegenstand hat in seiner indifferenten Form eine horizontale Ausrichtung. (Abb. 70).

Zwei Einbuchtungen befinden sich an der Unterseite des Objekts, zwei Einbuchtungen an der rechten bzw. linken Seite und eine an der Oberseite. Die untere Hälfte ist hellbraun und die obere dunkelbraun. Die Farbkante ist uneben gemalt.

Objekt 11: Mittelgroßes hellbraunes Gebilde am rechten Bildrand

Direkt am rechten Bildrand ist ein keilförmiger Gegenstand zu sehen, der ein Teilstück eines größeren Gebildes zu sein scheint (Abb. 70). Er hat ungefähr die Größe von Objekt Nr. 7; vermutlich ebenfalls nur ein Teilstück wie schon beschrieben. In beiden Fällen wird somit der Eindruck erweckt, als würde die Landschaft über den sichtbaren Bereich hinausreichen.

Das gesamte Objekt ist hellbraun. Es befindet sich oberhalb der Mittelwaagerechten und liegt zugleich mittig auf der indischgelben Farbfläche auf. Dreiviertel der unteren Kante ist durch ein davorliegendes kleines Objekt verdeckt.

Objekt 12: Kleines dunkelbraunes Gebilde am rechten Bildrand

Unmittelbar vor dem Teilstück des mittelgroßen Gebildes am rechten Bildrand ruht ein kleines ausschließlich dunkelbraunes Objekt von der Größe des Objekts Nr. 10 (Abb. 70). Ohne die größere Höhe und indifferente Form des Gegenstandes könnte man es aufgrund seiner Lage für den Körperschatten des größeren dahinterliegenden Objekts halten. Die rechte Hälfte dieses Objektes entspricht dem bekannten Körperschatten in Form und Farbe, die beulige Form der linken Hälfte weist es aber als eigenständiges Gebilde aus. Das Objekt erinnert grob an die Form eines Schneckengehäuses mit rechtsseitig ausgestrecktem Muskel.

Zum Bildhintergrund:

Der Bildhintergrund schließt nahtlos an den Bildmittelgrund in den Farben Rot und Gelb an und erstreckt sich vom linken bis zum

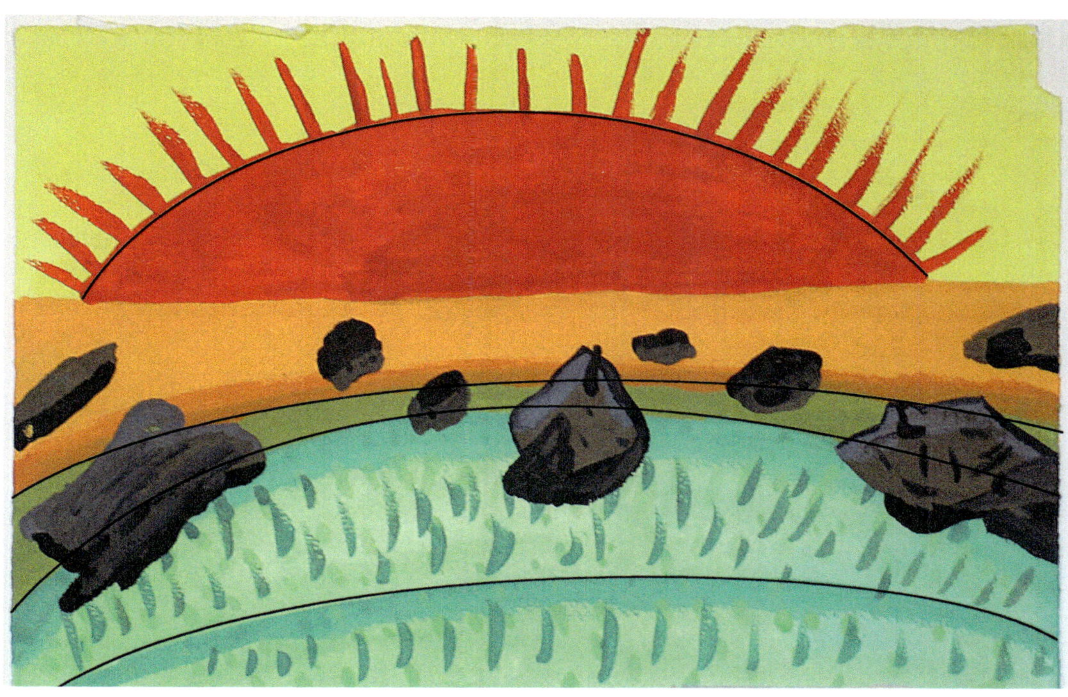

Abbildung 71: Herr L „Hoffnung ist alles" – Planimetrische Komposition.

rechten Bildrand. Er befindet sich am linken Bildrand im oberen Drittel des Bildes und am rechten Rand nimmt er die oberen zwei Fünftel ein. Nur am oberen rechten Bildrand ist ein nicht bemalter senkrechter weißer Fleck zu sehen, der wahrscheinlich darauf zurückzuführen ist, dass der Bildproduzent das Bild mit Hilfe von Malerkrepp während der Bemalung hier fixiert hat.
Im Bildhintergrund ist das obere Fünftel eines roten Kreises zu sehen. Der Kreisausschnitt beginnt auf der linken Bildhälfte im zweiten Achtel des Bildes und endet auf der rechten Seite im dritten Viertel. Er liegt direkt auf dem vermeintlichen Horizont auf. Die Höhe des Kreisausschnittes beträgt Dreiviertel des Bildhintergrundes. Das Ausmaß des Kreisausschnitts ist im Vergleich zur Fläche des Bildhintergrundes auffallend groß. Die obere Kante des Kreisausschnitts wirkt nicht exakt gemalt und daher unruhig.

Auf der gesamten Außenkante befinden sich 24 nahezu gleichmäßig verteilte rote Striche (Abb. 71). Dreizehn Striche befinden sich auf der linken, elf auf der rechten Bildhälfte. Strich zwei und vier rechts der Mittelsenkrechten gehen über den oberen Bildrand hinaus, wodurch erneut der Eindruck erweckt wird, als zeige das Bild nur einen Ausschnitt. Alle Striche sind von unten nach oben gemalt und laufen – mit wenigen Ausnahmen – nach oben spitz zu. Die meisten Enden wirken ausgefranzt. Bei dem Rot handelt es sich um Karminrot. Die Darstellung scheint entweder ein Sonnenauf- oder Sonnenuntergang zu sein. Der restliche Bildhintergrund, als Andeutung von Himmel, ist in Kadmiumgelb gemalt.

Ikonografische Ebene: kommunikativ-generalisierende Wissensbestände
Bei dem Werk „Hoffnung ist alles“ handelt sich um eine Landschaftsdarstellung. Wie bei allen Bildern, die Herr L aus eigenem Antrieb gemalt hat, sind weder Personen noch der Maler selbst dargestellt. Eine Identifizierung von Handlungen und eine darauf aufbauende Unterstellung von institutionalisierten „Um-zu-Motiven“, wie sie Bohnsack (vgl. Bohnsack, 2011, S. 56) an dieser Stelle vorsieht, kann daher nicht vorgenommen werden. Dennoch gibt es Hintergrundinformationen, die Herr L während der Erhebungssituation gegeben hat, und die von der Untersuchungsleiterin in den Protokollen vermerkt wurden. So lässt sich der Zeitpunkt der Herstellung noch feststellen. Das Werk entstand ungefähr nach sechs Wochen kunsttherapeutischer Behandlung, und der Titel wurde vom Bildproduzenten selbst gewählt. Dem Abschlussgespräch (vgl. Kapitel 7.2.3.13) ist zudem zu entnehmen, dass Herr L bei all seinen Werken versucht hat, seine Gefühle und Träume auszudrücken und dass seine Arbeiten in enger Beziehung zu seiner Lebensgeschichte stehen. Nach seinen Angaben dienen ihm seine Werke als Spiegelbild seiner Lebenssituation, in dem er sich selbst erkennen und seinen Standpunkt finden kann. In diesem Zusammenhang fallen bei dem Bild „Hoffnung ist alles“ insbesondere zwei Symbole ins Auge, die dem Werk seinen besonderen Charakter verleihen. Dies ist zum einen die auffallend rote Sonne im Bildhintergrund als mögliches Sinnbild für Hoffnung, und die über den gesamten Bildvorder- und Bildmittelgrund verteilt liegenden Steine, als Sinnbild für Hindernisse beim Weiterkommen.

7.3.2.2 Reflektierende Interpretation

In diesem Kapitel wird die Eigengesetzlichkeit des Bildes zu erfassen versucht und zudem ermittelt, was sich im Bild über Herrn L dokumentiert. Als erstes wird die formale Komposition des Bildes untersucht und danach eine ikonologisch-ikonische Interpretation durchgeführt.

Formale Komposition
Der formale kompositorische Aufbau des Bildes wird anhand der drei Dimensionen – planimetrische Komposition, perspektivische Projektion und szenische Choreografie – untersucht und schrittweise vorgestellt.

1. Planimetrische Komposition
Die Planimetrie wird von mehreren Kreissegmenten bestimmt, die sich über das gesamte Bild erstrecken (Abb. 71). Zusätzlich betont wird die Gesamtkomposition durch die drei großen Gebilde im Bildvordergrund, die auf den olivgrünen und blaugrünen bogenförmigen Farbstreifen aufliegen. Die planimetrische Komposition gibt dem Bildaufbau Halt, vermittelt aber auch den Eindruck von Blockade, Starre und Eintönigkeit.

2. Perspektivische Projektion
Herr L hat sich bei seiner Landschaftsdarstellung für das Querformat entschieden, das in der Regel Ruhe und Tiefe vermittelt. Darüber hinaus hat er verschiedene Elemente der Raumdarstellung eingesetzt, die auf der zweidimensionalen Bildfläche den Anschein räumlicher Tiefe vortäuschen sollen. Als erstes fällt die Horizontlinie ins Auge, die dem Bild Perspektivität verleiht. Außerdem hat der Maler versucht, mit Hilfe von diagonalen Fluchtlinien, die durch die Ausrichtung und Bemalung einiger Gebilde entstehen, eine räumliche Wirkung im Bild zu konstruieren.

Dies gelingt ihm durch die schräge Positionierung der beiden vorderen Gegenstände an den Bildrändern und dem hinteren ‚Gesteinsbrocken' am linken Bildrand sowie der senkrechten Ausrichtung des Gegenstandes in der Nähe des BMP.
Darüber hinaus nutzt er das Mittel der Staffelung von Formen, um Räumlichkeit ins Bild zu bringen. So sind einige ‚Felsbrocken' durch davor liegende teilweise verdeckt, wie beim Objekt Nr. 3 nahe des BMP und den beiden Objekten Nr. 6 und Nr. 11 am rechten Bildrand. Zudem hat der Maler das Element der Raumdarstellung durch den Einsatz von Größenunterschieden im Bild genutzt, indem er die Gebilde mit zunehmender Distanz kleiner gemalt hat. Auch das Element der Luftperspektive findet sich bei dem Bild wieder, bei der die Wahrnehmung von Konturen und Strukturen mit zunehmender Entfernung verblasst. Erkennbar ist dies dadurch, dass die Objekte im Bildvordergrund in ihrer Gestaltung wesentlich differenzierter ausgearbeitet sind.
Zusätzlich hat der Herr L den Betrachterstandpunkt besonders hoch gelegt, sodass eine Vogelperspektive mit weiter Tiefenstreckung entsteht. Allein die Farbperspektive, bei der kalte bzw. bläuliche Farbanteile im Hintergrund dominieren, findet sich bei diesem Bild nicht wieder. Herr L hat entgegen dieser Technik die warmen Töne in den Bildmittel- und Bildhintergrund gelegt. Dies führt zwar zu keiner scheinbaren räumlichen Tiefe im Bild, hat aber den Effekt, dass die Sonne in den Fokus des Betrachters gerät.
Neben der Andeutung von Raum und Perspektive hat der Herr L auch zwei Elemente zur Darstellung von Plastizität eingesetzt. So weisen einige ‚Gesteinsbrocken' Körperschatten und verschiedenartige Variationen von Farben und Helligkeiten auf (vgl. Hahne 2013, S. 22–23).

Zusammengefasst erweckt das Bild unter dem Aspekt der perspektivischen Projektion den Eindruck von räumlicher Tiefe und Ausrichtung auf ein Ziel: die Sonne.

3. Szenische Choreografie

Dadurch, dass auf dem Bild weder der Herr L noch andere Personen dargestellt sind, kann keine Analyse der szenischen Choreografie vorgenommen werden. Auch die Ermittlung des Goldenen Schnitts erbrachte keine neuen Erkenntnisse.

Ikonologisch-ikonische Interpretation

Das Bild „Hoffnung ist alles" zeigt eine auffallend rote Sonne und eine farbige Landschaft mit einer Gras bewachsenen Wiese und daran anschließender Wüste, auf denen sich dunkle Gesteinsbrocken befinden. Mehrere Steine sowie Sonnenstrahlen ragen über den Bildrand hinaus, wodurch der Eindruck vermittelt wird, dass es sich bei der Darstellung nur um einen Ausschnitt einer Landschaft handelt. Auf dem Bild – wie auch auf allen anderen Werken, die der Herr L aus eigener Motivation heraus gestaltet hat – sind weder andere Personen noch er selbst abgebildet.
Der vom Maler selbst gewählte Titel „Hoffnung ist alles" legt die Vermutung nahe, dass es sich bei dem Landschaftsbild um eine symbolhafte Darstellung der individuellen Lebenseinstellung bzw. um den eigenen Erfahrungsraum des Herrn L handelt. Zudem deutet der Titel indirekt auf ein Thema hin, das eng mit seiner aktuellen Lebenssituation in Verbindung steht, nämlich der unbefristeten Unterbringung in einer forensischen Psychiatrie. Dieser Eindruck deckt sich mit der Textinformation aus dem Abschlussgespräch, bei dem Herr L angibt, dass er bei all seinen Werken den Versuch unternommen hat, seine Gefühle und Träume auszudrücken, um sich selbst zu erkennen und seinen eigenen Standpunkt zu finden. So lässt der

Leitsatz „Hoffnung ist alles“ auf eine aktuell empfundene Unzufriedenheit oder auch auf ein Unglücklichsein bei gleichzeitiger genereller Zuversicht auf die eigene Zukunft schließen. Dieser Eindruck wird durch die Darstellung der unübersehbaren roten Sonne als mögliches Zeichen der Hoffnung und die vielen im Weg liegenden Steine als Sinnbild für eine mögliche Behinderung des eigenen Weiterkommens unterstützt.

Bei genauerer Betrachtung des Bildaufbaus offenbart sich ein Liniensystem aus relationsbildenden Kräften, das durch die Ausrichtung vielerlei Objekte und Elemente im Bild hervorgerufen wird und die Landschaft als einen Simultanausdruck einer Bewegung von unten nach oben beschreibt (vgl. Imdahl, 1996, S. 49). Diese zielgerichtete Aufwärtsbewegung wird durch Iterationen, d. h. Wiederholungen im Bild hervorgerufen, die sich über die gesamte Landschaft erstrecken. Beispielhaft sind hierfür die vielen nach oben gerichteten Gräser und Sonnenstrahlen und die senkrecht und schräg nach oben ausgerichteten Farbstriche, die sich auf den Gesteinsbrocken befinden. Die Aufwärtsbewegung wird darüber hinaus auch durch drei Gesteinsbrocken im Bildvordergrund verstärkt, die ebenfalls schräg nach oben weisen.

Die in die Ferne bzw. nach oben gerichtete Bewegung findet sich auch bei der Analyse der perspektivischen Projektion wieder. Hier hat Herr L durch den Einsatz verschiedenartiger Elemente der Raumdarstellung versucht, den Eindruck von räumlicher Tiefe zu erzeugen und die Ausrichtung auf ein Ziel anzudeuten: die Sonne.

Dagegen verdeutlicht die planimetrische Komposition, dass die Aufwärtsbewegung durch die sich wiederholenden Kreissegmente, blockiert bzw. verhindert ist.

Zusammengefasst ist das Bild „Hoffnung ist alles“ durch zwei zeitliche Dimensionen geprägt. Einerseits weist es durch die vorherrschende Bewegung und Perspektive auf ein in der Zukunft liegendes Ziel hin und andererseits vermittelt es insbesondere durch die im Weg liegenden Steine und Kreissegmente den Eindruck von Stillstand und Blockade in der Gegenwart. Diese im Bild simultan vorherrschenden zeitlichen Dimensionen korrespondieren mit dem Titel „Hoffnung ist alles“ und spiegeln vermutlich das Spannungsverhältnis des Herrn L zwischen einem passiven bzw. handlungsunfähigen „Jetzt“ und einem generell hoffnungsvollen „Irgendwann“ als zentrale Stimmung des Bildes wider.

Nachfolgend wird das bei dieser Untersuchung im Fokus stehende Werk von Herrn C dem von Herrn L gegenübergestellt. Mit dieser abschließenden komparativen Analyse soll zum einen die Besonderheit des Falles des Herrn C präzisiert und zum anderen die eigene Standortgebundenheit des Forschers kontrolliert werden. Ziel der komparativen Analyse ist es, darüber hinaus herauszufinden, wie das herausgearbeitete Thema oder Orientierungsproblem des ursprünglichen Falles in einem anderen Fall behandelt wird (vgl. Bohnsack, 2011, S. 21).

7.3.2.3
Komparative Analyse der Bilder

Wird das Werk von Herrn C „Abfahrt auf Gleis 4 in Richtung Hoffnung“ mit dem von Herr L „Hoffnung ist alles“ verglichen, gibt es viele Übereinstimmungen. Beide Bilder zeigen realistische Landschaften im Querformat in kräftigen, bunten Farben und auf beiden sind weder andere Personen noch der Maler selbst zu sehen. Ferner sind die Bildtitel von den beiden Bildproduzenten selbst gewählt. Ausgehend von den Dokumentationen, die während der kunsttherapeutischen Maßnahme angefertigt wurden, ist zudem

festzustellen, dass die Werke der Herren K und L in engem Bezug zu ihrer Lebensgeschichte stehen, und beide Männer in der Kunsttherapie u. a. lernen möchten, ihre Gefühle auszudrücken. Unter dem Aspekt der perspektivischen Projektion weisen beide Werke zudem vielfältige Elemente zur Raumdarstellung und Plastizität auf, die den Eindruck von räumlicher Tiefe und Ausrichtung auf ein Ziel am Horizont verstärken. Zusätzlich ist den Werken gemein, dass sie simultan zwei zeitliche Dimensionen aufgreifen, die des aktuellen „Jetzt" und die des in der Ferne liegenden „Irgendwann" (vgl. Kapitel 7.3.1.2 & vgl. Kapitel 7.3.2.2). Das auffallendste gemeinsame Element ist jedoch der Begriff der „Hoffnung", der in beiden Titeln zu finden ist, und durch den die beiden Herren K und L höchstwahrscheinlich indirekt Bezug auf ihre derzeitige Unterbringung in der forensischen Psychiatrie nehmen. Die innerliche Ausrichtung der Männer auf Hoffnung lässt die Frage aufkommen, worauf diese sich bezieht. Angesichts der Tatsache, dass eine Unterbringung in der forensischen Psychiatrie keinen feststehenden Entlassungszeitpunkt vorsieht, sondern eine Freilassung erst vollzogen wird, wenn der Patient nach dem Aufenthalt geheilt ist oder sich sein Zustand insoweit verbessert hat, dass von ihm keine Gefahr mehr für die Bevölkerung ausgeht, könnte die Antwort lauten: Hoffnung auf Freiheit (vgl. Kapitel 7.3.1.2 & vgl. Kapitel 7.3.2.2). Die Hoffnung bzw. die Sehnsucht nach zukünftiger Freiheit spiegelt sich auch im Bildaufbau der Werke wider. Beide fokussieren ein fernes Ziel am Horizont. Bei der Arbeit „Abfahrt auf Gleis 4 in Richtung Hoffnung" ist es ein unbestimmter Punkt am Horizont und bei dem Werk „Hoffnung ist alles" ist es die große rote Sonne.

Neben den vielen Übereinstimmungen zeigen sich aber auch deutliche Unterschiede zwischen den Werken. Zum einen ist die planimetrische Komposition der Werke verschieden. Die formale Bildkomposition des Bildes von Herrn C ist geprägt durch einen trapezförmigen Ausschnitt, der die vor dem Zug befindlichen Gleise, die entgegenkommende Bahn, die kleine Ampel und die dahinterliegende Ferne fokussiert. Dadurch, dass der Blick des Betrachters eindeutig auf die Geschehnisse vor dem Zug gelenkt werden, offenbart sich ein freier Ausblick auf die Zukunft. Dagegen deutet die planimetrische Komposition im Werk von Herrn L auf das Gegenteil hin, denn hier erzeugen die Kreissegmente, die sich über das gesamte Bild erstrecken, den Eindruck von Blockade, Starre und Eintönigkeit. Anders ausgedrückt: Die planimetrische Komposition im Bild von Herrn C sorgt dafür, dass der Eindruck von Zielgerichtetheit und Aktivität aufkommt (vgl. Kapitel 7.3.1.2), wohingegen im Bild von Herrn L eher Stillstand und Passivität vermittelt werden (vgl. Kapitel 7.3.2.2). Der andere abweichende Aspekt betrifft die Ausrichtung der zeitlichen Dimensionen, die sich vor allem durch die gegensätzliche Ausrichtung der perspektivischen Projektion und planimetrischen Komposition ergeben. Auch wenn bei beiden Werken ein simultaner zeitlicher Zustand des „Jetzt" sowie des „Irgendwann" im Bild herausgearbeitet werden konnte, sind doch ihre Attribute unterschiedlich. Das Bild von Herrn C spiegelt die zentrale Stimmung und das Spannungsverhältnis zwischen einem hoffnungsvollen und aktiven „Jetzt" und einem unsicheren „Irgendwann" wider, wohingegen das Bild von Herrn L das Dilemma zwischen einem passiven bzw. handlungsunfähigen „Jetzt" und einem generell hoffnungsvollen „Irgendwann" abbildet.

Was verrät nun das Bild über den Erfahrungsraum bzw. den Orientierungsrahmen von Herrn C, der in der forensischen Psychiatrie untergebracht ist? Anders als Herr L

scheint sich Herr C bereits als aktiver Mitgestalter seiner Zukunft zu erleben und sich auf dem richtigen Weg zu fühlen, auch wenn noch nicht eindeutig abzusehen ist, wohin die Reise für ihn geht. Dieser Eindruck wird zusätzlich durch die Ergebnisse des Goldenen Schnitts verstärkt, und damit vor allem durch das im Fokus stehende Amperemeter. Es unterstützt den Eindruck, dass der Zug in Richtung Horizont fährt.

Welche Bedeutung kommt nun dem Bild im Rahmen der Kunsttherapie zu? Nachfolgend sollen das Anliegen der Untersuchung sowie die gewonnenen Ergebnisse der beiden Bildinterpretationen zusammengefasst werden.

7.3.3 Zusammenfassung

In diesem Teil der Studie war es das Ziel, mit Hilfe der ‚Dokumentarischen Bildinterpretation' nach Bohnsack einen Zugang zu den tiefer liegenden Sinnebenen von Bildern zu erhalten, um zu ermitteln, was sich in den Bildern über die Bildproduzenten dokumentiert und welche Bedeutung das Werk im Rahmen einer kunsttherapeutischen Behandlung hat. Hierzu wurde jeweils ein Bild von zwei Teilnehmern interpretiert, wobei sich die Auswahl der beiden Maler an den Kriterien der maximalen Kontrastierung und die Auswahl der Bilder am Prinzip der Fokussierung orientierten.
Durch die Untersuchung und speziell mit Hilfe der komparativen Analyse konnte herausgearbeitet werden, dass die Teilnehmer die Kunst als Medium nutzen, um – bewusst oder unbewusst – sowohl ihre derzeitige als auch ihre zukünftige Situation und die damit in Verbindung stehenden Gefühle, Gedanken und Wünsche nonverbal auszudrücken und möglicherweise besser zu begreifen. Diese Annahme stützt sich darauf, dass die beiden Männer bei der konkreten Darstellung der Bildinhalte wie auch in ihren selbst gewählten Bildtiteln den Begriff der ‚Hoffnung' aufgreifen und damit konkret Bezug auf den Umstand ihrer Unterbringung in der forensischen Psychiatrie nehmen. Mit dem Begriff der „Hoffnung" als persönliche Perspektive offenbart sich ihr gemeinsames Thema bzw. Orientierungsproblem. Darüber hinaus drückt sich in der formalen Komposition ihrer Bilder simultan aus, in welcher subjektiven Situation sie sich derzeitig befinden (Dimension: Jetzt), und welche persönlichen Erwartungen oder auch Unsicherheiten sie gegenüber der Zukunft hegen (Dimension: Irgendwann). Durch das Medium Kunst findet zeitbezogene Sinnstiftung statt, die es den Bildproduzenten ermöglicht, eigene Zukunftsperspektiven zu entwickeln.
Der Kunsttherapie kommt bei der Behandlung von Patienten mit Persönlichkeitsstörungen, die in der forensischen Psychiatrie untergebracht sind, somit auch eine prospektive, d. h. vorausschauende oder auch die Weiterentwicklung betreffende Funktion zu. Damit werden neben der subjektiven Wirkung sowohl aktuelle Gedanken als auch Gedanken und Wünsche in Hinblick auf die Zukunft berücksichtigt.

Im nachfolgenden Kapitel werden die Ergebnisse der drei unterschiedlichen qualitativen Untersuchungen nacheinander zusammengefasst, in den Forschungskontext eingebunden und die einzelnen Forschungsmethoden kritisch beleuchtet.

8 Diskussion

Diese Studie stellt exemplarisch die subjektive Wirksamkeit kunsttherapeutischer Verfahren aus Sicht männlicher Patienten mit Persönlichkeitsstörungen, die in der forensischen Psychiatrie untergebracht sind, dar. Sie gibt detaillierte Einblicke in das Verhalten und Erleben von Menschen, die aufgrund psychischer Erkrankung und Vollzug schwerer Delikte für unbestimmte Zeit geschlossen untergebracht sind und psychiatrisch behandelt werden. Um Daten für die Exploration zu generieren, wurde im Vorfeld der Untersuchung ein spezielles kunsttherapeutisches Konzept entworfen, das einem künstlerisch–kunstpädagogischen Ansatz folgt und 66 Therapieeinheiten sowie vielfältige Arten von Reflexionsgesprächen umfasst. An der Untersuchung nahmen 15 Patienten teil.
Um zu einem tieferen Verständnis der vielschichtigen Materie zu gelangen und vielfältige Perspektiven, Ebenen und Aspekte des komplexen Themas herauszuarbeiten, werden in dieser Studie drei verschiedene Datensorten durch drei unterschiedliche und eigenständige Methoden separat analysiert und trianguliert. Angestrebt wird nicht die Objektivierung und Validierung der Interpretationen, sondern deren Komplementarität. Um möglichst umfassende Antworten auf die Kernfrage dieser Studie zu erhalten, werden erstens Abschlussinterviews der Teilnehmer mit Hilfe ausgewählter Vorgehensweisen der ‚Grounded Theory' untersucht. Zweitens werden Dokumentationsformulare, die vor allem das Erleben und Verhalten der Patienten aus Sicht der Kunsttherapeutin und Kunststudierenden widerspiegeln, mittels einer eigenständig entwickelten Methode mit der Bezeichnung ‚Instrument zur Beobachtung und Auswertung kunsttherapeutischer Prozesse' (IBAKP) durchleuchtet. Drittens werden Bilder, die die Männer während der kunsttherapeutischen Maßnahme gemalt haben, unter Zuhilfenahme der ‚Dokumentarischen Bildinterpretation' analysiert. Die drei eingesetzten Auswertungsmethoden unterliegen in Bezug auf ihre Wertigkeit einer unterschiedlichen Gewichtung. Im Mittelpunkt steht die ‚Grounded Theory' nach Strauss & Corbin. Untergeordnet behandelt werden das ‚IBAKP' und die ‚Dokumentarische Bildinterpretation' nach Bohnsack.
Das Feld der Kunsttherapie ist bisher nur gering untersucht, und Forschungsergebnisse speziell zur subjektiven Wirksamkeit kunsttherapeutischer Verfahren bei dieser Patientengruppe gibt es derzeit keine. Aus diesem Grund ist das vorrangige Anliegen dieser Studie explorativ, d. h. auf das Erheben neuer, bisher noch nicht erfasster Daten ausgerichtet.
Nachfolgend werden die Ergebnisse der drei qualitativen Untersuchungen nacheinander vor dem Hintergrund der Fragestellungen dieser Studie zusammengefasst vorgestellt und kritisch bewertet. Begonnen wird mit der Zusammenführung der Ergebnisse durch ‚Grounded Theory' (vgl. Kapitel 7.1), daran anschließend werden die Resultate des ‚IBAKP' (vgl. Kapitel 7.2) sowie der ‚Dokumentarischen Bildinterpretation' (vgl. Kapitel 7.3) diskutiert. Da keine Vergleichsstudien vorliegen, werden die Ergebnisse in einen größeren Forschungskontext gestellt und mit der Literatur aus den Bereichen (Kunst-) Pädagogik, Psychologie und Psychiatrie ergänzt. Ferner werden kritische Standpunkte in Bezug auf die Grenzen der angewandten Methoden und deren Ergebnisse angeführt.

8.1
Diskussion der Ergebnisse durch ‚Grounded Theory'

Dieses Kapitel führt die Ergebnisse der Auswertung durch ‚Grounded Theory' in Form einer beschreibenden Geschichte rund um die ermittelte Kernkategorie zusammen und reflektiert anschließend die angewandte Forschungsmethode (Kapitel 8.1.1). Im Anschluss werden die Gesamtergebnisse der Untersuchung eingehend in den Forschungskontext eingebunden und mittels Grafiken, die sich am ‚Paradigmatischen Modell' nach Strauss & Corbin orientieren, ergänzt (Kapitel 8.1.2).

8.1.1
Zusammenfassung und forschungsmethodische Reflexion

In diesem Teil der Studie wird exemplarisch die subjektive Wirksamkeit kunsttherapeutischer Verfahren auf das Erleben, Verhalten und Wohlbefinden sowie der damit in Verbindung stehenden förderlichen Interventionsmethoden aus der Perspektive der beschriebenen Personengruppe dargestellt. Für die Erhebung wurden die Abschlussgespräche von sieben Patienten ausgewertet, die im Anschluss an die halbjährige Maßnahme durchgeführt wurden. Als Methode zur Gestaltung des Forschungsprozesses und zur Darstellung der Ergebnisse kamen ausgewählte Vorgehensweisen der ‚Grounded Theory' zum Einsatz.
Aus der Betrachtung der Ergebnisse (vgl. Kapitel 7.1) lässt sich als zentrales und charakteristisches Merkmal (Kernkategorie) das Phänomen ‚Prozesshaftigkeit' ableiten. Nachfolgend werden anhand dieser Kernkategorie die identifizierten Subkategorien in Form einer kurzen beschreibenden Geschichte zusammengeführt. Aufgezeigt wird, wie sich die positive Wirksamkeit kunsttherapeutischer Verfahren aus Sicht der beschriebenen Patientengruppe und die Bedingungen, die dazu geführt haben, charakterisieren lassen.

Beschreibende Geschichte zur Kernkategorie ‚Prozesshaftigkeit'
Als zentrales und charakteristisches Merkmal (Kernkategorie) der Untersuchung zeigt sich das Phänomen ‚Prozesshaftigkeit'. Darunter ist zu verstehen, dass durch kunsttherapeutische Verfahren eine positive Entwicklung und Veränderung in Bezug auf das eigene Erleben und Verhalten erreicht wird. Das Phänomen ‚Prozesshaftigkeit' resultiert aus den ursächlichen Bedingungen ‚Hilfe erhalten' und ‚Ausprobieren'. Ein zusätzlicher Impulsgeber für ‚Prozesshaftigkeit' ist der Kontext ‚Neue Situationen durch Kunsttherapie'. Weitere Bedingungen, die sich auf das zentrale Phänomen beziehen und darüber hinaus förderlich oder hemmend auf die Handlungs- und interaktionalen Strategien der Patienten einwirken sind:

- die Therapeutische Beziehungsgestaltung,
- die Therapeutischen Rahmenbedingungen,
- die Frühe Erfahrungen,
- das Vergleiche anstellen,
- die Einsicht in die eigene Problematik,
- der Einsatz von Medikamenten,
- die Unterbringung in der forensischen Psychiatrie.

Als Antwort auf das zentrale Phänomen ‚Prozesshaftigkeit' und bestimmt durch die zuvor beschriebenen Bedingungen, kommt es bei den Patienten zu drei Handlungs- und interaktionalen Strategien. Hierzu zählen:

- Verhalten verändern,
- Kunst als Mittel nutzen,
- Demotivation vermeiden.

Das Resultat der Strategien bewirkt, dass es bei den Patienten zum ‚Therapieeffekt Spaß und Entspannung' kommt.

Forschungsmethodische Reflexion
Bei der Betrachtung der Ergebnisse müssen allerdings auch einige kritische Anmerkungen gemacht werden. Zu allererst gilt es zu berücksichtigen, dass eine wesentliche Grundvoraussetzung für die Anwendung der ‚Grounded Theory' nicht befolgt wird: das theoretische Sampling. In dieser Studie war es unumgänglich, die Stichprobe im Vorfeld der Untersuchung festzulegen und alle Teilnehmer unter möglichst gleichen Bedingungen zu befragen. Zudem ist in Hinblick auf die Gruppengröße von 15 Befragten anzumerken, dass sich zwar eine gewisse theoretische Sättigung der Ergebnisse abzeichnet, aber dennoch davon auszugehen ist, dass sich bei einer größeren Teilnehmerzahl zusätzliche Phänomene ergeben hätten. Weitere Einschränkungen betreffen das eingesetzte Abschlussinterview. Die Patienten haben die Untersuchungsfragen vor ihrem individuellen Erfahrungshorizont beantwortet und sie in Form einer konstruierten bzw. mimetischen Erzählung wiedergegeben, die damit nicht einer reinen Abbildung von faktischen Verläufen entspricht. Die Erzählung lieferte ihnen einen Rahmen, indem sie ihre Erfahrungen ordnen, darstellen und bewerten konnten (vgl. Flick, 2008, S. 162). Ihre Antworten unterliegen damit einer persönlichen Deutung oder auch einer subjektiv konstruierten Theorie. Eine weitere Einschränkung betrifft die Durchführung der Befragungen. Trotz der Offenheit der Interviewgestaltung unterlag das Gespräch, das mittels eines Leitfadens durchgeführt wurde und sich zwischen teilnarrativer und teilstandardisierter Struktur bewegte, einer gewissen Lenkung.
Aufgrund der vorliegenden stationären Rahmenbedingungen dauerten die Abschlussgespräche nur eine halbe Stunde. Daher kann davon ausgegangen werden, dass sicherlich noch mehr Erkenntnisse zu Tage getreten wären, wenn mehr Zeit zur Verfügung gestanden hätte. Erschwert wurde die Beantwortung der Fragen auch durch die Tatsache, dass sich einige Männer nur schwer artikulieren können und nur eine begrenzte Reflexionsfähigkeit besitzen.
Ferner muss berücksichtigt werden, dass diese Personengruppe, deren Erlebens- und Verhaltensmuster zu einer Straftat geführt hat, als schwierig gilt. Daher muss die Verlässlichkeit ihrer Aussage in Einzelfällen in Frage gestellt werden. Eine weitere Einschränkung, die in Zusammenhang mit dem Abschlussgespräch steht, ist, dass sowohl die kunsttherapeutische Intervention als auch das Abschlussgespräch von ein und derselben Person durchgeführt wurde. Dies könnte zu Verzerrungen während des Abschlussgesprächs geführt haben. So ist nicht auszuschließen, dass auf Seiten der Kunsttherapeutin der Versuchsleitererwartungseffekt eingetreten ist. Aber auch die Tendenz der Befragten, sich gegenüber der Interviewerin sozial erwünscht zu verhalten – in dem sie beispielsweise bevorzugt positive Angaben machen – muss kritisch betrachtet werden. Positiv bleibt allerdings anzumerken, dass die Durchführung von gleichzeitiger Praxis und Forschung auch große Chancen bot, denn diese Herangehensweise, die sich an die Praxisentwicklungsforschung von Fuhr (2004) anlehnt, legt im Gegensatz zu anderen Forschungsverfahren großen Wert auf die „*Bewusstheit der Prozesse*, an denen die Forschenden und Praxisentwickler selbst als ganze Person mit ihrem Erleben und Denken teilhaben" (Fuhr, 2004, S. 78).

Der nächste kritische Aspekt ist die Gruppengröße von 15 Personen. Auch wenn sich eine Sättigung der Ergebnisse in allen drei Fragebereichen abzeichnet, kann nicht zweifelsfrei ausgeschlossen werden, dass eine Ausweitung der Gruppengröße – beispielsweise durch Einbeziehung weiterer Personen aus anderen forensischen Psychiatrien oder Patienten mit anderen Störungsbildern – noch weitere Phänomene aufgedeckt hätten.
Außerdem sollte berücksichtigt werden, dass die am Forschungsvorhaben beteiligten Kunststudierenden ausnahmslos weiblich waren. Dies hat die Ergebnisse der Untersuchung unter Umständen sowohl in positiver als auch negativer Hinsicht beeinflusst. Folgt man jedoch den Aussagen der Patienten, haben ausnahmslos alle die Teilnahme der Kunststudierenden als Herausforderung begriffen und ihr Engagement als motivierend und förderlich empfunden.
Eine abschließende Einschränkung betrifft die theoretische Rückanbindung an andere Forschungsergebnisse zur Wirksamkeit von Kunsttherapie bei Persönlichkeitsstörungen in der forensischen Psychiatrie. Aufgrund fehlender empirischer Studien in diesem Bereich kann nicht auf bedeutsame Themengebiete oder auf vergleichende oder konträre Resultate zurückgegriffen werden. Aus diesem Grund wird in dieser Untersuchung auch nicht empirisch gesichertes Wissen einbezogen, beispielsweise in Form von Erfahrungswissen von Experten. Es soll u. a. dazu dienen, bereits bekannte Arbeitsansätze und Methoden zu bestätigen, zu ergänzen oder zu präzisieren.
Nachfolgend werden die Ergebnisse der Untersuchung ausführlicher vorgestellt und einer Diskussion unterzogen.

8.1.2 Einbindung der Gesamtergebnisse in den Forschungskontext

Orientiert am paradigmatischen Modell der ‚Grounded Theory' werden nun die Ergebnisse der drei Fragestellungen entlang der Kernkategorie ‚Prozesshaftigkeit' ausführlicher beschrieben, durch sich schrittweise aufbauende Grafiken ergänzt und in den Forschungskontext eingebunden.

Zentrales Phänomen

Welche subjektive Wirksamkeit kunsttherapeutische Verfahren auf die Teilnehmer dieser Studie haben, lässt sich mit dem zentralen Phänomen ‚Prozesshaftigkeit' beantworten. Hinter dieser Kernkategorie verbirgt sich, dass durch Kunsttherapie eine positive Veränderung in Bezug auf das eigene Erleben und Verhalten erreicht wird. Dies zeigt sich beispielsweise darin, dass die Patienten laut ihren Aussagen im Rahmen der Intervention zunehmend mutiger, optimistischer und motivierter werden. Das Ausmaß der erlangten ‚Prozesshaftigkeit' wird von den Befragten von ‚ein bisschen bis viel' angegeben. Deutlich wird zudem, dass sie ‚geringe bis gar keine' Erwartungen in Hinblick auf die eigene Entwicklung bzw. Veränderung ihres Verhaltens und Erlebens hatten und sich so darüber hinaus einstimmig eine ‚Fortführung' dieser Fortschritte wünschen. Ferner konnte herausgearbeitet werden, dass die Befragten die erreichten positiven Entwicklungen auch auf andere Bereiche übertragen und somit ein ‚Transfer' stattfindet.

Dass es zu ‚Prozesshaftigkeit' im Rahmen kunsttherapeutischer Interventionen kommt, wird auch aus den Ergebnissen einer qualitativen Studie zur ‚Maltherapie mit Krebspatienten aus Patientensicht' von Herrlen-Pelzer et al. (2004) ersichtlich. Laut Aussagen der

Autoren geben die Patienten in den Interviews u. a. an, dass sie aktiver wurden und in Bezug auf ihre Kreativität ‚auf etwas Neues' gekommen sind. Darüber hinaus antworten sie auf die Frage, was das Malen bei ihnen bewirkt habe, dass sie sensibler geworden seien und ihre Umgebung besser und intensiver wahrnehmen könnten (vgl. Herrlen-Pelzer, Blaul, Hirlinger, Stähle, Grulke, Bailer et al, 2004, S. 189–190). Zu ganz ähnlichen Resultaten kommen Grulke, Stähle, Juchems, Heitz und Bailer (2004) in einer quantitativen Studie, bei der sie die Effekte kunsttherapeutischer Interventionen auf die Befindlichkeit von Krebspatienten mittels POMS (Profile of Mood States) und das körperliche Befinden durch VAS (Visuelle Analogskalen) untersuchen. Diese Studie zeigt das signifikante Ergebnis, dass sich durch eine gestaltungstherapeutische Intervention auf der psychischen Ebene eine Veränderung in Richtung einer symptomatischen bzw. stimmungsmäßigen Verbesserung abzeichnet (vgl. Grulke, Stähle, Juchems, Heitz & Bailer, 2004, S. 133–134). Auch wenn sich in diesen beiden Untersuchungen der kunsttherapeutische Ansatz und das jeweilige Studiendesign sowie die Krankheitsbilder der Patienten im Vergleich zur vorliegenden Untersuchung unterscheiden und der Begriff der ‚Prozesshaftigkeit' nicht explizit als solches formuliert wird, ist dennoch ersichtlich, dass es bei den Patienten durch kunsttherapeutische Verfahren zu einer Entwicklung und Veränderung des Erleben und Verhaltens gekommen ist.

Über diese Forschungsergebnisse hinaus kann das identifizierte Kernphänomen ‚Prozesshaftigkeit' auch mit dem wissenschaftlichen Begriff des Lernens in Beziehung gebracht werden. Hier ist insbesondere die pädagogische Theorie von Göhlich und Zirfas (2007) aufschlussreich, da sie dem kunsttherapeutischen Ansatz der beschriebenen Maßnahme am nächsten steht. Nach Meinung der Autoren ist Lernen aus pädagogischer Sicht „der erfahrungsreflexive, auf den Lernenden – auf seine Lebensfähigkeit und Lebensweise sowie auf seine Lernfähigkeit und Lernweise – sich auswirkende Prozess der Gewinnung von spezifischem Wissen und Können" (Göhlich & Zirfas, 2007, S. 180) zu verstehen. Innerhalb des Lernprozesses unterscheiden sie vier Facetten, die immer miteinander gekoppelt sind: das Wissen-Lernen, das Können-Lernen, das Leben-Lernen und das Lernen-Lernen, wobei das Lernen an sich erfahrungsbezogen, dialogisch, sinnvoll und ganzheitlich erfolgen sollte (vgl. Göhlich & Zirfas, 2007, S. 180). In Bezug auf das Wissen-Lernen bleibt festzuhalten, dass es schon aufgrund des Interesses der Patienten an fachlichen oder sachlichen Hintergründen bspw. zu Materialien, Aufgabenstellungen oder Gegenständen zu einer direkten Aneignung von (Fach-) Wissen gekommen ist.

Der Aspekt des Können-Lernens ist dagegen in der Kunsttherapie bedeutsamer. Hier geht es laut Göhlich und Zirfas um das Erlangen einer ‚Prozessgewissheit' oder auch ‚verkörperlichter Handlungsfähigkeit', die durch das Ausführen einer Tätigkeit in Form von Versuchen und wiederholtem Üben erlernt wird (vgl. Göhlich & Zirfas, 2007, S. 184). In diesem Zusammenhang bekommen die identifizierten ursächlichen Bedingungen ‚Ausprobieren' und ‚Hilfe erhalten' sowie der Kontext ‚Neue Situationen durch Kunsttherapie', auf die in der Folge noch näher eingegangen werden, eine noch wertvollere Bedeutung. Denn gerade dann, wenn die Kunststudierenden oder die Kunsttherapeutin den Patienten beispielsweise eine Technik oder Umsetzungsmöglichkeit einer Idee vorführten, wurde ihnen die Handhabung klarer und in der Folge das Einüben und Lernen erleichtert. Dies lässt sich aus den Kommentaren der Patienten während der Kunsttherapie entnehmen.

Der Aspekt des Leben-Lernens unterteilt sich bei Görlich und Zirfas in sechs nicht immer klar voneinander zu trennende Facetten, wobei der Gesichtspunkt des ‚Lebensbefähigungs-Lernens' für diese Diskussion am

wichtigsten ist. Lebensbefähigung zu erlangen bedeutet, zu lernen kritisch zu leben, wozu neben intellektuellen Fähigkeiten auch der Erwerb kreativer, sozialer und emotionaler Kompetenzen (Göhrlich & Zirfas, 2007, S. 188) zählt. In der vorliegenden Studie konnte herausgearbeitet werden, dass es im Rahmen der kunsttherapeutischen Maßnahme bei den Patienten zu ‚Prozesshaftigkeit' kam und dass sich diese Entwicklung und Veränderung auch auf andere Bereiche übertrug. Aufgrund dieses Ergebnisses kann davon ausgegangen werden, dass es bei den Männern zu einer Steigerung der Lebensbefähigung gekommen ist – wenn auch vorerst nur im klinischen Rahmen des Maßregelvollzugs.

Der letzte Aspekt der unter dem Begriff ‚Lernen-Lernen' zusammengefasst ist, meint die Aneignung von „Fähigkeiten und Fertigkeiten des Umgangs mit Lernsituationen und Lernprozessen sowie der Transformation von wie auch immer definierten Situationen" (Göhrlich & Zirfas, 2007, S. 190). Diese Art des Lernens ist in allen zuvor genannten Aspekten des Lernens immer präsent, d. h. sie schwingt in jeglichem Lernen mit. Haben die Patienten das ‚Wissen-Lernen', ‚Können-Lernen' und speziell das ‚Lebensbefähigungs-Lernen' erworben, kann davon ausgegangen werden, dass sie auch gelernt haben zu lernen.

Ein weiterer theoretischer Aspekt in Bezug auf das zentrale Phänomen ‚Prozesshaftigkeit' kann auch mit der allgemeinen Zielsetzung von Psychotherapie[22] in Verbindung gebracht werden.

Da es nach Aussagen der befragten Patienten im Rahmen der additiven kunsttherapeutischen Maßnahme zu ‚Prozesshaftigkeit' gekommen ist, scheinen die angewandten kunsttherapeutischen Verfahren und ihre Rahmenbedingungen einen wichtigen Beitrag für die Zielsetzung von Psychotherapie geleistet zu haben.

Ursächliche Bedingungen

Als Ursache für das Entstehen von ‚Prozesshaftigkeit' konnten in dieser Studie zwei Ereignisse identifiziert werden, die unmittelbar in Zusammenhang stehen. Erstens kommt eine positive Entwicklung und Veränderung des eigenen Verhaltens und Erlebens nach Aussagen der Befragten deshalb in Gang, weil sie in der Kunsttherapie die Möglichkeit erhalten, etwas ‚Auszuprobieren'. Unter dieser Bedingung sind zwei Aspekte von Bedeutung. So konnte herausgefunden werden, dass sich ‚Prozesshaftigkeit' speziell ‚im Umgang mit anderen Menschen' und ‚mit neuen Materialien' entwickelt. Das Ausmaß des Ausprobierens wird von den Befragten von ‚ein bisschen bis viel' angegeben. Dass das Experimentieren zu ‚Prozesshaftigkeit' führt und nicht die zielgerichtete Vorgabe von Themen oder Aufgaben, wird auch in der Forschungsarbeit von Reuter (2006) mit dem Titel ‚Empirische Studie zum Experimentieren als Phänomen ästhetischen Verhaltens von Grundschulkindern' deutlich. Das Experimentieren sowohl im kunstpädagogischen als auch im kunsttherapeutischen Kontext stellt einen eigenständigen Prozess dar, der sich laut Reuter durch die Merkmale Freiheit, Bewegung und die Unvorhersehbarkeit ablaufender Entwicklungsschritte auszeichnet. Auch wenn die Forschungsergebnisse von Reuter auf den Bereich Schule Bezug nehmen, decken sich die Ergebnisse mit der vorliegende Studie,

[22] Nach Meinung von Fröhlich (2010) ist Psychotherapie eine: Bezeichnung für Interventionsverfahren auf der Grundlage psychischer Prozesse, die in Übereinkunft zwischen Klient und Therapeut auf dem Weg der Kommunikation der planvollen Beeinflussung von Störungen des Erlebens und Verhaltens mit dem Ziel dienen, solche Verhaltenssymptome, Befindlichkeiten und/oder Sichtweisen abzubauen, die Leiden verursachen, das Wohlbefinden beeinträchtigen und/oder die Beziehungen zur Umwelt stören. (Fröhlich, 2010, S. 392)

sodass sich wesentliche Aussagen auch auf das hier behandelte Klientel übertragen lassen.
In der Kunsttherapie zu experimentieren bietet den Patienten die Freiheit, individuelle und neue Erfahrungen zu machen, wodurch sich für sie in der Folge die Chance erhöht, positive Kontroll- und Orientierungserfahrungen zu erleben. Die hier entstandene Entscheidungsfreiheit knüpft an das von Grawe (2004) beschriebene Bedürfnis des Menschen nach Orientierung und Kontrolle an, weil wir, je nachdem welche Erfahrungen wir im Laufe unseres (früheren) Lebens gemacht haben, Grundüberzeugungen darüber entwickeln, ob wir Situationen kontrollieren und voraussehen können oder nicht, und ob es sich lohnt, sich dafür einzusetzen (vgl. Grawe, 2004, S. 231). Somit wird die Möglichkeit zu experimentieren zu einem Schlüssel, ein wesentliches Grundbedürfnis des Menschen zu befriedigen.
Zu einer positiven Veränderung und Entwicklung bedarf es neben dem ‚Experimentieren' aber auch der ‚Unterstützung durch den Therapeuten'. Diese zweite wesentliche Ursache für ‚Prozesshaftigkeit', die in der vorliegenden Studie als ‚Hilfe erhalten' identifiziert wurde, wird von den Befragten als ‚positiv und ungewohnt' erlebt und als ‚wichtig' beurteilt. Dass die Patienten ‚permanent' Hilfe erhalten konnten, wurde von ihnen ebenfalls als ungewöhnlich und hilfreich eingeschätzt (Abb. 72).
Das Unterstützung oder Input von Seiten des Therapeuten für den Patienten notwendig ist, um eine Entwicklung und Veränderung des Erlebens und Verhaltens zu erreichen, ist auch den Aussagen Grawes (2004) zu entnehmen. Dass die Bedingung ‚Hilfe erhalten' notwendig ist, um ‚Prozesshaftigkeit' in Gang zu setzen oder wie es Grawe neuropsychotherapeutisch begründet, das Gehirn zu verändern, führt er darauf zurück, dass der Mensch, „der seine eigenen neuronalen Strukturen in eigener Regie ändern möchte" (Grawe, 2004, S. 377) Gefahr läuft, sich im Kreis zu drehen, da ihm immer nur das in den Sinn kommt, „was auf Grund seiner gut gebahnten neuronalen Erregungsbereitschaften leicht aktivierbar ist" (Grawe, 2004, S. 377). Will er diesem Kreis entrinnen, macht es laut Grawe Sinn, die eigenen neuronalen Strukturen mittels anderer neuronaler Erregungsbereitschaften, beispielsweise denen des Therapeuten, zu beeinflussen (vgl. Grawe, 2004, S. 377). Um es einfacher auszudrücken: Wollen Menschen mit psychischen Störungen alte Muster im Erleben und Verhalten durchbrechen, ist Unterstützung von Seiten des Therapeuten eine wesentliche Bedingung dafür. Dies haben auch die Patienten dieser Studie erfahren und auch so benannt.

In welchem Zusammenhang oder auch in welcher Umgebung lässt sich ‚Prozesshaftigkeit' erreichen? Diese Studie zeigt, dass sie vor allem dann entsteht, wenn die Patienten ‚neue Situationen in der Kunsttherapie' erleben, wobei vier Ereignisse bzw. Vorfälle

1. Ausprobieren
▪ Ausmaß: ein bisschen bis viel
2. Hilfe erhalten
▪ Häufigkeit: immer
▪ Bedeutung: wichtig
▪ Auswirkungen: positiv und ungewohnt

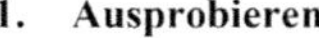

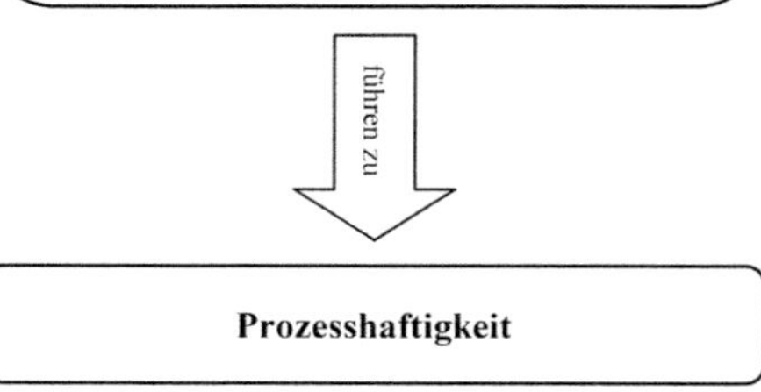

Abbildung 72: Ursächliche Bedingungen (Prozesshaftigkeit)

sie bedingen. Erstens scheint es notwendig, dass sich die Teilnehmer in der Kunsttherapie ‚mit neuen Materialien und Techniken' auseinandersetzen, zweitens, dass sie ‚soziales Miteinander üben', drittens, dass sie ‚nach eigenen Vorstellungen arbeiten' und viertens, dass sie ihre ‚eigenen therapeutischen Ziele umsetzen' können (Abb. 73).

Diese vier Rahmenbedingungen bestätigen das dahinterstehende Konzept der kunsttherapeutischen Maßnahme. Durch ein effektives und motivierendes Umfeld konnten die Patienten zu einer positiven Veränderung und Entwicklung in Bezug auf das eigene Erleben und Verhalten veranlasst werden.
Die von den Befragten angegebenen Rahmenbedingungen spiegeln sich auch in den von Hilbert Meyer (2007) aufgestellten zehn Merkmalen für den guten Unterricht wider. Auch wenn sich die Zielsetzungen von Kunstpädagogik und Kunsttherapie in mancher Hinsicht unterscheiden, haben doch beide gemein, dass sie ästhetische Erfahrungen und ganzheitliches Erleben ermöglichen und zur Selbst- und Weltwahrnehmung anregen wollen (vgl. Kapitel 3.2.5). Dass es für das Entstehen von ‚Prozesshaftigkeit' wichtig ist, sich ‚mit neuen Materialien und Techniken' auseinanderzusetzen, lässt sich mit der von Meyer aufgestellten Regel Nr. 6 zur ‚Methodenvielfalt' vergleichen (vgl. Meyer, 2007). ‚Soziales Miteinander zu üben' und ‚nach eigenen Vorstellungen zu arbeiten', können hingegen mit der Regel Nr. 3 über das ‚Lernförderliche Klima' und der Regel Nr. 5 über das ‚Sinnstiftende Kommunizieren' verglichen werden. Dass der Aspekt, ‚soziales Miteinander zu üben', in Bezug auf das zentrale Phänomen von großer Bedeutung ist, macht zudem deutlich, dass die kunsttherapeutische Triade – bestehend aus Werk, Klient und Kunsttherapeut – um das Element Therapiegruppe ergänzt werden muss, wenn Kunsttherapie im Gruppensetting angewandt wird.
Die ‚Umsetzung eigener therapeutischer Ziele' ist die letzte Bedingung für das Erreichen von ‚Prozesshaftigkeit'. Diese Auffassung findet sich auch in den von Grawe (2004) aufgestellten Leitregeln für die Therapieplanung wieder. Grawe beschreibt in seinem konsistenztheoretischen Modell des psychischen Funktionierens, dass der Mensch nach Stabilität im neuronalen/psychischen Geschehen strebt. Hierfür ist die Befriedigung der Grundbedürfnisse wie das nach Orientierung und Kontrolle, nach Lustgewinn und Unlustvermeidung, nach Bindung und nach Selbstwerterhöhung und Selbstschutz wesentlich. Aufgrund dieses Bestrebens ist es gerade bei Patienten mit psychischen Störungen unabdingbar, sie in den Therapieprozess mit einzubeziehen und ihre individuellen, motivationalen Ziele in Bezug auf ihre Grundbe-

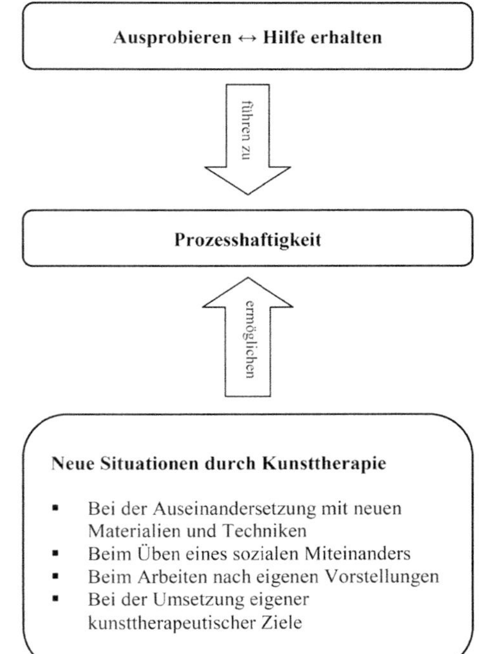

Abbildung 73: Kontext (Prozesshaftigkeit)

dürfnisse zu berücksichtigen (vgl. Grawe, 2004, S. 434). Nur wenn der Therapeut einen Kontext in der Kunsttherapie bereitstellt, der – ohne unkritisch zu sein – auch die Ziele und Bedürfnisse des Patienten berücksichtigt, kann sich demnach ‚Prozesshaftigkeit' entwickeln. Zu ganz ähnlichen Ergebnissen kommt auch Born (2002) in ihrer Dissertation zum Thema ‚Der kompetente Patient: Die subjektive Wahrnehmung und Verarbeitung künstlerischer Therapien durch Patienten an einer Klinik' wenn sie in ihrem abschließenden Betrachtungen kritisch schreibt: „Aufgabenstellungen, die von den Patienten als nicht gemeinschaftlich, sondern übergestülpt erlebt wurden, führten zu negativen Therapieverläufen" (Born, 2002, S. 229).

Handlungs- und interaktionale Strategien

Um ‚Prozesshaftigkeit' zu erreichen bzw. sie aufrecht zu erhalten, setzen die Teilnehmer drei zentrale Handlungs- und interaktionale Strategien ein, die von ihnen aktiv und erstaunlich konsequent verfolgt werden. Hierzu gehören, dass sie ihr ‚Verhalten verändern', die ‚Kunst als Mittel nutzen' und ‚Demotivation vermeiden' (Abb. 74).

1. Verhalten verändern

Die erste Strategie, die als ‚Verhalten verändern' identifiziert wurde, beschreibt vielfältige Maßnahmen der Patienten, ihre gewohnten Verhaltensmuster aufzugeben und positivere Umgangsweisen zu erproben bzw. neues Verhalten dazuzulernen.

So haben sich die Befragten nach ihren Angaben bei der kreativen Auseinandersetzung

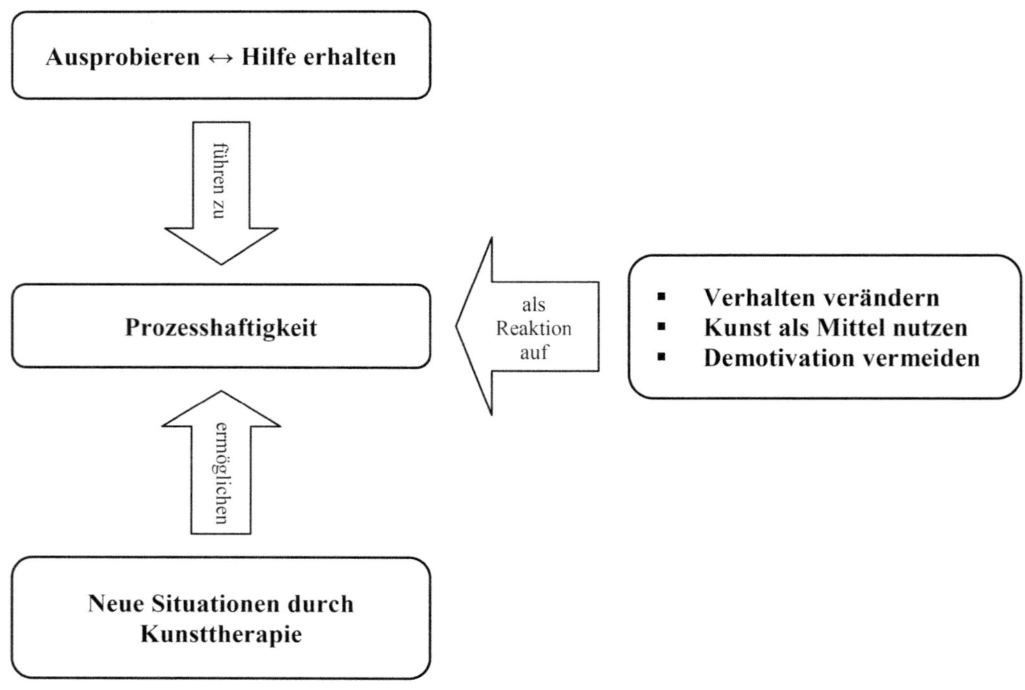

Abbildung 74: Handlungs- und interaktionale Strategien (Prozesshaftigkeit)

mittels Materialien, Techniken und Themen anstatt geplant und kontrollierend, eher spontan und expressiv verhalten, und konnten so von einer perfektionistischen – oder wie es ein Befragter ausdrückt picassomäßigen – Herangehensweise zu einer spontanen, individuellen und flexiblen gelangen. Des Weiteren fand eine Veränderung von starrem Verhalten zu mehr Flexibilität statt. Hinzu kommt, dass die Befragten angeben, sowohl bei der kreativen Auseinandersetzung als auch im sozialen Miteinander eher vertrauensvoll und helfend agiert zu haben. Sie haben gelernt, sich nicht ängstlich und verweigernd zu verhalten. Weiterhin gelangten die Patienten von einem anfangs inkongruenten Gefühlsumgang bzw. Ausdruck zu einem kongruenten. Sie reagierten zunehmend kontaktfreudiger und selbstsicherer und erlebten sich weniger schüchtern und angepasst. Außerdem veränderten die Teilnehmer ihr Verhalten dahingehend, dass sie zunehmend eigene Ideen umsetzten, anstatt die Erwartungen anderer zu erfüllen.

Die Aussage der Befragten, dass sich durch neue und insbesondere ästhetische Erfahrungen (vgl. Kapitel 3.2.5) das eigene Verhalten positiv und auf vielfältige Art verändert hat, deckt sich mit den Ergebnissen der qualitativen Studie von Brenne (2004) mit dem Titel ‚Ressource Kunst. Künstlerische Feldforschung in der Primarstufe'. Der Autor kommt u. a. zu dem Resultat, dass das angewandte pädagogische Setting bei den Schülern ästhetische Handlungsstrategien hervorgerufen hat, die zudem auf andere bedeutsame Felder übertragen werden konnten (vgl. Brenne, 2004, S. 185). Eine Verhaltensveränderung äußerte sich im Rahmen des Projekts beispielsweise darin, dass ein Schüler, der anfangs seine Mitarbeit verweigerte, zu einer intensiveren Auseinandersetzung mit dem dargebotenen Material gelangen konnte, nachdem er erkannt hatte, dass das Einbringen seiner individuellen Interessen durchaus erwünscht war (vgl. Brenne, 2004, S. 186). Auch wenn davon auszugehen ist, dass Kinder wesentlich offener und unbeschwerter auf künstlerische Angebote reagieren, zeigen doch die Aussagen der männlichen Patienten in dieser Studie, dass trotz vorliegender schwerer psychischer Störung und deutlich höherem Alter, durch angeregte neue und ästhetische Erfahrungen und einem individuell ausgerichteten Kontext, Veränderungen im Verhalten möglich sind.

Aufschlussreich hinsichtlich einer positiven Veränderung des Verhaltens sind auch die Aussagen der Patienten in der Studie von Born (2002), die durch anthroposophisch ausgerichtete Kunsttherapie hervorgerufen wurde. Diese von den Befragten angegebenen Veränderungen wurden vor allem sichtbar in einer allgemeinen Sensibilisierung der Wahrnehmungsfähigkeit, die sich in einem zunehmenden Interesse an ihrem Umfeld zeigte. Außerdem konnten die Patienten verbesserte handwerkliche Fähigkeiten feststellen, die zu Freude und Staunen über das Erreichte führte und ihnen ein Gefühl der Selbstbestätigung und Handlungsfähigkeit gab, welches ihnen ansonsten im klinischen Setting fehlte (vgl. Born, 2002, S. 229).

Dass künstlerische Prozesse prädestiniert sind, bei Kindern und Jugendlichen positive Veränderung des Verhaltens auszulösen, indem sie sich mit neuen Situationen auseinandersetzen und experimentieren, findet sich auch bei Buschkühle (2010) wieder. Er schreibt hierzu: „Künstlerische Prozesse, künstlerische Projekte konfrontieren stets aufs Neue mit fremden Anforderungen und Umständen. Auf der Ebene des Spiels, des Experiments in reflexiver und präsentativer Weise wird hier die Selbstständigkeit von Wahrnehmungen und Bedeutungserzeugungen geübt" (Buschkühle, 2010, S. 75).

2. Kunst als Mittel nutzen

Die zweite Strategie wurde als ‚Kunst als Mittel nutzen' identifiziert. Hierunter ist zu verstehen, dass die Männer die Auseinandersetzung mit Kunst nicht um ihrer Selbst willen einsetzen, sondern sie als Mittel zu dem Zweck nutzen, unterschiedliche Bedürfnisse zu befriedigen. Insbesondere diese Strategie gibt Auskunft darüber, welche Chancen der künstlerische Ausdruck, die kreative Auseinandersetzung und das Erstellen von individuellen Werken im Rahmen der Therapie bietet, und was die Kunsttherapie von anderen Ansätzen unterscheidet und sie als additive Therapieform so hilfreich und einzigartig macht. Wie bereits bei der ersten Strategie finden sich auch hier mehrere Maßnahmen, die die Teilnehmer einsetzen, um ‚Prozesshaftigkeit' zu erreichen bzw. weiter auszubauen.

Hierzu gehört erstens, dass sie die ‚Kunst nutzen, um das eigene Innenleben zum Ausdruck zu bringen und sich darüber selbst besser wahrzunehmen'. Als zweites geben die Befragten an, dass sie die ‚Kunst als Mittel zur Problembewältigung' einsetzen, um darüber akut belastende und schmerzhafte Themen nonverbal auszudrücken und besser zu verarbeiten. Drittens beschreiben die Befragten das Bedürfnis, quälende oder als ungerecht erlebte Situationen mit Hilfe von eigenen Werken zum Ausdruck zu bringen, um darüber die eigenen Problemlagen öffentlich zu machen und somit auf individuell erlebte Missstände hinzuweisen. Sie wurde identifiziert als ein ‚Mittel, um mit Hilfe der Kunst Aufklärungsarbeit zu leisten'. Viertens geben die Patienten an, dass die Kunst ihnen dabei hilft, sich anderen Menschen verbunden oder zugehörig zu fühlen. Über die ‚Kunst Anerkennung und Wertschätzung' zu erfahren und von anderen Menschen in seiner persönlichen Weiterentwicklung wahrgenommen zu werden, ist, über das Bedürfnis nach Zugehörigkeit hinaus, nach Aussagen der Befragten ein fünfter wesentlicher Punkt. Sechstens dient die Kunst den Teilnehmern dazu, ‚Erinnerungen zum Ausdruck zu bringen'. Gerade aufgrund ihrer geschlossenen Unterbringung hilft sie ihnen dabei, insbesondere die angenehmen Erlebnisse des Lebens nicht zu vergessen.

Wie nachfolgend gezeigt wird, leistet die übergreifende Strategie ‚Kunst als Mittel nutzen' einen wesentlichen Beitrag dazu, dass die Patienten gleich mehrere der von Grawe (2004) angeführten Grundbedürfnisse eines Menschen befriedigen können.

Indem die Männer in der Kunsttherapie gezielt die Chance erhalten, die Kunst als Mittel zu nutzen, wird in Anbindung an die Aussagen von Grawe das grundlegendste Bedürfnis nach Orientierung und Kontrolle befriedigt. Denn, so schreibt er sehr anschaulich, „wann immer wir in der Therapie dem Patienten etwas an die Hand geben, das ihm hilft, mit seinen Problemen besser umzugehen oder sie zu bewältigen, stellen wir eine positive Kontrollerfahrung her und lindern damit die Verletzung des Kontrollbedürfnisses" (Grawe, 2004, S. 233).

Dass Patienten in der Kunsttherapie die Kunst als Mittel nutzen, um damit ihr Inneres darzustellen, ihre Selbstwahrnehmung zu erhöhen sowie ihre Probleme zu bewältigen, zeigen darüber hinaus auch die Ergebnisse der Studie von Plecity (2006) zum Thema ‚Die Auswirkungen der Kunsttherapie auf das körperliche und emotionale Befinden der Patienten – Eine quantitative und qualitative Analyse', die er in einer psychosomatischen Tagesklinik erhoben hat. Hier ergibt die Auswertung der Einzelinterviews, dass die Patienten eigene Themen oder auch Inspirationen aus der Tagesklinik in ihren Bildern aufgreifen, und die Farbwahl größtenteils bewusst gewählt wurde. Auch geben die Befragten an, dass die Farben mehrheitlich eine Bedeutung

für sie haben, und in der Hälfte der Fälle auch die Formatgröße bedeutungsvoll für sie ist. Zudem steht nach den Erkenntnissen von Plecity (2006) bei den Patienten der Problemausdruck, d. h. die Problemerkennung und die Problembewusstwerdung sowie die Problembewältigung der Patienten in Form von Symboldarstellungen im Mittelpunkt der Kunsttherapie (vgl. Plecity, 2006, S. 56). Ergänzend sei an dieser Stelle auch die Aussage von Born (2002) angeführt, die in ihrer Studie zu einem vergleichbaren Ergebnis kommt. So liegt nach Meinung ihrer Patienten die therapeutische Wirkung von Kunsttherapie im „Wahrnehmen und Aufgreifen individueller Thematiken" (Born, 2002, S. 230).

Die vorliegende Untersuchung kommt außerdem zu dem Ergebnis, dass die Patienten in der Kunsttherapie die ‚Kunst als Mittel nutzen, um Aufklärungsarbeit zu leisten und Erinnerungen zum Ausdruck zu bringen'. Damit fördert sie auch das Bedürfnis nach Selbstwerterhöhung und Selbstwertschutz. Diese spezifisch menschliche Art der Selbstwertregulation setzt laut Grawe ein Bewusstsein der eigenen Person sowie die Fähigkeit zu reflexivem Denken voraus, ohne die eine Entwicklung eines Selbstbildes und Selbstwertgefühls nicht denkbar ist (vgl. Grawe, 2004, S. 250). Da gerade Patienten mit Persönlichkeitsstörungen bereits früh ungünstige soziale Erfahrungen gemacht haben und ihre devianten Verhaltensmuster häufig nicht als zu ihnen gehörig erleben (vgl. Kapitel 2.3.4), hat dies Einfluss auf ihre Identifikation und damit auf ihr Selbstwertgefühl und ihr Selbstbild. Das gilt umso mehr bei Patienten, die aufgrund einer Straftat in der forensischen Psychiatrie untergebracht sind. Indem sie die Kunst als Mittel nutzen können, alle ihre persönlichen Sichtweisen – auch oder gerade die nicht gesellschaftskonformen – auszudrücken, wird ihnen das Gefühl gegeben, ernst genommen zu werden. Dies bedeutet nicht, dass eine kritische Reflexion mit dem Therapeuten über das Gestaltete unterbleibt. Gelingt das auf professionelle Art und Weise, kann das Selbstbild und das Selbstwertgefühl der Patienten gestärkt werden.

Über das Bedürfnis nach Orientierung und Kontrolle sowie Selbstwerterhöhung und Selbstwertschutz hinaus, führt Grawe noch das Bindungsbedürfnis des Menschen an, das sich auch in den Aussagen der Patienten in dieser Studie wiederfindet. So berichten die Befragten davon, dass sie mit Hilfe der Kunst das Bedürfnis nach Zugehörigkeit sowie Anerkennung bzw. des ‚Gesehen Werdens' stillen konnten. Psychisch erkrankte Menschen und insbesondere die hier beschriebene Patientengruppe, haben in ihrer Jugend selten gute Beziehungserfahrungen gemacht. In der Regel haben ihre Bezugspersonen ihnen keinen verlässlichen Ort geboten, der körperliche Nähe, Schutz und Sicherheit zuließ. Aufgrund dessen haben sie eher schwierige motivationale Schemata bzw. auffällige Bindungsmuster entwickelt, die die Folge ihrer ungünstigen Beziehungserfahrungen sind (vgl. Grawe, 2004, S. 193). Dass die Patienten im Rahmen der Kunsttherapie die Möglichkeit haben, ihr Grundbedürfnis nach Bindung zu erfüllen, kann somit dazu beitragen, Inkongruenz zu beheben.

Dass Kunst es zu leisten vermag, sowohl das Bedürfnis nach Bindung als auch das nach Selbstwerterhöhung und Selbstwertschutz zu befriedigen, bestätigen auch die Aussagen von Linde (2004) in Bezug auf die kunsttherapeutische Arbeit mit dementiell erkrankten Menschen. Seiner Meinung nach werden durch einen nicht sprachgebundenen Selbstausdruck und durch die Förderung von Sinneserfahrungen sowohl die eigene Identität gefestigt als auch das Gefühl sozialer Verbundenheit erlebt (Linde, 2004, S. 22).

3. Demotivation vermeiden
Die dritte Strategie wurde als ‚Demotivation vermeiden' bezeichnet. Sie beinhaltet, dass die Teilnehmer in Krisensituationen eigenständig Maßnahmen entwickeln, die es ihnen ermöglichen, handlungsfähig zu bleiben und aufkommender Lustlosigkeit, Frustration und Verweigerung entgegenzuwirken. Erfordert beispielsweise ein Projekt strukturiertes und zielgerichtetes Arbeiten, welches die Patienten überfordert und frustriert, versuchen sie ihrer ‚Angst vor dem Versagen und Leistungsdruck vorzubeugen', indem sie vorerst aus der zielgerichteten Arbeit aussteigen oder sich zusammenreißen. Des Weiteren versuchen sie sich auf ihre Fähigkeiten zu konzentrieren und Dinge zu tun, die ihnen ‚Spaß machen', um Demotivation entgegenzuwirken.

Diese von den Patienten gewählte Strategie knüpft an das von Grawe beschriebene Bedürfnis nach Lustgewinn und Unlustvermeidung an. Dahinter verbirgt sich, vereinfacht ausgedrückt, dass wir in der Regel „angenehme Zustände anstreben und unangenehme vermeiden" (Grawe, 2004, S. 261). Automatisch und unbewusst bewerten wir alle Erfahrungen dahingehend, ob sie gut oder schlecht für uns sind. Dass wir uns für oder gegen etwas entscheiden, hängt dabei unmittelbar mit unseren Vorerfahrungen und unserem gegenwärtigen Zustand zusammen und richtet sich nicht nach objektiven Merkmalen (vgl. Grawe, 2004, S. 262). Wird nun in der Kunsttherapie der Patient darauf gedrängt, etwas zu tun, was er sich beispielsweise aufgrund schlechter Erfahrungen oder eines geringen Selbstwertgefühls nicht zutraut, wird sein Vermeidungssystem aktiviert. Negative Bewertungen werden gefördert und seine psychische Aktivität ist auf Vermeidung ausgerichtet (vgl. Grawe, 2004, S. 267). Schlimmstenfalls kommt es zu einem Beziehungsabbruch. Indem die Patienten in der Kunsttherapie die Möglichkeit erhalten, ihr Bedürfnis nach Lustgewinn und Unlustvermeidung zu befriedigen, wird dagegen fast immer ihre positive Seite gestärkt. Es entstehen beim Patienten gewünschte angenehme Gefühle, und in der Folge kommt es im günstigsten Fall zu einer optimistischeren und motivierteren Hinwendung auf seine therapeutischen Ziele.

Intervenierende Bedingungen
Bei den Strategien, die die Teilnehmer einsetzen, stellt sich die Frage, welche Interventionen notwendig sind, um ‚Prozesshaftigkeit' zu begünstigen bzw. zu ermöglichen. Die Befragten geben sieben intervenierende Bedingungen an, die sich entweder förderlich oder einschränkend auf ihre Handlungen auswirken. Hierzu zählen die ‚Therapeutische Beziehungsgestaltung', die ‚Therapeutischen Rahmenbedingungen', die ‚Frühe Erfahrungen', das ‚Vergleiche anstellen', die ‚Einsicht in die eigene Problematik', der ‚Einsatz von Medikamenten' und die ‚Unterbringung in der forensischen Psychiatrie' (Abb. 75).

1. Therapeutische Beziehungsgestaltung
Die ‚Therapeutische Beziehungsgestaltung' beinhaltet vier Aspekte. Hierzu gehören: Explizites Kontaktangebot, Bereitschaft signalisieren, Freiheit lassen und Wegfall von Kritik bzw. Bewertung von außen.

So sagen die Befragten aus, dass es zum einen förderlich ist, wenn die Kunsttherapeutin bzw. die Kunststudierenden sich ihnen gegenüber ehrlich interessiert zeigen und ihnen über ihre Körpersprache – beispielsweise während der künstlerischen Auseinandersetzung – ein ‚explizites Kontaktangebot' machen. Zum anderen ist es nützlich, wenn beispielsweise die Studierenden mimisch und gestisch ‚Bereitschaft zur Hilfestellung signalisieren' und ihnen dadurch Mut machen,

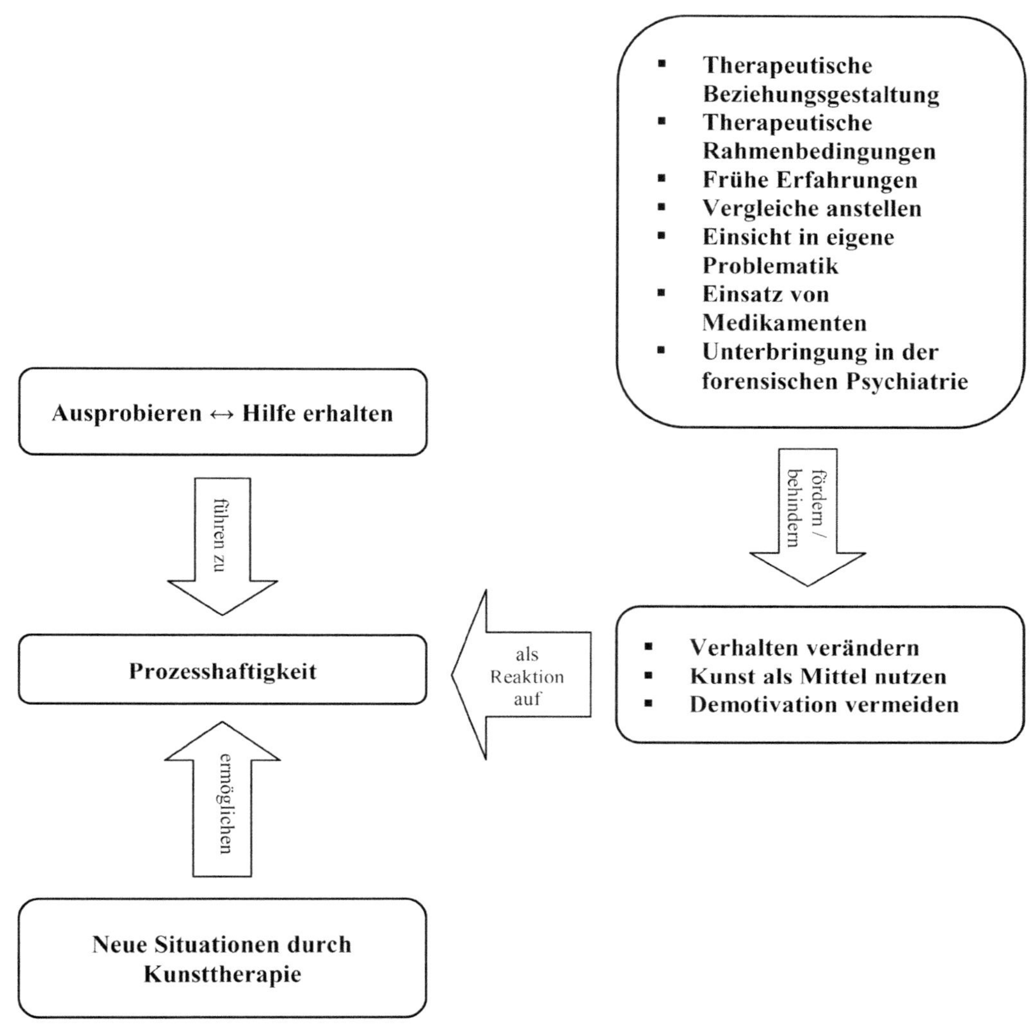

Abbildung 75: Intervenierende Bedingungen (Prozesshaftigkeit)

Fragen zu stellen und sich Unterstützung zu holen. Darüber hinaus ist es positiv, wenn ihnen die ‚Freiheit gelassen wird', eigene Erfahrungen zu machen. Und nicht zuletzt ist es wesentlich, dass sie ‚keine negative Kritik' beispielsweise von der Therapeutin hören bzw. von ihr schlecht bewertet werden, weil sich dies einschränkend auf ihre Handlungen auswirkt.

Diese von den Befragten angeführten Aspekte spiegeln sich auch in den von Rogers (1992) entwickelten Thesen zur Rolle des Beraters wieder. Das besondere Merkmal seines klientenzentrierten Ansatzes ist es, dass der Therapeut die Aussagen seines Gegenübers nicht interpretiert und ihm keine Ratschläge gibt. Seine Aufgabe besteht vielmehr darin, ihn dabei zu unterstützen, sich selbst besser wahrzunehmen, sich mit seinen

Gefühlen auseinanderzusetzen und neue Sichtweisen und Lösungsmöglichkeiten für seine Probleme zu entwickeln. Ziel ist laut Weinberger (2004), die Ressourcen und das Veränderungspotenzial der Klienten zu nutzen, um sie zu befähigen, Probleme besser zu lösen (vgl. Weinberger, 2004, S. 33). Um dies zu erreichen, sind auf Seiten des Therapeuten drei Basisvariablen notwendig: Empathie und Verbalisierung, auch einfühlendes Spiegeln genannt, Annehmen und Wertschätzen sowie Echtheit und Selbstkongruenz (vgl. Rogers, 1992, S. 40ff; vgl. Kriz, 2007, S. 173; vgl. Weber, 1996, S. 27 & vgl. Kapitel 4.2.1). Weitere wichtige Hinweise im Umgang mit Patienten – oder wie hier genannt in der therapeutischen Beziehungsgestaltung – liefert erneut auf anschauliche Weise Grawe (2004) in seinen Leitlinien für den Therapieprozess. So sind seiner Meinung nach erfolgreiche Merkmale eines Psychotherapeuten: Warmherzigkeit, Extravertiertheit, Optimismus und Selbstsicherheit (vgl. Grawe, S. 435–436).
Gerade der therapeutische Umgang mit Menschen mit Persönlichkeitsstörungen verlangt laut Linden (2008) neben einem hohen Maß an Empathie auch die Fähigkeit zu ‚unkonditionalem Akzeptieren'. Damit meint er „die Interaktion und die Stabilität der gegenseitigen Beziehung nicht von aktuellen Äußerungen oder Änderungen in der Psychopathologie abhängig zu machen" (Linden, 2008, S. 236). Dies begründet sich darauf, dass die unmittelbare Kommunikation dieser Patienten aufgrund der Störung stark eingeschränkt ist, und sie oftmals im Kontakt spannungsgeladen interagieren, indem sie sich beispielsweise hochgradig gereizt oder übermäßig kritisch verhalten (vgl. Linden, 2008, S. 235). Mittlerweile gilt es als erwiesen, dass die Ergebnisse einer Behandlung – unabhängig von der angewandten Therapiemethode – besser ausfallen, wenn der Therapeut in der Lage ist, einfühlsam, warmherzig und kompetent auf den Patienten einzugehen. Ausschlaggebend für den Erfolg einer Therapie ist vor allem die Klient-Therapeut Beziehung und nicht nur die verwendete Methode (vgl. Brockhaus, 2009, S. 484). Das die Patientengruppe in dieser Studie die hier angeführten intervenierenden Bedingungen benennen und sie für das Entstehen von ‚Prozesshaftigkeit' mit verantwortlich machen, bestätigen die angeführten Empfehlungen für Therapeuten und zeigen auf, welchen wichtigen Beitrag sie gerade bei der Behandlung von Menschen mit Persönlichkeitsstörungen in der forensischen Psychiatrie leisten können.

2. Therapeutische Rahmenbedingungen

Unter den ‚Therapeutischen Rahmenbedingungen' finden sich drei Interventionen, die unterstützend, aber auch hemmend auf die Handlungen der Teilnehmer einwirken: Zeit haben, kein Termindruck und Rückzugsmöglichkeit.
Nach Angaben der Befragten ist es ganz besonders wichtig, für die künstlerische Auseinandersetzung genügend ‚Zeit zu haben', denn nur dann findet ‚Prozesshaftigkeit' statt und wird die Möglichkeit geschaffen, etwas für sich zu erreichen. Bedeutsam ist sie auch, um ein Gruppenzugehörigkeitsgefühl zu entwickeln, denn laut Angaben der Befragten ist die Chance, als Gruppe zusammenzuwachsen, umso größer, je mehr Zeit miteinander verbracht wird. Eine weitere förderliche Rahmenbedingung, die eng mit der vorherigen in Verbindung steht, erfordert, vor oder nach der Kunsttherapie ‚keinen Termindruck' – beispielsweise in Form anderer Maßnahmen – zu verspüren. Keine oder nur ungenügend Zeit zur Verfügung gestellt zu bekommen und Termindruck zu erleben, hemmen positive Handlungs- und interaktionale Strategien wie beispielsweise die Bereitschaft, spontan und expressiv zu handeln und sich auf Neues einzulassen. Ein weiterer wichtiger Faktor ist

die Gruppengröße in der Kunsttherapie. So ist es günstig, wenn diese überschaubar ist und je nach Bedürfnis des Einzelnen sowohl Nähe als auch Distanz zulässt und ,Rückzugsmöglichkeiten' bietet.
Dass ästhetische Erfahrung Zeit braucht und Zeitdruck künstlerische Prozesse behindert, wird auch durch die Aussagen von Brenne (2004) bestätigt. Er schreibt in Bezug auf die Arbeit mit Grundschulkindern: „Ästhetische Erfahrung muss eine Dichte an Emotionalität, Sinnlichkeit und Ästhetik zulassen. Das heißt, dass ein ästhetischer Prozess Zeit braucht. Jedes Kind muss Gelegenheit erhalten in seinem persönlichen Tempo einen Gegenstand umfassend zu untersuchen und zu erproben" (Brenne, 2004, S. 290). Auch Linden (2008) geht in seinen Prinzipien supportiver Therapie – wenn auch nicht direkt – auf die Bedeutung der Zeit in der Therapie ein. Er behandelt diesen Aspekt unter dem Begriff der Geduld (vgl. Linden, 2008, S. 234). Persönlichkeitsstörungen sind chronische Störungen, und Patienten mit diesem Störungsbild zeichnen sich in ihrem Verhalten, Denken und Erleben durch starre und unangepasste Verhaltens- und Reaktionsmuster aus, die sich in verschiedenen sozialen und persönlichen Lebenssituationen äußern (vgl. Kapitel 2.1). Soll in der Kunsttherapie ,Prozesshaftigkeit' erreicht werden, braucht der Therapeut Geduld; denn Geduld mit dem Patienten zu haben, heißt auch, sich für ihn Zeit zu nehmen.

3. Frühe Erfahrungen

Jeder Mensch macht Erfahrungen, die sein Handeln und Erleben beeinflussen. Sie spielen auch in Bezug auf die intervenierenden Bedingungen eine wesentliche Rolle. Dieser Umstand wurde in dieser Untersuchung als ,Frühe Erfahrungen' identifiziert. Zu den dazugehörigen Aspekten zählen laut Aussagen der Interviewten die ,Kindheit', die Erlebnisse in der ,Schule' sowie die ,negativen Erfahrungen'. Alle drei besitzen biografische Bezüge.

Haben die Teilnehmer schon in der Kindheit positive Erfahrungen mit Kunst gemacht, hat dies zur Folge, dass sie auch in der Kunsttherapie bereitwilliger Maßnahmen ergreifen, um beispielsweise ihr ,Verhalten zu verändern', die ,Kunst als Mittel zu nutzen' oder ,Demotivation zu vermeiden'. Ähnlich verhält es sich mit den positiven Erfahrungen, die die Teilnehmer in der Schule machen konnten. Wurde bereits hier ihr Interesse für Kunst geweckt, begünstigt dieser Umstand, später in der Kunsttherapie die angeführten Handlungs- und interaktionalen Strategien zu ergreifen. Machen sie im Umkehrschluss schlechte Erfahrungen im Kunstunterricht, hemmt dies später ihre Bereitschaft, sich offen auf ungewohnte künstlerische Übungen oder Techniken einzulassen und Neues auszuprobieren. Ebenso geschieht das bei den negativen Erfahrungen im sozialen Umfeld. Nach Meinung der Interviewten führen sie oftmals zu späteren Hemmungen und Ängsten und behindern so Maßnahmen zur Entwicklung und Veränderung. Dies ist beispielsweise auch dann der Fall, wenn die Betroffenen schon als Kind oder als Heranwachsender negative Erfahrungen mit Frauen gemacht haben und dann in der Kunsttherapie bei einer Partnerübung mit ihnen zusammenarbeiten sollen.
Im Rahmen dieser Diskussion sind insbesondere die angeführten negativen Erfahrungen der Patienten aufschlussreich. Erfahrung bezeichnet laut Michel und Novak (2004) die Gesamtheit der gelernten Kenntnisse, Informationen, Fähigkeiten und Verhaltensweisen. Gesammelt werden Erfahrungen durch Empfindungen, Wahrnehmungen, Erleben und Verhalten, wobei die spätere Entwicklung eines Menschen davon abhängt, ob er in der frühen Kindheit die Möglichkeit hat-

te, sich auf vielfältige Weise mit der Umwelt auseinanderzusetzen (vgl. Michel & Novak, 2004, S. 120). Letzteres scheint bei den Patienten, die an dieser Studie teilgenommen haben, nicht der Fall gewesen zu sein. Im Gegenteil. Wie aus den Aussagen der behandelnden Therapeuten und den Beschreibungen der Patienten deutlich wird, haben sie vermehrt tiefgreifende negative Erfahrungen in ihrer Kindheit gemacht (vgl. Kapitel 7.2.2 & 7.2.3). Patienten mit Persönlichkeitsstörungen im Maßregelvollzug bringen u. a. eine deutliche Unausgeglichenheit in ihren Einstellungen und Verhaltensweisen mit. Ihre abnormen Verhaltensmuster sind andauernd und ihr Verhalten ist tiefgreifend und in vielen persönlichen und sozialen Situationen unpassend (vgl. Schmidt-Quernheim, 2008, S. 111 & vgl. Kapitel 2.1). Laut Schmidt-Quernheim (2008) verfügt diese Patientengruppe im Gegensatz zum durchschnittlichen Psychotherapieklientel nicht über ein ausreichendes Maß an Selbstvertrauen. Auch haben sie Ängste, den Anforderungen im Rahmen der Therapie nicht gerecht zu werden und hegen ein starkes Misstrauen gegenüber sehr nahen Beziehungen. Darüber hinaus empfinden sie die Einweisung in die Forensik als massive Kränkung und entwickeln eine ‚negative Identität', die ihnen Sicherheit gibt, so der Autor (vgl. Schmidt-Quernheim, 2008, S. 96). Aufgrund dieser Aussagen ist davon auszugehen, dass bei dieser Patientengruppe gleich alle vier der von Grawe (2004) angeführten Grundbedürfnisse in der Vergangenheit, aber auch in der Gegenwart nicht ausreichend befriedigt worden sind. Umso wichtiger scheint es, im kunsttherapeutischen Kontext keine negativen emotionalen Reize, die Assoziationen, Repräsentationen und Verhaltensprogramme des Vermeidungssystem anbahnen, zu aktivieren (vgl. Grawe, 2004, S. 383). Dies bedeutet beispielsweise in der Praxis, dass einem Patienten bei einer vorliegenden Abneigung gegenüber einem Material oder einer Übung auch immer Alternativen angeboten werden sollten.

Dass die Bedingung ‚Frühe Erfahrung' eine wichtige Rolle in Bezug auf das Erreichen von ‚Prozesshaftigkeit' spielt, macht deutlich, dass die bereits angeführten Leitlinien für Therapeuten besonders bedeutsam sind. Denn nur, wenn bei den Patienten positive emotionale Reize im Annäherungssystem beispielsweise durch Empathie und Geduld aktiviert werden, kann dies geschehen.

Dass ‚negative Erfahrungen', die die Patienten beispielsweise in der Schule gemacht haben speziell bei einer direktiv durchgeführten Kunsttherapie dazu führen können, dass sie sich nicht mehr offen auf Neues einlassen, beschreibt auch Born (2002). Wird dem Patienten nicht die Möglichkeit eröffnet, eine persönliche Verbindung zu seinem Werk aufzubauen, und erlebt er kunsttherapeutische Maßnahmen gerade zu Beginn der Behandlung als vom Therapeuten verordnet, kann dies, so die Autorin, negative Schulerinnerungen und Leistungsdruck hervorrufen (vgl. Born, 2002, S. 243).

4. Vergleiche anstellen

Die nächste intervenierende Bedingung wurde als ‚Vergleiche anstellen' identifiziert. Sie enthält zwei Aspekte: Vergleiche anstellen zu anderen und Vergleiche anstellen drinnen versus draußen.

So kann nach Meinung der Befragten der Umstand durchaus förderlich sein, ‚sich mit anderen Menschen, deren Handlungen oder Werken zu messen'. Dies kann dazu beitragen, seinen eigenen Standpunkt zu finden und Unterschiede besser wahrzunehmen und auf diese einzuwirken. Aber auch das ‚Vergleiche anstellen zwischen drinnen und draußen', d. h. zwischen einer Unterbringung in der forensischen Psychiatrie und einem Leben in

Freiheit, kann sich dahingehend positiv auf die Handlungs- und interaktionalen Strategien der Teilnehmer auswirken, dass sie ihre Situation im Maßregelvollzug reflektieren und ihr künstlerisches Schaffen als Mittel nutzen, um ihr Innenleben auszudrücken und sich selbst wahrzunehmen.

Die von den Patienten angeführte Bedingung ‚Vergleiche anstellen' kann mit dem Begriff ‚Sozialer Vergleichsprozess' in Verbindung gebracht werden. Er baut nach Angaben von Häcker und Stapf (2004) auf der Theorie von Festinger (1954) auf und meint das Interesse eines Menschen, die eigenen Meinungen, Fähigkeiten und den eigenen Status mit denen anderer Personen zu messen, mit der Intention, die Wahrheit über sich selbst herauszufinden (vgl. Häcker & Stapf, 2004, S. 1001). Um vergleichen zu können, braucht es demnach ein Gegenüber. Mit dieser Bedingung lässt sich ein Bogen spannen zu den unterschiedlichen Sozialformen und Beziehungsaspekten, die in der Kunsttherapie zum Tragen kommen (vgl. Kapitel 4.3.4). Laut Wieland (2004) bietet insbesondere die Arbeit in einer kunsttherapeutischen Gruppe die große Chance – beispielsweise mittels Bildbesprechungen – Gemeinsamkeiten zu entdecken, andere Standpunkte kennenzulernen und somit die eigene innere als auch äußere Wahrnehmung zu erweitern (vgl. Wieland, 2004, S. 15 & vgl. Aissen-Crewett, 1997, S. 22–23). Dass die an dieser Studie beteiligten Patienten die Bedingung ‚Vergleiche anstellen' von sich aus benennen, kann damit wertvolle Hinweise darauf geben, dass das Arbeiten sowie die Reflektion innerhalb einer kunsttherapeutischen Gruppe förderlich für eine positive Entwicklung der eigenen Handlungs- und interaktionalen Strategien ist und zur Persönlichkeitsentwicklung beiträgt.

5. Einsicht in die eigene Problematik, Einsatz von Medikamenten, Unterbringung in der forensischen Psychiatrie

In Bezug auf die intervenierenden Bedingungen konnten noch drei weitere Aspekte ermittelt werden, die sich teilweise erfolgreich auf die Handlungen der Befragten auswirken. Hierzu zählen: Einsicht in die eigene Problematik, Einsatz von Medikamenten und Unterbringung in der forensischen Psychiatrie.

Die erste Bedingung wurde als ‚Einsicht in die eigene Problematik' identifiziert. Sie beinhaltet, dass es für die Patienten im Rahmen der Behandlung hilfreich ist, zu erkennen, wie und warum der Körper auf das psychische Befinden Einfluss nimmt. Mit dieser förderlichen Bedingung knüpfen die Befragten an den Begriff der Psychoedukation an. Darunter ist die Vermittlung von Wissen über psychische Störungen gemeint. Psychoedukation unterstützt die Betroffenen darin, ihre Erkrankung besser kennenzulernen und zu verstehen. Infolgedessen wird ihr Selbsthilfepotential gesteigert und ihre Fähigkeiten gefördert, aktiv an der Therapie mitzuwirken. Laut Buchkremer (2004) werden sie dadurch zu ‚Experten in eigener Sache' und können ihre Behandlung aktiv mitbestimmen (vgl. Häcker & Stapf, 2004, S. 745 & vgl. Buchkremer, 2004, S. 5). Darüber hinaus schildern die Befragten, dass auch der ‚Einsatz von Medikamenten' eine förderliche Bedingung darstellt, um positive Handlungs- und interaktionale Strategien aufrecht zu erhalten. So sagen die Befragten aus, dass es insbesondere bei Unruhe- und Erregungszuständen hilfreich ist, zeitweilig Neuroleptika einzunehmen, um handlungsfähig bleiben zu können. Dass diese Maßnahme bei der Behandlung von Persönlichkeitsstörungen notwendig ist, wurde bereits in Kapitel 2.6. beschrieben. Eine psychopharmakologische Behandlung erfolgt mit dem Ziel, bestimmte Symptome wie beispiels-

weise Halluzinationen, psychomotorische Erregungszustände, negative Grundstimmungen sowie Antriebsstörungen, positiv zu beeinflussen (vgl. Rabe, 2008, S. 147–149). Mit den identifizierten Bedingungen ‚Einsicht in die eigene Problematik' und ‚Einsatz von Medikamenten' bestätigen die Befragten den Ansatz, dass sowohl psychoedukative Methoden als auch eine medikamentöse Behandlung zu einer positiven Entwicklung ihrer Handlungen beitragen und sich dies auch in der Kunsttherapie niederschlägt.
Die letzte Bedingung, die sich auf die Handlungen der Befragten auswirkt, ist die ‚Unterbringung in der forensischen Psychiatrie'. Sie besagt, dass die Betroffenen unter ihrer Unterbringung leiden und sie dieser Umstand dazu veranlasst, im Rahmen der Kunsttherapie speziell die ‚Kunst als Mittel zu nutzen', um ihre damit in Verbindung stehenden Gefühle und Erfahrungen auszudrücken. Dies bestätigen auch die Erfahrungen, die in der Kunsttherapie der forensischen Psychiatrie Stralsund gemacht wurden. Die Unterbringung im Maßregelvollzug bringt für die Patienten große Einschnitte mit. Ihr Alltag ist u. a. geprägt durch fehlende Außenkontakte, Möglichkeiten zur Selbstbestimmung und dies auf unbestimmte Zeit (vgl. Kapitel 4.4.4). Laut Orlob, Gillner, Riedel und Lübcke-Westermann (1998) ist die Kunsttherapie insbesondere hilfreich dabei, problematische Unterbringungszeiten zu verarbeiten, von auftretenden destruktiven Gedanken abzulenken, soziale Beziehungen zu knüpfen, neue Erfahrungen zu machen und zuvor Unaussprechliches auszudrücken (vgl. Ortlob, Gillner, Riedel & Lübcke-Westermann, 1998, S. 136f).

Konsequenz

Nach Meinung der Befragten ist das Ergebnis der vorliegenden Handlungs- und interaktionalen Strategien, dass der ‚Therapieeffekt Spaß und Entspannung' entsteht. Dieser Effekt wird von ihnen als ‚intensiv bis sehr intensiv' erlebt, und die Bandbreite des Auftretens reicht von ‚immer bis hin und wieder'. Er entwickelt sich zum einen ‚prozesshaft', wird zum anderen aber auch als ‚kontinuierlich' auftretend beschrieben. Der ‚Therapieeffekt Spaß und Entspannung' hat laut Aussagen der Patienten so ‚positive Auswirkungen', dass sie sich in der Regel eine ‚Fortsetzung' der Kunsttherapie wünschen.

Dass es im Rahmen einer kunsttherapeutischen Behandlung zu Entspannung und zu einer Verbesserung des Wohlbefindens kommt, bestätigen auch die Ergebnisse eines Forschungsprojekts mit dem Titel ‚Wirkung kunsttherapeutischer Maßnahmen', welches Mohaupt-Luksch (2004) in einer gerontopsychiatrischen Tagesklinik in Wien durchgeführt hat. Hier wurden mittels einer eigens entwickelten Beurteilungsskala vor allem Patienten befragt, die unter deutlichen Einschränkungen in ihrer Kommunikations- und Konzentrationsfähigkeit litten und/oder sich mit inneren Spannungszuständen quälten. Laut Mohaupt-Luksch gaben 88 % der Befragten an, dass sie sich während der Sitzung besser fühlten als davor, und ausnahmslos alle Patienten fühlten sich nach der dritten Sitzung besser als vor der ersten (vgl. Mohaupt-Luksch, 2004, S. 85).
Eine Pilotstudie zur Wirksamkeit von Kunsttherapie bei onkologischen Patienten in einer Akutklinik kommt zu ähnlichen Resultaten. Die quantitative Studie mittels POMS (Profile of Mood States) und VAS (Visuelle Analogskalen) zeigt das klare Ergebnis, dass sich auf der psychischen Ebene eine Veränderung in Richtung einer symptomatischen bzw. stimmungsmäßigen Verbesserung abzeichnet (vgl. Grulke, Stähle, Juchems, Heitz & Bailer, 2004, S. 130).
Auch die Ergebnisse von Plecity (2006) zeigen, dass fast alle 104 Patienten, die im Rahmen einer psychosomatischen Tagesklinik

kunsttherapeutisch behandelt und danach einzeln interviewt wurden, sich nach der Kunsttherapie besser oder zumindest gleich gut gefühlt haben. Auch wenn Plecity zu dem Ergebnis kommt, dass der Problemausdruck im Mittelpunkt der Kunsttherapie steht, folgt doch danach die Kreativität und die Entspannung (vgl. Plecity, 2004, S. 69).
Dass es im Rahmen von Kunsttherapie zum ‚Therapieeffekt Spaß und Entspannung' kommt, unterstützt zudem das Resultat einer quantitativen Evaluationsstudie von Watermann (2010) mit dem Titel ‚Die Effekte von Kunsttherapie auf das Erleben und Verhalten männlicher Patienten mit Persönlichkeitsstörungen in der forensischen Psychiatrie'. Bei dieser Untersuchung wurde der Veränderungsfragebogen des Erlebens und Verhaltens (VEV) von Zielke und Kopf-Mehnert (1978) eingesetzt. Die Ergebnisse konnten zeigen, dass Kunsttherapie als additives Verfahren zu herkömmlichen Maßnahmen, wie psychologisch-ärztliche Betreuung, Bezugspflege und Ergotherapie, sehr gute Bedingungen bietet, das Erleben und Verhalten dieser Patientengruppe positiv zu beeinflussen (vgl. Watermann, 2010, S. 79).
Abschließend soll ein weiteres Mal auf Grawe (2004) verwiesen werden. Seiner Meinung nach muss das oberste Ziel von Psychotherapie sein, den Betroffenen von seinem Leiden zu befreien, was vor allem bedeutet, seine psychischen Störungen zu bessern und sein subjektives Wohlbefinden zu erhöhen (vgl. Grawe, 2004, S. 376). Indem in der vorliegenden Studie der ‚Therapieeffekt Spaß und Entspannung' identifiziert wurde, scheint die Kunsttherapie im Rahmen des Maßregelvollzugs dem von Grawe definierten Ziel sehr nahe gekommen zu sein.

Mit den Ergebnissen durch ‚Grounded Theory' konnte gezeigt werden, welche vielfältigen Möglichkeiten die Kunsttherapie als additive Maßnahme bietet, welche Bedingungen hierfür notwendig sind und welche Auswirkungen sich daraus ergeben. Abschließend ergibt sich folgende Grafik, die veranschaulicht, welche Zusammenhänge sich aus den Interviews ergeben und wie die Antwort auf die Forschungsfrage zur subjektiven Wirksamkeit kunsttherapeutischer Verfahren bei männlichen Patienten mit Persönlichkeitsstörungen in der forensischen Psychiatrie beantwortet werden kann (Abb. 76).
Nachfolgend werden die Ergebnisse der Auswertung durch das ‚Instrument zur Beobachtung und Auswertung kunsttherapeutischer Prozesse' (IBAKP) zusammenfassend vorgestellt und diskutiert.

8.2 Diskussion der Ergebnisse durch das ‚Instrument zur Beobachtung und Auswertung kunsttherapeutischer Prozesse' (IBAKP)

In diesem Teil der Studie wird dargestellt, welche subjektiv erlebten Effekte bei der beschriebenen Patientengruppe aufgrund kunsttherapeutischer Verfahren auftreten, welche förderlichen Bedingungen hierfür ausschlaggebend sind und welche Rolle das Werk im Rahmen der Behandlung spielt. Für die Erhebung dient ein Instrument, das 18 Formulare enthält. Die verschiedenartigen Beurteilungs- und Bewertungsbögen geben auf umfassende Art und Weise sowohl die Eingangserhebungen, die Ziel-, Verlaufs- und Abschlussdiagnostik der Patienten aus Sicht der Kunsttherapeutin, der teilnehmenden Kunststudentinnen sowie des behandelnden Teams wider, als auch die Aussagen und Eindrücke der Patienten selbst (vgl. Kapitel 6.2.4). Die Formulare wurden vor, während und nach der halbjährigen kunsttherapeutischen Maßnahme eingesetzt. Für die Auswertung der Studie

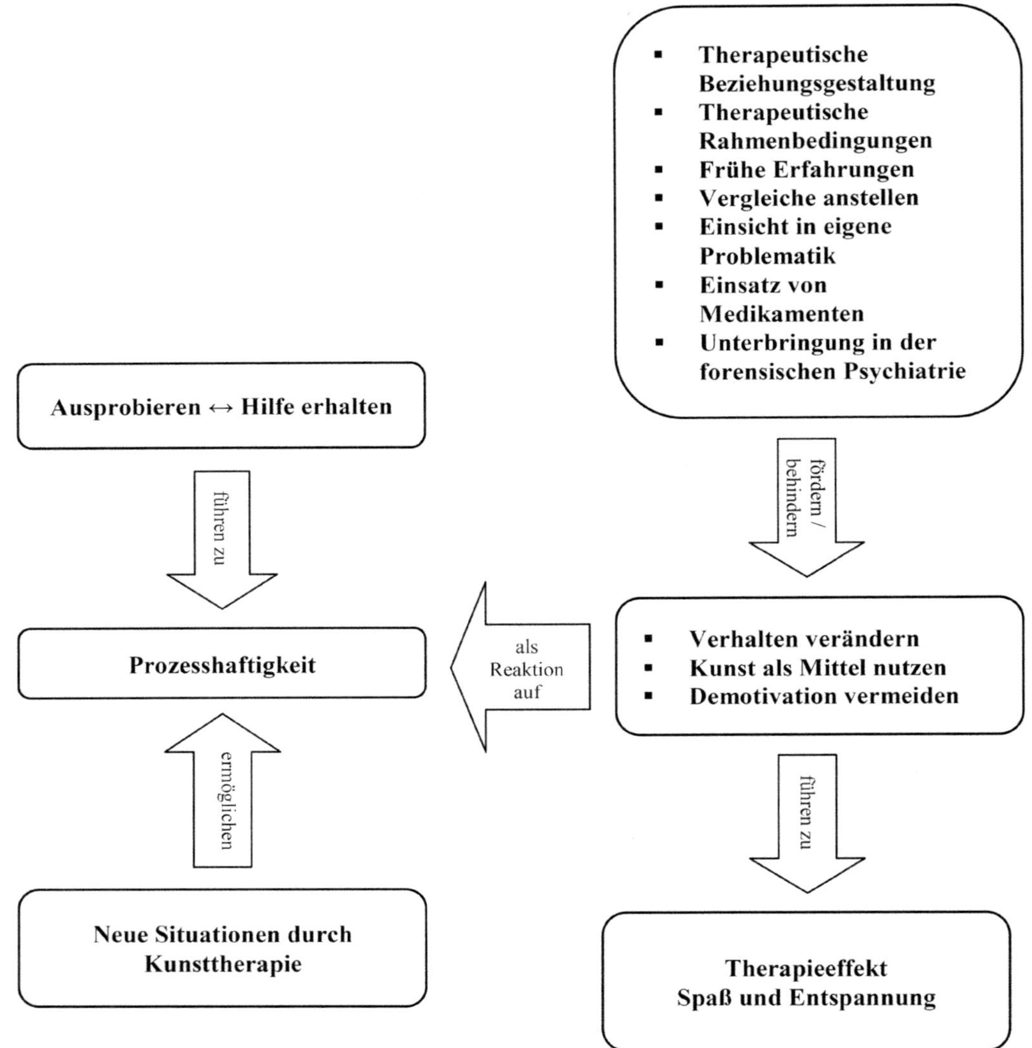

Abbildung 76: Grafik zum zentralen Phänomen ‚Prozesshaftigkeit' und der ihr zugeordneten Subkategorien.

wurden zwei kontrastierende Fälle herangezogen (vgl. Kapitel 7.2.2 & 7.2.3).
Bevor die Ergebnisse zusammengefasst vorgestellt werden, erfolgen zunächst einige Anmerkungen in Bezug auf das Auswertungsverfahren.

8.2.1 Forschungsmethodische Reflexion

Einige Einschränkungen hinsichtlich der Ergebnisse ergeben sich, wie auch bei der forschungsmethodischen Reflexion durch ‚Grounded Theory', durch:

- den geringen Fallumfang,
- die Gefahr der Lenkung insbesondere während der Reflexionsgespräche,
- die Verlässlichkeit der Patientenaussagen,
- die Parallelität von kunsttherapeutischer Intervention und Auswertung durch die Forscherin,
- die gleichzeitige Teilnahme der Patienten an konventionellen Maßnahmen,
- die Beteiligung von Kunststudierenden sowie
- die fehlende theoretische Rückanbindung an vergleichbare Forschungsergebnisse.

Da diese kritischen Anmerkungen bereits ausführlich behandelt wurden, sei an dieser Stelle an das obige Kapitel 8.1.1 verwiesen. Des Weiteren muss berücksichtigt werden, dass sich das Evaluationsinstrument IBAKP noch in der Entwicklungsphase befindet und noch kein Anspruch auf Reliabilität und Validität erhoben werden kann. Ferner ist zu bedenken, dass keine standardisierte Methode für das Zusammenführen und Auswerten der Ergebnisse zugrunde lag. Positiv bleibt anzumerken, dass die meisten Formulare über Jahre einem Pretest unterzogen und immer wieder optimiert wurden. Eine weitere Anmerkung betrifft das Einbeziehen von Kunststudierenden als Forschende. Um mögliche Defizite in Bezug auf die fachliche Qualifikation der Kunststudierenden auszugleichen, wurden diese im Vorfeld der Untersuchung im Rahmen von Seminaren sowohl theoretisch als auch praktisch in die Methoden der Feldforschung (teilnehmende Beobachtung), die Methoden der Gesprächsführung sowie die Handhabung des IBAKP eingewiesen.
Trotz der Einschränkungen lassen sich aussagekräftige Schlüsse zur subjektiv erlebten Effektivität von Kunsttherapie und den Bedingungen, die zu diesen Effekten geführt haben, ziehen. Da sich ein Großteil der Ergebnisse mit denen, die durch ‚Grounded Theory' ermittelt wurden, deckt, werden diese nicht erneut in einen Forschungskontext gestellt.

8.2.2 Zusammenfassung der Ergebnisse und deren Einbindung in den Forschungskontext

Die Ergebnisse der Untersuchung zeigen, dass das kunsttherapeutische Behandlungskonzept in beiden Fällen zu ‚Spaß und Freude' geführt hat und insgesamt als ‚positiv' bewertet wurde. Außerdem lässt sich aus den Ergebnissen ableiten, dass trotz unterschiedlicher Ausgangsprofile der Patienten, eine ‚positive Entwicklung' stattgefunden hat und ‚eigene Fähigkeiten' wahrgenommen werden konnten. Eine Steigerung der Entwicklung lässt sich insbesondere in den Bereichen ‚Selbstsicherheit und Selbstbewusstsein' sowie ‚Kontakt- und Kommunikationsfähigkeit' feststellen. Die positiv wahrgenommenen Veränderungen werden auf drei Aspekte zurückgeführt: ‚gezielte Aufgabenstellungen', ‚Gruppenprojekte' sowie die Möglichkeit zu ‚individueller Einzelarbeit'.

Bedingungen	Konsequenzen
1. Angenehme und anregende Atmosphäre	
2. Arbeiten in einer geschlossenen Gruppe	• Erleben von Zusammengehörigkeit
3. Eigenständig Ideen entwickeln können	• Selbstverwirklichung • Ausdruck von Gedanken, Sehnsüchten und Gefühlen
4. Experimentieren können	• Eigene Erfahrungen machen • Kennenlernen künstlerischer Techniken • Ausdruck von Gedanken, Sehnsüchten und Gefühlen
5. Öffentliche Ausstellung	• Kontaktaufnahme zu anderen Menschen
6. Zielorientiertes Arbeiten	• Wahrnehmen eigener Entwicklung
7. Unstrukturierte Planung von Maßnahmen	• Unlust und Frustration

Tabelle 23: Förderliche und störende Bedingungen und ihre Konsequenzen (vgl. Tab. 22)

Ausschlaggebende Bedingungen und deren Konsequenzen

Aus den Ergebnissen lassen sich insgesamt sechs unterstützende und eine störende Bedingung ableiten. In einigen Fällen ziehen diese spezielle Konsequenzen nach sich (Tab. 23).

Es konnte ermittelt werden, dass es förderlich ist, in der Kunsttherapie eine ‚angenehme und anregende Atmosphäre' vorzufinden. Spezielle Untersuchungen, wie sich diese Bedingung auf das Erleben und Verhalten von Patienten auswirkt, gibt es nicht. Es lassen sich aber Hinweise in zwei Arbeiten finden, die diesen Aspekt – wenn auch nur am Rande – thematisieren. Saltuari (2010) verweist beispielsweise darauf, dass es bei der kunsttherapeutischen Arbeit mit Schwangeren vorteilhaft ist, einen Raum zur Verfügung zu stellen, der eine ungestörte, vertrauensvolle Atmosphäre zulässt und größtmögliche Ungestörtheit sowie Intimität gewährleistet, damit sich die Patientinnen öffnen und ihren Gefühlen und inneren Konflikten zuwenden können (vgl. Saltuari, 2010, S. 278). Born (2002) erwähnt außerdem, dass es zu einer intensiven Arbeitsatmosphäre kommt, wenn es in der Behandlung gelingt, künstlerische Tätigkeiten spielerisch anzulegen sowie Erwartungen bzw. Leistungsdruck der Patienten zu mindern (vgl. Born 2002, S. 144). Fasst man diese Hinweise zusammen, ergibt sich, dass ein angenehmes und zugleich anregendes Klima möglicherweise durch zwei Bedingungen begünstigt wird. Erstens, indem den Patienten ein geschützter und ruhiger Raum bereitgestellt wird und zweitens, indem der Therapeut eine nichtbewertende, nicht fordernde Haltung einnimmt und darüber hinaus eine unbeschwerte, ergebnisoffene Herangehensweise vermittelt. Die Atmosphäre in der Kunsttherapie hat damit einen nicht unwesentlichen Einfluss auf die Entwicklung der Patienten.

Weitere Ergebnisse dieser Untersuchung sind, dass erstens das ‚Arbeiten in einer geschlossenen Gruppe' hilfreich ist, weil dies das Erleben von Zugehörigkeit steigert und

dass zweitens, die ‚Möglichkeit zu experimentieren' dazu führt, dass neue Erfahrungen bei der Aneignung bis dahin unbekannter künstlerischer Techniken gemacht werden können. Dadurch wird die Bandbreite an Möglichkeiten, seine Ideen künstlerisch umzusetzen, wesentlich vergrößert oder sogar neu geschaffen. Die Chance, ‚selbst Ideen zu entwickeln' und so eigene Gedanken, Sehnsüchte und Gefühle zum Ausdruck zu bringen, lässt die Patienten ein hohes Maß an Selbstverwirklichung erfahren.

Außerdem ist die ‚Präsentation von Patientenwerken im öffentlichen Raum' ein wichtiger Motor. So führt eine Ausstellung der Arbeiten dazu, dass die Produzenten außerhalb des gewohnten geschlossenen Rahmens der forensischen Psychiatrie, Kontakt zu anderen Menschen aufbauen können. Dieses Ergebnis macht deutlich, dass es in der Kunsttherapie nicht nur darum gehen sollte, die Patienten darin zu unterstützen individuelle Werke zu gestalten, sondern sie auch anderen zeigen zu können. Bilder haben interaktives Potential. Sie werden in der Regel von Menschen für Menschen gemalt und sind damit auch ein soziales und öffentliches Phänomen (vgl. Meschede, 2010, S. 253). „Erst ihre Sichtbarkeit ermöglicht Rezeption und eine Resonanz im Menschen" (Meschede, 2010, S. 254). Diese Chance sollten Kunsttherapeuten verstärkt nutzen. Eine letzte vorteilhafte Bedingung ist das ‚Arbeiten an konkreten Zielen'. Es fördert das Wahrnehmen eigener Entwicklung. Hinderlich bzw. störend ist dagegen, wenn angekündigte Maßnahmen – wie in diesem Fall ein Kunstprojekt – aufgrund ‚unstrukturierter Vorbereitungen' nicht zeitnah umgesetzt wird. Dies führt zu Unlust und Frustration bei den Patienten.

- Hoher Realitätsbezug
- Enger Bezug zur Lebensgeschichte
- Positives Erinnerungsgefühl
- Hoher Identifikationscharakter
- Hoher Emotionsausdruck
- Intensive Werkverbundenheit

Abbildung 77: Das Werk in der Kunsttherapie und dessen Bedeutung

Das Werk in der Kunsttherapie

Die Ergebnisse der Auswertung geben zudem Aufschluss darüber, welche Bedeutung dem Werk innerhalb der kunsttherapeutischen Behandlung zukommt (Abb. 77). Herausgefunden werden konnte, dass die Bilder sowohl in ‚enger Verbindung zur aktuellen Lebenswirklichkeit' als auch zur ‚Biografie' der Patienten stehen, wodurch die Werke zu künstlerischen Trägern vergangener positiver Zeiten bzw. Erlebnisse werden. Die Bilder besitzen einen hohen ‚Identifikationscharakter' für die Patienten und ‚spiegeln ihre Emotionen' im großen Maße wider, sodass gegenüber dem eigenen Werk eine tiefe ‚emotionale Verbundenheit' besteht.

Hinsichtlich ‚Identifikationscharakter', ‚Emotionsausdruck' und ‚Werkverbundenheit' sind insbesondere die Ergebnisse von Born (2002) aufschlussreich. Sie kommt in ihrer Untersuchung zu der Erkenntnis, dass in der Kunsttherapie ein enges Beziehungsdreieck zwischen Patient, Werk und Therapeut besteht. Unter Zuhilfenahme dieser Triade sowie der von ihr ermittelten Kriterien zur Therapiezufriedenheit, entwirft sie u. a. den Begriff der Werkbindung (WB). Er beschreibt das Vorhandensein einer emotionalen Beziehung des Patienten zu seinem Werk, die wesentlich für einen positiven Verlauf der Therapie ist. Bleibt eine Bindung aus, entsteht kein inneres Erleben bzw. keine Anteilnahme hinsichtlich

der eigenen (kreativen) Entwicklung. Der Patient reagiert mit Unzufriedenheit und Demotivation oder nutzt die Therapie primär unter handwerklichen oder intellektuellen Gesichtspunkten (vgl. Born, 2002, S. 227–228). Grundlage für eine positive Werkbindung ist laut der Autorin eine therapeutische Beziehung, die den Patienten vollkommen in den Behandlungsprozess integriert und ihm sozusagen ein Mitspracherecht zubilligt (vgl. Born, 2002, S. 231). Wird der Patient nicht mit in die Behandlungs- und Zielplanung einbezogen, findet zusammengefasst, keine Werkbindung statt.
Die Ergebnisse der hier vorliegenden Studie zeigen, dass die Patienten sich in ihren Werken wiederfinden konnten, darin ihre Emotionen zum Ausdruck gebracht haben und sich mit ihrem Werk verbunden fühlen. Das lässt den Schluss zu, dass es innerhalb der Behandlung sowohl zu einer positiven Therapeut-Patient Beziehung als auch zu einer Auseinandersetzung mit dem eigenen Erleben und Verhalten gekommen ist.

Abschließend werden nun die Ergebnisse der Auswertung durch ‚Dokumentarische Bildinterpretation' zusammenfassend vorgestellt und diskutiert.

8.3 Diskussion der Ergebnisse durch ‚Dokumentarische Bildinterpretation'

In diesem Teil der Studie werden exemplarisch die Bilder der beschriebenen Patientengruppe in den Mittelpunkt gestellt, um zu untersuchen, was sich in den Werken über die Bildproduzenten aus Sicht der Forscherin dokumentiert und welche Bedeutung dem Bild im Rahmen einer kunsttherapeutischen Behandlung zukommt. Als methodischer Rahmen zur Gestaltung des Forschungsprozesses und der Darstellung der Ergebnisse finden ausgewählte Vorgehensweisen der dokumentarischen Bildinterpretation Anwendung. Für die Auswertung wurden zwei kontrastierende Fälle herangezogen. Aus den zur Verfügung stehenden Werken von zwei Teilnehmern wurde jeweils ein Bild nach dem Prinzip der Fokussierung ausgewählt (vgl. Kapitel 6.3.6.2).

8.3.1 Zusammenfassung der Ergebnisse und deren Einbindung in den Forschungskontext

Durch die Analyse der formalen Komposition ergibt sich der Hinweis, dass sich in den Werken der Produzenten simultan zeigt, in welcher ‚subjektiven Situation sie sich derzeitig befinden' und welche individuellen Erwartungen oder vielmehr ‚Unsicherheiten sie bezüglich ihrer Zukunft' haben (Abb. 78) (vgl. Kapitel 7.3.1.2 & 7.3.2.2). Auffallend ist, dass sich in beiden Bildern ein gemeinsames Thema oder auch Orientierungsproblem der Patienten offenbart: die ‚unbefristete Unterbringung in der forensischen Psychiatrie'. Auf Basis der komparativen Analyse konnte zudem fallübergreifend herausgearbeitet werden, dass das Bild dazu dient – bewusst oder unbewusst – sowohl ‚aktuelle als auch zukünftige Situationen' und damit einhergehende ‚Gefühle und Gedanken nonverbal zu thematisieren' und besser zu begreifen (Abb. 79) (vgl. Kapitel 7.3.2.3).

Zusammengefasst machen die Ergebnisse der Untersuchung deutlich, dass dem Bild – neben der Funktion aktuelle Gedanken und Wünsche auszudrücken – auch eine prospektive Rolle zukommt. Durch das Medium Kunst findet zeitbezogene Sinnstiftung statt, die es den Bildproduzenten ermöglicht,

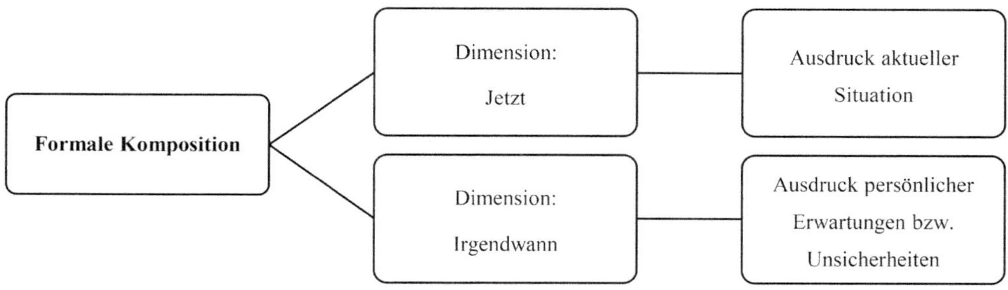

Abbildung 78: Ergebnisse der formalen Komposition

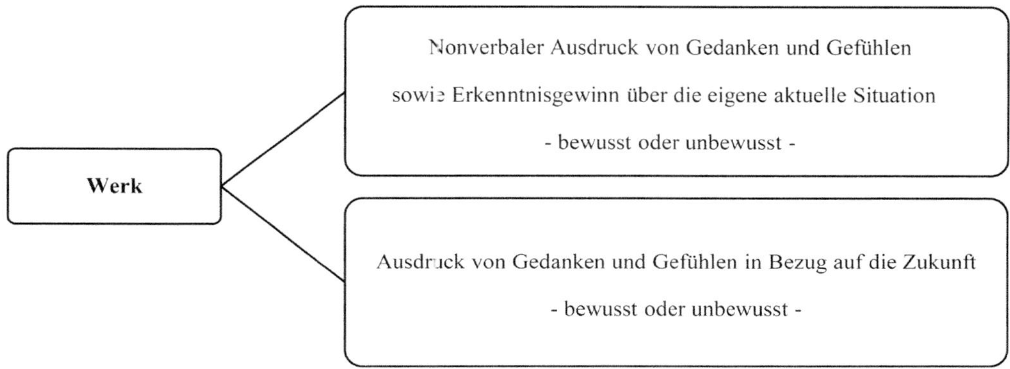

Abbildung 79: Ergebnisse durch komparative Analyse

eigene Zukunftsperspektiven zu entwickeln. Kunsttherapie scheint demnach dafür geeignet zu sein, individuelle und zukunftsgewandte Sichtweisen zu aktivieren und zu manifestieren.

Einbindung in den Forschungskontext

Die Analyse von Patientenbildern hat im Rahmen kunsttherapeutischer Forschung Tradition. Dennoch liegen analoge Studien zur Interpretation von Werken der hier fokussierten Patientengruppe nicht vor. Im Gegensatz zur vorliegenden Untersuchung geht es in anderen Arbeiten in der Regel darum, diagnostische Zusammenhänge zwischen dem gestalterischen Ausdruck und der Psyche von Patienten herzustellen, psychische Störungen und deren Schweregrade anhand von Bildern nachzuweisen oder therapeutische Entwicklungen mittels Werkserien oder anhand von Einzelfällen aufzuzeigen (vgl. Kapitel 3; vgl. Gruber, 2004, S. 33; vgl. Reibrandt, Elbing & von Wietersheim, 2010, S. 178 & vgl. Wichelhaus, 2008, S. 74). Bei der Recherche wird deutlich, dass sich die dokumentarische Bilderinterpretation im Vergleich zu den meisten Bildanalysen vor allem darin unterscheidet, dass sie:

- nicht die Störung des Bildproduzenten in den Werken zu finden sucht, sondern seine aktuelle Lebenswirklichkeit in den Blick nimmt,
- einen systematischen Zugang zur Eigengesetzlichkeit des Erfahrungsraums des

Bildproduzenten erhalten möchte, um seine menschliche Praxis besser erklären und verstehen zu können,

- nur ein aussagekräftiges Bild des Produzenten in den Mittelpunkt der Analyse stellt,
- das Bild als Ganzheit interpretiert und nicht einzelne Bildelemente einer Symboldeutung unterzieht,
- den eigentlichen Fall mit anderen empirischen Fällen vergleicht und
- der Frage nachgeht, ob oder wie das Thema oder Orientierungsproblem des Bildproduzenten bei anderen Bildproduzenten behandelt wird, um dadurch die Besonderheiten zu präzisieren und die Standortgebundenheit des Forschers zu kontrollieren (vgl. Kapitel 6.3.5).

Aufgrund der vielfältigen Unterscheidungen soll in der Folge vor allem darauf eingegangen werden, welchen Zugewinn die Ergebnisse für die Behandlung der beschriebenen Patientengruppe hat. Rekonstruiert werden konnte, dass in den Bildern eine Simultanität von aktuellem und zukünftigem Gefühls- und Gedankenausdruck vorherrscht. Dieser steht maßgeblich in Verbindung zur unbefristeten Unterbringung in der forensischen Psychiatrie und damit zur aktuellen Lebenswirklichkeit der Patienten. Diese Erkenntnisse decken sich im Grundsatz mit der Ansicht von Sinapius, Wendlandt-Baumeister, Niemann und Bolle (2010), die bemerken, dass Übereinkunft darüber besteht, dass „Bilder das Vermögen besitzen, etwas Unsichtbares sichtbar werden zu lassen, etwas zeitlich Zurückliegendes oder Zukünftiges zu vergegenwärtigen und etwas räumlich Abwesendes im Hier und Jetzt des Bildes für den Betrachter ansichtig zu machen“ (Sinapius, Wendlandt-Baumeister, Niemann & Bolle, 2010, S. 7). Trotz der Übereinstimmung in vielen Punkten, hat diese Untersuchung ein weiteres, wesentliches Ergebnis, dass die o. g. Autoren nicht genügend berücksichtigt haben: die Bilder der Patienten spiegeln auch immer ihr Orientierungsproblem innerhalb ihres Milieus wider. Laut den Ergebnissen dieser Untersuchung hat dies einen nicht unerheblichen Einfluss auf ihr Denken, Fühlen und letztendlich auch auf ihr Verhalten. Nur: Wie sollen sich Patienten in der forensischen Psychiatrie dauerhaft motivieren und weiterentwickeln, wenn sie kein konkretes Entlassungsdatum vor Augen haben? Für die kunsttherapeutische Praxis könnte dies bedeuten, dass das Thema Zukunft und die damit in Verbindung stehenden Gefühle und Wünsche, gerade in Hinblick auf die Aufrechterhaltung ihrer Motivation, vermehrt Eingang in die Therapie finden sollte.

Das Dilemma der zeitlichen Perspektive greifen auch Pfäfflin, Fontao und Ross (2008) auf. Sie beschreiben, dass Patienten im Maßregelvollzug zum Teil mehr als zehn Jahre untergebracht sind, ohne Aussicht auf Entlassung und dies unabhängig davon, wie schnell sie sich in der Therapie entwickeln. In diesem Zusammenhang stellen die Autoren zwei wichtige Fragen: Warum sollten sich Patienten unter den gegebenen Umständen schnell ändern und wie kann ihr Interesse erhalten bleiben, wenn immer die gleichen Therapiebausteine mit ihnen behandelt werden (vgl. Pfäfflin, Fontao und Ross, 2008, S. 186)? Sie kommen zu dem Schluss, dass es vor allem die existentielle Begegnung des Therapeuten mit dem Patienten ist, die einen beträchtlichen Einfluss auf ihre Entwicklung nimmt. Erst wenn der Therapeut dem Patienten ‚einen Raum eröffnet‘, so die Autoren, hat dieser die Chance, sich positiv zu verändern. Folgt man den Aussagen der Patienten meiner Studie während und nach der kunsttherapeutischen Intervention, hat eine solche existentielle Begegnung stattgefunden. Bemerkenswert ist aber, dass ihrer Meinung nach nicht nur diese Bindung einen hohen Stellenwert eingenom-

men hat, sondern auch die innige kreative Auseinandersetzung mit den eigenen Werken. Kann das Werk in der Kunsttherapie damit auch zu einer Art existentieller Begegnung für den Patienten werden?
Innerhalb der Kunsttherapie wird in erster Linie der nonverbale Ausdruck von Patienten gefördert. Bedeutend ist darüber hinaus aber auch die phänomenologische Betrachtung ihrer Werke. Ob in Abschlussrunden mit der gesamten Therapiegruppe oder in reflektierenden Werkgesprächen zwischen Patient und Kunsttherapeut: Das Werk steht immer im Fokus der kunsttherapeutischen Behandlung. Es dient dem Patienten als Orientierung und kann darüber hinaus auch als Motor für den Entwurf weiterer Orientierungsschritte dienen (vgl. Meschede, 2010, S. 261). Meschede (2010) meint, „als Übergangsprodukt von Imaginiertem zu materiell herausgearbeiteter Wirklichkeit kann das Bild in seiner Qualität, komplexe und paradoxe Inhalte zu spiegeln und erlebbar zu machen, durch seine Erarbeitung und Rezeption ein gleichzeitiges Sein im Bild und in realen Lebenszusammenhängen ermöglichen“ (Meschede, 2010, S. 261). Nach ihren Aussagen erreicht die Auseinandersetzung mit Bildern eine ‚existentielle Dimension‘. Indem das Bild aus sich heraus wirkt und einen Resonanzraum beim Bildproduzenten eröffnet, ‚verführt‘ er ihn sozusagen zu einer lebendigen Bewegung, so die Autorin (vgl. Meschede, 2010, S. 261). Das lässt den Schluss zu, dass bei der Therapie von Menschen mit Persönlichkeitsstörungen im Maßregelvollzug nicht nur die existenzielle Begegnung des Therapeuten zum Patienten wesentlich für seine Entwicklung ist, sondern auch die existentielle Bindung zum Werk.

8.3.2 Forschungsmethodische Reflexion

Wie bereits in Kapitel 6.3.6.3 beschrieben, konnten einige Kriterien zur Güte dieser Untersuchung nicht im vollen Umfang eingehalten werden. Zu bemerken ist an erster Stelle der geringe Fallumfang von nur zwei Bildproduzenten. Die Ergebnisse geben daher einen nur eingeschränkten Einblick auf die Lebenswirklichkeit der Patienten wieder. Hier schließt sich auch die Kritik an, dass aufgrund der beschränkten Fallzahl keine sinngenetische sowie soziogenetische Typenbildung vorgenommen werden konnte. Dadurch entfällt der Anspruch, eine Regelhaftigkeit der Handlungspraxis aus den Werken herauszufiltern und deutlich zu machen, für welche existentiellen Erfahrungszusammenhänge gewisse Muster charakteristisch sind. Im Rahmen der dokumentarischen Bildinterpretation fordert Bohnsack zudem die Suspendierung des Vorwissens. Diese konnte aus zwei Gründen nur bedingt eingehalten werden. Dadurch, dass die praktische Durchführung der kunsttherapeutischen Intervention von der Forscherin selbst durchgeführt wurde, erhielt sie schon während der Maßnahme sowohl Einblicke in die Gefühlswelt der Patienten, als auch in die Entstehung ihrer Werke. Somit kann eine nicht bewertende Interpretation der hier untersuchten Bildprodukte nicht gewährleistet werden. Zudem wurde die Bildinterpretation erst im Anschluss an die Auswertung durch das IBAKP durchgeführt, sodass davon ausgegangen werden kann, dass die gewonnenen Erkenntnisse die Bildinterpretation zusätzlich beeinflusst haben. Um diese Einflüsse methodisch zu kontrollieren und u. a. den eigenen Anteil am Forschungsprozess zu beleuchten, wurden die gewonnenen Ergebnisse regelmäßig mit anderen Forschern oder

fachvertrauten Kollegen kritisch besprochen sowie Intervisionen durchgeführt.

Wie in der Diskussion gezeigt werden konnte, ergeben sich trotz der angeführten methodischen Einschränkungen wichtige Erkenntnisse für die Behandlung der Patienten. Mit der dokumentarischen Bildinterpretation steht der Kunsttherapie eine Methode zur Verfügung, die den Therapeuten darin unterstützt, ihre unsichtbare Wirklichkeit besser zu verstehen und sie in der Folge auch effektiver zu behandeln.

Im anschließenden Kapitel 9 werden die Ergebnisse der drei Untersuchungen zusammengeführt und weitere Forschungsvorhaben empfohlen.

9 Zusammenfassung und weiterführender Forschungsbedarf

Anlass zur Durchführung der vorliegenden Studie war, bisher noch nicht entdeckte Erkenntnisse über die subjektive Wirksamkeit kunsttherapeutischer Verfahren bei männlichen Patienten mit Persönlichkeitsstörungen im Maßregevollzug zu Tage zu fördern und die Charakteristika dieser ergänzend eingesetzten Behandlungsform einzuordnen. Zudem lag der Wunsch zugrunde, der im Gesundheitswesen bisher vernachlässigten Kunsttherapie zu mehr Anerkennung und Expertise zu verhelfen, aber auch, dass noch nicht ausreichend erforschte Störungsbild der Persönlichkeitsstörungen aus einer kunsttherapeutischen/kunstpädagogischen Perspektive zu beleuchten sowie sich wissenschaftlich über notwendig erachtete Behandlungskonzepte auseinanderzusetzen, die sowohl das Störungsbild als auch die Unterbringungssituation der Patientengruppe einbeziehen.
Ziel der vorliegenden Studie war, herauszufinden, wie die fokussierte Patientengruppe kunsttherapeutische Verfahren subjektiv erlebt und welche unterstützenden Bedingungen sie geltend macht. Zusätzlich zu ihrer persönlichen Einschätzung flossen aber auch die Wahrnehmungen und Beurteilungen der leitenden Kunsttherapeutin und der am Forschungsprojekt aktiv beteiligten Kunststudentinnen ein. Um darüber hinaus ein möglichst umfassendes Bild über das Erleben und Verhalten sowie die Entwicklung der Patienten während der Maßnahme zu erhalten, wurden auch – soweit möglich – die Eindrücke des forensischen Behandlungsteams einbezogen.
Um Daten für die Erhebung zu gewinnen, wurde im Vorfeld ein differenziertes kunsttherapeutisches Konzept erarbeitet und umgesetzt. Am Forschungsprojekt nahmen 16 Patienten im Alter von 27 bis 49 Jahren teil, wobei ein Patient aufgrund einer Änderung seiner Diagnose im Nachhinein aus der wissenschaftlichen Untersuchung ausgeschlossen werden musste. Die Teilnehmer waren zu je vier Personen in vier geschlossenen Gruppen aufgeteilt. Sie erschienen über einen Zeitraum von 6 Monaten dreimal in der Woche. Zwei Termine waren für die Einzelarbeit in der Gruppe vorgesehen und einmal pro Woche wurde ein gemeinsames Kunstprojekt durchgeführt. Zum Abschluss des Projekts wurden unter Teilnahme aller Beteiligten in zwei Ausstellungen ihre Werke der Öffentlichkeit präsentiert.
Um die Fragestellung dieser Arbeit umfassend zu beleuchten, wurde die Methode der Triangulation gewählt. Dabei wurden drei verschiedene Datensorten durch drei unterschiedliche, qualitative Methoden bzw. Verfahren ausgewertet. Angestrebt wurde die Komplementarität der Ergebnisse. Priorität hatte die Auswertung von sieben Abschlussinterviews, in Anlehnung an die ‚Grounded Theory'. Sekundär untersucht wurden zwei kontrastierende Fälle mit Hilfe des ‚Instruments zur Beobachtung und Auswertung kunsttherapeutischer Prozesse' (IBAKP) sowie zwei Bilder von Patienten, die unter Zuhilfenahme ausgewählter Aspekte der dokumentarischen Bildinterpretation analysiert wurden.
Die Untersuchung liefert eine erstaunlich umfassende Einsicht in die komplexen Zusammenhänge zwischen subjektiv erlebter Wirksamkeit und förderlichen Behandlungsbedingungen. Zusammenfassend werden die gewonnenen Erkenntnisse in Form einer Grafik illustriert (Abb. 80).

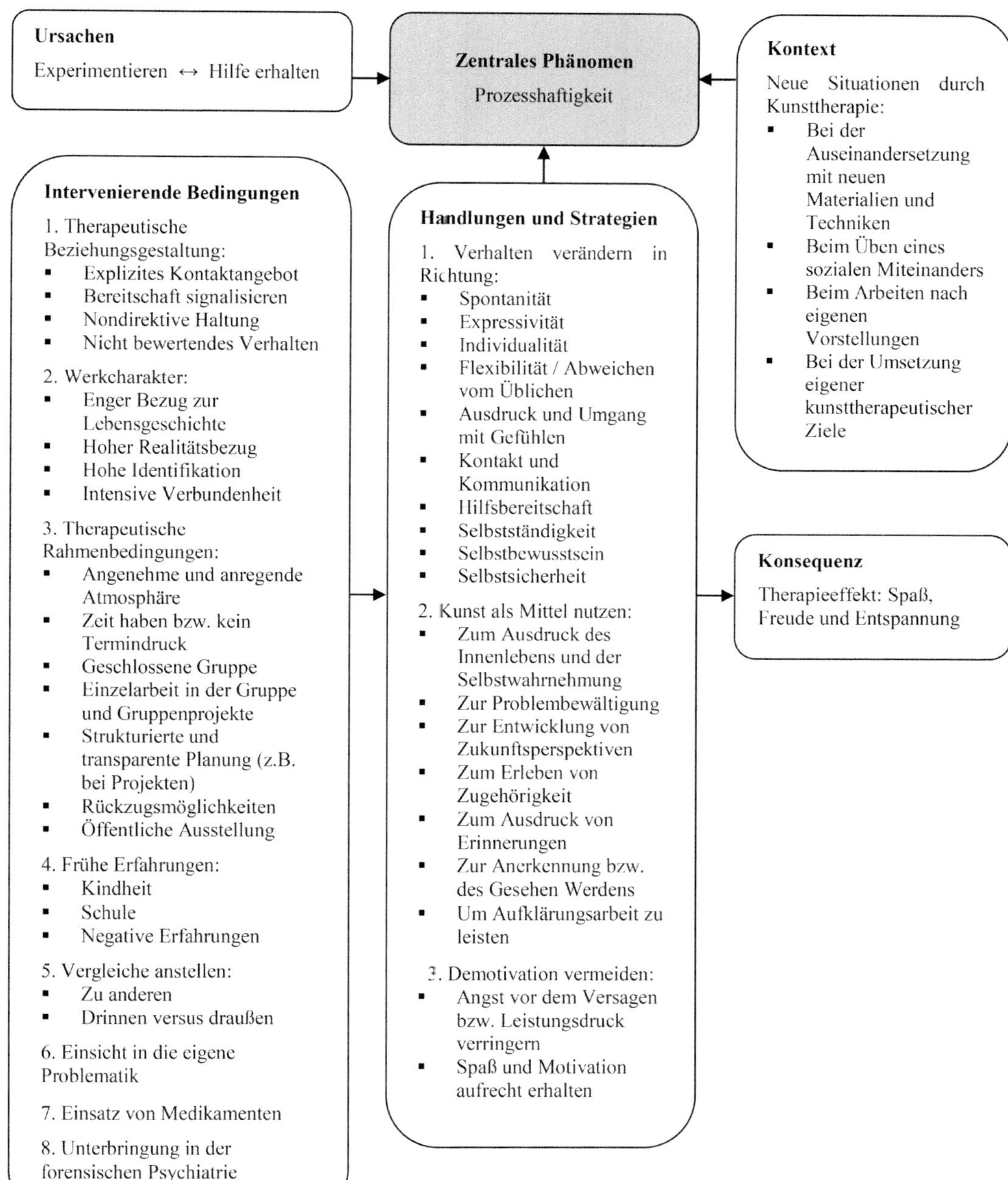

Abbildung 80: Modell zur ‚Subjektiven Wirksamkeit kunsttherapeutischer Verfahren bei männlichen Patienten mit Persönlichkeitsstörungen in der forensischen Psychiatrie' orientiert am ‚Paradigmatischen Modell' nach Strauss und Corbin (1996) (Watermann, 2016).

Die Ergebnisse der drei Untersuchungen zeigen, dass die Umsetzung des hier angewandten kunsttherapeutischen Konzepts zu ‚Prozesshaftigkeit' führt. Diese, so deutet es sich an, wird auch auf die übrigen Lebensbereiche der Patienten transferiert. Ausschlaggebend für das Entstehen von ‚Prozesshaftigkeit' ist, dass den Patienten die Chance eröffnet wird zu experimentieren, wobei entscheidend ist, dass sie in ihrem Handeln immer auf die Unterstützung der Kunsttherapeutin zählen können und Hilfe erhalten. In diesem Zusammenhang ist ein spezieller Kontext wesentlich. ‚Prozesshaftigkeit' findet dann statt, wenn die Patienten in der Kunsttherapie eigene Ziele verfolgen und nach eigenen Vorstellungen arbeiten dürfen, soziales Miteinander üben und neue Materialien und Techniken kennenlernen können. Die Handlungen und Interaktionen, die sie als Reaktion auf das Entstehen von ‚Prozesshaftigkeit' ergreifen, sind vielgestaltig. Es zeigt sich, dass sie ihr Verhalten positiv verändern. Die Ergebnisse machen deutlich, dass sie anfangen, spontan, expressiv und flexibel sowie kontaktfreudig und kommunikativ zu handeln und damit beginnen, von üblichen Verhaltensweisen abzuweichen und anderen Menschen zu helfen. Außerdem setzen sie individuelle Ideen um. Ihr Umgang mit den eigenen Gefühlen wird authentisch und sie agieren selbstständiger, selbstbewusster und selbstsicherer.
Die zweite positive Veränderung ihres Erlebens und Verhaltens ist, dass die Patienten in wachsendem Maße die Kunst dazu nutzen, um ihr Innenleben, d. h. ihre aktuellen Gedanken und Gefühle auszudrücken sowie Zukunftsperspektiven zu entwickeln und sich selbst besser wahrzunehmen. Zusätzlich dient ihnen die Kunst dazu, ihre Probleme zu bewältigen und ihre Erinnerungen zu thematisieren, ein Gefühl der Zugehörigkeit zu erleben, Anerkennung zu erhalten und Aufklärungsarbeit zu leisten, in dem sie beispielsweise anderen Menschen ihre prekäre Lebenssituation im Maßregelvollzug bildlich zu vermitteln versuchen. Neben diesen vielfältigen positiven Entwicklungen zeigt sich, dass die Patienten mehr und mehr eigene Strategien entwickeln, um trotz demotivierender Situationen handlungsfähig zu bleiben. Sie gehen achtsamer mit sich um und bemühen sich, Leistungsdruck zu verringern sowie Spaß und Motivation aufrecht zu erhalten.
Eine weitere förderliche Bedingung, die das Handeln der Patienten maßgeblich beeinflusst, ist die therapeutische Beziehungsgestaltung, d. h. das Verhältnis des Therapeuten zum Patienten. Wichtig ist, dass der Kunsttherapeut sich ihm gegenüber ehrlich interessiert zeigt, ihm auch über die Körpersprache Bereitwilligkeit signalisiert, ihn nicht negativ bewertet und eine nondirektive Haltung einnimmt. Nicht minder bedeutsam ist der Werkcharakter, d. h., welchen Bezug das Werk zum Patienten hat. Wenn es eine enge Beziehung zu seiner Lebensgeschichte aufweist, seine Realität in großem Maße abbildet sowie ein beträchtliches Identifikationspotential in sich birgt und damit die Verbundenheit zum Werk intensiv ist, steigert dies die Entwicklung der Handlungsstrategien innerhalb der Kunsttherapie. Förderlich sind ferner spezielle therapeutische Rahmenbedingungen, zu denen eine angenehme und anregende Atmosphäre, das Arbeiten in einer geschlossenen Gruppe und das Durchführen von Einzelarbeiten in der Gruppe sowie Gruppenprojekte gehören. Bei einem Gruppensetting sollten Rückzugsmöglichkeiten für die Patienten zur Verfügung stehen. Auch müssen die Teilnehmer ausreichend Zeit für die individuelle kreative Auseinandersetzung haben und es darf kein Zeitdruck aufkommen, beispielsweise durch nachfolgende Termine. Die Therapie muss strukturiert geplant und für die Beteiligten transparent gestaltet

sein, insbesondere bei größeren und ungewohnten Kunstprojekten. Und nicht zuletzt ist es sinnvoll, mit den Werken der Patienten an die Öffentlichkeit zu gehen.

Sehr früh gemachte Erfahrungen beeinflussen die Handlungen der Patienten und leiten ihr aktuelles Handeln. Haben sie in der Kindheit oder in der Schule positive Erfahrungen mit Kunst gemacht, wirkt sich dies günstig auf ihr kreatives Schaffen aus. Negative Erlebnisse, beispielsweise mit Frauen, können sich anfangs hemmend auswirken, insbesondere dann, wenn die Kunsttherapie von einer Frau geleitet wird oder sie mit Kunststudentinnen direkt zusammenarbeiten sollen. Dagegen ist es förderlich, sich mit den Werken und Handlungen der Mitpatienten zu vergleichen, um die eigene Entwicklung besser zu verorten. Auch die als konflikthaft erlebte Unterbringung im Maßregelvollzug und der Vergleich, wie das Leben in Freiheit aussehen könnte, tragen dazu bei, dass Patienten neue, positive Verhaltensstrategien entwickeln. Hilfreich ist zudem, wenn sie einen Zusammenhang zwischen psychischem und physischem Gesundheitszustand erlernen, weil sie dadurch aktiver an ihrer Entwicklung mitwirken. Dies gilt auch für den zeitweiligen Einsatz von Medikamenten, durch die sie in die Lage versetzt werden, handlungsfähiger zu bleiben.

Das Resultat der vielfältigen Handlungen, die die Patienten auf der Basis der beschriebenen komplexen Bedingungen ergreifen, ist, dass sich der Therapieeffekt: Spaß, Freude und Entspannung einstellt.

Weiterführender Forschungsbedarf

Die Untersuchung konnte zeigen, dass bei dieser Patientengruppe durch ein spezifisches und intensives kunsttherapeutisches Behandlungskonzept ‚Prozesshaftigkeit' entsteht. Um noch aussagekräftigere Ergebnisse zu erhalten, müsste bei einer weiteren Untersuchung Ausmaß bzw. Intensität genauer erforscht werden. Von Bedeutung wäre in diesem Zusammenhang, ob das Ergebnis auch bei anderen Störungsbildern auftritt; zusätzlich könnte untersucht werden, ob ‚Prozesshaftigkeit' als Langzeiteffekt entsteht und in welchem Umfang und welcher Form ein Transfer in andere Bereiche stattfindet. Dies könnte durch objektivierende Fremdbeurteilungen geschehen, indem beispielsweise die Einschätzungen der behandelnden Ärzte, Psychologen oder Pflegekräfte einbezogen werden. Aufschlussreich wäre zudem, die Dimensionen der vielfältigen positiven Handlungsstrategien wie ‚Verhalten verändern' und ‚Kunst als Mittel nutzen' zu ermitteln. Um signifikantere Ergebnisse in Bezug auf die Wirkfaktoren dieser Studie zu erhalten, müsste eine weitere Untersuchung einen größeren Stichprobenumfang umfassen, indem beispielsweise auch Daten von Patienten aus anderen Maßregelvollzugsanstalten vergleichend hinzugezogen werden. An dieser Stelle scheint ein Hinweis zum Forschungsdesign angebracht. Die Patienten, die an dieser Studie beteiligt waren, haben zugleich auch an konventionellen Maßnahmen wie psychologischen Gesprächen oder Ergotherapie teilgenommen. Daher muss davon ausgegangen werden, dass diese Interventionen eine nicht beachtete und eventuell einflussreiche Variable darstellen.

Hier noch etwas zur Durchführung des praktischen Forschungsprojekts. Während der kunsttherapeutischen Maßnahme war es nicht gestattet, das Delikt bzw. die Gründe, die dazu geführt haben, sowohl von Seiten des Patienten, als auch von Seiten der Kunsttherapeutin zu thematisieren. Das Delikt gehört aber zur Biografie des Patienten. Seine Haltung gegenüber der Tat kann Aufschlüsse über seine bisherige Entwicklung liefern und lässt prognostische Hinweise erwarten, so Schmidt-Quernheim (Schmidt-Quernheim,

2008, S. 105). Weiterer kunsttherapeutischer Forschung sollte es also erlaubt sein, diesen wichtigen Aspekt in die Behandlung mit einzubeziehen und dieses Forschungsdesiderat zu bearbeiten.

Diese Arbeit hat die subjektive Wirksamkeit kunsttherapeutischer Verfahren bei männlichen Patienten mit Persönlichkeitsstörungen untersucht. Dabei wurde bei der Vorgehensweise keine Unterscheidung zwischen den einzelnen Persönlichkeitsstörungen gemacht. Forschungsrelevant wäre, diese differenzierter zu untersuchen, da sich die Zustandsbilder und Verhaltensmuster zum Teil gravierend unterscheiden. In diesem Zusammenhang scheint noch ein wichtiger Hinweis angebracht. Zum Zeitpunkt der Datenerhebung wurde die ICD 10 und das DSM IV herangezogen, um die Diagnosen der Patienten einzuordnen. Die nachfolgenden Änderungen in diesen Klassifikationssystemen müssen daher bei den nächsten Studien selbstverständlich berücksichtigt werden.

Empfehlenswert scheint zudem, genauer zu analysieren, mit welcher kunsttherapeutischen Methode oder Technik welche Symptome wie beeinflusst werden und welche Dosierung und welches Setting hierfür ausschlaggebend sind (vgl. Pfäfflin, Fontao & Ross, 2008, S. 184).

Hier wurde die subjektive Wirksamkeit kunsttherapeutischer Verfahren mittels drei unterschiedlicher qualitativer Verfahren im Sinne der Triangulation untersucht. Weitere Studien könnten darauf abzielen, auch quantitative Methoden zu berücksichtigen, um über die Exemplarik der Inhalte auch deren Repräsentativität abzubilden.

Das angewandte Behandlungskonzept folgte einem künstlerisch-kunstpädagogischen Ansatz. Folgt man der Diskussion, zeigt sich, dass auch Therapieansätze mit anderer Ausrichtung und abweichendem Setting zu ähnlichen Resultaten kommen, wie dies insbesondere für den ‚Therapieeffekt: Spaß, Freude und Entspannung' und die Strategie ‚Kunst als Mittel nutzen' gilt. Diese Bilanz könnte für zukünftige Forschung Anlass sein, Vergleichsstudien zwischen dem hier dargestellten Ansatz und anderen Orientierungen vorzunehmen. Beispielhaft könnte der psychoanalytisch oder anthroposophische Ansatz dem künstlerisch-kunstpädagogischen gegenüberstellt werden.

Wie dargestellt werden konnte, gibt es aktuell keine einheitliche Definition von Kunsttherapie – und es kann sie angesichts der unterschiedlichen Bezugssysteme und Zielsetzungen vielleicht auch nicht geben (vgl. Kapitel 3.2). Daher wäre eine weitere Untersuchung sicherlich sinnvoll, die präziser die ansatzübergreifenden Gemeinsamkeiten ermittelt. Auf diese Weise könnte notwendige Grundlagenforschung betrieben und die spezifischen Wirksamkeiten der unterschiedlichen Behandlungsansätze herausgearbeitet werden.

In diesem Zusammenhang wären ähnlich gelagerte Forschungen für die Kunstpädagogik bedeutsam. In Bezug auf die allgemeine Notwendigkeit qualitativer Empirie in diesem Bereich meint Peez (2005): „Kein Fachgebiet, das sich als wissenschaftlich versteht, kann es sich leisten, auf Forschung zu verzichten, also auf geregelte und systematische Verfahren, mit denen fachgebietsspezifische Erkenntnisse gewonnen werden" (Peez, 2005, S. 132). Analog zur Kunsttherapie, muss sich auch die Kunstpädagogik noch verstärkter der Frage widmen, ob ihre Maßnahmen wirklich die Wirkungen erzielen, die sie meist theoretisch in Anspruch nimmt. Kunstpädagogik und der in dieser Studie angewandte kunsttherapeutische Ansatz haben vergleichbare Ziele (vgl. Kapitel 3.2.5). Beide wollen spezifische Erfahrungen ermöglichen, die, im Sinne John Deweys, als ‚ästhetisch' bezeichnet werden können. Auch verfolgen sowohl die Kunst-

therapie als auch die Kunstpädagogik u. a. die Intention, bildnerisch-ästhetische Kompetenzen zu stärken sowie Persönlichkeitsentwicklung zu ermöglichen (vgl. Peez, 2013, S. 1). Dies lässt den Schluss zu, dass die Ergebnisse der hier vorliegenden Studie auch für zukünftige Forschung im Bereich der Kunstpädagogik relevant sein können und dies gerade aufgrund zunehmender Migration und dem Inklusionsauftrag aus der UN-Behindertenrechtskonvention. Im Bereich Schule wird der kultur- und milieuspezifische Hintergrund der Kinder und Jugendlichen immer vielfältiger und das gemeinsame Lernen von Menschen mit und ohne Behinderung zur Regel. Daher stellt sich die Frage, welche Bedeutung den Aspekten Heterogenität und Diversität im Rahmen des Kunstunterrichts in Zukunft zukommen. Darüber hinaus scheint wichtig, sich darüber Gedanken zu machen, wie neue Bildungskonzepte und Konzepte für die Praxis aussehen müssen und ob und wie sich deren Wirksamkeit empirisch nachweisen lässt.
Die vorliegende Untersuchung konnte zeigen, dass es trotz sehr unterschiedlicher Ausgangsprofile der Teilnehmer zu ‚Prozesshaftigkeit' gekommen ist oder anders ausgedrückt: positive Lernsituationen angestoßen werden konnten. Weitere Studien könnten daher darauf abzielen, zu ermitteln, ob vergleichbare Kategorien wie das Entstehen von ‚Prozesshaftigkeit' und dessen Transfer sowie der Einsatz der Strategien ‚Verhalten verändern', ‚Kunst als Mittel nutzen' und ‚Demotivation vermeiden' auch bei Kindern und Jugendlichen empirisch rekonstruierbar sind.
Eine weitere Erkenntnis dieser Studie ist, dass dem selbst gestalteten Werk eine wesentliche Rolle in Bezug auf das Kernphänomen ‚Prozesshaftigkeit' zukommt. Hier wäre aufschlussreich, ob vergleichbare Ergebnisse auch im Rahmen des Kunstunterrichts zu finden sind. Das (Kunst-)Werk steht im Mittelpunkt des Kunstunterrichts. Mit einer Vergleichsstudie könnte die Bedeutung und Produktion von Werken erforscht und die Wichtigkeit von Kunstunterricht im schulischen Alltag gestärkt werden.
Außerdem macht diese Studie deutlich, dass bestimmte intervenierende Bedingungen wie ‚Explizites Kontaktangebot' und ‚Bereitschaft signalisieren' notwendig sind, damit ‚Prozesshaftigkeit' entsteht. Hier würde sich die Forschungsfrage anschließen, welche fachspezifischen und menschlichen Kompetenzen Lehrer mitbringen sollten, damit positive Lernsituationen entstehen. Auch konnte aufgezeigt werden, dass es zwei Ursachen für das Entstehen von ‚Prozesshaftigkeit' gibt: Experimentieren können und Hilfe erhalten. Für weitere Forschung wäre daher interessant, ob beide Kategorien auch im Kunstunterricht wieder zu finden sind.
Zudem konnte herausgearbeitet werden, dass es wichtig für die Teilnehmer war, ‚soziales Miteinander zu üben'. In Anbetracht von Migration und Inklusion scheint es erforderlich, auch diesem Aspekt empirisch nachzugehen. Dadurch könnte u. a. ermittelt werden, wie es zukünftig gelingen kann, den peergroup Bezug im Kunstunterricht zu stärken.

Welche Quintessenz kann aus den Resultaten dieser Studie für die kunsttherapeutische Praxis gezogen werden? Es zeigen sich Anhaltspunkte dafür, dass ein additives und intensives kunsttherapeutisches Behandlungskonzept mit künstlerisch-kunstpädagogischer Ausrichtung, das Erleben und Verhalten von Patienten positiv beeinflusst und wirksam ist. Zukünftig wird es darauf ankommen, den umfassenden Hinweisen, die diese Studie zu Tage fördern konnte, weiter nachzugehen.

Ein Grund für diese Studie war, der Kunsttherapie zu mehr Anerkennung und Expertise zu verhelfen. Wenn diese Arbeit dazu beitragen kann, wäre ein wesentliches Ziel erreicht.

10 Abbildungsverzeichnis

Abbildungsnachweis:
Monika Hesse:
14, 15, 16, 17, 18, 19, 23, 24, 26, 27, 28, 29, 56, 58, 63, 64, 71
Andreas Reimer:
2, 3, 33, 34
Katja Watermann:
1, 4, 5, 6, 7, 8, 9, 10, 11, 12, 13, 20, 21, 22, 25, 30, 31, 32, 35, 36, 37, 38, 39, 40, 41, 42, 43, 44, 45, 46, 47, 48, 49, 50, 51, 52, 53, 54, 55, 57, 59, 60, 61, 62, 65, 66, 67, 68, 69, 70, 72, 73, 74, 75, 76, 77, 78, 79, 80

11 Tabellenverzeichnis

12 Erläuterungen Anhänge A und B

Anhang A 1: Flyer

a. Kunsttherapie in der forensischen Psychiatrie

Anhang A 2: Ablauf und Inhalt einer Therapieeinheit

a. Formular: Ablauf und Inhalt einer Therapieeinheit
b. Ablauf und Inhalt einer Therapieeinheit 1 bis 66 (Abschlussfest: 67)

Anhang A 3: ‚Instrument zur Beobachtung und Auswertung kunsttherapeutischer Prozesse' IBAKP

a. Aufnahmebogen
b. Zielplanung
c. Erstgespräch Teil 1
d. Erstgespräch Teil 2
e. Verlaufsdokumentation
f. Verhaltensbeobachtung
g. Verhaltenskriterien
h. Kreatives Ausdrucksverhalten
i. Kreative Ausdruckskriterien
j. Definitionen für die Fähigkeitsprofile Verhaltensbeobachtung (VB) und Kreatives Ausdrucksverhalten (KA)
k. Praxisnahe Beschreibungen der Begriffe in VB und KA
l. Werkbetrachtung
m. Dokumentation
n. Verlaufsprotokoll der Werkbesprechung
o. Verlaufsprotokoll der Abschlussbesprechung
p. Abschlussinterview zur Selbsteinschätzung und Behandlungszufriedenheit
q. Angaben zum Abschlussinterview
r. Dokumentation und Veränderungsdiagnostik

Anhang A 4: Patientenunterlagen IBAKP (2)

a. Aufnahmebogen
b. Zielplanung
c. Erstgespräch Teil 1
d. Erstgespräch Teil 2
e. Verlaufsdokumentation
f. Verhaltensbeobachtung
g. Kreatives Ausdrucksverhalten
h. Werkbetrachtung
i. Dokumentation
j. Verlaufsprotokoll der Werkbesprechung
k. Verlaufsprotokoll der Abschlussbesprechung
l. Werkreihen

Anhang B: Qualitative Erhebung durch ‚Grounded Theory'

a. Leitfaden für das Abschlussgespräch
b. Transkriptionsregeln
c. Transkriptionen der Abschlussgespräche (7)
d. Beispiele:
   - Gefundene Kodes und deren Beschreibung (HrL)
   - Kernaussagen – Zusammenfassung der wichtigsten Inhalte des Abschlussgesprächs (HrL)

Informationen zu den Anhängen A und B sind erhältlich über: kunsttherapie-forschung@gmx.de

13 Literatur

Adamson, E. (1984). *Kunst als Heilungsprozess*. Paderborn: Junfermann.

Aissen-Crewett, M. (1997). *Kunst und Therapie mit Gruppen. Aktivitäten, Themen und Anregungen für die Praxis.* Dortmund: Modernes Lernen.

Asbrand, B. (2011). *Dokumentarische Methode.* Retrieved 2011-07-10 from <http://www.fallarchiv.uni-kassel.de/wpcontent/uploads/2010/07/asbrand_dokumentarische_methode.pdf./

Bader, R. (1997). Gestaltungslehren der Bauhauszeit. In P. Baukus und J. Thies (Hrsg.). *Kunsttherapie* (S. 74–83). Stuttgart: Gustav Fischer.

Barnow, S. (2008). Persönlichkeitsstörungen: Was versteht man darunter? Dimensionale und kategoriale Klassifikation von Persönlichkeitsstörungen. In S. Barnow, (Hrsg.), *Persönlichkeitsstörungen: Ursachen und Behandlung* (S. 17–60). Bern: Hans Huber.

Barnow, S. (2008). (Hrsg.). *Persönlichkeitsstörungen: Ursachen und Behandlung.* Bern: Hans Huber.

Barnow, S. (2008). Behandlung von Persönlichkeitsstörung. In S. Barnow, (Hrsg.), *Persönlichkeitsstörungen: Ursachen und Behandlung* (S. 313–323). Bern: Hans Huber.

Basaglia, V., Mele, O., Velludo, F., Basaglia V. & Stradiotto, S. (1979). Vorbemerkung. In G. Scabia, *Das große Theater des Marco Cavallo. Phantasiearbeit in der Psychiatrischen Klinik Triest* (S. 11–12). Frankfurt am Main: Suhrkamp.

Baukus, P. & Thies, J. (Hrsg.). (1997). *Kunsttherapie.* Stuttgart: Gustav Fischer.

Böhm, A. (2008). Theoretisches Kodieren: Textanalyse in der Grounded Theory. In U. Flick, E. von Kardorff & I. Steinke (Hrsg.), *Qualitative Forschung. Ein Handbuch* (S. 475–485). Hamburg: Rowohlt.

Bohnsack, R. (2011). *Qualitative Bild- und Videointerpretation. Die dokumentarische Methode.* Opladen & Farmington Hills: Barbara Budrich.

Bohnsack, R. (2013). Die dokumentarische Methode in der Bild- und Videointerpretation. In R. Bohnsack, I. Nentwig-Gesemann & A-M. Nohl (Hrsg.), *Die dokumentarische Methode und ihre Forschungspraxis. Grundlagen qualitativer Sozialforschung* (S. 75–98). Wiesbaden: Springer.

Bohnsack, R. (2013). „Heidi": Eine exemplarische Bildinterpretation auf der Basis der dokumentarischen Methode. In R. Bohnsack, I. Nentwig-Gesemann & A.-M. Nohl (Hrsg.), *Die dokumentarische Methode und ihre Forschungspraxis. Grundlagen qualitativer Sozialforschung* (S. 347–361). Wiesbaden: Springer

Bohnsack, Ralf (2014): *Rekonstruktive Sozialforschung. Einführung in qualitative Methoden.* Opladen: Barbara Budrich.

Bohnsack, R., Nentwig-Gesemann, I. & Nohl, A.- M. (2013). Die dokumentarische Methode und ihre Forschungspraxis. In R. Bohnsack, I. Nentwig-Gesemann & A. M. Nohl (Hrsg), *Die dokumentarische Methode und ihre Forschungspraxis. Grundlagen qualitativer Sozialforschung* (S. 9–32). Wiesbaden: Springer.

Born, R. (2002). *Der kompetente Patient: Die subjektive Wahrnehmung und Verarbeitung künstlerischer Therapien durch Patienten an einer Klinik.* Dissertation Universität Witten-Herdecke.

Brenne, A. (2004). *Ressource Kunst. Künstlerische Feldforschung in der Primarstufe. Qualitative Erforschung eines kunstpädagogischen Modells.* Münster: Monsenstein und Vannerdat.

Brenne, A. (2007). Analyse ästhetischer Rezeption und Produktion mittels der Grounded Theory. „Monster-Umzug" - Karnevalsbräuche im Kunstunterricht der Primarstufe. In G. Peez (Hrsg.), *Handbuch Fallforschung in der Ästhetischen Bildung / Kunstpädagogik. Qualitative Empirie für Studium, Praktikum, Referendariat und Unterricht* (S. 12–22). Baltmannsweiler: Schneider Hohengehren.

Breuer, F. (2009). *Reflexive Grounded Theory. Eine Einführung für die Forschungspraxis.* Wiesbaden: VS.

Brockhaus (2009). *Psychologie. Fühlen, Denken und Verhalten verstehen.* Mannheim: Brockhaus.

Bronisch T. (2003). Definition, Klassifikation und allgemeine Diagnostik von Persönlichkeitsstörungen. In S. C. Herpertz & H. Saß, *Persönlichkeitsstörungen* (S. 4–16). Stuttgart: Georg Thieme.

Buchkremer, G. (2004). Geleitwort. In J. Bäuml & G. Pitschel-Walz, *Psychoedukation bei schizophrenen Erkrankungen. Konsensuspapier der Arbeitsgruppe „Psychoedukation bei schizophrenen Erkrankungen"* (S. 5). Stuttgart: Schattauer.

Bude, H. (1995). Die Rekonstruktion kultureller Sinnsysteme. In U. Flick, E. von Kardorff, H. Keupp, L. von Rosenstiel & S. Wolff (Hrsg.), *Handbuch zur Qualitativen Sozialforschung. Grundlagen, Konzepte, Methoden und Anwendungen* (S. 101–112). München: Beltz.

Burk, H. (1979). Das starke Pferd Markus überspringt die Hecke des romantischen Gartens. In G. Scabia, *Das große Theater des Marco Cavallo. Phantasiearbeit in der Psychiatrischen Klinik Triest* (S. 251–264). Frankfurt am Main: Suhrkamp.

Buschkühle, C. P. (Hrsg.). (2010). *Die Welt als Spiel. II. Kunstpädagogik: Theorie und Praxis künstlerischer Bildung.* Oberhausen: Athena.

Cohen-Liebman, M. S. & Gussak, D. (2001). Investigation vs. intervention: Forensic art therapy and art therapy in forensic settings. *American Journal of Art Therapy,* Volume 40 11 (2001), 123–135.

Dewey, J. (1980). *Kunst als Erfahrung.* Frankfurt am Main: Suhrkamp.

Dilling, H., Mombour, W. & Schmidt, M. H. (Hrsg.). (2000). *Weltgesundheitsorganisation. Internationale Klassifikation psychischer Störungen. ICD-10 Kapitel V (F).* Bern: Hans Huber.

Dornhaus, E. (1991). *Methoden der Kunstbetrachtung.* Hannover: Schroedel.

Dose, M. (2008). Pharmakologische Ansätze in der Behandlung von Persönlichkeitsstörungen. In S. Barnow, (Hrsg.), *Persönlichkeitsstörungen: Ursachen und Behandlung* (S. 373–384). Bern: Hans Huber.

Douglas, C. (1997). Inside out - das Innere zuäußerst. In Hayward Gallery, *Wahnsinnige Schönheit. Prinzhorn-Sammlung* (S. 35–47). Heidelberg: Das Wunderhorn.

Dreh, U. (2012). *Beruflich flexibel sein - gesund bleiben. WIdO und AOK stellen Fehlzeiten-Report 2012 vor.* Retrieved November 25, 2012 from <http://www.aok-bv.de/presse/pressemitteilungen/2012/index_08759.html/

Dreifuss-Kattan, E. (1986). *Praxis der klinischen Kunsttherapie.* Bern: Hans Huber.

Duden (2005). *Das Fremdwörterbuch. Band 5.* Mannheim: Dudenverlag.

DVE (Hrsg.). (2011). *Indikationskatalog Ergotherapie.* Idstein: Schulz-Kirchner.

Elbing, U. (2007). Die Rolle der Gestaltung von konkreten Forschungskontexten für die Wissenschaftlichkeit kunsttherapeutischer Dokumentation. In P. Sinapius & M. Ganß (Hrsg.), *Grundlagen Modelle und Beispiele kunsttherapeutischer Dokumentation* (S. 161–171). Frankfurt am Main: Peter Lang.

Elbing, U. & Hacking, S. (2001). Nürtinger Beurteilungsskala und Diagnostic Assessment of Psychiatric Art: Neue Wege zur Evaluation der Bilder von Kunsttherapie-Patienten. *Musik-, Tanz- und Kunsttherapie,* 12 (3), 133–144.

Elbing, U. & Hölzer, M. (2007). Entwicklung und erste Evaluation eines Instruments zur kunst- und gestaltungstherapeutischen Prozessdokumentation. *Musik-, Tanz- und Kunsttherapie,* 18 (2), 85–99.

Engle, P. (1997). Art Therapy and Dissociative Disorders. *Art Therapy: Journal of the American Art Therapy Association,* 14 (1997) 4, 246–254.

Fiedler, P. (1999). Persönlichkeitsstörung. In H. Reinecker (Hrsg), *Fallbuch der klinischen Psychologie. Modelle psychischer Störungen* (S. 119–137). Göttingen: Beltz.

Fiedler, P. (2007). *Persönlichkeitsstörungen.* Weinheim: Beltz.

Flick, U. (1995). Stationen des qualitativen Forschungsprozesses. In U. Flick, E. von Kardorff, H. Keupp, L. von Rosenstiel & S. Wolff (Hrsg.), *Handbuch zur Qualitativen Sozialforschung. Grundlagen, Konzepte, Methoden und Anwendungen* (S. 148–173). München: Beltz.

Flick, U. (2002). *Qualitative Sozialforschung. Eine Einführung.* Reinbek bei Hamburg: Rowohlt.

Flick. U. (2008). Konstruktivismus. In U. Flick, E. von Kardorff & I. Steinke (Hrsg.), *Qualitative Forschung. Ein Handbuch* (S. 150–164). Reinbeck bei Hamburg: Rowohlt.

Flick, U. (2009). *Qualitative Sozialforschung. Eine Einführung.* Reinbeck bei Hamburg: Rowohlt.

Flick, U. (2011). Einleitung. In R. Bohnsack, U. Flick, C. Lüders & J. Reichertz (Hrsg.), *Triangulation. Eine Einführung. 3. aktualisierte Auflage* (S. 7–10). Wiesbaden: VS für Sozialwissenschaften.

Franzke, E. (1989). *Der Mensch und sein Gestaltungserleben. Psychotherapeutische Nutzung kreativer Arbeitsweisen.* Bern: Hans Huber.

Franzke, A. (1990). *Dubuffet.* Köln: DuMont.

Frohburg, I. (1999). Qualitätssicherung in der ambulanten Gesprächspsychotherapie. *Zeitschrift Gesprächspsychotherapie und Personenzentrierte Beratung,* 1/99, 18–21.

Fröhlich, W. D. (2010). *Wörterbuch Psychologie.* München: dtv.

Fuhr, R. (2004). Praxisentwicklungsforschung. In R. Fuhr & H. Dauber (Hrsg.), *Praxisentwicklung im Bildungsbereich – ein integraler Forschungsansatz* (S. 77–105). Bad Heilbrunn: Klinkhardt.

Göhlich, M. & Zirfas, J. (2007). *Lernen. Ein pädagogischer Grundbegriff.* Stuttgart: Kohlhammer.

Grawe, K. (2004). *Neuropsychotherapie.* Göttingen: Hogrefe.

Gruber, H. (2004). „Ich sehe was, was du nicht siehst...". Wissenschaftstheoretische Implikationen der Bildanalyse von Patientenbildern. In W. Henn & H. Gruber (Hrsg.), *Kunsttherapie in der Onkologie. Grundlagen, Forschungsprojekte, Praxisberichte* (S. 33–45). Köln: Claus Richter.

Grulke, N., Stähle, S., Juchems, A., Heitz, V., Bailer, H. (2004). Effekte kunsttherapeutischer Interventionen auf die Befindlichkeiten von Krebspatienten. In W. Henn & H. Gruber (Hrsg.), *Kunsttherapie in der Onkologie. Grundlagen, Forschungsprojekte, Praxisberichte* (S. 133–134). Köln: Klaus Richter.

Häcker, H. O. & Stapf, K.-H. (Hrsg.). (2004). *Dorsch. Psychologisches Lexikon.* Bern: Hans Huber.

Hackett, S. (2012). *Art psychotherapy with adult offenders who have intellectual and developmental disabilities.* Doctoral dissertation. University of Northumbria at Newcastle (United Kingdom).

Hahne, R. (2012). *Wege zur Kunst. Begriffe und Methoden für den Umgang mit Bildern. Lehrermaterialien.* Braunschweig: Schroedel.

Hahne, R. (2013). *Wege zur Kunst. Begriffe und Methoden für den Umgang mit Bildern.* Braunschweig: Schroedel.

Hamre, H.J., Glockmann, A. & Kiene, H. (2004). Wirksamkeitsbeurteilung der Anthroposophischen Kunsttherapie: Einzelfallstudien eingebettet in eine prospektive Kohortenstudie. In W. Henn & H. Gruber (Hrsg.), *Kunsttherapie in der Onkologie. Grundlagen, Forschungsberichte, Praxisberichte* (S. 139–156). Köln: Claus Richter.

Henn, W. & Gruber, H. (2004). Einführung. In W. Henn & H. Gruber (Hrsg.), *Kunsttherapie in der Onkologie. Grundlagen, Forschungsprojekte, Praxisberichte* (S. 9–13). Köln: C. Richter.

Herrlen-Pelzer, S., Blaul, K., Hirlinger, B., Stähle, S., Grulke, N., Bailer, H. et al (2004). Maltherapie mit Krebspatienten - aus Patientensicht. In W. Henn & H. Gruber (Hrsg.), *Kunsttherapie in der Onkologie. Grundlagen, Forschungsprojekte, Praxisberichte* (S. 189–190). Köln: Claus Richter.

Hongo, A., Katz, A. & Valenti, K. (2015). Art: Trauma to therapy for aging female prisoners. *Traumatology,* 9 (2015), 21 (3), 201–207.

Hornemann von Laer, D. (2012). *Augenblicke der Kunstbetrachtung.* Witten: ars momentum.

Imdahl, M. (1996). *Giotto Arenafresken. Ikonographie · Ikonologie · Ikonik.* München: Wilhelm Fink.

Ingeln, C. (2002). Überlegungen zu Forschungsfeldern der Kunst- und Gestaltungstherapie. In P. Petersen (Hrsg.), *Forschungsmethoden künstlerischer Therapien. Grundlagen-Projekte-Vorschläge* (S. 306–322). Stuttgart: Mayer.

Itten, J. (1975). *Gestaltungs- und Formenlehre. Mein Vorkurs am Bauhaus und später.* Ravensburg: Ravensburger.

Kammeier, H. (2008). Die Maßregeln - Rechtliche Grundlagen. In F. Schmidt-Quernheim & T. Hax-Schoppenhorst, *Professionelle forensische Psychiatrie. Behandlung und Rehabilitation im Maßregelvollzug* (S. 25–51). Bern: Hans Huber.

Kiene, H. (2002). Wirksamkeitsbeurteilung in der Kunsttherapie. In P. Petersen (Hrsg.), *Forschungsmethoden Künstlerischer Therapien. Grundlagen-Projekte-Vorschläge* (S. 110–122). Stuttgart: Mayer.

Kirchner, C. (2009). *Kunstpädagogik für die Grundschule.* Bad Heilbrunn: Julius Klinkhardt.

Knoblauch, H. (2008). Zukunft und Perspektiven qualitativer Forschung. In U. Flick, E. von Kardorff & I. Steinke (Hrsg.), *Qualitative Forschung. Ein Handbuch* (S. 623–632). Hamburg: Rowohlt.

Kraft, H. (1986). *Grenzgänger zwischen Kunst und Psychiatrie.* Köln: DuMont.

Kraus, W. (Hrsg.). (2007). Die Heilkraft des Malens - Zu diesem Buch. In W. Kraus, *Die Heilkraft des Malens. Einführung in die Kunsttherapie* (S. 7–12). München: C.H. Beck.

Kriz, J. (1981). *Methodenkritik empirischer Sozialforschung. Eine Problemanalyse sozialwissenschaftlicher Forschungspraxis.* Stuttgart: Teubner Studienskripten.

Kriz, J. (2007). *Grundkonzepte der Psychotherapie.* Weinheim: Beltz.

Lamont, S., Brunero, S. & Sutton, D. (2009). Art psychotherapy in a consumer diagnosed with borderline personality disorder: A case study. *International Journal of Mental Health Nursing,* 6 (2009), 18 (3), 164–172.

Legewie, H (2004). *Qualitative Forschung und der Ansatz der Grounded Theory.* Retrieved January 2, 2014 from http://www.ztg.tu-berlin.de/download/legewie/Dokumente/Vorlesung_11.pdf/

Liedtke, R. (2013). Kunsttherapie im ambulanten Setting der Eingliederungshilfe mit persönlichkeitsgestörten Menschen. In W. Rössler & B. Matter (Hrsg.), *Kunst- und Ausdruckstherapien. Ein Handbuch für die psychiatrische und psychosoziale Praxis* (S. 276–284). Stuttgart: Kohlhammer.

Linde, M. (2004). Kunsttherapie mit dementiell Erkrankten. Eröffnungsvortrag zum Symposium. In M. Ganß & M. Linde (Hrsg.), *Kunsttherapie mit demenzkranken Menschen. Dokumentation des Symposiums „KunstTherapie in der Altenarbeit - künstlerische Arbeit mit Demenzerkrankten“* (S. 13–29). Frankfurt am Main: Mabuse.

Linden, M. (2008). Was sind eigentlich Persönlichkeitsstörungen? Diagnostik, Verständnis und Therapie. In S. Barnow, H. J. Freyberger, W. Fischer & M. Linden (Hrsg.), *Von Angst bis Zwang. Ein ABC der psychischen Störungen: Formen, Ursachen und Behandlung* (S. 225–237). Bern: Hans Huber.

Linehan, M. M. (1996). *Trainingsmanual zur Dialektisch - Behavioralen Therapie der Borderline-Persönlichkeitsstörung.* München: CIP- Medien.

Lüders, C. (2008). Herausforderungen qualitativer Forschung. In U. Flick, E. von Kardorff & I. Steinke (Hrsg.), *Qualitative Forschung. Ein Handbuch* (S. 632–643). Hamburg: Rowohlt.

Marburg, F. (1997). Was soll die Kunst in der Therapie? In P. Baukus und J. Thies (Hrsg.), *Kunsttherapie* (S. 55–73). Stuttgart: Gustav Fischer.

Martin, J-H. (2005). Vorwort. In J-H. Martin (Hrsg.), *Im Rausch der Kunst. Dubuffet & Art Brut* (S. 10–12). Mailand: 5Continents.

Matthes, J. (1992). The Operation Called „Vergleichen“. In J. Matthes (Hrsg), *Zwischen den Kulturen? Die Sozialwissenschaften vor dem Problem des Kulturvergleichs* (S. 75–99). Göttingen: Otto Schwarz.

Mechler-Schönach, C. (2005). Kann aber Kunst verschrieben werden? In F. von Spreti, P. Martius & H. Förstl, *Kunsttherapie bei psychischen Störungen* (S. 9–22). München: Urban & Fischer.

Menzen, K-H. (2001). *Grundlagen der Kunsttherapie.* München: Ernst Reinhardt.

Menzen, K-H. (2001). Kunsttherapie mit wahrnehmungsgestörten und geistig behinderten Menschen. In H. Peztold & I. Orth (Hrsg.), *Die neuen Kreativitätstherapien. Handbuch der Kunsttherapie. Band I* (S. 499–514). Paderborn: Junfermann.

Merkens, H. (2008). Auswahlverfahren, Sampling, Fallkonstruktion. In U. Flick, E. von Kardorff & I. Steinke (Hrsg.), *Qualitative Forschung. Ein Handbuch* (S. 286–299). Hamburg: Rowohlt.

Merriam, B. (1998). To Find a Voice. Art Therapy in a Women's Prison. *Women and Therapy,* Volume 21, Issue 1, 2 (1998), 157–171.

Meschede, E. (2010). Das kluge Bild - Zur Eigendynamik von Bildproduktion und Bildrezeption in künstlerischen und kunsttherapeutischen Prozessen. In P. Sinapius, M. Wendlandt-Baumeister, A. Niemann & R. Bolle (Hrsg.), *Bildtheorie und Bildpraxis in der Kunsttherapie* (S. 251–262). Frankfurt am Main: Peter Lang

Mey, G. & Mruck, K. (2009). Methodologie und Methodik der Grounded Theory. In W. Kempf & M. Kiefer (Hrsg.), *Forschungsmethoden der Psychologie. Zwischen naturwissenschaftlichem Experiment und sozialwissenschaftlicher Hermeneutik. Band 3: Natur und Kultur* (S. 100–152). Berlin: Regener.

Meyer, H. (2007): *Zehn Merkmale guten Unterrichts.* Retrieved September 14, 2015 from http://www.staff.uni-oldenburg.de/hilbert.meyer/9290.html/

Michel, C. & Novak, F. (2004). *Kleines psychologisches Wörterbuch.* Freiburg: Herder

Mills, A. (1995). Outpatient Art Therapy with Multiple Personality Disorder: A Survey of Current Practice. *Art Therapy: Journal of the American Art Therapy Association,* 12 (1995) 4, 253–256.

Mohaupt-Luksch, V. (2004). Die Wirkung kunsttherapeutischer Maßnahmen. Versuch eines wissenschaftlichen Nachweises. In M. Ganß & M. Linde (Hrsg.), *Kunsttherapie mit demenzkranken Menschen. Dokumentation des Symposiums „KunstTherapie in der Altenarbeit - künstlerische Arbeit mit Demenzerkrankten"* (S. 82–91). Frankfurt am Main: Mabuse.

Müller, A. & Schubert, J. (2001). Prolog. In A. Müller & J. Schubert (Hrsg.), *Weltsichten. Beiträge zur Kunst behinderter Menschen* (S. 9–11). Hamburg: TIAMAT.

Murase, K. (2015). The art of communication through drawing: The case of ‚Mr. R,' a young man professing misanthropy while longing for connection with others. *Pragmatic Case Studies in Psychotherapy,* 11 (2015) 2, 81–116.

Navratil, L. (1998). *Die Gugginger Methode. Kunst in der Psychiatrie.* Ulm: Gustav Fischer.

Navratil, L. (1999). *Art brut und Psychiatrie. Gugging 1946 - 1986. Kompendium.* Wien: Christian Brandstätter.

Nentwig-Gesemann, I. (2013). Die Typenbildung der dokumentarischen Methode. In R. Bohnsack, I. Nentwig-Gesemann & A.-M. Nohl (Hrsg.), *Die dokumentarische Methode und ihre Forschungspraxis. Grundlagen qualitativer Sozialforschung* (S. 295–323). Wiesbaden: Springer.

Nissen, G. (Hrsg.). (2000). Vorwort. In G. Nissen *Persönlichkeitsstörungen. Ursachen-Erkennung-Behandlung* (S. 6). Köln: Kohlhammer.

Nissen, G. (Hrsg.). (2000). *Persönlichkeitsstörungen. Ursachen-Erkennung-Behandlung.* Köln: Kohlhammer.

Nohl, A.-M. (2013). Komparative Analyse: Forschungspraxis und Methodologie dokumentarischer Interpretation. In R. Bohnsack, I. Nentwig-Gesemann & A.- M. Nohl (Hrsg.), *Die dokumentarische Methode und ihre Forschungspraxis. Grundlagen qualitativer Sozialforschung* (S. 271–293). Wiesbaden: Springer.

Orlob, S., Gillner, M., Riedel, S. & Lübcke-Westermann, D. (1998). Kunsttherapie in der Forensischen Psychiatrie. *Zeitschrift für Strafvollzug und Straffälligenhilfe,* 47, 163–166.

Panofsky, E. (2002). *Sinn und Deutung in der bildenden Kunst.* Köln: DuMont.

Peez, G. (2005). *Evaluation ästhetischer Erfahrungs- und Bildungsprozesse. Beispiele zu ihrer empirischen Erforschung.* München: kopaed.

Peez, G. (2005): *Einführung in die Kunstpädagogik.* Stuttgart: Kohlhammer Urban- Taschenbücher. 2. Auflage, 2002

Peez, G. (2013): *Kunstpädagogik.* Retrieved July 16, 2016 from <http://www.kubi-online.de/printpdf/3326/

Petersen, P. (2002). Vorwort. In P. Petersen (Hrsg.), *Forschungsmethoden Künstlerischer Therapien. Grundlagen-Projekte-Vorschläge* (S. 11–12). Stuttgart: Mayer.

Petersen, P. (2002). Künstlerische Therapien - Vorreiter einer zukünftigen Heilkunde. Zur Bedeutung Künstlerischer Therapien heute. In P. Petersen (Hrsg.), *Forschungsmethoden Künstlerischer Therapien. Grundlagen-Projekte-Vorschläge* (S. 13–29). Stuttgart: Mayer.

Petersen, P. (2004). Forschungsmethoden Künstlerischer Therapie unter Berücksichtigung von Wirksamkeitsstudien - Aufruf zur Besinnung auf die eigenen Quellen. In W. Henn & H. Gruber (Hrsg.), *Kunsttherapie in der Onkologie. Grundlagen, Forschungsberichte, Praxisberichte* (S. 59–68). Köln: Claus Richter.

Pfäfflin, F., Fontao, M. I. & Ross, T. (2008). Behandlung von Persönlichkeitsstörungen im Maßregelvollzug - Stand der Forschung. In F. Schmidt-Quernheim & T. Hax-Schopenhorst, *Professionelle forensische Psychiatrie. Behandlung und Rehabilitation im Maßregelvollzug* (S. 181–186). Bern: Hans Huber.

Pfennig, R. (1959). Bildende Kunst - Analyse und Methode. In G. Otto (1976), *Didaktik der Ästhetischen Erziehung. Ansätze - Materialien - Verfahren* (S. 53–54). Braunschweig: Westermann.

Plecity, D. M. (2006). *Die Auswirkungen der Kunsttherapie auf das körperliche und emotionale Befinden der Patienten – Eine quantitative und qualitative Analyse.* Dissertation Universität Ulm.

Pütz, H. & Glöckner, M. (1997). Grundlegendes über die künstlerischen Therapien der Anthroposophischen Medizin und Darstellung ihrer Zeitgestalt am Beispiel einer Maltherapie. In P. Baukus & J. Thies (Hrsg.), *Kunsttherapie* (S. 237–260). Stuttgart: Gustav Fischer.

Rabe, K. (2008). Psychopharmakologische Behandlung. In F. Schmidt-Querheim & T. Hax-Schoppenhorst, *Professionelle forensische Psychiatrie. Behandlung und Rehabilitation im Maßregelvollzug* (S. 145–171). Bern: Hans Huber.

Reibrandt, N., Elbing, U. & von Wietersheim, J. (2010). Patienten- und Expertensicht auf kunsttherapeutische Bildverläufe. *Musik-, Tanz- und Kunsttherapie,* 4/10, 178–188.

Reichertz, J. (2008). Abduktion, Deduktion und Induktion in der qualitativen Forschung. In U. Flick, E. von Kardorff & I. Steinke (Hrsg.), *Qualitative Forschung. Ein Handbuch* (S. 276–286). Hamburg: Rowohlt.

Reuter, O. (2006). *Empirische Studie zum Experimentieren als Phänomen ästhetischen Verhaltens von Grundschulkindern.* Dissertation, Universität Augsburg, Deutschland.

Richter-Reichenbach, K-S. (2007). *Kunsttherapie. Band I: Theoretische Grundlagen.* Münster: Daedalus.

Rogers, C.R. (1992). *Die klientenzentrierte Gesprächspsychotherapie.* Frankfurt am Main: Fischer.

Rogers, C.R. (2013). *Therapeut und Klient. Grundlagen der Gesprächspsychotherapie.* Frankfurt am Main: Fischer.

Sachse, R. (2006). *Persönlichkeitsstörungen verstehen. Zum Umgang mit schwierigen Klienten.* Bonn: Psychiatrie.

Saltuari, P. (2010). *Kunsttherapie in der Schwangerschaft - qualitativ-empirische Untersuchung von kunsttherapeutischen Interventionen bei Risikoschwangeren in den Städtischen Kliniken Höchst am Main.* Dissertation, Universität Duisburg-Essen.

Saß, H. & Jünemann, K. (2000). Klassifikation und Ätiopathogenese von Persönlichkeitsstörungen. In G. Nissen (Hrsg.), *Persönlichkeitsstörungen. Ursachen-Erkennung-Behandlung* (S. 9–27). Stuttgart: Kohlhammer.

Schaumburg, C. (2003). *Basiswissen Maßregelvollzug.* Bonn: Psychiatrie.

Schemmel, H., Selig, D. & Janschek-Schlesinger, R. (2008). *Kunst als Ressource in der Therapie.* Tübingen: dgvt.

Scheytt, O. (2006). *Blick zurück nach vorn - Von der neuen zur aktivierenden Kulturpolitik. 30 Jahre Kulturpolitische Gesellschaft.* Retrieved July 16, 2012 from <http://www.kupoge.de/kumi/pdf/kumi113/kumi113_29-37.pdf/

Schirmacher, T. (2002). *Das Lübecker Fähigkeitenprofil (LFP). Standardisierte Ergotherapiedokumentation und -evaluation in der Psychiatrie.* Idstein: Schulz-Kirchner.

Schirmacher, T. (2002). *Das Lübecker Fähigkeitenprofil (LFP). Standardisierte Ergotherapiedokumentation und -evaluation in der Psychiatrie. Manual.* Idstein: Schulz-Kirchner.

Schmeer, G. (1994). *Krisen auf dem Lebensweg. Psychoanalytisch-systemische Kunsttherapie.* Stuttgart: Klett-Cotta.

Schmidt-Quernheim, F. (2008). Behandlung im Maßregelvollzug. In F. Schmidt-Quernheim & T. Hax-Schopenhorst, *Professionelle forensische Psychiatrie. Behandlung und Rehabilitation im Maßregelvollzug* (S. 93–145). Bern: Hans Huber.

Schottenloher, G. (1992). *Kunst- und Gestaltungstherapie. Eine praktische Einführung.* München: Kösel.

Schrode, H. (1995). *Klinische Kunst- und Gestaltungstherapie. Regression und Progression im Verlauf einer tiefenpsychologisch fundierten Therapie.* Stuttgart: Klett-Cotta.

Schröder, K. A. (1997). Vorwort. In I. Brugger, P. Gorsen & K. A. Schröder (Hrsg.), *Kunst & Wahn* (S. 11–15). Köln: DuMont.

Sinapius, P. (2007). Der Durchschnitt und der Einzelfall: Kunsttherapeutische Dokumentation zwischen Statistik und Poesie. In P. Sinapius & M. Ganß (Hrsg.), *Grundlagen, Modelle und Beispiele kunsttherapeutischer Dokumentation* (S. 21–30). Frankfurt am Main: Peter Lang.

Sinapius, P. & Ganß, M. (2007). Vorwort. In P. Sinapius & M. Ganß (Hrsg.), *Grundlagen, Modelle und Beispiele kunsttherapeutischer Dokumentation* (S. 13–18). Frankfurt am Main: Peter Lang.

Sinapius, P., Wendlandt-Baumeister, M., Niemann, A. & Bolle, R. (Hrsg.). (2010). Vorwort. In P. Sinapius, M. Wendlandt-Baumeister, A. Niemann, & R. Bolle, *Bildtheorie und Bildpraxis in der Kunsttherapie* (S. 7–10). Frankfurt am Main: Peter Lang.

Smeijsters, H. & Cleven, G. (2006). The treatment of aggression using arts therapies in forensic psychiatry: Results of a qualitative inquiry. *The Arts in Psychotherapy,* 33 (1) 2006, 37–58.

Springham, N. & Whitaker, R. (2015). How do art therapists structure their approach to borderline personality disorder? *The Arts in Psychotherapy,* 4 (2015), 31–39.

Steinke, I. (2008). Gütekriterien qualitativer Forschung. In U. Flick, E. von Kardorff & I. Steinke (Hrsg.), *Qualitative Forschung. Ein Handbuch* (S. 319–331). Reinbeck bei Hamburg: Rowohlt.

Stevens, A. (1983). Vorwort. In E. Adamson, *Kunst als Heilungsprozess* (S. 9–10). Paderborn: Junfermann.

Stockreiter, K. (1997). Edith Kramers kunsttherapeutischer Ansatz - eine Gratwanderung zwischen Psychoanalyse und Kunst. In C. Zwiauer (Hrsg.), *Edith Kramer. Malerin und Kunsttherapeutin zwischen den Welten* (S. 85–97). Wien: Picus.

Strauss, A. & Corbin, J. (1996). *Grounded Theory: Grundlagen Qualitativer Sozialforschung.* Weinheim: Beltz.

Strübing, J. (2008). *Grounded Theory. Zur sozialtheoretischen und epistemologischen Fundierung des Verfahrens der empirisch begründeten Theoriebildung.* Wiesbaden: VS.

Stutz, U. (2007). Erforschung performativer Dialoge in einer interkulturellen Begegnung. Triangulation von Text- und Bildanalysen. In G. Peez (Hrsg.), *Handbuch Fallforschung in der Ästhetischen Bildung / Kunstpädagogik. Qualitative Empirie für Studium, Praktikum, Referendariat und Unterricht* (S. 45–55). Baltmannsweiler: Schneider Hohengehren.

Teasdale, C. (1997). Art therapy as a shared forensic investigation. *Inscape,* Volume 2, Issue 2, 7 (1997), 32–40.

Thévoz, M. (1997). Vorwort: Marcel Réja, Entdecker der Kunst der Verrückten. In Ch. Eissing-Christophersen & D. Le Parc (Hrsg.), *Marcel Réja. Die Kunst bei den Verrückten* (S. 1–13).Wien: Springer.

Thomas, C. (2007). „Ich kann aber nicht malen..." - Geschichte, Verfahren, Möglichkeiten und Grenzen der Kunsttherapie. In W. Kraus (Hrsg.). *Die Heilkraft des Malens. Einführung in die Kunsttherapie* (S. 13–36). München: C.H. Beck.

Treichler, M. (1996). *Mensch - Kunst - Therapie. Anthropologische, medizinische und therapeutische Grundlagen der Kunsttherapien.* Stuttgart: Urachhaus.

Tröndle, H. & Fischer, T. (2004). *Strafgesetzbuch und Nebengesetze.* München: C. H. Beck.

Tscheulin, D. (2001). *Würzburger Leitfaden (WLF) zur Verlaufs- und Erfolgskontrolle personenzentrierter Beratung und Psychotherapie.* Köln: GwG.

Von Spreti, F. (2005). Kunsttherapie mit Borderline-Patienten. In F. von Spreti, P. Martius & H. Förstl (Hrsg.), *Kunsttherapie bei psychischen Störungen* (S. 124–134). München: Urban und Fischer.

Watermann, K. (2009). Einleitung. In K. Watermann (Hrsg.), *Kunstprojekte in der Psychiatrie. Ziele. Beispiele. Chancen* (S. 7–9). Bramsche: Rasch.

Watermann, K. (2010). Die Effekte von Kunsttherapie auf das Erleben und Verhalten männlicher Patienten mit Persönlichkeitsstörungen in der forensischen Psychiatrie. *Musik-, Tanz- und Kunsttherapie,* 2/10, 79–86.

Watermann, K. & Steineke, P. (2009). Künstlerisches Erleben und Kunsttherapie. In M. Linden & W. Weig (Hrsg.), *Salutotherapie in Prävention und Rehabilitation* (S. 77–89). Köln: Deutscher Ärzte.

Weber, W. (1996). *Wege zum helfenden Gespräch. Gesprächspsychotherapie in der Praxis.* München: Ernst Reinhardt.

Weigend, T. (2009). *Strafgesetzbuch (StGB),* München: Taschenbuch.

Weinberger, S. (2004). *Klientenzentrierte Gesprächsführung. Lern- und Praxisanleitung für psychosoziale Berufe.* Weinheim: Juventa.

Wichelhaus, B. (1995). Zur kompensatorischen Funktion ästhetischer Erziehung im Kunstunterricht. *Kunst & Unterricht.* 191/1995, 16–17.

Wichelhaus, B. (1995). Kompensatorischer Kunstunterricht. *Kunst & Unterricht.* 191/1995, 35–39.

Wichelhaus, B. (2007). Formative Evaluation in der Kunsttherapieforschung. In P. Sinapius & M. Ganß (Hrsg.), *Grundlagen Modelle und Beispiele kunsttherapeutischer Dokumentation* (S. 179–186). Frankfurt am Main: Peter Lang.

Wichelhaus, B. (2008). Zeichentests in der Evaluation kunsttherapeutischer Prozesse. *Musik-, Tanz- und Kunsttherapie,* 2/08, 70–75.

Wick, R. (1988). *Bauhaus Pädagogik.* Köln: DuMont.

Wiedemann, P. (1995). Gegenstandsnahe Theoriebildung. In U. Flick, E. von Kardorff, H. Keupp, L. von Rosenstiel & S. Wolff (Hrsg.), *Handbuch Qualitative Sozialforschung. Grundlagen, Konzepte, Methoden und Anwendungen* (S. 440–445). Weinheim: Beltz.

Wieland, E. (2004). Vorüberlegungen. In C. Leukart, E. Wieland & I. Wirtensohn-Baader (Hrsg.), *Kunsttherapie aus der Praxis für die Praxis. Materialien, Methoden, Übungsverläufe* (S. 12–16). Dortmund: Modernes Lernen.

Wirtensohn-Baader, I. (2004). Vorüberlegungen. In C. Leukart, E. Wieland & I. Wirtensohn-Baader (Hrsg.), *Kunsttherapie aus der Praxis für die Praxis. Materialien, Methoden, Übungsverläufe* (S. 17–21). Dortmund: Modernes Lernen.

Witzel, A. (1989). Das problemzentrierte Interview. In G. Jüttemann (Hrsg.), *Qualitative Forschung in der Psychologie. Grundfragen, Verfahrensweisen, Anwendungsfelder* (S. 227–255). Heidelberg: Asanger.

Witzel, A. (2000). *Das problemzentrierte Interview. Forum: Qualitative Social Research/Sozialforschung.* Retrieved February 26, 2010 from http://www.qualitative-research.net/index.php/fqs/article/viewArticle/1132/2519.htm/

Wopfner, G. (2012). *Geschlechterorientierungen zwischen Kindheit und Jugend. Dokumentarische Interpretation von Kinderzeichnungen und Gruppendiskussionen.* Opladen: Barbara Budrich.

Danksagungen

Bedanken möchte ich mich bei allen, die den intensiven Prozess zur Bewältigung dieser Arbeit – angefangen von der ersten kunsttherapeutischen Projektphase bis zur Fertigstellung – unterstützt und begleitet haben. Mein größter Dank geht an meinen Mann, Gerwin Lohmeyer, der mir von Anfang an Mut gemacht hat, diese Arbeit zu schreiben und der mir in der ganzen Zeit ideell und emotional beigestanden hat. Insbesondere seiner künstlerischen und kritischen Betrachtung und den daraus folgenden konstruktiven Gesprächen habe ich es zu verdanken, dass sich mir oftmals eine andere Perspektive und ein umfassenderer Blick auf die Dinge boten. Maßgeblichen Einfluss hatte auch Prof. Peter Steineke, der mich stetig in meinem Bemühen unterstützt und geleitet hat. Seiner ansteckenden Begeisterung für das Fach Kunst, seiner Fähigkeit entwickelte Ideen zu präzisieren sowie seiner konstruktiven und substantiellen Begleitung verdanke ich sehr viel. Ihm schulde ich ebensolch großen Dank wie Prof. Dr. Andreas Brenne, der durch sein entgegengebrachtes Vertrauen, seine Offenheit und sein Interesse gegenüber dem Feld Kunsttherapie, zur Umsetzung und Fertigstellung beigetragen hat. Mit seinen forschungsmethodischen Impulsen und seiner kritisch-produktiven Begleitung hat er mir sehr geholfen. An der Idee, diese Studie zu schreiben, hatten auch die Patientinnen und Patienten, die ich während meiner langjährigen Tätigkeit begleiten durfte, wesentlichen Einfluss. Letztendlich war es ihre Begeisterung für die Kunst in der Therapie, die mich dazu veranlasst hat, mich intensiv mit ihrer Wirksamkeit auseinanderzusetzen. Und zum Abschluss möchte ich den vielen beteiligten und engagierten Kunststudierenden, den Kolleginnen und Kollegen und insbesondere meinen Freundinnen und Freunden Monika Hesse, Marlis Wacker, Andreas Starmanns, Andreas Reimer, Michaela Sindermann, Herbert Grunert und Diana Petzel meinen Dank aussprechen für ihre anregenden Gespräche, ihre praktischen Hilfen und ihre liebvolle Unterstützung.